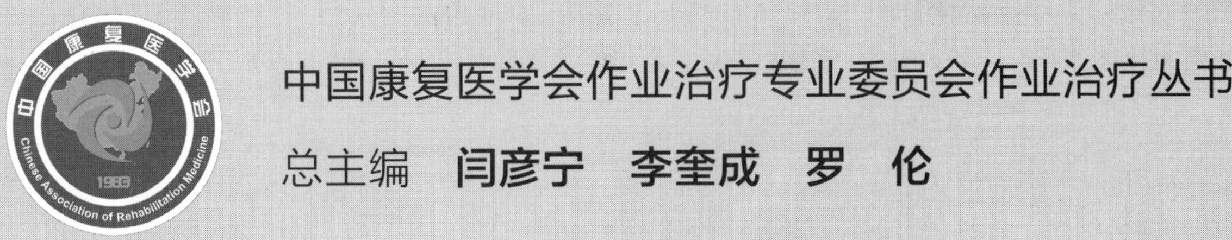

中国康复医学会作业治疗专业委员会作业治疗丛书

总主编 闫彦宁 李奎成 罗 伦

神经系统疾病作业治疗

Occupational Therapy for Neurological Diseases

主编 刘 璇 董安琴

江苏凤凰科学技术出版社 · 南京

图书在版编目(CIP)数据

神经系统疾病作业治疗 / 刘璇，董安琴主编. — 南京 : 江苏凤凰科学技术出版社，2023.8
(中国康复医学会作业治疗专业委员会作业治疗丛书)
ISBN 978-7-5713-3529-8

Ⅰ. ①神… Ⅱ. ①刘… ②董… Ⅲ. ①神经系统疾病—诊疗 Ⅳ. ①R741

中国国家版本馆 CIP 数据核字(2023)第 076359 号

中国康复医学会作业治疗专业委员会作业治疗丛书

神经系统疾病作业治疗

主　　编	刘　璇　董安琴
策　　划	傅永红　杨小波
责任编辑	胡冬冬
责任校对	仲　敏
责任监制	刘文洋
出版发行	江苏凤凰科学技术出版社
出版社地址	南京市湖南路 1 号 A 楼，邮编：210009
出版社网址	http://www.pspress.cn
照　　排	南京新洲印刷有限公司
印　　刷	南京新洲印刷有限公司
开　　本	889 mm×1 194 mm　1/16
印　　张	17.75
字　　数	500 000
版　　次	2023 年 8 月第 1 版
印　　次	2023 年 8 月第 1 次印刷
标准书号	ISBN 978-7-5713-3529-8
定　　价	108.00 元

中国康复医学会作业治疗专业委员会作业治疗丛书

编写委员会

神经系统疾病作业治疗

编者名单

主　　编　刘　璇　董安琴

副 主 编　蔡素芳　危昔均　朱　琳*

秘　　书　王　杨

编　　者　（按姓氏笔画排序）

王　权　上海市养志康复医院（上海市阳光康复中心）

王　杨　广东省工伤康复医院

王　娟　湘雅博爱康复医院

王筱玥　广州市妇女儿童医疗中心

朱　琳*　首都医科大学宣武医院

朱　琳**　新疆医科大学第一附属医院

危昔均　南方医科大学康复医学院

刘　璇　北京华生康复医院

许志生　浙江大学医学院附属第一医院

芦海涛　中国康复研究中心北京博爱医院

李　萍　郑州大学第五附属医院

李　鑫　中山大学附属第三医院

杨可钦　黑龙江中医药大学附属第二医院

何　璐　广州市妇女儿童医疗中心

何爱群　广东省工伤康复医院

张　莹　郑州大学第五附属医院

张裴景　河南中医药大学第一附属医院

秦　萍　南方医科大学深圳医院

徐　丽　四川省医学科学院·四川省人民医院

郭丽云　长治医学院附属和平医院

董安琴　郑州大学第五附属医院

韩　端　山东中医药大学第二附属医院

蔡素芳　福建中医药大学附属康复医院

阚来弟　香港理工大学

熊　愿　广东省工伤康复医院

推荐序 Recommended order

世界卫生组织文件中指出“康复是一项有益的投资，因为可以提升人类的能力……任何人都可能在生命中的某一时刻需要康复。”根据2021年世界卫生组织发表于《柳叶刀》的研究报告，2019年全球有24.1亿人可从康复中获益。当今，康复的重要性和必要性已成为人们的广泛共识。《“健康中国2030”规划纲要》更是将康复提升到前所未有的高度，全民健康、健康中国已上升为国家战略。2021年6月，国家卫生健康委、国家发展改革委、教育部等八部委联合发布了《关于加快推进康复医疗工作发展的意见》，指出“以人民健康为中心，以社会需求为导向，健全完善康复医疗服务体系，加强康复医疗专业队伍建设，提高康复医疗服务能力，推进康复医疗领域改革创新，推动康复医疗服务高质量发展”的总体目标，推出了“加强康复医疗人才教育培养”“强化康复医疗专业人员岗位培训”，鼓励有条件的院校要“积极设置康复治疗学和康复工程学等紧缺专业，并根据实际设置康复物理治疗学、康复作业治疗学、听力与言语康复学等专业”，并且提出“根据医疗机构功能定位和康复医疗临床需求，有计划、分层次地对医疗机构中正在从事和拟从事康复医疗工作的人员开展培训，提升康复医疗服务能力”。

作业治疗作为康复医学的重要组成部分，近年来得到了快速发展。2017年11月成立了中国康复医学会作业治疗专业委员会，并于2018年5月成为世界作业治疗师联盟(World Federation of Occupational Therapists, WFOT)的正式会员，这是我国作业治疗专业发展的一个重要里程碑。自2020年开始中国康复医学会作业治疗专业委员会开始承担WFOT最低教育标准作业治疗教育项目国际认证的材料审核工作。据不完全统计，目前我国已有15所本科院校开设康复作业治疗学专业(其中7所已通过WFOT认证)，另有一些高职院校也开始开设康复治疗技术(作业治疗方向)的培养课程。然而，目前国内还没有一套专门的作业治疗专业教材，也没有系统的作业治疗系列专著。本次由中国康复医学会作业治疗专业委员会组织编写的国内首套“作业治疗丛书”，系统化地介绍了作业治疗的基本理论、常用技术以及在各个系统疾病或群体中的实际应用。丛书以临床需求为导向，以岗位胜任力为核心，不仅可以为作业治疗专业人才培养/培训提供系统的参考用书，也可以作为作业治疗临床/教学的重要参考用书，具有非常重要的现实意义。

作为康复医学界的一位老兵和推动者，我从 2011 年就开始组织并推动作业治疗国际化师资培训，至今已举办了十余期，在以往的培训中均缺少系统的培训教材和参考专著。我非常高兴地看到本套丛书得以出版，为此由衷地推荐给广大读者，相信大家一定可以从中获益。同时我也希望各位编委总结经验，尽快出版作业治疗学系列教材，以满足作业治疗教育的需要。

（励建安）

美国国家医学科学院国际院士

南京医科大学教授

序言 Preface

为满足人们日益增长的康复医疗服务需求，2021 年 6 月，国家卫生健康委、国家发展改革委等八部门共同发布了《关于加快推进康复医疗工作发展的意见》，提出“力争到 2022 年，逐步建立一支数量合理、素质优良的康复医疗专业队伍”，并对康复从业人员的数量和服务质量提出了具体的要求。

作业治疗作为康复医疗的重要手段之一，是促进病（伤、残）者回归家庭、重返社会的重要纽带，在康复医疗工作中发挥着不可替代的作用。近年来，随着我国康复医疗工作的不断推进，许多医院已经将原来的综合康复治疗师专科逐步向物理治疗师、作业治疗师、言语治疗师的专科化方向发展。

在我国，现代作业治疗自 20 世纪 80 年代随着康复医学引入，经过 40 余年的发展，从业人员的数量和服务质量都有了很大的提高。2017 年 12 月，中国康复医学会作业治疗专业委员会成立，并于 2018 年 5 月成为世界作业治疗师联盟（World Federation of Occupational Therapists，WFOT）正式会员，为我国作业治疗从业者搭建了更高的学术平台，为推动我国作业治疗师队伍走向世界打下了基础。目前，我国已经有近 20 所高校开设了作业治疗专业（或康复治疗学专业作业治疗方向），其中 7 所高校的作业治疗本科课程通过了 WFOT 教育项目的认证。2017 年，教育部正式批准部分高校开设“康复作业治疗学”本科专业，标志着我国作业治疗高等教育走向了专科化发展的轨道。可是，目前国内尚无一套系统的作业治疗专业教材，为了促进国内作业治疗的专业化、规范化发展，满足作业治疗从业人员的需求，有必要出版一套系统、全面且符合中国国情的作业治疗丛书。因此，在中国康复医学会的指导下，由中国康复医学会作业治疗专业委员会牵头启动了我国首套作业治疗丛书的编写工作，以期为国内作业治疗、康复治疗、康复医学等相关专业临床及教学工作者提供一套较为全面和系统的参考工具书，同时该套丛书也可作为作业治疗及相关专业学生的教材使用。

本套丛书共有 14 个分册，涵盖了作业治疗理论、作业治疗评定、常用作业治疗技术、临床常见病症的作业治疗、特殊群体的作业治疗以及作业治疗循证研究等模块，包括《作业治疗基本理论》《作业治疗评定》《日常生活活动》《职业康复》《矫形器制作与应用》《辅助技术与环境改造》《神经系统疾病作业治疗》《骨骼肌肉系统疾病作业治疗》《心理社会功能障碍作业治疗》《烧伤作业治疗》

《儿童作业治疗》《老年作业治疗》《社区作业治疗》《循证作业治疗》。

参加本套丛书编写的人员多数有在国外或我国台湾、香港、澳门地区学习作业治疗的经历，或具备深厚的作业治疗理论基础和丰富的作业治疗临床或教学实践经验。在编写过程中，本套丛书力图体现作业治疗的专业特色，在专业技术方面做到详细、实用、具体，具有可操作性。

丛书编写工作得到了康复领域多位专家的悉心指导，得到了中国康复医学会、江苏凤凰科学技术出版社以及参编人员所在单位的大力支持，同时也离不开所有参编人员的共同努力，在此我们一并表示衷心的感谢。

作为本套丛书的总主编，我们深感责任重大。作为国内首套作业治疗丛书，由于可供参考的资料不多，且参编人员较多，写作水平和风格不尽一致，书中难免存在不足或疏漏之处，我们恳请各位同道不吝指正，以便修订时完善。

（闫彦宁　李奎成　罗　伦）

中国康复医学会作业治疗专业委员会

2022 年 8 月

前言 Foreword

作业治疗是一门独立的康复治疗专业，近几年在国内的发展非常迅猛，许多作业治疗专业的前辈们在神经系统疾病的作业治疗领域积累了丰富的临床经验，编写此书的目的是把前辈们的经验通过此书稿进行传递，让更多年轻的作业治疗师从中受益。

神经系统疾病在作业治疗中占比很大，例如脑血管疾病、脑外伤、脊髓损伤、帕金森病等。《神经系统疾病作业治疗》一书运用作业治疗专业的临床思维模式，引导读者从专业的角度，对神经系统疾病的患者进行分析、评估和治疗。

《神经系统疾病作业治疗》一书共有十一章。第一章是总论，主要内容是对作业治疗在神经系统疾病康复中的角色、模式、过程、评定与治疗方法、循证实践等进行了阐述，第二章至第十一章分别对十种常见的神经系统疾病作业治疗进行了详细的阐述，阐述的内容主要包括疾病的临床表现、功能障碍的特点、作业评定和治疗、并发症的管理、作业治疗循证实践和个案分析，其中功能障碍的特点、作业评定和治疗这三部分运用 PEO 模式或 ICF 模型进行描述，帮助读者更清晰地理解作业治疗在各种疾病中的作用，引导读者更好地运用作业治疗的专业视角与模式为患者提供服务。

本书编写过程中得到了丛书总主编的大力支持，各位副主编的鼎力合作，编写秘书的积极协调，以及各位编者的认真编写，使得本书能够顺利完成，在此谨向他们表示衷心的感谢！限于编者们的学识水平，本书中内容一定有不妥之处，敬请读者加以指正。谢谢！

刘　璇　董安琴

2022 年 12 月

目录 Contents

第一章 总论

随着人口老龄化的到来，神经系统发病率逐渐增高，其带来的各种各样的功能障碍也给患者、家属和临床工作者带来极大的困扰。作业治疗以关注“人的整体”为特点，除了针对神经系统疾病后身体功能的康复外，也注重精神状态以及对于环境的改造、活动的简化等。作业治疗专注于以个案为中心的干预，以个案回归到家庭、工作等为最终目的，以多种作业形式进行干预，并期待能取得理想的作业效果。本书将对神经系统疾病的作业治疗评定和作业治疗作出总结性思考。

第一节 神经系统疾病的特点

常见的神经系统疾病有脑血管意外、脑外伤、脊髓损伤、帕金森病、老年痴呆、多发性硬化等。本节将对常见疾病的特点进行简要概述。

一、脑血管意外

脑血管意外(cerebrovascular accident，CVA)，临床上常称为脑卒中(stroke)，是指突然发生的、由脑血管病变引起的局限性或全脑功能障碍，持续时间超过 24 小时或引起死亡的临床综合征。脑卒中包括脑梗死(cerebral infarction)、脑出血(intracerebral hemorrhage)和蛛网膜下腔出血(subarachnoid hemorrhage)。脑梗死又包括脑血栓形成(cerebral thrombosis)、脑栓塞(cerebral embolism)和腔隙性脑梗死(lacunar stroke)。脑血栓形成可分为完全性卒中、进展性卒中、可逆性缺血性神经功能缺失(reversible ischemic neurological deficit，RIND)。

WHO 发布数据显示，卒中是 2011 年全球第二大死因，仅次于心脏疾病。每年全球大约有 170 万人发生脑血管意外，其中死亡人数高达 11%，永久致残人数达 2/3。卒中人群中，65 岁以上的占 2/3，但 30 岁以上人的卒中发病率正在呈指数递增，其原因因人而异。男性卒中发病率比女性高出 1.25 倍，但女性有一些特有的危险因素，如妊娠、分娩、绝经等。家庭成员可能有卒中的遗传倾向，或拥有一样的生活方式也可能导致卒中。已发生过卒中的人群易再次发生卒中。脑卒中的危险因素包括高血压、糖尿病、心脏病、高血脂、吸烟、喝酒、肥胖、高龄、家族史等。早期预防以降低发病率，早期有效干预以降低致残率，加速从医院到社区的康复，加速患者回归家庭等成为脑血管意外作业治疗的重点。

脑血管意外的临床特点根据脑损伤的部位、大小和性质的不同而有所变化。由脑卒中所产生的上运动神经元的损伤会造成对侧偏瘫，包括肢体、躯干、口面部等，还有可能伴有认知、感觉等功能的改变等。根据 WHO 提出的《国际功能、残疾和健康分类》(ICF)，卒中后功能障碍大致可分为三类：一是器官水平的功能障碍，即身体结构与功能的损害。如运动功能障碍(肌力、肌张力、关节活动度等)，感觉功能障碍(感觉减退、感觉消失、感觉过敏等)，认知功能障碍(注意力障碍、记忆力障碍、计算力障碍、执行功能障碍等)，言语功能障碍(失语、构音障碍等)，以及心理障碍(焦虑、抑郁等)。二是个体水平的功能障碍，即活动受限，如日常生活活动能力障碍(个人卫生、进食、转移、如厕等)、家居活动能力障碍(做饭、打扫卫生、洗衣服、购物、理财等）。三是社会水平的功能障碍，即参与受限，如休闲娱乐受限（无法完成聚餐活动等）。

以作业治疗由上至下（top-down）的思考模式，脑卒中患者功能障碍特点如下。

（一）社会水平的功能障碍

即参与障碍，患者不能参与日常生活自理活动，患者不能参与到工作或学习中，患者不能参与到休闲/娱乐及社交活动中。

（二）个体水平的功能障碍

即活动障碍，患者不能执行日常生活活动（activities of daily life，ADL），自理活动障碍表现为不能进行吃饭、穿衣、转移、洗澡等自我照顾活动。患者不能执行工作和/或学习的原因是由于不会握笔写字、不会使用键盘打字等。不能执行休闲/娱乐活动，是由于患者不能执行捡球、使用球拍或打球等活动。

（三）器官水平的功能障碍

即身体结构和功能障碍，患者不能参与和执行到上述的作业活动中，有可能是以下功能障碍所导致的。

1. *运动功能障碍* 偏瘫早期，Brunnstrom Ⅰ期，偏瘫侧肌张力低下，无主动运动；Brunnstrom Ⅱ期，出现联合反应，仍无主动运动；Brunnstrom Ⅲ期，共同运动模式达到最高峰，肌张力增加，如果持续时间长，有可能出现粘连，被动关节活动度受限，不能自主进行活动；Brunnstrom Ⅳ期，出现分离活动，肌张力有所改善，自主活动仍较差；Brunnstrom Ⅴ期，精细和力量较差，存在速度稍慢的问题。

2. *感觉功能障碍* 患者有可能出现感觉的减退、缺失、过敏等。在康复过程中，很多患者会出现疼痛问题，感觉问题也会与运动问题相关联，比如本体感觉减退会加重运动障碍。

3. *认知功能障碍* 脑卒中后，患者可能出现注意力障碍、记忆力障碍、计算力障碍、言语障碍、定向力障碍、视空间障碍、执行功能障碍、解决问题能力障碍等。选择性注意力障碍，患者则不能将注意力集中于某一件事物上；记忆力障碍，则记不得发生过的事情；计算力障碍，不能进行计算，计算公式障碍等；言语障碍，出现命名性失语、构音障碍等；定向力障碍，如出现空间、人物、时间定向障碍等；视空间障碍，如偏侧忽略、空间背景辨别障碍等；执行功能障碍，如组织和计划力出现问题；解决问题能力障碍，则不能解决生病前可以解决的简单问题等。

除了上述三方面的身体结构及功能障碍以外，脑卒中患者还常伴有心理障碍，如焦虑、抑郁情绪等。

脑卒中案例：

赵女士，64岁，退休在家，与丈夫共同生活，并照顾上小学的孙子。2020年5月11日患者以左侧肢体活动不灵为主诉入院，完善相关检查提示“脑梗死”。综合治疗后患者病情平稳，遗留有左侧肢体活动不灵，进行康复治疗。赵女士为右利手，平时闲暇时间喜欢打麻将，做面食。赵女士在康复期间，表现焦虑，经常问，为什么还不好？以后还能不能动等问题。

以上述案例为例，根据作业治疗由上至下的临床思维分析，赵女士在社会水平上表现出来的障碍是无法进行自理，无法照顾自己的孙子，同时没办法做自己喜欢的事情，如打麻将、做面食等；在个体水平上赵女士无法双手协调完成洗脸刷牙、进食、洗菜、切菜、摸牌等活动；其表现出来的器官水平的障碍是左侧肢体活动不灵，存在分离运动障碍、感觉减退等问题，并存在明显的焦虑情绪。

二、脑外伤

脑外伤（traumatic brain injury，TBI）是指头颅部，特别是大脑受到外来暴力打击所造成的脑部损伤，可导致意识障碍、记忆缺失及神经功能障碍。脑外伤常发生于交通事故、意外坠落、运动损伤、头部撞击等。脑外伤具有高发病率、高死亡率、高致残率的特点。脑外伤根据外伤后脑组织是否与外界相通可分为闭合性脑外伤和开放性脑外伤，根据损伤机制和病理改变可分为原发性脑损伤（primary cerebral injuries）和继发性脑损伤（secondary cerebral injuries）。原发性损伤又分为脑震荡、脑挫裂伤、弥漫性轴索损伤、脑干损伤、颅内血肿。脑外伤男性的发病率明显高于女性，常见于15～24岁的青少年和65～75岁的老年人。

不同于脑血管意外，脑外伤常伴有意识障碍或严重的认知障碍，包括性情改变等。

脑外伤后感觉运动功能障碍分类与脑卒中相似，但其认知功能障碍较为突出。按照ICF分类，在社会水平上，患者的表现为不能参与各种类型的社交活动；在个体水平上，患者的表现为不能进行正常的社会交流；在器官水平上患者存在记忆障碍、注意力不集中、性情烦躁、大喊大叫、随地吐痰、语言污秽等情况。

以作业治疗由上至下的思考模式，TBI患者功能障碍特点如下。

（一）社会水平的功能障碍

即参与障碍，患者不能生活自理，患者不能参与到工作或学习中，患者不能参与到休闲/娱乐及社交活动中。

（二）个体水平的功能障碍

即活动障碍，患者不能执行日常生活活动，自理能力障碍表现为不能理解和执行指令、不能完成吃饭、穿衣、转移、个人卫生等自我照顾活动。患者不能参与工作和/或学习的原因是由于患者不能理解工作流程，不能执行学校老师给出的指令、不会握笔写字、不会使用键盘打字等。不能参与休闲/娱乐活动，是由于患者不能与人沟通交流、常忘记自己身在何处、不能灵活地使用肢体完成体育活动等。

（三）器官水平的功能障碍

即身体结构和功能障碍，患者不能参与到上述的作业活动中，有可能是以下功能障碍所导致的。

1. *运动功能障碍* 与脑卒中后运动功能障碍表现相似。

2. *感觉功能障碍* 可能出现感觉的减退、感觉的缺失、感觉的过敏等，部分患者会出现疼痛问题。

3. *认知功能障碍* 脑外伤后认知功能障碍较为严重，患者常出现注意力障碍、记忆力障碍、计算力障碍、定向力障碍、视空间障碍、执行功能障碍、言语障碍等。认知障碍的特点与卒中后认知障碍相似。

脑外伤案例：

王先生是一名34岁的政府职员，7个月前发生车祸，意识丧失。经综合治疗，患者意识逐渐转清，但仍遗留左侧肢体运动障碍及认知障碍。王先生为左利手，平时工作需要翻阅文件及书写打字，日常喜欢英语和阅读诗集。住院期间，患者由妻子与护工共同照顾，家中有一两岁的儿子由患者母亲照顾。

以王先生为例，根据作业治疗由上至下的思维分析，我们可以看到脑外伤常表现出来的疾病特点包括：在社会水平上，王先生无法参与社交活动，不能回归工作岗位；在个体水平上，王先生执行穿衣活动不能，注意力障碍，记忆力减退，不能计算，无法进行自我照顾、购物和生产性活动；在器官水平方面，王先生不能参与上述活动的原因是存在左侧肢体运动障碍和认知障碍，不能灵活自主使用左侧肢体，同时有专注力、延迟回忆和计算力障碍。

三、脊髓损伤

脊髓损伤（spinal cord injury，SCI）的概念是脊柱骨折或脱位的严重的并发症，是一种严重的致残性损伤。脊髓受到脊柱良好的保护，大多数的脊髓损伤是由脊柱损伤引起的，如高空坠落、车祸、重物打击等，脊柱结核也可引起脊髓损伤。脊髓损伤可分为原发性脊髓损伤和继发性脊髓损伤。原发性脊髓损伤又可分为脊髓震荡和脊髓挫裂伤。继发性脊髓损伤可分为脊髓水肿、脊髓受压、椎管内出血。脊髓震荡是脊髓损伤后出现短暂性功能抑制状态，病理上无明显器质性改变，显微镜下可见少许水肿，损伤平面以下运动、感觉以及自主神经支配器官功能的迅速、完全的恢复。一般认为其恢复时间不超过24～48小时。脊髓挫裂伤为实质性破坏，外观完整，脊髓内部有出血、水肿、神经细胞破坏和神经纤维素的中断，挫伤程度轻则少量水肿及点状出血，重则成片挫伤、出血，预后极为不同。

脊髓损伤可分为完全性脊髓损伤和不完全性脊髓损伤。完全性脊髓损伤后损伤平面以下运动、感觉完全消失，根据损伤部位不同可分为截瘫和四肢瘫。不完全性脊髓损伤又分为脊髓半切综合征、脊髓前综合征、脊髓中央管周围综合征、脊髓后柱综合征。

根据《国际功能、残疾和健康分类》,SCI 大致可分为三类:一是器官水平的功能障碍,即身体结构与功能的损害,如运动功能障碍(肌力、肌张力、关机活动度等),感觉功能障碍(感觉消失、感觉减退、自主神经功能障碍等),以及心理障碍(焦虑、抑郁等)。二是个体水平的功能障碍,即活动受限,如日常生活活动能力障碍(转移、如厕、步行等)。三是社会水平的功能障碍,即参与受限,如休闲娱乐受限,无法外出参与工作和社交活动。根据作业治疗由上至下(top-down)的思维模式,SCI 患者功能障碍特点如下。

(一)社会水平的功能障碍

即参与障碍,患者不能参与日常生活自理活动,不能参与到工作或学习中,不能参与到休闲娱乐和社交活动中等。

(二)个体水平的功能障碍

即活动障碍,不能参与日常生活自理活动,原因包括不能穿衣、转移、如厕、洗澡等,大小便控制障碍,不能行走,不能参与工作/学习活动是因为不能搭乘交通工具、不能在轮椅上完成文书活动,不能搬提重物等。不能参与社交生活的原因如不能行走,不能维持长时间轮椅坐位姿势,不能外出使用公共交通设施等。

(三)器官水平的功能障碍

即身体结构和功能障碍,包括以下几个方面。

1. *运动功能障碍* 对于完全性脊髓损伤,损伤平面以下运动完全消失,表现为双下肢弛缓性瘫痪、肌张力低下、腱反射消失等。反射障碍、括约肌障碍、性功能障碍、自主神经功能障碍,如毛发的生长、汗液的分泌、温度调节障碍等问题。

2. *感觉功能障碍* 完全性脊髓损伤后,损伤平面以下感觉功能完全缺失,且常出现平面以下疼痛症状。

3. *心理问题* SCI 患者会经历五个心理阶段:震惊阶段、否认阶段、抑郁或焦虑反应阶段、对抗独立阶段和适应阶段。

对于不完全性脊髓损伤的患者,损伤平面以下存在部分感觉、运动功能的保留。除此之外,还常伴有一些并发症,如尿路感染、泌尿路结石、心血管问题、异位骨化、迟发型神经功能恶化等。

脊髓损伤案例:

蒋先生是一名 41 岁的公司职员,C_4 不完全性脊髓损伤一月余,遗留四肢运动感觉障碍,大小便障碍,为进一步恢复,进行康复治疗。患者为工伤,费用由相关机构负责,治疗期间,患者由妻子照顾。患者家住 3 层,无电梯。业余时间喜欢自行车骑行。

以上述案例为例,根据作业治疗由上至下的思维分析,蒋先生在社会水平上表现出来的障碍是无法完成自我照顾、工作、骑行等社会活动;在个体水平上无法用手握住水杯,无法双手协调完成系鞋带、扣纽扣等活动,不能进行打字活动,不能进行骑行活动;表现出来的器官水平的损害是 C_4 以下感觉和运动功能障碍等问题,如手不能进行抓握,不能伸展手指,不能站立等。

四、帕金森病

帕金森病(Parkinson's diseases, PD)又称为震颤麻痹(paralysis agitans),是一种常见于中老年的神经系统变性疾病,临床上以静止性震颤、运动迟缓、肌强直和姿势平衡障碍为重要特征。我国 65 岁以上人群总体患病率为 1 700/10 万,与欧美国家相似。患病率随年龄增加而升高,男性 1.7%,女性 1.6%,50 岁以上的人群中帕金森病患病率为 1%。目前中国预计有 200 万以上的帕金森病患者,约占全球患者总数一半。

迄今为止,帕金森病的确切病因和发病机制仍不清楚,推测可能与环境、遗传和年龄有关。其主要病理改变为黑质多巴胺(dopamine, DA)能神经元变性死亡,残留的神经元胞浆中有路易小体形成。帕金森病的疾病特点包括起病隐匿,疾病进展缓慢,起病多从单侧肢体开始,常始于一侧上肢逐渐累及同侧下肢,再波及对侧上肢及下肢。帕金森病的临床表现可分为运动症状和非运动症状。

(一)运动症状

主要运动症状包括静止性震颤、肌强直、运动迟缓、小写征、面具脸、姿势步态异常、启动困难等。

1. *静止性震颤* 常为首发症状，多始于一侧上肢远端，静止时出现或较为明显，随意运动时减轻或停止。紧张或激动时加剧，入睡后消失。典型表现搓丸动作。震颤可逐渐扩展至四肢，但上肢震颤通常比下肢明显，先出现的一侧通常比后出现的一侧重，表现为明显的不对称性。

2. *肌强直* 仅次于静止性震颤，表现为伸肌和屈肌张力同时增高。被动关节活动时阻力增高呈一致性，像弯曲铅管一样的感觉，又称铅管样强直。若静止性震颤时同时伴有铅管样强直，则可感觉到均匀的阻力中出现断续停顿，像转动的齿轮，称齿轮样强直。四肢躯干颈部肌强直可出现特殊的屈曲体姿，表现为头部前倾、躯干屈曲、肘关节屈曲、腕关节伸直、髋关节和膝关节略弯曲。

3. *运动迟缓* 随意运动减少、动作缓慢、笨拙，转身时小步挪动，头和躯干一起缓慢转动。早期手精细运动扣纽扣、系鞋带动作缓慢，全面性随意运动减少，迟钝。晚期因合并肌张力增高导致翻身起床均困难。

4. *小写征* 患者因上肢精细动作困难，随意运动减少，腕手协调性差，转动困难，字越写越小，出现“小字征”。

5. *面具脸* 面部表情少，眨眼少，双眼凝视。口咽颚肌运动徐缓时语速语音降低，严重时吐字不清、发音单调、难以辨认，甚至出现吞咽困难。

6. *姿势步态异常* 早期步行时患侧上肢摆幅减小或消失，下肢拖拽，步伐逐渐变小，启动、转弯时步态障碍明显。

7. *启动困难* 坐到站困难，行走中全身僵住，称冻结现象。迈步后极小的步伐越走越快，不能及时止步，称前冲步态或慌张步态。

（二）非运动症状

可先于运动症状发生。一是感觉障碍早期，常出现嗅觉减退、睡眠障碍，中晚期，肢体麻木疼痛并可伴有不安腿综合征（restless leg symptom，RLS）。二是自主神经功能障碍，如出现便秘、多汗、脂溢性皮炎、流涎等，后期出现性功能减退、排尿障碍、直立性低血压。三是精神障碍，近半数患者伴有抑郁，并常伴有焦虑。15%～30%患者晚期发生认知障碍乃至痴呆，以及幻觉，常以幻视觉多见。以作业治疗由上至下的思考模式，PD患者功能障碍特点如下。

1. *社会水平的功能障碍* 即参与障碍，患者不能参与自理活动，患者不能参与到退休后的休闲/娱乐及社交活动中。

2. *个体水平的功能障碍* 即活动障碍，患者不能执行日常生活活动，自理能力障碍表现为无法独立进食、穿衣、个人卫生、体位转移等自我照顾活动。患者不能参与退休后的休闲/娱乐活动，主要表现为参与棋类、体育类等活动，缺乏参加社交活动的兴趣，存在沟通障碍等。

3. *器官水平的功能障碍* 即身体结构和功能障碍，患者不能参与到上述的作业活动中，有可能是以下功能障碍所导致的。

（1）运动功能障碍：可能出现静止性震颤、肌强直、运动迟缓、姿势步态异常、动作启动困难等。

（2）感觉功能障碍：可能出现嗅觉减退、疼痛等问题。

（3）自主神经功能障碍：可能出现便秘、性功能减退、排尿障碍、直立性低血压、多汗等。

（4）精神障碍：多数患者伴有抑郁、焦虑症状及幻视觉等。

帕金森病案例：

方先生，64岁，退休职员，近一年出现利手震颤，走路步子小，前倾姿势，临床诊断为帕金森病，为求进一步康复，入院治疗。患者家住4楼，无电梯，住院期间由护工照顾，平时喜欢写毛笔字。

以上述案例为例，方先生在社会水平层面表现出来的障碍是无法参与自我照顾活动，不能参与写毛笔字等社会活动；在个体水平层面方先生无法使用筷子，写字越来越小，不能上下楼梯；在器官水平层面存在静止性震颤、运动迟缓、步态异常，手部精细活动差等功能障碍。

五、多发性硬化

多发性硬化（multiple sclerosis，MS）是青年最常见的进展性、感染性神经系统疾病，大约70%患者在20～40岁表现出MS的症状和体征，然而现今其发病年龄阶段在3～67岁。MS是中枢神经系统白质脱髓鞘病变为主要特征的疾病，属于自身免疫性疾病。多数认为其发病机制有病毒感染、自身免疫反应、遗传因素、环境因素等。年轻人发病率较高，女性发病率高于男性。病变以白质受累为主，髓鞘病变可累积脊髓(50%)、视神经(25%)、脑干和小脑(20%)，病灶位于脑室周围白质是特征性病理表现。多发性硬化存在空间上的多发性(中枢神经系统上多个散在病灶)和时间上的多发性(病程缓解-复发)的特点，整个病程可复发数次或十余次，缓解期可长可短，每次复发均残留部分症状和体征，逐渐累积使病情加重。在神经症状出现之前的数周或数月，多有疲劳，体重减轻，肌肉和关节隐痛等情况。常见的诱因有感冒、发热、感染、外伤、手术、拔牙、妊娠、分娩、过劳、精神紧张、药物过敏、寒冷等，30%～60%患者是在受凉、流感、病毒感染后被诊断为MS，25%人群是由于遗传因素导致的MS。

多发性硬化的临床分型有复发-缓解型、原发进展型、继发进展型和进展复发型。其中复发缓解型最常见，多次复发，完全缓解或改善后留有轻微后遗症，对治疗反应佳。原发进展型，从发病开始就逐渐加重，呈连续性恶化，无急性发作，对治疗反应差，无缓解。50%复发-缓解型转化为继发进展型，即出现渐进性症状恶化。进展复发型少见，发病后病情逐渐进展，伴有复发。

多发性硬化首发症状多为一个肢体或多个肢体无力或麻木，或二者兼有，单眼或双眼视力减退或失明、复视，痉挛性或共济失调性下肢轻瘫，Lhermitte征，其临床特点如下。

1. 瘫痪　常见的临床症状有肢体瘫痪，一般下肢比上肢明显，可为偏瘫、截瘫或四肢瘫，多不对称。腱反射早期正常，晚期亢进，病理反射阳性，腹壁反射消失。意向性震颤，共济失调，强直痉挛。

2. 感觉异常　肢体、身体或面部针刺麻木感，肢体发冷，蚁走感，瘙痒感及尖锐、烧灼样疼痛及定位不明确的感觉异常，伴随癫痫和疼痛不适。

3. 眼部症状　表现为急性视神经炎或球后视神经炎，可见视神经萎缩、眼肌麻痹、复视、核间性眼肌麻痹。旋转性眼球震颤常作为该病其中一个重要的诊断依据。

4. 言语共济失调　吟诗样语言，言语不流畅、构音障碍。

5. 精神障碍　表现为欣快、兴奋、淡漠、抑郁、嗜睡、强哭、强笑、反应迟钝、猜疑、迫害妄想。

6. 认知障碍　表现为注意力不集中，记忆力减退，反应迟钝，痴呆等，30%～70%患者会出现认知功能受损，通常在疾病早期即可表现出来，但晚期痴呆的发生率不足5%。

7. 自主神经功能障碍　尿频、尿急、尿潴留、尿失禁或便秘与腹泻交替出现，性欲减退，或多汗等现象。

8. 伴随其他免疫学疾病　风湿病、类风湿综合征、干燥综合征、重症肌无力等。常见的并发症有压力性损伤、泌尿系统感染、肺部感染等。

以作业治疗由上至下的思考模式，MS患者功能障碍特点如下。

1. 社会水平的功能障碍　即参与障碍，疾病后期患者不能参与ADL、IADL活动，患者不能参与学习、工作、休闲/娱乐及社会活动。

2. 个体水平的功能障碍　即活动障碍，患者不能完成独立进食、穿衣、个人卫生等自理活动，伴随排尿障碍、性生活障碍等，不能完成搭乘公共交通工具、购物、理财、做饭、清洁房间等工具性活动。患者不能参与工作和/或学习退休后的休闲/娱乐活动，主要表现为不能独立转移至工作或学习场所，无法集中注意力学习等。

3. 器官水平的功能障碍　即身体结构和功能障碍，患者不能参与到上述的作业活动中，有可能是以下功能障碍所导致的。

(1) 运动功能障碍：肢体瘫痪、意向性震颤、共济失调、强直痉挛等。

(2) 感觉功能障碍：肢体、身体或面部针刺麻木感，肢体发冷，蚁走感，瘙痒感及尖锐、烧灼样疼痛等感觉异常。

(3) 认知障碍：注意力、记忆力减退等。

(4) 自主神经功能障碍：膀胱功能障碍，性功能减退、排尿障碍、便秘、多汗等。

(5) 精神障碍：多数患者伴有淡漠、抑郁、嗜睡、强哭、强笑等精神问题。

多发性硬化案例：

小明，14岁，中学生，近一年出现右侧肢体麻木无力，握笔困难，用筷子夹取食物时有震颤现象，右眼出现复视，上课不专注，写作业容易走神，临床诊断为多发性硬化，为求进一步康复，入院治疗。患者家住4楼，无电梯，住院期间由母亲照顾，平时喜欢打篮球和打游戏。

以上述案例为例，小明在社会水平层面表现出来的障碍是无法参与学习活动和球类娱乐活动；在个体水平层面无法用使用筷子进食，不能握笔写字并完成学校作业，复视影响其上课；在器官水平层面存在单侧肢体感觉运动功能障碍、复视、专注力低下、意向性震颤，手部精细功能差等功能障碍。

六、阿尔茨海默病

阿尔茨海默病（Alzheimer's disease，AD），又称痴呆，是最常见的老年期认知障碍类型，约占认知障碍总数的60%，严重损害患者的正常社会生活，给家属和社会带来了沉重精神及经济负担。随着人口老龄化的加快，老年期痴呆的发病率逐渐升高，预测到2050年，我国80岁以上老年人数量约为1 480万，AD患者总数将接近1 000万人。

AD的病因目前尚未完全阐明，其发病受老化、遗传、生活方式和环境等多种因素的影响。AD的主要病理改变为脑萎缩，镜下可见神经元细胞减少、神经原纤维缠结、脑淀粉样血管病等特征性病理改变。目前临床学者们主要关注的是AD的"ABC"三大症状，即A（activity of daily living），日常生活活动能力的受限；B（behavioral and psychological symptoms of dementia），精神行为的异常和C（cognition）认知的障碍，认知障碍往往是最突出并且最早出现的症状。AD人群的临床特点如下。

（一）认知功能障碍

痴呆患者的认知功能障碍主要包括学习和记忆、语言、执行能力、复合性注意、视结构空间、社会认知、主观认知障碍等。

1. *学习和记忆障碍*　最常见的首发症状就是对于近期记忆力损害，主要为遗忘和学习能力受损。

2. *语言障碍*　主要是对命名和词汇应用困难，还有语法和句法的错误，语言连贯性和逻辑性受损等，以及对他人语言的理解困难、书写错误等沟通障碍，常常导致患者对外界交流的抵触。

3. *执行能力障碍*　可能最先出现处理复杂任务能力受损，判断力，决策能力下降，对于财务的管理出现障碍，社交和工作能力减退。

4. *复合性注意障碍*　轻度表现为常规工作需要更长时间才能完成或者不能完成，出现失误等，症状加重时会无法心算、无法复述新信息等。

5. *视结构空间障碍*　表现为对周围环境及自身状态的认知能力缺失，如时间、地点、人物以及自己的姓名、年龄等。

6. *社会认知障碍*　表现为AD患者性格的改变、日常行为以自我为中心或明显超出日常可以接受的范围。

7. *主观认知障碍*　主观认知下降是指个体主观上认为自己较之前正常状态有记忆或认知功能下降，但客观的神经心理测验可在正常范围内。证据表明该人群可能处于AD临床前期，与AD有类似的生理改变。

（二）精神症状和行为改变

AD患者精神症状和行为改变前期主要为淡漠、易激惹、抑郁、幻觉、妄想、激越、游荡、尾随等。中度AD患者激惹、焦虑、妄想、异常行为发生率增加，家属在此阶段需特别注意这些症状，需要正确识别和及时有效的处理。临床前期AD患者会有动机缺乏、情绪不稳定、冲动行为控制障碍、社交不适、异常的信念和观念等轻度精神行为损害症状，这些症状可能会增加AD的发病风险。

（三）日常生活活动能力下降

包括基础性ADL（basic activities of daily life，BADL）受限及工具性ADL（instrumental activities of daily life，IADL）受损。

ABC三大症状群联系紧密且交互影响，应注意全面管理。AD患者早期即可出现IADL的下降，执行能力和性格改变可能是导致IADL下降的独立危险因素；疾病后期认知功能障碍恶化与

BADL功能下降密切相关，ADL的评定是认知功能障碍识别和诊断的重要环节。ADL评定可用于认知障碍发生的风险预测，在AD患者ABC全程管理中应尽早进行ADL评定。

阿尔茨海默病案例：

李先生，75岁，农民，大约5年前患者出现反应迟钝，记忆力减退，走路时偶有出现不能识别回家的路，不能说出家庭地址，对刚刚说过的话，做过的事记忆不清，尚可认识家人，家属代述患者笑容减少，不喜活动，日常生活部分自理，无骂人等异常行为。不能使用公共交通工具，不能做家务。

以上述案例为例，李先生在社会水平层面表现出来的障碍是不能完全参与ADL，IADL完全受限，不参与社会活动；在个体水平层面不能独立洗澡、做饭、购物、使用交通工具等活动，对近事记忆不清，不能独自回家，不能识别家庭住址；在器官水平层面存在执行能力与解决问题能力障碍、记忆力减退、性格淡漠等。

（董安琴　阙来弟）

第二节 作业治疗在神经系统疾病中的角色

神经系统疾病康复的重要目的是帮助患者学习执行有意义的作业活动，尽可能地重建其独立生活的能力。在康复治疗过程中，作业治疗的独特之处在于它是一种关注“全人治疗”（whole person）的康复方法。作业治疗的重点是根据患者的特定需求和目标，帮助其获得必要的生活技能。作业治疗师通过评定确定疾病是如何影响患者的日常生活活动、精神心理和生活方式。每个患者都是独立的个体，作业治疗师的角色就是发现“什么对康复对象来说是有意义的”。

作业治疗是患者恢复和康复的一个重要部分。它包括重新学习日常活动，使患者能拥有一个完整和独立的生活，帮助患者重新获得日常活动能力及患者想做的或需要做的事情所需要的技能。作业治疗可以帮助患者重返工作岗位，回归家庭并独立生活，参与休闲娱乐和业余爱好活动。作业治疗师会为患者提供如何选择辅具的建议，以及根据患者的功能情况对其住所进行必要的环境改造，以提高患者参与并完成日常生活活动的能力。本小节以常见的脑卒中、脊髓损伤与脑外伤的作业治疗角色为例，介绍作业治疗的目的与训练方法。

一、作业治疗在脑卒中康复的角色

作业治疗的定义是利用特定的作业活动作为治疗媒介，以促进身体或精神疾病的康复。作业治疗的重点是帮助脑卒中患者通过参与活动来实现健康、幸福和生活参与。作业治疗师与患者、家属和照顾者一起工作，以确定哪些作业活动是最必要的、有意义的，且和患者的个人角色息息相关的。作业治疗师将分析患者与他人的互动能力，他们需要在什么样的环境中发挥潜能，以及他们需要做或想要做什么样的活动。

由于脑卒中的严重程度不同，患者对作业治疗的需求和康复目标可能存在差异。一般而言，作业治疗在脑卒中康复的作用包括以下几方面：自我照顾技能的再训练；任务和环境适应能力；处理持续的残疾和缺陷（如虚弱、感官丧失、认知和/或视觉障碍等）；进行工作场所的任务分析和评定；建议对工作场所进行改造；致力于安全教育；治疗吞咽困难；制定强有力的应对战略，支持心理社会健康和整体幸福感；提倡健康的生活习惯，以减少再次中风的风险；制定策略以克服性亲密行为的障碍；提供驾驶评定和设备建议，以恢复安全驾驶或使用替代性交通工具。

当卒中患者有身体或精神上的特殊问题时，治疗性活动将被用于重建身体与精神健康。例如，如果患者使用右臂有困难，治疗师会让患者用右臂完成练习性活动。同样道理，如果患者存在记忆缺陷，治疗师会做一些特定的记忆训练。由于作业治疗的重点是恢复脑卒中幸存者的实际活动能力，这些活动大部分是术后日常活动，作业治疗只关注一个关键领域的活动。

与针对特定问题的治疗性活动相比，练习性活动有助于提高患者执行日常活动的能力。这些活动可能包括穿衣、做饭、打扫和购物。在作业治疗中，治疗师会评定患者因卒中造成的残疾，记录患者的强项，或者改变活动而使它更容易被完成。在患者练习的过程中，他们有机会在生活中尝试一些新东西。例如，你可能会去一个真实的厨房做饭或喝茶，或者和治疗师一起练习穿脱自己平时穿的衣服。一开始这些练习很容易，但随着时间的推移，作业治疗师会增加活动的难度，使其更具有挑战性，以提高患者的耐力和信心。当患者接受更困难的挑战时，作业治疗师会提供辅具和特定的策略来克服这些障碍。

根据需要，作业治疗师会在疾病发展的不同阶段为患者提供不同的服务。

（一）脑卒中急性期

作业治疗师在病房进行床旁评定和治疗。首先，治疗师会评定患者的身体和认知功能及日常生活活动能力，预测中风后将会出现的任何困难，可能包括如何管理日常活动、运动及任何与感觉、视觉和感知有关的功能问题。其次，治疗师会评定患者的思维能力，探究其是如何影响患者从事日常活动的。再次，治疗师会询问患者的情绪，评定其是否有抑郁、沮丧或焦虑等不良情绪。最后，治疗师会根据评定结果为患者提出康复建议，或者把患者转介给脑卒中康复团队的其他专家。脑卒中早期作业治疗的一个重要部分是了解患者的日常生活、兴趣爱好和家庭环境。在评定过程中，治疗师通常会实地观察患者执行日常生活活动的过程，例如体位转移、洗漱、进食、穿衣等，或者使用问卷或评定量表了解患者的活动能力。依据评定结果，作业治疗师会与患者及家属合作，共同为患者量身制订康复治疗计划，一起设定康复目标。如果治疗过程中出现困难，治疗师会降低训练难度，例如，把穿衣活动进行动作分解，拆分成：取衣服→正确摆放衣服位置→穿上功能较差侧的衣袖→将另一侧衣袖拉至健侧→穿健侧衣袖→整理衣领→扣纽扣几个阶段的动作，患者可以每次完成一个阶段的动作，循序渐进，逐渐增加训练难度。急性期作业治疗的目的是帮助患者建立独立完成自理活动的主动意识、健康宣教（可能并发症、体位摆放、康复的重要性、正确转移方法、预防和保护措施等）、促进功能恢复、预防并发症、减少影响康复治疗的因素及缩短卧床时间。

（二）脑卒中亚急性期

此阶段作业治疗的工作任务是采用练习性活动或治疗性活动，鼓励患者参与到真实的日常活动训练中，提高其日常生活活动能力，包括基本自我照顾活动和简单的家务活动，例如个人卫生、如厕、洗澡、清洁和购物等日常任务。随着时间的推移，治疗活动的难度逐渐增加，以挑战患者的极限和挖掘其潜能，提高其康复的耐力和信心。作业治疗师在训练过程中会引导患者克服任何困难的策略，例如，当患者感到疲劳时，学习如何管理自身的能量水平，或者如何记住刚发生的事件等。作业治疗将帮助患者增强自信，完成对患者来说很重要的每日任务。重要的是，增加患者的活动水平，以帮助患者获得尽可能多的独立性。

（三）脑卒中恢复期

这个时期的作业治疗介入的策略主要是，使用功能性、有意义的活动作为治疗媒介，以促进特定技巧的学习；如果是使用代偿性的治疗方案，需要进行相关的代偿性技巧的教育。作业治疗在此阶段的重点内容是在最真实、最自然的环境训练患者的日常生活活动，例如去超市购物、在厨房准备食材并做饭、清洁餐具、整理房间、洗衣服等，为患者出院回家做好准备。陪同患者参加社区活动，例如公园散步、与朋友聚会、休闲娱乐活动等。患者恢复在家中独立生活的自信心和能力后，作业治疗师会根据患者的功能与他/她需要做的日常任务的要求，为患者制订一系列可以自己在家里或社区练习的活动方案，或者通过简化日常活动、改变生活习惯、配置辅具及改造家居环境等措施，以实现患者最大程度的生活独立性，提升患者的幸福感和整体健康指数。对于有就业需求的患者，作业治疗师会为其进行系统的职业能力、工作性质、就业环境的评定，与患者一起进行职业规划、岗前培训和再就业的准备。

二、作业治疗在脊髓损伤康复的角色

脊髓损伤（SCI）是一种改变生活的疾病，大多数脊髓损伤患者存在运动、感觉、二便控制和性生活障碍等许多潜在的问题。脊髓损伤后通过多学科、以团队为基础的方法进行康复是最有效的，患者在康复团队的共同帮助下，大部分患者的生活质量得到显著提升。康复小组通常包括物理治疗师、作业治疗师、康复护士和医师、心理学家。在某些情况下，还包括社会工作者和病例管理人员。每一位团队成员的参与情况如下：①作业治疗师通常关注上肢功能障碍以及日常活动中的困难，他们是医疗康复团队的重要成员，指导和帮助脊髓损伤患者回归正常生活和回归社会，并最终从事有意义的职业。②物理治疗师解决下肢功能障碍和行走问题。③康复护士的工作重点是膀胱和肠道系统管理，以及压力性溃疡的预防与皮肤管理。④心理学家关注受伤患者的行为和情感问题，也关注其潜在的认知障碍。⑤社会工作者和个案管理人员是患者、康复团队和医疗费用支付方之间的主要联接口。

作业治疗师是专业技术人员，他们有教育背景和知识储备为患者设定协作性的康复目标，并减少阻碍 SCI 患者作业表现的身体、职业、心理社会和环境因素等方面的障碍，促进个案在作业表现方面的成就。作业治疗师是能够分析活动和任务的专家，这些活动和任务可以帮助个案发展实现目标所需的正确技能。疾病使 SCI 人群丧失了日常生活中最简单技能，作业治疗需要帮助他们重新学习或寻找做这些事情的新方法，包括一些极其简单的任务，例如转移、穿衣、洗澡、如厕等基本的自理活动。作业治疗的目的是帮助脊髓损伤个案恢复正常生活，每一个个案都需要并且有权利参加有意义的日常生活活动和生产性活动。

脊髓损伤患者的康复过程是一生的过程，其生活各个方面都需要调整，作业治疗师在生理和心理社会重建方面扮演了重要的角色，并帮助患者达到最佳的独立性。脊髓损伤不同时期 OT 介入的目的与训练方案具有所不同。

（一）脊髓损伤急性期

此阶段患者可能正接受牵引治疗或穿戴固定的支具，这个时期的康复治疗一定要遵守医师叮嘱的注意事项，脊椎和颈部的屈曲、伸展、旋转是禁忌证。四肢瘫的患者，可能存在肩膀疼痛和关节活动受限，早期注意体位摆放和体位转换，预防并发症的发生。鼓励可以坐起的 SCI 患者参与到自我照顾的活动当中，例如进食、洗漱、穿衣等活动，治疗师可以提供改造过的辅具帮助患者完成这些活动。为促使 SCI 患者早期有效地移动，实现活动和参与，作业治疗师为患者选择适合其功能的轮椅。

（二）脊髓损伤恢复期

这个时期的作业治疗介入的目的主要是改善和加强残存功能，使患者最大限度地获得日常生活活动能力，预防并发症。作业以上肢运动功能训练、ADL 训练、康复辅具使用训练及心理干预等为主。

（三）脊髓损伤后遗症期

此阶段的治疗介入的目的是帮助患者由医院生活过渡到家居、社区生活，实现居家生活独立性，甚至重返工作岗位或重新择业。作业治疗服务的内容以 BADL、IADL 训练为主，同时进行社会生活重整训练、居家环境改造、活动调整、职业能力评定与就业指导等。此外，联系社会工作者为 SCI 个案获得更多的社区服务资源。

作业治疗可以为 SCI 患者提供的服务如下：①作业治疗师最主要的任务之一就是优化上肢功能，预防畸形及并发症；②探索和识别那些对 SCI 患者重要的活动，在需要的时候改变环境和活动本身，让患者重获其需要得到的功能或能力；③教会患者做简单的日常工作，如起床、洗漱和穿衣；④配置适应性辅助装置，例如拾物器、洗澡椅、助行器等，并指导患者正确使用各种日常生活辅助技术；⑤评定并推荐必要的设备（如轮椅），以帮助优化功能和灵活性，并确保正确的姿势；⑥推荐能够提高 SCI 职员的工作参与度和工作效率的座位和体位维持系统；⑦帮助支持个案发展性关系或维持亲密关系；⑧帮助个案解决问题，采用积极的方式对待目前的状况；⑨提升个案自信心，促使他们更独立；⑩教育个案管理自身状况的技能，例如，定期检查皮肤或学习做饭等工具性活动；⑪若 SCI 个案需要低技术或高科技的辅助技术，作业治疗师提供培训和适应技术；⑫探索社区的资源，帮助确定和发展受伤的个人可以参与的休闲活动；⑬探索潜在的职业选择，并确保脊髓损伤患者重返有意义的职业；

⑭作业治疗师与教育机构合作，对学校的物理设施作出必要的调整，以最大限度地提高 SCI 个案的社会适应能力；⑮建议对车辆进行必要的改装，并对 SCI 个案进行驾驶培训和驾驶能力的评定，以确保乘客和驾驶员的安全；⑯根据个案的需要，为脊髓损伤人群提供教育资源和培训；⑰教授个案节能技术，以及疼痛管理与预防并发症的自我管理技能。

脊髓损伤康复需要从急性期重症监护病房开始，目的是了解患者的个人目标与康复需求，为患者制订更加积极、可行的康复目标。康复会一直贯穿整个住院期间，有时甚至持续到在个案出院之后。作业治疗师也为这类人群提供持续的服务，帮助他们康复、治愈和适应他们的创伤，帮助他们探索和借助一切可利用资源和支持，使他们的生活变得更轻松，最终重返社会和工作岗位，从事有价值的生产性活动。

三、作业治疗在脑外伤康复的角色

脑外伤（TBI）常引起不同形式、不同程度的永久性功能障碍，其功能障碍水平取决于损害的位置是在脑组织的某个特定区域（局灶性）还是广泛性的损害（弥散性）。不同区域的脑损伤可引起不同的症状，局灶性症状包括运动、感觉、言语、视觉、听觉异常等症状。而弥散性脑损害常影响记忆、睡眠或导致意识模糊和昏迷。

在脑损伤康复过程中，作业治疗师是最重要的专家之一。作业治疗的目标是帮助患者恢复功能独立的生活技能。物理治疗师主要是教 TBI 人群如何在受伤后恢复身体功能，而作业治疗师则采取更全面的方法，研究患者独立生活所需要的技能，并探索和利用各种资源和方法来帮助患者实现独立生活的目标。因此，作业治疗成为一种实用而有效的脑损伤康复治疗方法。在治疗过程中，患者将练习许多重要的日常活动，这些活动将直接提高患者的独立性。

作业治疗师可以帮助患者提高或恢复自我照顾能力、家居活动管理能力、娱乐活动参与能力、社会能力和认知功能。为了帮助 TBI 患者重新获得这些技能，作业治疗师会教患者恢复性和补偿性治疗策略。恢复性技术可以帮助患者重新学习如何能够像脑损伤之前那样执行一项活动。补偿性策略可以帮助患者找到一种全新的做事方式，如果患者不能用生病前的方式执行日常活动时，治疗师则指导患者采用另一种新的、适合患者现有功能水平的做事方式。例如，脑外伤后双下肢不能支撑身体稳定，患者不能独立行走，作业治疗师则指导患者暂时使用拐杖辅助行走，但患者最终仍然需要移去拐杖，练习不用拐杖走路，否则患者将永久失去行走能力。因此，作业治疗师在可能的情况下更喜欢教患者学习恢复性技术。

作业治疗可以为脑外伤患者提供许多其他治疗无法提供的实际益处，例如真实生活环境的适应能力、生活自理能力等。大多数作业治疗师更喜欢在现实生活中与患者一起工作，比如患者的家、银行、购物中心或任何其他需要练习技能以重获能力和独立的地方。以下是作业治疗师最常提到的一些技能训练。

（一）应对技能

大脑损伤最难以克服的并发症是伴随额叶损伤而引起的情绪和行为问题。这些问题使创伤性脑外伤患者难以以健康的方式处理沮丧和失望情绪，这可能会对他们的人际关系产生负面影响，甚至阻碍他们返回工作岗位或重新再择业。作业治疗可以帮助患者解决这些问题，并教会了患者有效的应对方法。事实上，许多作业治疗师都接受过正规的认知行为疗法训练，可以帮助患者及其家人学会如何在情绪爆发升级之前处理情绪，这种训练对于 TBI 患者在受伤后成功地重新融入社区至关重要。

（二）独立生活技能

作业治疗师为 TBI 人群康复的另一个领域是独立生活技能，也被称为日常生活活动训练，包括基础性日常生活活动（BADL）和工具性日常生活活动（IADL）。作业治疗师帮助患者直接在实际环境中实践这些技能，并有希望重获这些生活技能。如果患者无法完全恢复这些技能，治疗师会通过改变环境和活动，或者借助辅助装置来适应患者的能力，促进患者的生活独立性。

（三）记忆技能

记忆是另一种因创伤性脑损伤而严重受损的能力。如果没有记住重要信息的能力，比如什么时候服药，何时去何地见医师，记忆障碍会阻碍患者独自安全生活。为了解决这个问题，作业治疗师教会患者不同的练习策略以提高短期记忆。例如，练习者可能会让人看一幅画几秒钟并尽量记忆，然后画出他们记住的东西。一个人的记忆力练习得越多，他的记忆力就会越好。治疗师还会向患者展示一些补偿性的策略，比如日常计划、清单、闹钟和其他帮助人们记忆的技巧。虽然这些技术不能帮助人们恢复他们的记忆，但会帮助他们更有效地运作，直到他们能够提高他们的技能。

（四）认知技能

除了记忆技能以外，作业治疗师还可以帮助患者提高其他几种认知技能。通过认知康复训练，患者可以提高以下技能，例如：注意力、视觉感知能力、解决问题能力、执行能力。这些技能对于帮助患者独立生活至关重要，这就是为什么作业治疗的重要部分致力于提高这些认知技能。大多数作业治疗师都熟悉解决这些问题的训练技巧，他们还可以与神经心理学家合作，共同制订一个最适合患者需要的治疗方案。

（五）社交技能

作业治疗师还会教 TBI 患者重要的社交技能，这些技能在受伤后可能会丧失，例如：如何开始和结束一段对话，如何应对好消息或坏消息，让对方把话说完，非语言交流等。作业治疗可以通过小组或一对一进行训练。患者被教导如何对特定的社会情况作出反应，并有机会在一个安全的环境中练习互动。

（六）行为管理技能

TBI 患者常伴有行为问题，作业治疗师采用的行为介入策略可分为两类：环境性和互动性的。环境性的介入是通过改变环境中的物品或特征来促进适当的行为，抑制不恰当的行为，维持患者人身安全。例如：躁动的患者应安排住在安静的、独立的单间，应移除所有不相关的外在刺激，治疗也应远离其他人，在隐蔽、安静的场所中进行。互动性介入是指治疗师或家属与患者互动的方式，整个治疗团队与患者互动的方式应该保持一致，包括用冷静、明确的态度说话，并刻意避免解释过多细节，以减少患者的困惑和挫折感。

脑外伤不同时期的作业治疗目的与训练方案简述如下。

1. 脑外伤急性期　作业治疗的主要目标是提升患者的反应能力，以及对自我和环境的感知能力。所有的刺激都应该是结构化的，并以简短的步骤或者指令呈现。因大部分患者在此阶段反应迟缓，给予患者充分的反应时间非常重要。此阶段的介入可分成 5 个领域：感觉刺激、良肢位摆放、提供支具、认知和行为以及家属宣教。治疗师可能会同时执行多项介入策略以促进最佳的恢复。每项介入都会影响和强化下一项介入。因为患者通常对熟悉的或例行性的事物较有反应，所以与比较亲近的家人和朋友合作进行治疗是很重要的。

2. 脑外伤恢复期　患者此阶段已清醒，但常常表现出困惑或躁动。患者或许可以执行 2～3 步简单的口头指令，但注意力不集中。在日常生活中，这些患者需要低到中等程度的提示。大部分情况下，他们可以完成治疗的所有过程，但是在治疗过程中他们可能因为躁动或注意力不集中，而需要多次短暂休息。在这个阶段，治疗师需要更深入地介入患者日常生活活动，回归工作岗位，以及重新融入社区生活。

3. 脑外伤后遗症期　这个时期作业治疗介入的目标主要是家庭管理、社区生活重整、心理社会技巧及居家安全。

（1）家庭管理：当患者的自我照顾和功能性活动的技巧和独立性增加，介入的内容将会扩大到包含家庭管理技巧，以便患者出院回归社区。家庭管理包括成年人独立生活在社会中所必须具备的能力。

（2）社区生活重整：很多患者在医院独立性较强，而从保护性和结构化的医院环境再回到社会环境是一个很大的挑战。作业治疗师常陪伴患者到社会环境中去，练习 IADL，以提供患者重新建立日常生活技巧的机会。在社会环境中从事 ADL 也可以让治疗师观察患者是否能与环境互动。

（3）心理社会技巧：TBI 患者心理社会功能受损是重新建立有意义生活状态的最大障碍。作业治疗师的目标应该是帮助患者建立他们想要的职业和社会角色。一旦确定患者想要的职业和社会角色，治疗师会协助患者加强或重新获得人际关系技巧、自我表达、时间管理、自我控制等技巧。

(4) 居家安全：作业治疗师会给予合理化的环境改造建议，以提升患者居家的独立性和安全性。家人应学会癫痫的处理步骤以及了解如何判断紧急状况。

脑外伤患者的作业治疗需要精力和创造力。认知、行为和心理的缺陷会严重影响康复疗效。TBI 康复需要整个团队(包括患者和家属)的合作，治疗应该因人而异，并以有意义性的功能性表现为目标。

（董安琴）

第三节 作业治疗在神经系统疾病中的实践模式

作业治疗的实践模式是揭示某些现象的理论主体，是作业治疗学科的重要理论基础，在很大程度上决定了作业治疗师的专业水平，灵活使用并将不同的作业模式用于治疗干预中，体现了作业治疗师的专业技能。在作业治疗中，实践模式是用来处理作业治疗实践和提供工具，以指导理论付诸实践的框架模式，它提供了关于指导人们理解如何选择、经历、完成作业活动的内在情境。

本节中主要讲述几种作业治疗实践模式在神经系统疾病中的临床运用，为治疗过程中所涉及的日常生活现象提供合理的解释和科学的治疗方法。

一、人-环境-作业模式

人-环境-作业模式(person-environment-occupation model，PEO)强调人、环境和作业之间的相互关系。PEO 假设人是一个动态的、有动力的、不断发展的，不断与环境互动的个体。作业表现源于人与个人角色，生活与工作及其所处的环境之间呈现的动态关系。基于 PEO 的作业表现，是建立在概念的基础上，以康复个案为中心的治疗理念和环境行为的理论。

(一) 人的范畴

人是同时承担不同角色的独特的个体，这些角色是随着时间和情境的改变动态变化的，是以下能力的整体组合。

1. 认知功能　对自我和日常生活活动能力的操控能力，如觉醒、意志力、动机、实际需要、兴趣、分辨能力、定向能力、注意力、记忆力、排列能力、分类能力、概念形成、空间运用、问题解决、学习能力、活动主动性、终止活动的能力等。

2. 运动感觉功能　神经骨骼肌肉(如反射关节活动度、肌力、肌张力、耐力、姿势控制等)，浅感觉(如痛觉、温度觉、触觉)，深感觉(如本体感觉、运动觉、位置觉、实体辨别觉、震动觉等)。

3. 社会心理　精神心理状态、心理活动与社会环境的相互作用等。

(二) 作业范畴

作业是指一个人在一生中从事的一组自我导向的功能性任务和活动。作业是人为了满足自我维持、表达和实现的内在需要而从事工作的集合，是在单个角色和复杂多重的环境中进行的。作业活动包括了作业的性质，难度强度时间，重复性等。作业范畴包括自我照顾活动、工具性日常生活动、休闲娱乐活动、生产性活动、教育活动等。

(三) 环境范畴

环境是指发生于个体周围，并可以对个体产生某种影响的背景环境以及情境。它包括了个人情境、社会环境、文化环境和物理环境。

1. 个人情境　与个人在不同生命周期的角色、习惯、兴趣爱好等相关。

2. 社会环境　包括家庭、社会与政府的支持与态度，包括政策、立法等。

3. 文化环境　与社会经济背景、文化背景、风俗习惯有关。

4. 物理环境　包括自然环境，例如气候、天气、地势等；人为环境，例如建筑物、公路、商场、公园等。

(四) 作业表现

作业表现是人、环境和作业交互影响的结果(图 1-3-1)。它被定义为在一个环境中，是基于环境行为理论，由以顾客为中心的理念发展而来，是作业治疗师常用的工具。作业治疗师协助康复个案在作业表现方面的治疗，进行概念化计划交流与评定，用活动分析选择和改良作业活动去达到既定的治疗目标。

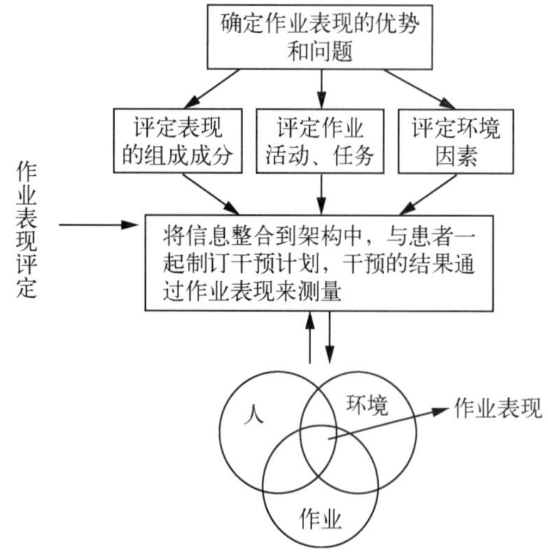

图 1-3-1　作业表现的评定

进行作业治疗的干预措施前，作业治疗师应和患者一起确定作业表现的优势和问题，可以通过非标准(非正式访谈/半结构式访谈，如 COPM)和标准化评定的方式得到相关信息；之后，对作业表现的组成部分，人、环境和活动中可能影响作业表现的因素进行评定。

作业表现是一种复杂的、动态的现象，受到时间和空间因素的影响，是人、作业、环境之间的交互作用产生的结果。作业表现需要平衡个人-环境-作业之间的冲突，包括进行改变的优先次序，如同作业和周围环境的重要意义一样，个体经常不停地审视自己和自身的角色。作业表现的评定可以通过作业治疗师对作业活动的观察和个体的主观描述来获得。

PEO 模式中环境是人的作业表现所处的情境，它影响作业行为，反过来又受到行为的影响。环境不是静态的，其会对作业表现产生有利或者不利的影响。实践中对环境的干预可能比对人的干预容易很多。作业被认为满足了人在个人角色和环境中自我维持、表达和实现的内在需求。作业包括为达到目的而开展的活动和完成的任务，它们是多元的、复杂的，是生活必不可少的功能。

PEO 模式中，人、作业、环境三个部分通过在时间和空间关系之间持续产生作用来增加和减少其一致性。三者重叠的部分越多，说明三者之间的作用越和谐，呈现的结果是更加理想的作业表现。例如，在不改变人的功能的情况下，通过改善环境可以保持或促进三个部分的融合，从而保持或扩大患者的作业表现。又或者，当作业不能改变时，通过提高人的能力也可以促进作业表现得以保持或改善。

所有神经系统疾病作业治疗均可以选择 PEO 模式来进行患者分析，针对不同的康复个案，可选择“人、作业、环境”三个方面进行介入。如图 1-3-2 所示，若 PEO 模式运用于脑卒中病例中，图示体现了通过改变患者的“人”的部分，例如，提高患者的身体功能与结构，对患者及其家属进行康复宣传教育，以提高患者的作业表现，促使患者尽快地回归家庭。

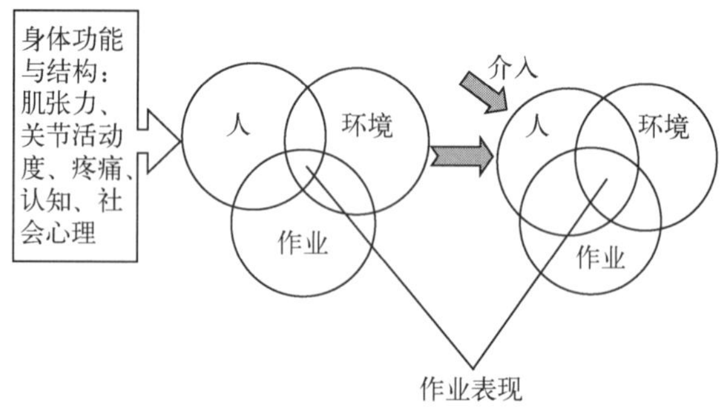

图 1-3-2　作业表现的变化

以患者为中心，结合患者的实际需求，适用于病情发展的每个阶段，综合每个方面的改变，提高患者所处情境下的作业表现。如图 1-3-3 所示，作业治疗可以从 PEO 模式的三个范畴同时改变患者的作业表现。

例如：患者有独立完成洗澡的需求，但缺乏主动完成的自信，以及下肢运动功能较差，现在由妻子每日操作轮椅到医院的洗浴室帮助其擦洗身体。OT 可以如何做？

“人”：对患者进行康复教育，促进个案做这项作业活动的动机；训练患者的平衡能力、下肢肌力与步行功能。

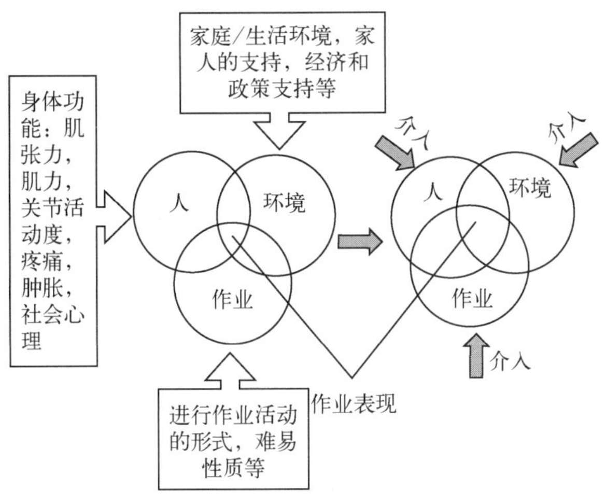

图 1-3-3 作业表现的变化

"环境"：对医院洗浴设施进行改造，将洗澡巾换成长柄刷，使用洗浴凳，调整淋浴开关的高度等。

"作业"：训练患者独立操作轮椅能力，调整洗澡活动的形式、步骤的简化和指导个案使用辅助装置。

依据患者和作业治疗师共同制定的目标，多个方面的同时介入可以更快地提高作业表现。

临床的情况比较复杂，治疗师通过关注患者及其作业活动和环境之间的互动关系，可以从中选取某一方面进行干预，患者的作业表现会在干预过程中持续变化，治疗师必须持续观察并调整干预措施。PEO 模式是作业治疗实践指南的动态应用，代表了一种作业表现，是一种促进人、环境、作业之间的关系更加契合的临床模型，PEO 模式强调对作业表现的关注。

二、作业表现模式

作业表现（occupational performance，OP）是指人们从事某种作业活动时的能力体现。作业表现关注的是作业活动技能，作业活动的技能是作业活动的基本组成部分，根据人在不同的情境和不同的环境，作业表现发生相应的改变。

每个人都有其对生活方面的期待，需求以及他们渴望扮演的社会角色。这些渴望需求和角色通常是需要通过"行动"来证明的。那么这些行动就是他们生活中的作业活动，包括日常生活活动、工作生产性活动、休闲娱乐活动。这些活动满足了人的需求，构成了作业表现的一个层次。这些作业活动又有一些功能上的基本要求，包括运动感觉，认知功能、社会心理功能，用以满足人们所扮演的角色生活上的需求，这就是作业构成层次，它是作业构成的基础。作业活动是人与环境互动完成的，环境范畴包括物理、文化环境、社会环境，时间范畴包括年龄、病程长短、病情的发展情况等。作业活动是在一个情境下完成的，这些都会影响作业活动的表现，若我们把这些环境方面的部分放入到作业情境当中去，换言之，就是在特定的环境设定中完成某项作业活动，任何一个方面出现问题时，都可能会影响你的作业活动表现，图 1-3-4 展示了作业表现模式的内容。

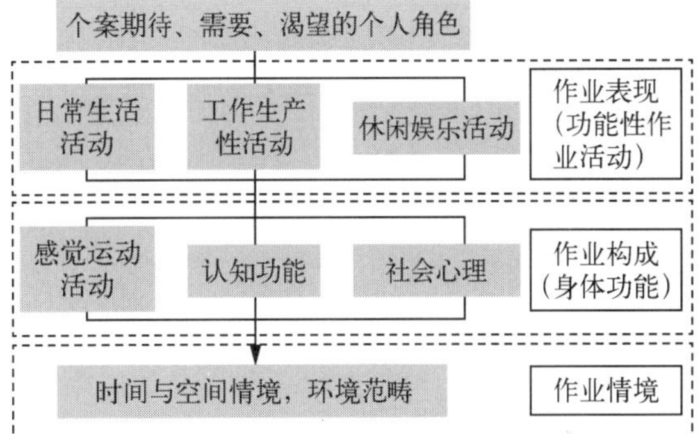

图 1-3-4 作业表现模式

王先生，34 岁，建筑工人，既往体健，家有妻子和一个 7 岁的儿子；7 个月前因车祸住院，诊断为"颅脑损伤恢复期"，左侧肢体功能障碍，日常生活重度依赖，言语欠流畅，能执行 1～2 步指令，不认识家人和治疗师；家住 4 楼，无电梯；现由妻子照顾，儿子由爷爷奶奶抚养。

根据作业表现模式评定结果如下。

1. 身体功能：左侧感觉、运动功能障碍，肌张力左上肢 2 级、左下肢 1 级，Brunnstrom 分期：上肢/手分别为Ⅲ/Ⅱ期，香港上肢七级功能测试：上肢/手为 3/7。

2. 认知功能：语言障碍，定向力、记忆力、执行功能障碍，理解能力差等。

3. 社会心理：主动参与性差，易怒、焦躁等。

4. 作业情境：病程长，病情严重；家居物理环境不适宜（家住 4 楼，无电梯）；家人支持；患者属于新农合，多数治疗项目需要自费；家庭经济条件差。

5. 作业表现：日常生活自理能力重度受损，改良 Barthel 指数评分 25/100 分，功能独立性评定 FIM 得分：运动项 33/91 分，认知项 8/35 分，患者不能独立进食、洗漱、洗澡、穿衣、如厕、转移、行走，二便控制障碍（须使用纸尿裤或尿袋，常有尿床现象），社交障碍，情绪管理差。

作业治疗师采用 COPM 评定发现：患者及家人期望患者能够完成独自控制大小便、转移、进食和如厕活动，能够进行简单的日常。对他们来说最迫切需要提高的是二便的控制、进食和日常交流。

在神经系统疾病的作业治疗中，与患者角色与其相匹配的作业活动技能之间的平衡会被打破，对患者的作业表现产生不同程度的影响，包括自理活动、工作学习、聚餐、旅游运动等方面的影响，也是对作业表现层次的影响。对这些作业表现的功能要求就是作业构成（身体功能）的层次，成为影响作业表现的重要因素之一。较好的身体功能情况会成为作业表现的有利因素，相反地，不利的身体功能则会限制作业表现的范围。患者的个体情况不同，为患者提供的作业环境与其作业表现情况也会有所不同，所以作业情境层次的内容也是作业表现影响因素不可或缺的部分。在神经系统疾病的治疗中，如何运用作业表现模式来分析这类情况的患者的作业活动，并且随之制定合适的治疗目标以及明确的作业治疗计划。如若将作业表现模式与颅脑损伤的案例相结合，我们如何分析影响颅脑损伤患者作业表现的影响因素。

图 1-3-5 以脑外伤后作业表现模式分析为例，阐述作业表现的主要受影响的因素，作业构成和作业情境层次的改变会对作业表现产生影响。有利的身体功能和情境条件会成为作业表现的优势，反之，则会成为作业表现的劣势。

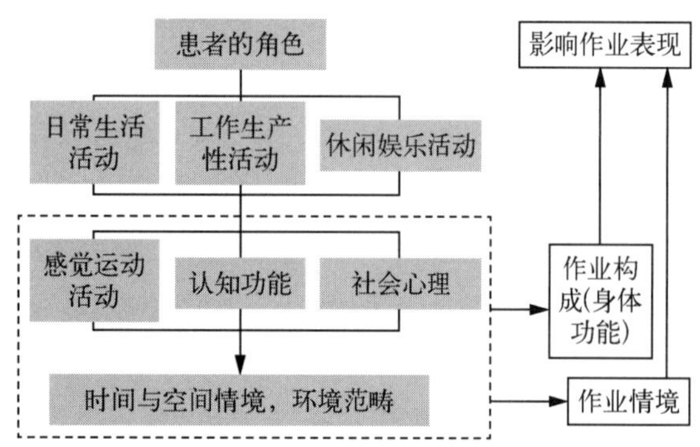

图 1-3-5　作业表现受影响的因素分析

影响患者作业表现的因素包括作业构成和作业情境两个方面。

（一）作业构成方面的干预

作业治疗干预需要进一步提高患者的身体运动功能，例如：左侧肢体运动控制，促进主动运动出现。利用日常生活活动作为训练活动，讲活动分解，按步骤训练患者的活动执行能力。认知功能训练，包括专注力、记忆力、理解力训练，或采用代偿策略帮助患者提高记忆力和理解力，例如使用卡片记录或手机设置图片或视频提醒等。

（二）作业情境方面的干预措施

治疗师陪同患者在其家中进行 ADL 训练和指导，观察患者的活动受限情况和表现，对患者家居环境进行实地评定，为使患者能够完成转移、如厕和洗漱等活动，对家居环境进行必要的改造，例如去除台阶、加防滑垫、安装坐厕和扶手，同时配置轮椅、手拐、淋浴凳、取物器、洗澡长柄刷等辅具，以提高患者自我照顾活动的独立性。此外，还可以对日常活动进行调整，指导患者在坐位下洗澡和如厕，减少跌倒的风险。

三、国际功能、残疾和健康分类模式

国际功能、残疾和健康分类（International Classification of Functioning, Disability and Health, ICF）是世界卫生组织为健康和残疾而设立的理论架构，是为定义功能、健康和残疾以及制定相关的政策而设置的标准，依据是应用于卫生以及相关领域的对残疾和健康的统一分类。虽然 ICF 看似一个简单的健康分类，但是它有着多种不同的用途，作业治疗师可将其应用于神经系统疾病的作业治疗评定与治疗中，辅助治疗师可分析患者的功能情况并制订合适的治疗计划。

ICF 则基于“生物-心理-社会”（biopsychosocial model）理论模式，从残疾人融入社会的角度出发，将残疾作为社会性问题，不再仅仅是个人特性，而且也是由社会环境形成的一种复合状态。因此，对残疾问题的管理要求有社会行动，强调社会集体行动，要求改造环境以使残疾人充分参与社会生活的各个方面。因此，这种问题是一种态度或意识形态的问题，要求社会发生变化。

图 1-3-6 中显示了多个项目之间交互作用的复杂性，将与健康状况相关的各种成分以形象的方式呈现。

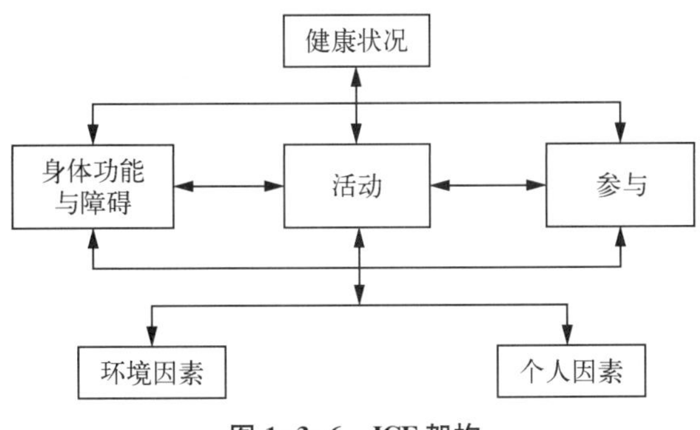

图 1-3-6 ICF 架构

个体在特定领域的健康状况是由身体功能/结构、活动、参与、环境因素和个人因素的交互作用的结果，对其中一方面的干预可能会造成多个方面的改变，这种独特的相互作用并不是一对一的关系，它是双向的，残疾的存在改变了健康的状况，从一种或者多种身体结构或功能上的损伤可以推断出能力受限，如此再推断出活动表现的受限是比较合理的。无论是脑卒中、颅脑损伤，还是脊髓损伤的患者，作业治疗师在进行临床实际运用时，需要收集 ICF 架构上的数据解释他们之间的关系和因果联系。

（一）身体功能和结构（body function and structure）

身体功能指身体各系统的生理或心理功能。身体结构指身体的解剖部位，如器官、肢体及其组成部分。身体功能和身体结构是两个不同但又平行的部分，它们各自的特征不能相互取代。

（二）活动（activity）

活动是由个体执行一项任务或行动。活动受限指个体在完成活动时可能遇到的困难，这里指的是个体整体水平的功能障碍（如学习和应用知识的能力、完成一般任务和要求的能力、交流的能力、个体的活动能力、生活自理能力等）。

（三）参与（participation）

参与是个体参与与他人相关的社会活动（家庭生活、人际交往和联系、接受教育和工作就业等主要生活领域，参与社会、社区和公民生活的能力等）。参与限制是指个体的社会功能障碍。活动与参与的区别在于：活动是指可由单独的个人执行之工作或任务；参与是指存在有两人以上的生活情境之参与。

（四）背景因素（contextual factors）

背景因素包括环境因素（environment factor）和个人因素（personal factors）两个方面。

1. 环境因素　指与人们日常生活和居住相关之自然、社会和态度的环境，包括某些产品、工具和辅助技术，其他人的支持和帮助，社会、经济和政策的支持力度，社会文化等。包括两个层面：①个体层面：个体所处的即刻环境，如家庭、工作场所和学校等场景。②社会层面：正式或者非正式的社会机构，服务机构、社区和一种文化背景下的体制均会对个体产生一定的影响，如工作环境相关的组织或服务机构，社区活动、政府机构、通讯或交通运输部门以及如法律，条例、正式或非正式的规定、态度和意识形态等非正式的社会网络。不同的环境对于处于既定状况的同一个体影响可能大不相同，有障碍或缺乏有利因素的环境将限制个体的作业表现，有促进作用的环境则可以提高作业表现。

2. 个人因素　指个人生活与生存的背景，包括性别、种族、年龄、健康状况、生活方式、习惯、教养、应对方式、社会背景、教育、职业、过去和现在的经验、总的行为方式、个体的心理优势和其他特征等。

ICF 模式为处于不同文化背景下的不同使用者在各个领域，就个体“功能、残疾和健康情况”分类和记录方面而言有一个共同工具。这个模式把健康状况、功能、残疾以及背景因素表述为双向互动的统一体系。表 1-3-1 展示了作业治疗师在神经系统疾病康复中如何使用 ICF 模式评定和分析各个层面之间的关联。

ICF 模式在神经系统疾病的作业治疗中较为常见，现以脊髓损伤案例为例，介绍如何合理准确地运用 ICF 模式，分析影响患者健康状态的因素以及各影响因素之间的关系，如图 1-3-7。

表 1-3-1 ICF 模式的临床应用

	功能和残疾		背景性因素	
成分	身体结构与功能	活动与参与	环境因素	个人因素
领域	身体结构与功能	生活领域(任务、行动)	功能和残疾的外在影响因素	功能和残疾的内在影响因素
结构	1. 身体结构的改变(解剖方面) 2. 身体功能的改变(生理方面)	1. 能力(在标准环境中完成任务) 2. 作业活动表现(在现实环境中完成任务)	自然、社会、文化环境等的积极或消极影响	个人特质的影响
积极方面	功能			/
	结构与功能的结合	活动、社会参与	有利因素	
消极方面	残疾			/
	损伤	活动、社会参与受限	障碍/不利因素	

脊髓损伤案例：

蒋先生，41 岁，已婚，消防工作人员，家有一女，由陪护照顾，妻子在工作，家住 2 楼，无电梯。爱好看书、写生活录、画画。1 年前工作期间因高空坠落事故入院，诊断为“C_4 不完全性脊髓损伤”。现因四肢运动感觉障碍，大小便障碍入院接受康复治疗。

COPM 评定确定患者及家属康复需求：生活基本自理，步行。

依照 ICF 模式对蒋先生进行评定，发现影响他健康状况的因素包括以下几个方面。

1. **身体结构与功能** ①感觉与运动：四肢感觉减退，肢体末端有明显麻木和刺痛感；上肢大部分肌群肌力 3 级，下肢肌力 2～3 级；手指精细动作差，不能完成手指集团伸展，拇指伸展受限；坐位平衡 2 级，站立平衡不能。②社会心理：有焦虑情绪，对康复期望值过高，期望目标是生活完全自理和行走。

2. *活动层面* 日常生活部分依赖，可独立转移、进食、洗漱、穿脱上衣，但如厕、穿脱裤子、洗澡、需要 60% 的辅助；不能行走，依靠轮椅代步，不能独自操作轮椅。不能完成握笔书写。

3. **参与层面** 受伤后未参与家居活动，例如购物、做饭、清洁等，参与生产性、社交和休闲活动能力严重受限等。

4. **环境因素** 家庭居住环境周围没有无障碍设施，家住二楼，无电梯，洗手间门口有台阶，蹲厕，淋浴；家人和朋友给予很积极的心理支持，现由护工照顾。

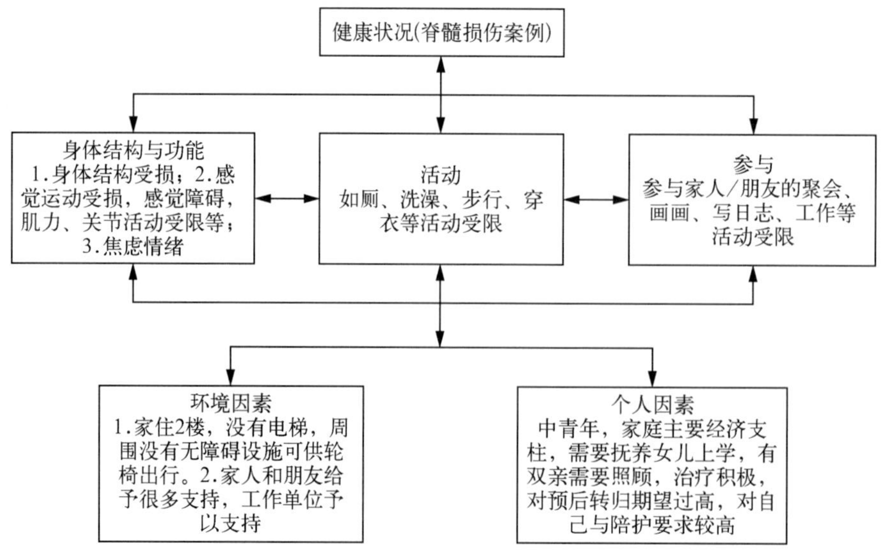

图 1-3-7 脑外伤个案 ICF 模式

5. 个人因素　患者较年轻，是家庭主要经济支柱，个人角色为消防工作人员、丈夫、父亲、儿子和朋友，具有强烈的康复愿望，康复锻炼积极且配合。

上述五个方面是影响蒋先生恢复健康生活状态的主要影响因素，作业治疗师针对性地采取干预措施，促进有利条件，改变不利条件。开始作业治疗前，治疗师必须与患者建立良好的医患关系，在治疗过程中通过访谈或科学的健康宣教，帮助患者逐渐认识疾病的预后和转归，与患者共同修订可实现的康复目标。

（董安琴　李　萍）

第四节 神经系统疾病的作业治疗评定

作业治疗评定是指按照一定的步骤和方法，尽可能准确地描述物理或行为的特质，评定结果常以数据呈现，以量化被评定者的特质。评定对作业治疗的临床工作有何意义呢？临床和科研需要针对特定的个案的功能情况进行客观、深入、全面地描述从而引导作业治疗师进行临床推理和决策。一般来说，临床评定的流程包括三个部分：①首次评定：可协助康复团队全面了解临床决策所需要的相关资讯，及以服务对象为中心制定治疗目标和计划；②治疗过程中执行再评定：可了解个案功能的变化与进展，为是否需要修改介入内容或治疗目标提供参考依据；③转介时的结局评定：以了解治疗效果和照护品质，检查个案进展是否如预期。

一、作业表现评定

日常生活活动（activities of daily living，ADL）功能为个人自我照顾及生活独立程度的重要指标。ADL分为基础性ADL（basic ADL，BADL）及工具性日常生活活动（instrumental ADL，IADL），一般ADL代表BADL。BADL内容包含自我照顾及基本的行动能力，为残障（disability）的重要指标，IADL内容包含户外行动能力、家务活动、休闲娱乐活动、使用交通工具等。所以IADL为社区独立程度与参与（participation）的重要指标。ADL功能等评定是作业表现评定的主要内容，是作业治疗临床与研究的重点。

（一）BADL评定

1. Barthel指数（Barthel index，BI）　Barthel指数是基于观察，访谈的作业表现评分测试，广泛用于中枢神经疾病和骨骼肌肉损伤等障碍。得分反映了个案在医院的功能独立情况及预测住院时间和需要的护理量。1989年的改良Barthel指数（modified barthel index，MBI）细化了评分梯度，更具敏感性。

2. 功能性独立评定量表（functional independence measure，FIM）　用于评定个案日常生活的“照护量”，FIM包括十八项评分项目（13个活动项和5个认知项目），采用七级评分制，可通过观察和访谈形式进行评定。

（二）IADL评定

1. Kohlman日常生活技巧评定表（Kohlman evaluation of daily living skills，KELS）　可用于短期入院的脑外伤、脑卒中、老年人和认知损伤的患者。KELS能够简单而快速的评定个案的日常生活功能，尽管不全面但能够帮助作业治疗师决定个案的独立程度及为最大化其独立性提供居住环境的参考建议。

2. 活动卡片分类测试（activity card sort，ACS）　用于记录个案在工具性活动，休闲和社会活动的参与度，是很好的促进以患者为中心的目标和治疗计划设定的参考工具。最早用于认知损伤人群，现可普遍用于各类人群。ACS共包含89张卡片，分为工具性活动、低功能需求的娱乐活动、高功能需求的娱乐活动及社会活动四个类别。基于个案所处的不同机构有不同的分类要求和评定表格。

3. Lawton IADL评定（instrumental activities of daily living scale，IADLS）　由美国Lawton制定，共包含8项IADL，分别是打电话、购物、备餐、做家务、洗衣、使用交通工具、服药和自理经济等。用于各种诊断的老年人群以筛查工具性日常活动功能情况。以访谈的形式询问个案在八种复杂的日常生活场景的处理情况并进行评分，一般只需要5分钟完成评定。

4. 加拿大作业表现测量表(Canadian occupational performance measure，COPM) 可用于大于七岁的各种诊断的残障人群，是以访谈形式的半结构化评定量表。COPM能够探测一段时间内个案对自我作业表现的感知情况，它也担任着促进作业治疗师和患者共同决定治疗目标和计划的功能。

5. 职业与学习能力评定

(1) Valpar工作站和灵活锻炼模块(Valpar component work sample series and dexterity modules)：旨在显示个案在模拟其实际工作领域需要的组装工作上的能力和提供治疗活动。灵活锻炼模块课用于评定手、上肢和视觉协调功能。Valpar适用于无或有残障人群，部分组装模块可适用于视障人群。

(2) 工作环境影响量表(worker environment impact scale，WEIS)：是半结构访谈量表，适用于因疾病或伤残而中断工作或工作时有困难的人群。WEIS旨在评定个案在受伤后对于工作环境的看法和感知以及工作环境对自我工作表现、满意度、身体功能和情绪的影响。

6. 休闲娱乐能力评定 加拿大作业表现测量表(COPM)和活动卡片分类测试(ACS)，可参照上文。

二、作业构成评定

作业治疗师除了需要评定个案的作业表现外，同样需要评定可能影响个案作业表现的影响因素(如个人角色、认知功能、感觉与运动功能等)，从而更全面地考量个案功能障碍程度及更好地制订治疗计划，从而促进作业表现。

(一) 个人角色评定

角色问卷(role checklist)评定个案对自我过去、现在和未来角色的感知情况，分为两大部分，即定义自身的十个角色和对每个角色的意义和参与方面的理解。此量表帮助治疗师理解个案的角色和有意义的成分，参与动机和决定有意义的任务，适用于能够配合评定的各类人群。

(二) 信仰/个性

1. 生活习惯评定量表(assessment of life habits scale，LIFE-H) 用于评定成年个案的社会参与质量和描绘其在残障状态下的生活习惯或生活情境的达成情况。

2. 成人自我感知量表(adult self-perception profile) 提供给作业治疗师一个工具去评定个案的自我价值认知，即各种情境下的胜任能力的自我感知。

(三) 感觉功能评定

常用的非标准化感觉测验方法：①触觉察觉测试，可用棉花球或海绵来轻触皮肤的受累区域，检查个案对触碰输入是否有整体察觉；②针刺或疼痛觉测试，可用消毒过的别针评定个案对尖锐和钝的刺激区别，即保护性感觉；③本体觉测试，是评定关节位置的感觉，依赖肌肉、关节和皮肤感受器间未知的组合形式；④运动觉测试，是评定关节动作的感觉，基于肌肉、关节和皮肤感受器间未知的组合形式；⑤Moberg拾物测试，可用于测试实体辨别觉，包括拾起、操作和定义10个标准化的小物品；⑥视觉模拟评定(visual analogue scale，VAS)，是一种疼痛评定工具，其将疼痛的程度用0到10共11个数字表示，0表示无痛，10表示最痛，个案根据自身疼痛程度在11个数字中挑选一个数字代表疼痛程度。是自身对照的非标准化评定工具。

(四) 运动功能评定

1. 偏瘫上肢功能七阶段评定-中国香港版(functional test for the hemiplegic upper extremity-Hong Kong version，FTHUE-HK) 该评定方法是参照Brunnstrom上肢及手部功能康复理论将偏瘫后上肢功能恢复疗程分为七级，是一种侧重于"执行任务的能力"及与ADL紧密相关的评定工具，它能够评定偏瘫个案在整个康复过程中其上肢在日常生活中的活动功能。

2. Chedoke手和上肢活动测试(Chedoke arm and hand activity inventory-9，CAHAI-9) 用于脑卒中恢复期个案，是基于表现观察的测量表，评定脑卒中后偏瘫侧手和上肢在有意义的任务中的运动功能情况，鼓励双侧手的使用。测试活动包括打开咖啡盖，拨打120，用尺子画一条直线，倒出一杯水，拧干毛巾，扣上五颗扣子，用毛巾擦干手，挤牙膏到牙刷上和切断中等阻力的橡皮泥。

3. Jebsen 手功能测试（Jebsen-Taylor hand function test，JHFT） 用于年龄大于5周岁的患有脑外伤、脊髓损伤和脑卒中的患者，旨在测试个案在完成7项具有代表性的日常生活活动时患手的功能表现情况，通过同常模的比较决定功能水平和评定治疗效果。

4. Valpar 工作站和灵活锻炼模块（Valpar component work sample series and dexterity modules） 可参照上文。

（五）认知功能评定

1. 简易智力状态检查量表（mini-mental state examination，MMSE）及蒙特利尔认知评定表（Montreal cognitive assessment，MoCA） MMSE为包含11个问题的问卷的形式筛查患者在定向、记忆、注意、计算和语言表达领域是否出现障碍，而MoCA则有更高的灵敏度，表现在能够快速筛查极早期的老年痴呆，以及在MMSE表现正常的个案。MoCA评定的领域有注意力/专注力、执行能力、记忆力、语言、视空间、抽象概念、计算和定向力八个方面，广泛用于各种痴呆症。

2. 洛文斯顿作业疗法认知评定（Lowenstein occupational therapy cognitive assessment，LOTCA）和艾伦认知水平测试（Allen cognitive level test，ACL） LOTCA被设计用于脑卒中和脑外伤患者的认知功能评定，评价个案在感知觉、定向、问题解决和视运动组织方面的能力，为作业治疗师制订治疗方案和评定治疗结局提供参考。ACL是基于活动分析的测试，个案会按照治疗师给出的要求完成相应的穿线任务，分数的制定是基于个案的任务完成表现。ACL用于精神科患者、脑外伤患者和获得性痴呆患者，也可作为筛查工具。

3. 认知功能专项评定

（1）定向力：非标准化的评定方式为询问个案有关人物、地点、时间相关的问题，标准化的定向力测验包括Galveston定向力测验（Galveston orientation and amnesia test）和班顿时间定向力测验（Benton temporal orientation test）。事实上，许多标准化认知评定量表里都包含定向力测试的部分，如上述的MoCA和MMSE。

（2）注意力：注意力包含持续性注意力、分配性注意力、交替性注意力和选择性注意力等类型，治疗师在评定个案的注意力时应尽量涵盖所有注意力要素。临床常用的评定注意力的标准化测验有数字警觉测验、持续性操作测验、路径描绘测试、数字广度测试等。

（3）记忆力：韦氏记忆测试（Wechsler memory scale，WMS）是被广泛使用的记忆评定工具，测试的领域包括定向感、逻辑性记忆、顺向和逆向的数字记忆、视觉和口语的配对联想，以及图片记忆等。有良好的敏感度但十分耗时。另外常用的记忆评定工具还有Rivermead行为记忆测试（Rivermead behavior memory test，RBMT）。

（4）执行功能：威斯康星卡片分类测验（Wisconsin card sorting test，WCST）是临床常用的执行功能测试工具，主要包括评定抽象分类、概念形成和转换等执行功能相关能力。

（六）社会心理评定

1. Beck抑郁问卷（第二版）（Beck depression inventory，2nd edition，BDI-Ⅱ） 旨在测试青少年和成年个案的抑郁程度。评分细则和诊断原则具有一致性。

2. 自我效能量表（general self-efficacy scale，GSES） 适用于12周岁以上的个案，用于评定个案对自我能力，即自我效能和自我信念的感知以处理各类有压力的情境。它能预测被试者在日常生活中处理困难和适应压力生活的能力。

三、作业情境评定

根据世界卫生组织出版的《国际功能、残疾和健康分类》（*International Classification of Functioning，Disability and Health*）一书指出：作业情境因素表示“个体生活与生命的背景与经历”，受到个体身体功能损伤的严重程度、执行活动限制及参与约束的影响。然而，情境因素也会影响个案身体功能损伤的严重程度、执行能力和参与活动的频率和形态。情境因素包括社会环境、人文环境以及物理环境等。

（一）社会环境评定

Housing Enabler 是一个以观察为基础的检查表，需要手动进行数据测量。此评定工具最早被作业治疗师用于临床、研究及教学的家居环境可及性评定，现在也被用于建筑业对于社会无障碍环境的考量工具。它能够分析个案同他们所处的环境的互动关系来预测这种互动体现的可及性的程度。适用的人群为有活动障碍的人群。

（二）人文环境评定

LISRES 评定量表（life stressors and social resources inventory）分为青少年版（LISRES-Y）和成年版（LISRES-A），LISRES 帮助科研工作者和临床工作者探索个案生活刺激因素和社会资源之间的关系，评定它们对于个案健康生活的影响。

（三）物理环境评定

1. *家居* ①居家安全量表（第三版）（safety assessment of function and the environment for rehabilitation, SAFER-version 3）能够用于评定个案在家安全地执行日常生活活动的能力以及为制订治疗方案提供参考，也可作为结局评定工具，适用于有认知障碍或精神问题的成年或老年个案；②Housing Enabler 可用于家居环境。可参照上文。

2. *社区* ①安全评定量表（safety assessment scale, SAS）是用于评定患有痴呆人群在社区生活中会遇到的风险因素；②Housing Enabler 可用于社区环境。可参照上文。

3. *工作/学习场所* 工作环境量表（第二版）（work environment impact scale, WEIS-version 2.0）是半结构访谈量表，基于 MOHO 模式，WEIS 被用于评定工作环境是如何影响残障个案的。

（蔡素芳）

第五节 神经系统疾病的作业治疗过程

一、设定预期目标

目标是治疗计划在一个阶段应该达到的功能状态的陈述，达到这个目标也意味着最初被考量的功能障碍也得到了解决。作业治疗目标的设定需要以服务对象为中心的，基于个案的社会角色、作业概况、功能障碍和问题，并且是以作业表现为核心。

（一）目标的方向

美国作业治疗协会建议（AOTA，2002），作业治疗介入的目标类型包括：可以用来增加或者改善个案的作业表现、改善个案对于功能性技巧和能力的满足感、改善角色表现、对于挑战的适应性反应、提升健康、预防失能或者改善个案对生活品质的看法。Moyers（1999）在《作业治疗实务指引》中描述五种类型的目标：作业表现的、预防的、一般健康的、满足的以及生活品质的。综合以上两种建议，目标的方向可以概述为恢复性的目标、教导新技巧的目标、维持性的目标、调适性的目标、预防性的目标以及促进健康性的目标。

1. *恢复性的目标* 使损伤的功能修复或复原，以促进个案的角色及作业活动的表现能力，适用于疾病或者受伤后恢复初期、具有恢复潜能的个案。

2. *教导新技巧的目标* 与恢复性的目标有所不同，不在于重新学习失去的技能，而在于学习从来没有的技能，通常发生在功能恢复迟缓甚至是平台期的个案。

3. *维持性的目标* 旨在把个案维持在现有的功能性水平，通常是指个案的功能已经无法进步了，尤其是疾病的过程中会造成功能退化的个案。

4. *调适性的目标* 此类目标寻求改善活动发生的情境，而非改善个案的功能与技巧，强调环境或工具的改良或调适来完成任务。

5. *预防性的目标* 是为了帮助可能发展出作业表现问题的个案。

6. *促进健康性的目标* 通常将重点放在增加情景和环境以达到最大生活的满意度，可以用在一个个体、团体、社区或组织中。

（二）长期目标和短期目标

一般来说，目标分为长期目标和短期目标两种形式，长期目标一般以月为时间单位，但短于治疗时间，以功能障碍解决为目的，是康复结局的体现。

短期目标是长期目标的组成部分，能够被难度升级直至长期目标达成，并且时间的设定必须短于长期目标，一般以周或天为单位。以下举例说明。

1. 长期目标 ①个案能够在1个月后在家属25%辅助下使用辅助筷完成进食固体食物活动；②个案能够在1个月后使用辅具独立完成穿脱下衣的活动。

2. 短期目标 ①个案能够在2周后在50%辅助下使用辅助筷完成模拟进食固体食物；②个案能够在5天后在最少辅助下和少于2个口头提示下使用穿袜器完成穿袜子的活动。

对于目标的设定，作业治疗师可以调整的变量因素包括频率、持续时长、辅助量。

（三）目标制定遵循的原则

为了能够更完整、更全面地制定目标，临床上常用的目标框架有SMART原则以及COAST原则。以下详细说明这两种原则的构成及举例。

1. SMART原则 SMART原则能够提供目标制定需要的结构和要点遵循的导向，运用SMART原则可以制定出实际的、清晰可达到的预期目标，为临床创造了一个可检验的确定轨迹。SMART五个英文字母分别是五个英文单词的首字母，分别代表原则的不同元素，具体内容概括如下。

(1) S(specific)：表示明确的、具体的。目标的设定必须要用具体的语言清楚地说明要达到的行为标准，不能模棱两可。

(2) M(measurable)：表示可被测量的。目标的书写通常要以量化的句子表现出来。可以测量功能的进步或者维持，功能测量可以包括频率、正确度、效率的程度、一致性、等级、程度、速度、独立的程度等。

(3) A(achievable)：表示可达到的/行动为导向的。目标必须是合理的、实际可行的，好让个案可以在时间限制内完成这个目标。

(4) R(relevant)：表示相关的。个案的目标与个案的作业需求有很清楚的关系。

(5) T(timely)：表示有时间限制的。目标之间有一个时间顺序上的排列。

SMART原则举例参照上文目标的例子。

2. COAST原则 COAST原则是提供目标合理清晰制订的另一种常用的方法，同SMART原则一样，为临床目标的制订提供需要的结构和要点参考。

(1) C(client)：表示个案。

(2) O(occupation)：表示作业活动。

(3) A(assist level)：表示辅助程度。

(4) S(specific conditions)：表示特定的情境或场景。

(5) T(timeline)：表示时间。

COAST原则举例：个案能够在2周后在模拟厨房使用轮椅独立准备一份需要三步完成的午餐。

总之，目标框架的使用是为了帮助我们更好地记忆目标制定所必须具备的要素，即制定的目标是否体现了谁完成？完成什么活动？如何完成的？在哪里完成？以及什么时候要完成？

二、制订治疗方案

作业治疗师对个案进行观察、访谈、标准化与非标准化的评定后，将作业概况（occupational profile）与作业表现（occupational performance）的评定结果进行汇总、活动分析以了解促进和抑制个案作业表现能力的内在与外在因素，然后与个案及其照顾者进行沟通并制定合适的治疗目标。接下来，作业治疗师应选择可以实现治疗目标的介入方法对个案进行干预。本小节将具体介绍神经系统疾病的作业治疗的介入方法。

根据美国2014年公布的《作业治疗实行框架》(*occupational therapy practice framework*)第三版，作业治疗的介入方法可分为五类，即作业性活动与治疗性活动（occupations and activities），准备性方法与任务（preparatory method and task），教育与训练（education and training），提倡（advocacy），小组活动（group）。以下则分别说明这些介入方法在神经系统疾病的作业治疗领域中的应用。

（一）作业活动与治疗性活动

作业是指个案为扮演角色，强化自我意识，所从事的可明确身份具有意义的日常活动，如工作、自我照顾、休闲娱乐等。活动是指有目的导向型的行为，虽然从事某些活动可达成一些目标，但对个案不一定重要或有意义，发生在特定环境中，不具备泛化的特性。

1. 作业活动(occupation-based activity) 作业活动是作业治疗师根据个案的能力、兴趣、目标、角色、动机及外在因素制定的活动。使用以作业为基础的活动进行干预可激发个案的动机，增加个案的自我满足感，旨在提高个案在实际环境中的作业表现能力，恢复个案在生活中的角色。例如穿戴合适的衣物、乘坐公交车去公司上班、外出购物、去河边钓鱼等皆属作业性活动。此介入方法适用于个案发病后且生命体征平稳的各个时期。

2. 治疗性活动 又称目的性活动(purposed activity)，目前是临床上最常用的治疗方法。作业治疗师通过活动分析明确个案作业活动参与受限的因素并进行干预，旨在矫治个案受损的基础功能，如认知、运动控制、协调、感觉、知觉等。以基础功能的改变为手段提高个案的作业表现能力，不具备泛化性，多受环境制约。例如通过增加抓握能力改善个案进食表现。此介入方法大多在发病后的恢复初期使用，较适用于具备恢复潜能的个案。

（二）准备性方法与任务

准备性方法与任务(preparatory method and task)是指为了使个案具备参与作业性活动或治疗性活动的能力，提高个案的作业表现，治疗师提前或同时对个案进行干预的治疗方法。大致包含五类方法。

1. 支具(splinting) 支具是指佩戴在个案身上的用于支持、固定、调整、预防或矫正畸形的辅助装置。作业治疗师以支具作为治疗方法时，需评定个案的个体因素，确定支具的类型，设计及制作支具，教导个案及家属支具正确的佩戴方式、时间、清洗方法并监督支具可能对皮肤造成的损伤等。例如使用腕手矫形器预防指屈肌腱的挛缩。

2. 辅助技术和环境调适(assistive technology and environmental modifications) 以辅助技术为媒介，以通用设计为原则，通过改变环境或活动来提升个案参与作业活动的能力。整个流程包括：评定、选择、提供、教育和培训。例如使用握笔器和斜板改善写字能力，适当地将台阶替换成坡道提升室外活动表现等。

3. 物理因子治疗媒介(physical agent modalities) 物理因子治疗媒介是指作业治疗师以物理因子如声、光、冷、热、水、电等媒介，采用非入侵式的方式改善个案软组织及肌肉骨骼的情况，提高个案的作业表现能力与作业参与度的治疗方法。例如：治疗师使用蜡疗、冰敷等媒介减轻个案的疼痛、肿胀症状，使用功能性电刺激等媒介改善肌肉的兴奋性等。

4. 治疗性运动(therapeutic exercise) 治疗性运动是指为改善和增强身体功能，预防或减少影响健康的危险因素的一项有计划、系统的身体运动，强调个案的主动参与。例如：使用功率自行车增加个案的肌肉耐力和心肺耐力、维持关节活动度，使用镜像疗法改善偏瘫侧的肌肉收缩能力，学习渐进式肌肉放松疗法促进睡眠及改善身体疲劳等。

5. 感觉输入(sensory input) 感觉输入是指作业治疗师通过感觉刺激(轻刷、关节挤压等)以降低个案的肌张力，改善其作业表现能力及作业参与度的治疗方法。例如：刷擦主动肌降低拮抗肌的肌张力，挤压肩肘腕关节降低上肢肌群张力。

（三）教育与训练

1. 教育(education) 教育是指作业治疗师通过向被教育者传授有关作业、健康、社会福利等的知识，使个案获得有效的行为、习惯、惯例的治疗。例如：治疗师向个案传授疾病相关的知识促进其对疾病的认识，教授个案日常活动的技巧增加他的生活独立性，教授家属及照顾者关于活动及环境改造的方法协助个案更有效地完成活动，教授城镇官员无障碍环境的知识提升城镇居民的娱乐活动参与度。

2. 训练(training) 训练是指作业治疗师通过促进个案获得具体的技能，以达到实际生活中明确的目标的治疗方法。技能是具有可测量性的功能组成部分。例如：指导个案操作通用装置以管理家用电器，指导个案使用手持电子设备回忆和管理每周的活动和药物等。

训练旨在提升技能，教育旨在增进理解。

（四）提倡

提倡(advocacy)是指为提升作业正义(occupational juice)并使个案有能力去寻找和获得充分参

与每日作业活动的机会。例如在"个人"层面，协助个案争取简化作业需求的环境支持；在"组织"层面，参加组织的政策委员会以提倡残障个案的福利与权益；在"群众"层面，与残障团队合作鼓励其融入社会并增加公众对残障的正确认识；在"社会"层面，与政府合作，为残障人士提供教育资源。

（五）小组活动

小组活动(group)是指作业治疗师运用相关的理论知识和技巧，通过群体互动的方式，使两个或两个以上的个案协作完成特定的目标或任务，促进成员间相互学习、获得技能的过程，旨在提高个案创造性解决问题的能力和生产力，改善个案社会互动及自我调节能力，恢复个案的社会角色。例如：组织志愿者活动预防退休老人的失能，组织购物活动促进个案间交流互动及合作等。小组活动需根据不同个案的需求、功能、目标来选择。小组活动的类型及环境具有多样化的特征。

本节对神经系统疾病的作业治疗领域中可使用的介入方法及适用时机进行了总结。临床上，作业治疗师应选择合适的作业实践模式并结合个案与家属的期望与目标、动机与需求、个案的残存功能及恢复潜能、个案的认知功能、治疗介入的时间、社会环境、政策等因素，选择对个案最有效、多维度、个性化、全方位的介入方法以实现共同制定的目标。

制订个体化的治疗方案后，开始治疗的实施，同时进行客观的复评，不断观察记录个案的功能变化，及时调整治疗方案，通过反复再评定，确定个案是否达到治疗目标，决定个案今后的去向，积极为个案出院作出充分的准备。

现以"脑卒中案例"为例，为大家介绍基于循证依据的作业治疗过程。

脑卒中案例：

赵女士，64岁，退休在家，与丈夫共同生活，并照顾上小学的孙子。2020年5月11日患者以左侧肢体不灵为主诉入院，完善相关检查提示脑梗死。综合治疗后患者病情平稳，遗留有左侧肢体活动不灵，进行康复治疗。赵女士为右利手，平时闲暇时间喜欢打麻将，做面食。

1. 作业治疗评定

作业治疗师使用加拿大作业表现测量表(Canadian occupational performance measure，COPM)构成赵女士的作业活动概况(occupational profile)，确定了以下5项对于她来讲最重要的作业活动，包括洗澡、穿衣和梳头、做饭、洗衣服及和朋友打麻将。

其次通过观察、访谈及其他评定量表评价赵女士当下的作业表现技能，采用中国香港版偏瘫上肢功能七级评定测试(FTHUE-HK)评定脑卒中患者的上肢功能，采用日常生活活动能力评定(MBI)评定患者日常生活的基本能力。评定结果显示：赵女士左侧肩、肘和前臂的协同运动障碍导致无法有效地进行向前、向侧方以及过头的及物动作；使用左侧上肢够取、抓握以及转运物体的能力下降；在日常生活自理活动中，关于双上肢协调共同运动的作业活动均需要中等量及以上的协助。

2. 制定目标

基于作业治疗涉及领域、评定结果，以及预期的出院环境(例如需要照顾孙子)，针对提高自我照顾技巧、简单的家务活动，以及打麻将等休闲活动方面的作业表现进行目标的制定，见表1-4-1。

表1-4-1 赵女士的作业治疗目标

2周	在少量提示下完成穿衣	主动伸直上肢触摸到正前方的麻将，并拿取放回到面前的桌边
1个月	在少量协助(20%)下完成洗澡并独立完成穿衣	能够抓握勺子模拟进食，能抬高上肢至头顶整理头发
3个月	能够模拟清洗各类蔬菜	独立洗袜子，毛巾等较小的物品

3. 基于循证依据的干预建议

治疗师回顾了《美国作业治疗杂志》及《中风成人作业治疗实践指南》中的建议，补充干预信息(表1-4-2)。

表1-4-2 基于循证依据的作业治疗干预建议

中等证据(Ⅱ,B)	以作业为本的干预手段(occupation-based interventions)来改善住院环境中的日常生活活动的表现
中等至强有力的证据(Ⅱ,A)	以活动或以作业为本的干预手段(activity or occupation-based interventions)来提高休闲活动的参与度

（续表）

强有力的证据（Ⅰ,A）	重复性任务训练（repetitive task training，RTP）来改善运动功能障碍患者的上肢功能、运动功能以及活动与参与能力
强有力证据（Ⅰ,A）	视频建模（video modeling）技术增强的视觉支持（technology-enhanced visual supports），促进日常生活活动和工作表现的功能独立性
中等证据（Ⅱ,B）	联合使用以任务为导向的训练方法（task-oriented training intervention，例如 RTP）和认知策略（例如动作观察，action observation，AO）来改善上肢功能

4. 作业治疗方案

（1）自理活动训练：根据赵女士选定的几项重要的作业活动，在治疗过程中，以其中两项自理活动（洗澡和穿衣）为特定任务训练。治疗开始时，口头说明治疗的目的与经过，在赵女士执行活动时给予适当的协助或口令指导，积极鼓励，并在完成一项活动后总结优点及不足，提高再次训练的动力。

（2）上肢及手功能训练：为了提升作业表现能力，首先需要提高偏瘫侧上肢及手功能，设计以任务为导向的作业活动，并加以重复性训练。在保持患者治疗兴趣的同时，最大效率地提高上肢功能。例如：伸臂擦桌子、触摸麻将、抓握勺子、传送或操控及放开杯子、抬起患侧上肢触摸头顶等。在治疗过程中治疗师需要根据患者的表现，调整活动难度及内容，进行任务分级。

（3）工具性日常生活活动训练：治疗师可以引导赵女士观看美食节目，指导其进行动作观察，并模拟及实践操作烹饪工具及简单的烹饪准备。还需要积极引导赵女士主动参与日常生活活动，将作业治疗内容泛化到日常生活中，例如：辅助右手端碗、拧毛巾、挤牙膏等。

治疗实施过程中，治疗师对赵女士每 2 周进行一次再次评定，以确定其功能变化情况，不断调整治疗计划。对未能完成预期目标的治疗方案，治疗师及时检查，修正治疗方案。同时为出院做好准备。

5. 出院指导

治疗 3 个月后赵女士出院，此时已经能达成大部分的目标，她在 COPM 中的表现度和满意度都有所提高。赵女士有新的作业表现目标，例如：参与社区活动、外出买菜、照顾孙子，这些目标会在社区作业治疗中继续实现。

（蔡素芳　张　莹）

第六节 神经系统疾病作业治疗的循证实践

作业治疗建立在证据的基础之上。美国作业治疗协会（American occupational therapist association，AOTA）为了使作业治疗师们都能有效的查找证据、评定证据、利用证据，特推出了循证工程（evidence-based practice project）。该系列的每一篇文章都总结了关于某一主题的已发表评论的证据，并提出了证据在相关临床病例中的应用。

随着医疗系统的发展对医疗保健改革努力的回应，后期医疗康复常常被认为是昂贵的医疗从而被要求修整，没有得到临床效果的公认和减少患病的危险，这是由于患者固定的、消极的、没有自主运动的治疗，为改变这一现状，也涌现出一大批康复治疗师致力于康复治疗的循证实践。本章节将在循证医学的大环境下，联系具体病例展示来自文献综述的研究证据是如何应用于指导作业治疗临床决策的。我们将会以三个常见神经系统疾病案例为例，帮助读者认识作业治疗循证实践的应用，利用循证实践指导临床实践，提高治疗师们的诊疗水平。

一、脑卒中作业治疗循证实践

美国心脏协会/美国卒中协会（AHA/ASA）发布的 2019 版急性缺血性卒中早期管理指南中指出，所有的脑卒中患者均应接受早期康复，并且应在有组织的、多学科合作的团队下进行早期康复（Ⅰ级证据，A 级推荐）。类似模式应延续至患者出院后的社区康复（Ⅰ级证据，C 级推荐），并推荐出院时制订详细的个体训练计划，确保临床治疗和康复的连续性。2019 版 AHA/ASA 指南和 2018 国内版共识均强调对患者进行运动功能评定，其中 2019 版指南更强调使用康复机器人、加速器等现代康复设备。2018 国内版共识则明确推荐了几种常用的评定量表。2019 版 AHA/ASA 指南和

2011 国内版指南均提出常规评定日常生活活动能力(ADL)和工具性日常生活活动(IADL)能力,其中 2011 国内版指南推荐将 Barthel 指数(BI)和功能独立性评定量表(FIM)作为常规的评定量表。推荐作业治疗师使用加拿大作业表现测量表(Canadian occupational performance measure, COPM)评定脑卒中患者的作业概况。

2018 国内版共识提出,急性脑梗死患者接受早期康复治疗是安全的,但早期宜采用低强度训练方式,同时加强各学科人员的康复意识,制订个体化的康复治疗方案。指南汇总起来的正确性并不代表某特定个体的最佳康复治疗,因此,必须因人而异,制订个性化的治疗方案,不可以一概而论。2015 年《美国作业治疗杂志》(*American journal of occupational therapy*, AJOT)与 2015 年《中风成人作业治疗实践指南》均提出脑卒中作业治疗证据,即"推荐采用以活动或以作业为本的干预手段(activity or occupation based interventions)可以有效改善住院环境中患者的 ADL 表现技能,提高休闲活动的参与程度"。

有强力证据(Ⅰ级证据,A 级推荐)表明,重复性任务训练(repetitive task-oriented training, RTP)是改善运动功能障碍患者的上肢功能、运动功能以及活动参与能力最有效的干预方法。2019 AHA/ASA 指南推荐了多种提高常规 ADL 的训练方式,包括休闲/娱乐活动、职业康复。指南强调,应对患者的护理人员(包括家属在内)进行培训和宣教,一项完整的治疗参与计划对社区及家庭康复的患者十分有益,且完整计划的制订需要有作业治疗专业人员的监管(Ⅱa 级证据,B 级推荐)。

2016 国内版指南明确提出,所有接受康复治疗的脑卒中患者都应进入多专业合作、多学科团队组成的卒中单元进行正规的、系统的康复治疗(Ⅰ级证据,A 级推荐),并提倡符合国情的"三级康复",建议患者分别接受住院康复、康复中心/康复科康复及社区康复。2018 国内版共识则明确提出,需要进行组织化管理(包括多学科团队的支持),同时应重视人文和环境因素。对符合转介至社区康复的患者,早期转诊到社区和家庭康复阶段,对于正在进行的康复可能会达到与住院康复相似的效果。且早期出院支持治疗(early support discharge, ESD)(护理)模型将住院治疗和社区服务联系起来,得到康复团队的支持后,一部分患者可尽早回归家庭。ESD 可以缩短住院时长和减少不良事件发生(例如再住院率),同时可以提高日常生活独立性及居家生活环境的适应能力。有系统性评价报告称,脑卒中后 ESD 与短期住院治疗时间、总的医疗费用、降低制度的风险性、促进功能恢复、提高生活独立性和参与能力相关联。

本章第四节描述了脑卒中病例,展示了作业治疗评定和治疗过程,现根据指南和专家共识对患者的评定与治疗进行阐述,帮助作业治疗师在日常工作过程中正确理解和合理运用循证实践。

脑卒中案例:

赵女士,64 岁,退休在家,与丈夫共同生活,并照顾上小学的孙子。2020 年 5 月 11 日患者以左侧肢体不灵为主诉入院,完善相关检查提示"脑梗死"。综合临床治疗后患者病情平稳,遗留有左侧肢体活动不灵,进行康复治疗。赵女士为右利手,平时闲暇时间喜欢打麻将,做面食。

根据指南要求,作业治疗师首先采用 COPM 对患者的作业概况(occupational profile)进行评定,结果确定了 5 项对赵女士最重要的作业活动,即洗澡、穿衣和梳头、做饭、洗衣服及和朋友打麻将。其次通过观察、访谈及其他评定以判断赵女士当下的作业表现技能,分别采用了中国香港版偏瘫上肢功能七级评定测试(FTHUE-HK)评定患者的手上肢功能,以及 Barthel 指数和 FIM 评定患者的日常生活活动能力。

FTHUE-HK 评定结果显示:赵女士因左侧肩、肘和前臂的协同运动障碍导致无法有效地进行向前、向侧方以及过头的及物动作;使用左侧上肢够取、抓握以及转运物体的能力下降;在日常生活自理活动中,关于双上肢协调共同运动的作业活动均需要中等量及以上的协助。

Barthel 指数和 FIM 评定结果显示:赵女士需辅助下完成穿脱衣服、洗澡、洗头、梳头等基础性日常生活活动;不能完成洗衣服、做饭、接送孩子、家居清洁、打麻将、广场舞等作业活动。

作业治疗师选用ICF模式，基于作业治疗涉及领域、评定结果及预期的出院环境，分析赵女士身体结构和功能及家庭生活环境等。分别从社会层面、个体层面和身体结构和功能层面分析患者的功能障碍水平，制订治疗目标与治疗方案，针对提高赵女士的自我照顾技巧、简单的家务活动、打麻将等生活及休闲活动的作业表现技能进行干预治疗。

在作业治疗过程中，由于赵女士选定了几项重要的作业活动，治疗师选取其中两项自理活动(如洗澡、穿衣)作为特定任务训练的目标。治疗开始前，根据评定观察结果及口头指导后，在赵女士执行活动时给予适当的协助或口令指导，并加以鼓励，总结优点及不足，不断提高患者参与训练的动力。同时介入标准的训练视频，视频建模(video modeling)技术增强的视觉支持(technology-enhanced visual supports)，促进患者ADL作业表现的独立性。联合使用以任务为导向的训练方法(task-oriented intervention，TOI)和认知策略[例如动作观察(action observation，AO)]来改善上肢功能，使患者在视觉刺激以及标准口令指导下模拟完成特定的作业活动。

为了进一步提升作业活动参与能力，需要提高赵女士的上肢及手功能，治疗师设计以任务为导向的作业活动并加以重复性训练，在保持患者治疗兴趣的同时，最大限度地促进上肢功能恢复。例如：伸臂、伸指擦桌子，触摸麻将，抓握勺子进食，传送、操控及放开杯子，用杯子喝水，患肢触摸头部，模拟梳头活动等。在治疗过程中治疗师需要根据患者的表现，调整活动难度及内容，例如，选择不同的工具、重复更多次、采用较小的训练物品等，从而进行任务分级。

治疗师还可以引导赵女士通过观看美食节目，进行动作观察，模拟及实践操作烹饪工具，以及参与简单的烹饪活动。还需要积极引导赵女士主动参与ADL，将治疗室内的作业治疗内容泛化到日常生活中，例如：辅助右手端碗、拧毛巾、挤牙膏、梳头、饮水等。在治疗师的帮助下，赵女士可以在丈夫的陪同下进行各项日常生活活动，共同完成一顿晚餐的烹煮，并在丈夫的帮助下下楼梯到花园散步，与社区人员一起打麻将等。

住院/门诊治疗3个月后赵女士将转介至社区继续康复治疗，此时作业治疗已经实现大部分的干预目标，患者在COPM中的作业表现度和满意度均显著提高。出院前，赵女士在COPM评定中提出其他的作业表现目标(如参与社区活动)，这些目标会在社区作业治疗中继续实现。住院或门诊康复通常在脑卒中后3～4个月结束，但这并不代表终止康复治疗，患者还需要接受社区生活重整训练、健康宣教、作业活动的参与和自我效能的维护，例如：对患者提升某一项作业表现能力的自信心。

二、脑外伤作业治疗循证实践

2016版《成人脑外伤的作业治疗实践指南》与美国作业治疗协会均支持作业治疗在脑外伤后的干预。作业治疗师根据发现的问题，首先对患者的日常社交能力进行干预。在建立社会交往目标后，每日的认知训练开始前，要求患者与治疗师打招呼，基于群体的社交技能训练(group-based social skills training)可以有效提高社交技能(强烈证据，Ⅰ级推荐，A级证据)。在治疗过程中，有需要家属或其他治疗师帮助时，要求并引导患者主动向他人沟通以寻求帮助并解决问题。沟通过程中强调对他人的称呼及礼貌用语等。

在日常生活方面，治疗师需指导TBI患者对大小便等需求的正确表达，指导患者参与基础的ADL，例如穿衣、个人卫生、转移等，并利用ADL及患者感兴趣的活动加以重复性的练习，以改善患者的上肢运动能力与生活自理水平。

在认知训练方面，采用认知行为疗法(cognitive-behaviour approach)改善患者的ADL和IADL能力(Ⅱa级推荐，A级证据)。认知康复训练可提升注意力、记忆力、视觉忽略和执行能力(Ⅱa级推荐，B级证据)。使用认知训练策略，使用练习、代偿、适应技术可提高患者的独立性(Ⅱa级推荐，B级证据)。使用恢复性和代偿性策略来改善记忆能力，代偿策略包括内化策略(如视表象、语义组织、分散练习)和外部记忆辅助技术(如记事本、调度系统、计算机系统及其他辅助提升装置)被证实可改善患者的记忆力(Ⅱb级推荐，A级证据)。无错性学习技术被报道可能对记忆损伤患者学习特殊技能或知识有益，但是训练效果不容易转移作用到一般性任务或减轻一般记忆问题（Ⅱb级推荐，C级证据）。丰富的环境刺激及训练被报道可提高认知活动参与能力（Ⅰ级推荐，A级证据）。虚拟现实训练也被广泛应用于认知康复，但应考虑言语、视觉和空间学习因素，其认知疗效并未得到完全证实（Ⅱb级推荐，C级证据）。

2016专家共识强调，认知训练需要使用包括视觉注意训练在内的多种手段进行综合性治疗。2019版AHA/ASA指南提出了多种其他的治疗方法，其中包括肢体失用和单侧空间忽略疗法，对于忽略症状的改善，推荐进行重复性自下而上和自上而下的干预措施，例如：菱形适应、视觉扫描训练、视觉刺激、虚拟现实、肢体运动、心理意向、颈部震动刺激结合菱镜适应（Ⅱa级推荐，A级证据）。

本小节通过TBI个案，展示基于循证实践的脑外伤后作业治疗评定与治疗过程。

脑外伤案例：

王先生是一名34岁的政府职员，7个月前发生车祸，意识丧失。经综合治疗，患者意识逐渐转清，但仍遗留左侧肢体运动障碍及认知障碍，左侧偏盲伴有偏侧忽略。王先生为右利手，日常喜欢英语和阅读诗集。住院期间，患者由妻子与护工共同照顾，家中有一两岁的儿子由患者母亲照顾。

治疗师通过与王先生家属的沟通，采用COPM评定确定王先生的作业概况及其家属对其作业表现的表现水平和满意度的评分情况。家属认为，王先生最需要改善五个最重要的作业活动：与家属等人沟通、支付账单、阅读、重返工作及驾驶。

治疗师为患者进行了相关评定。

1. 日常生活活动能力评定（MBI） 评定患者日常生活的基本能力。

2. 蒙特利尔认知评定（MoCA） 患者的认知功能情况筛查。

3. Fugl-Meyer上肢功能评定 评定手臂和手的神经肌肉-骨骼功能、感觉功能和运动技巧。

4. 认知言语功能评定 高声朗读测验、临摹测试、星星删除实验、Albert线段划消测验、Schenkenberg二等分线段测验及偏侧忽略评定量表。治疗师选用PEO模式，着重在患者认知功能和社会心理方面进行分析。

观察及分析评定结果得出，患者的视觉空间、记忆力及注意力功能障碍。左侧视野偏侧忽略，日常生活活动极严重受限。左上肢肌张力三级，肩、肘和前臂的协同运动模式。基于临床资料、证据和目标，治疗师为王先生制订以下治疗方案。

(1) 针对王先生记忆及复述能力缺陷，治疗师每日重复性的介绍家属及主管治疗师，并根据患者特点加以真实环境下的辅助记忆，例如：推轮椅送他来的是护工，查房的医师戴了眼镜等。

(2) 使用基于兴趣的活动来提高社会参与度和互动。创造多人参与的治疗环境，通过丰富治疗环境引导患者加入感兴趣的小组活动。

(3) 加强专注力时长训练，例如：就餐、熟悉的古诗词、家庭故事（如儿子的学习、妻子的工作等）。

(4) 以一个物品为媒介，启发患者进行日常生活活动的想象，例如：大巴车→秋天→和谁一起→做什么→吃什么→聊什么等。认识日常物品，并从声音、颜色、形状、用途等方面来识别记忆。

在治疗一定成效后，治疗师再次进行认知评定，为王先生更新治疗方案，提升治疗难度。使用故事性图卡，引导患者看图加以想象，用一个句子描述故事情节；逐渐增加图片的复杂程度，最终在引导描述5句左右连贯的小故事；最后更换为文字或广播故事，引导患者从左向右逐字阅读，并讲述阅读的内容或复述听到的故事内容。在计算及理解能力方面，采用比赛或闯关的模式，看谁先算出来，并及时给予反馈，多次错误时给予负反馈，逐渐增加计算难度，并从单纯的加减，加入故事性（应用题）以调整任务难度。

治疗3个月后，及时向家属反馈治疗效果，与家属商讨患者出院后的家庭康复计划与未来职业规划。分析工作可能带来的挑战，新的个人角色会对现有的认知、生理、心理和情绪能力要求更高，并产生更大的困难，同时将患者转介给社工，进一步跟进家庭、工作和社会层面的问题。职业探索和重返工作岗位是王先生康复的下一个目标，帮助其进行职业规划，安排工作和家居环境的改造，同时对其日常生活和工作活动进行简化，以适应其现有的功能水平。

三、脊髓损伤作业治疗循证实践

脊髓损伤案例：

蒋先生，一名 41 岁的公司职员，C_4 不完全性脊髓损伤 1 月余，遗留四肢运动感觉障碍，大小便障碍，为进一步恢复，进行康复治疗。患者为工伤，费用由相关机构负责，治疗期间，患者由妻子照顾，家里有一上初中的女儿。患者家住 3 层，无电梯。患者平常喜欢在小区健身房锻炼，业余时间喜欢骑自行车，与朋友聊天。

作业治疗师采用加拿大作业表现测量表（COPM）评定患者的作业活动及其表现和满意度，了解到患者最迫切需要解决的五个方面的作业是：进食、使用电子产品、辅导女儿功课、社会活动及返回工作岗位。

根据 2020 版《创伤性脊柱脊髓损伤康复治疗专家共识》及《脊柱脊髓损伤康复指南》，治疗师为蒋先生完成了以下评定：①采用美国脊髓损伤学会 ASIA 残损（Frankel）指数分级法进行损伤程度的分级（Ⅰ级推荐，A 级证据），患者被诊断为 C 级不完全性损伤，在神经平面以下存在运动功能，且平面以下至少一半以上的关键肌肌力小于 3 级；神经损伤平面（运动/感觉）评定为 C_4/C_4；②采用日常生活活动能力评定（BI）评定患者日常生活的基本能力；③采用 SCIM-Ⅲ中文版（脊髓功能独立量表）（Ⅰ级推荐，A 级证据）：对于脊髓损伤的患者的功能评定、护理及随访，推荐使用 SCIM Ⅲ量表（the spinal cord independence measure），从自我照顾、呼吸和括约肌管理、移动能力三方面评定；④采用一些新的检查方法辅助评定 SCI 后功能情况，如脊髓诱发电位、体感诱发电位、肌电图、经颅运动诱发电位等；⑤运动功能评定：蒋先生双上肢近端肌力 3～4 级，远端肌力 0～2 级；双侧肌张力正常，右侧肩关节外展活动受限；⑥辅具使用评定：蒋先生在使用轮椅的情况下，日常生活主动参与意识较差，自我照顾能力不足，对于各辅具的使用有待指导。

作业治疗师根据蒋先生的评定结果，采用作业表现模式（occupational performance model，OP），针对日常生活活动、工作生产性活动、休闲娱乐活动制订治疗方案，利用现有作业表现，加以提升作业活动能力及学习活动技巧，支持患者作业活动的完成。①首先，针对坐位平衡及转移能力，SCI 患者脊柱稳定性良好者早期应开始坐位训练。坐位训练要求患者的躯干具有一定的肌力和控制能力，且双下肢各关节活动范围，尤其是髋关节活动范围接近正常。方法包括坐位静态平衡训练、躯干向前后左右侧倾斜和旋转时的动态平衡训练。②翻身训练以改善床上活动度、牵伸训练以减轻肌肉痉挛、垫上支撑以锻炼支撑手的力量和平衡能力以及垫上移动等。帮助转移和独立转移训练；床与轮椅之间的转移、轮椅与坐便器之间的转移、轮椅与汽车之间的转移以及轮椅与地面之间的转移，这些训练不仅帮助患者增强肌力，同时锻炼肌肉与关节在实际应用中的运动，帮助患者增强自理能力与社会适应能力。加强并维持蒋先生的坐位平衡能力，解放其上肢。③在指导蒋先生转移技巧的同时，加强其双上肢的肌力以及肌耐力；肌力训练目标是使肌力达到 3 级以上，恢复其实用功能。根据患者残存肌力的情况采用助力运动、主动运动和抗阻运动。训练残存肌力，尤其是上肢支撑力、肱三头肌和肱二头肌的训练和握力训练，对患者的转移能力和日常生活独立能力起着关键作用。④重复性任务训练（repetitive task programme，RTP）以改善运动功能障碍患者的上肢功能、运动功能以及活动与参与能力（Ⅰ级推荐，A 级证据），可以让患者重复地用双手去抓握头顶的目标物等。

在日常生活活动方面，对回归家庭的患者进行日常生活活动独立性的训练，帮助患者不仅能够完成指定的康复治疗动作，更能够完成日常生活中的复杂动作。同时向患者和家属教授基本的康复训练、康复护理知识、生活照顾的技能和方法，并提出对家庭环境无障碍设施的修改意见，以帮助患者更好地适应回归家庭和社会之后的日常生活。通过神经反射重建或神经肌肉再学习的途径，帮助患者适应新的模式完成日常生活活动。指导患者进行双手协调训练，以活动或以作业为本的干预手段(activity or occupation-based interventions)来提高休闲活动的参与度(Ⅱ级推荐，B级证据)，例如纸牌游戏、Y形工具模拟骑自行车等。工具性日常生活活动方面，指导患者利用较小屏幕的智能手机进行消除等重复性活动拇指的活动，功能改善后更换成较大平板进行打字，使用各种搜索软件等活动。治疗师指导下，在医院环境中模拟患者日常生活和工作环境，解决过程中遇到的困难，例如：如何使用电梯、斜坡等公共设施、做文案等，帮助患者出院后能适应个人生活、家庭生活、社会生活和工作的需要。

对于完全瘫痪的肢体，采用矫形器固定关节，通过各种矫形器等的应用，进一步改善和维持患者残存功能，训练各种转移能力、姿势控制及平衡能力，尽可能使患者获得生活自理能力，促进其回归家庭和社会。2016版AHA/ASA指南和2011国内版指南均强调矫形器和动态辅助设备(如轮椅等)的重要性。推荐使用电动轮椅可以使患者恢复一定的行动能力，建议伤后2～3个月，患者脊柱稳定性良好，坐位训练已完成，能独立坐15分钟以上，可开始进行轮椅训练。轮椅训练分为轮椅上的平衡训练和轮椅操作训练。教会患者如何使用轮椅，熟练掌握轮椅的各种功能，同时应注意预防压力性损伤的发生。其次利用轮椅上的小桌板或可移动的简便桌子等，使患者可进行简单的伏案工作，创造可与子女一起讨论功课的环境。

家居环境改造，针对患者的日常生活活动，对其家居环境加以改造，使患者生活更便捷，例如：垫高床垫与轮椅持平，方便患者床椅转移；改造洗手间水池，延伸水龙头开关的长度，改造水槽下方的水管，方便患者进出及洗漱等。

SCI患者会产生如抑郁等一系列心理、社会问题，甚至出现自杀。有调查显示约10%的患者在住院或康复期间曾出现自杀的想法，而其最主要的原因是抑郁和社会功能受损。故而心理治疗成为SCI整个康复治疗的重要内容，亦是促进和推动机能康复的枢纽。患者只有战胜自我、充分解除思想顾虑，才能积极主动地配合治疗和护理。大部分患者是在正常劳动情况下因突发的意外事故而致肢体瘫痪，生活不能自理，再加上对疾病缺乏认识，心理上会产生巨大波动，一般经历休克期、否认期、愤怒期、悲痛期、承受期、平静期六个心理阶段。针对各期特点，采取不同对策，引导患者积极配合各项康复治疗，克服治疗过程中的各种困难，尽快回归日常生活、家庭与社会。在患者即将回归家庭时应更多地向患者和家属传授脊髓损伤后心理变化的特点，预测在家庭和社会有可能遇到的困难，帮助患者树立信心，培养患者良好的心理素质，帮助患者重塑自身形象，在社会中重新寻找自己的位置。

(董安琴　张　莹)

参考文献

[1] 魏淑琦，孟心怡，阎文静，等. 急性轻型缺血性脑卒中患者扩大的血管周围间隙与脑卒中后认知功能障碍的相关性[J]. 中华神经医学杂志，2022，21(1)：20-27.

[2] 孙海欣，王文志. 中国脑卒中患病率、发病率和死亡率调查结果发表[J]. 中华神经科杂志，2017，50(5)：337.

[3] WANG W, JIANG B, SUN H, et al. Prevalence, Incidence and Mortality of Stroke in China: Results from a Nationwide Population-Based Survey of 480 687 Adults [J]. Circulation, 2017, 135(8): 759-771.

[4] 中国中医药信息学会抗衰老分会. 物理技术辅助脑卒中康复的临床指南[J]. 国际生物医学工程杂志，2019，42(2)：100-108.

[5] NILSEN D, GILLEN G, ARBESMAN M, et al. Occupational Therapy Interventions for Adults With Stroke [J]. Am J Occup Ther, 2015, 69(5): 6905395010p1-6905395010p3.

[6] 董碧蓉，岳冀蓉，徐英. 制定循证指南的原则[J]. 中国循证医学杂志，2006，6(2)：80-83.

[7] 席艳玲，邓晓雪，刘鹏，等. 加拿大作业表现量表在脑卒中康复中的应用和调查分析[J]. 中国康复，2013，(1)：23-25.

[8] 马红梅，石雨，慕雅婷，等. 多维度视频定量评定系统在脑卒中患者手功能评定中的信效度研究[J]. 中华物理医学与康复杂志，2022，44(2)：116-120.

[9] FANG K. NG B, CHAN D, et al. Development of the Hong Kong varsion of the funcional test for the hemiplegia upper exthemity [J]. HKJOT, 2004, 14: 21-29.

[10] 黄佩玲，方伯言，公维军. 欧洲帕金森病康复指南介绍[J]. 中华物理医学与康复杂志，2021，43(10)：936-938.

[11] WHEELER S, ACORD-VIRA A, ARBESMAN M, et al. Evidence Connection Occupational therapy interventions for adults with traumatic brain injury [J]. American Journal of Occupational Therapy, 2017, 71: 7103395010.

[12] 房进平，刘永红，方伯言. 帕金森病步态障碍分型及个体化康复策略[J]. 中华医学杂志，2020，100(43)：3472-3474.

[13] 林春，孟兆祥，金星，等. 神经调控技术在帕金森病康复中的临床研究与应用[J]. 中华物理医学与康复杂志，2020，42(3)：276-279.

[14] 李建军，王方永. 脊髓损伤神经学分类国际标准(2011年修订)[J]. 中国康复理论与实践. 2011，10(17)：963-972.

[15] 叶超群，孙天盛，李建军，等. 脊髓独立性评定及其第3版介绍[J]. 中国康复理论与实践，2007，10(13)：921-923.

[16] DONNELLY C, ENG J J, HALL J, et al. Client-centred assessment and the identification of meaningful treatment goals for individuals with a spinal cord injury [J]. Spinal cord: the official journal of the International Medical Society of Paraplegia, 2004, 3(5): 302-307.

[17] 张晓丹，范伟女. 虚拟现实技术在帕金森病康复中的应用进展[J]. 中华神经科杂志，2018，51(3)：216-219.

[18] 章志超，熊键，刘金明，等. 呼吸训练联合作业治疗对脑卒中患者上肢功能恢复的影响[J]. 中华物理医学与康复杂志，2022，44(2)：121-125.

[19] MORKISCH N, THIEME H, DOHLE C. How to perform mirror therapy after stroke? Evidence from a meta-analysis [J]. Restor Neurol Neurosci, 2019, 37(5): 421-435.

[20] MIRELA CRISTINA L, MATEI D, IGNAT B, et al. Mirror therapy enhances upper extremity motor recovery in stroke patients [J]. Acta Neurol Belg, 2015, 115(4): 597-603.

[21] ZHANG Q, FU Y, LU Y, et al. Impact of Virtual Reality-Based Therapies on Cognition and Mental Health of Stroke Patients: Systematic Review and Meta-analysis [J]. J Med Internet Res, 2021, 23(11): e31007.

[22] SANDROW-FEINBERG H R, HOULÉ J D. Exercise after spinal cord injury as an agent for neuroprotection, regeneration and rehabilitation [J]. Brain Res, 2015, 1619: 12-21.

[23] KLAMROTH-MARGANSKA V. Stroke Rehabilitation: Therapy Robots and Assistive Devices [J]. Adv Exp Med Biol, 2018, 1065: 579-587.

[24] ABIRI R, BORHANI S, SELLERS E W, et al. A comprehensive review of EEG-based brain-computer interface paradigms [J]. J Neural Eng, 2019, 16(1): 011001. doi: 10.1088/1741-2552/aaf12e.

[25] 高彩萍，施娟，王凤霞，等. 医院-社区-家庭延续康复护理模式对脑外伤患者康复的效果研究[J]. 中国实用护理杂志，2022，38(8)：561-567.

[26] 胡永林，陆安民，马颖，等. 脑机接口技术在脑卒中康复中的应用进展[J]. 中华物理医学与康复杂志，2022，44(4)：365-368.

[27] 董晓敏，李爱萍，吴立红，等. 早期综合康复干预颅脑外伤的多中心临床研究[J]. 中华物理医学与康复杂志，2015，37(7)：513-517.

[28] CASSIDY J D, CARROLL L J, PELOSO P M, et al. Incidence, risk factors and prevention of mild traumatic brain injury: Results of the WHO Collaborating Centre Task Force on Mild Traumatic Brain Injury [J]. Journal of Rehabilitation Medicine, 2004, 36 (Supplement 43): 28-60.

[29] SCHNEIDER R B, IOURINETS J, RICHARD I H. Parkinson's disease psychosis: presentation, diagnosis and management [J]. Neurodegener Dis Manag, 2017, 7(6): 365-376.

第二章

脑卒中

第一节 概述

脑卒中是指各种原因所致的脑血管病变或血流障碍引发的脑功能障碍，包括血管腔闭塞、血管破裂、血管壁损伤或血液成分异常引起的神经功能障碍。脑卒中是急性脑血管病，分为出血性脑卒中和缺血性脑卒中。出血性脑卒中包括脑出血和蛛网膜下腔出血。缺血性脑卒中是指由于脑局部血液循环障碍所导致的神经功能缺损综合征，症状持续时间大于24小时，或存在影像学证实的新发梗死灶，其引起的神经系统局灶性症状和体征与受累的脑血管的血供区域一致。如脑缺血的症状持续数分钟至数小时，且无CT或MRI显示新发梗死灶则称为短暂性脑缺血发作。

一、脑出血

脑出血（intracerebral hemorrhage, ICH）指原发性非外伤性脑实质内出血，也称自发性脑出血，每年发病率为60～80/10万。在我国占急性脑血管病总数的20%～30%。急性期病死率为30%～40%，是病死率最高的脑卒中类型。在脑出血中大脑半球出血约占80%，脑干和小脑出血约占20%。

（一）病因

脑出血最常见的病因是高血压合并小动脉硬化，其他病因包括：脑动静脉畸形、动脉瘤、烟雾病、脑淀粉样变性、血液病（白血病、再生障碍性贫血、血小板减少性紫癜、血友病和镰状细胞贫血病）、抗凝或溶栓治疗后、梗死后出血转化、原发性或转移性肿瘤、静脉窦血栓形成、血管炎、妊娠等病因。本节重点介绍最常见的高血压性脑出血。

（二）病理

出血侧大脑半球肿胀，脑回增宽，脑沟浅，血液破入脑室系统或流入蛛网膜下腔。脑出血后血肿的占位效应，血肿周围脑组织水肿及继发的周围脑组织缺血，均可导致颅内压升高，可引起脑组织受压移位。幕上半球的出血，血肿向下挤压丘脑下部和脑干，使其变形、移位和继发出血，并常出现小脑天幕疝；如中线结构下移，可形成中心疝；如颅内压升高明显或小脑大量出血时可发生枕骨大孔疝。

（三）临床表现

脑出血常发生在50～70岁，男性略多见，冬春季发病较多。通常在活动和情绪激动时发生，大多数病例病前无预兆，少数可有头痛、头晕、肢体麻木等前驱症状。临床症状常在数分钟到数小时内达到高峰，可因出血部位及出血量不同而临床特点各异，重症者数分钟内可转入意识模糊或昏迷。临床表现的轻重主要取决于出血部位及出血量。

（四）检查

1. *头颅CT*　头颅CT是诊断脑出血的首选检查。早期表现为圆形或者椭圆形高密度影，边界清。头颅CT可显示血肿部位、大小、形态，是否破入脑室，血肿周围有无低密度水肿带及占位效应、脑组织移位和梗阻性脑积水等，有助于确诊和指导治疗。脑室大量积血呈高密度铸型，脑室扩大。血肿吸收后呈低密度或囊性变。

2. *头颅磁共振成像（MRI）*　血肿及周围脑组织MRI表现较为复杂，主要受血肿所含血红蛋白的变化影响。MRI比CT更易发现脑血管畸形、肿瘤及血管瘤等病变。尤其 GRE 或 SWI 序列，可以像 CT 一样敏感地显示急性出血，并且能更敏感地识别陈旧出血和微出血。

3. 脑血管造影及增强 CT、MRA、CTA、DSA 等　可显示脑血管的位置、形态及分布等，并易于发现脑动脉瘤、脑血管畸形及 Moyamoya 病等脑出血病因。

（五）诊断

急性起病（多在活动或情绪激动时突然发病），病情迅速达到高峰，出现头痛、呕吐等颅高压症状，有局灶性神经功能障碍如偏瘫、失语等及脑膜刺激征，血压常明显升高，结合头颅 CT 检查，可以迅速明确诊断。

（六）治疗

1. 一般治疗　①卧床休息，避免情绪激动及血压升高；②保持呼吸道通畅：存在明显舌后坠或者会厌部肌肉松弛的患者可以给予口咽通气道或者鼻咽通气道；昏迷患者或者存在误吸以及窒息风险的患者，应该紧急气管插管，必要时行气管切开；③吸氧：合并肺部感染、意识障碍、肺水肿等，存在低氧血症时应该给予吸氧；④维持水、电解质平衡和营养：患者进食前应进行吞咽功能评价，存在吞咽困难或者昏迷的患者应给以鼻饲；⑤对症治疗：过度烦躁不安的患者给予适量镇静药物，便秘者给予导泻剂；⑥预防感染：加强口腔护理，及时吸痰观察病情：连续或者规律监测生命体征（血压、脉搏、血氧浓度和体温）及神经功能状态，有条件时对昏迷患者应进行监护。

2. 颅内压监测与治疗　减轻脑水肿，降低颅内压为治疗脑出血的重要任务。基本的处理包括：①抬高头位 30°：排除低血容量的情况，将床头适度抬高，以增加颈静脉回流；②脱水降颅压：治疗首先以高渗脱水药为主，如甘露醇或甘油果糖等。可酌情使用呋塞米、白蛋白、高渗盐水。

3. 血压的管理　目前脑出血患者血压的管理尚无统一的标准。ATACH、INTERACT 等大型的临床研究针对脑出血急性期降压治疗的安全性和有效性进行了探索。《中国脑出血诊治指南（2014）》推荐意见：①应综合管理脑出血患者的血压，分析血压升高的原因，再根据血压情况决定是否进行降压治疗（Ⅰ级推荐，C 级证据）；②当急性脑出血患者收缩压＞220 mmHg 时，应积极使用静脉降压药物降低血压；当患者收缩压＞180 mmHg 时，可使用静脉降压药物控制血压，根据患者临床表现调整降压速度，160/90 mmHg 可作为参考的降压目标值（Ⅲ级推荐，C 级证据）。早期积极降压是安全的，其改善患者预后的有效性还有待进一步验证（Ⅲ级推荐，B 级证据）；③在降压治疗期间应严密观察血压水平的变化，每隔 5～15 分钟进行 1 次血压监测（Ⅰ级推荐，C 级证据）。如果患者出现以下情况应积极降血压：高血压脑病；主动脉夹层；急性肾衰；急性肺水肿；急性心肌缺血；心功能不全；对于血压的调控还要参考患者病前的基础血压，病前不同的血压水平对脑出血患者的神经功能的预后有着不同的影响。另外，脑出血后出现低血压也很危险，应及时处理，以保持脑灌注压。

4. 纠正凝血异常　使用抗栓药物发生脑出血时，应立即停药。合并严重凝血因子缺陷或严重血小板减少的患者，应适当补充相应的凝血因子或输注血小板。INR 升高的口服抗凝药物（华法林）相关的脑出血患者，停用华法林，补充维生素 K 依赖的凝血因子并静脉应用维生素 K 纠正 INR，或根据情况选用新鲜冻干血浆或浓缩型凝血酶原复合物（PCC）。因应用普通肝素引起的脑出血，应立即停用肝素，给予鱼精蛋白。对溶栓药物相关脑出血，可选择输注凝血因子和血小板治疗，目前尚无有效药物治疗抗血小板相关的脑出血。

5. 亚低温治疗　亚低温治疗是脑出血的一种辅助治疗方法，能够减轻脑水肿，减少自由基产生，促进神经功能恢复。初步的基础与临床研究认为亚低温治疗可能是一项有前途的治疗措施。

（七）手术治疗

手术的治疗目的是尽快清除血肿，降低颅内压，挽救生命；其次是尽可能早期减少血肿对周围脑组织的压迫，降低致残率；以及针对出血病因的手术治疗，如处理动静脉畸形、动脉瘤。主要的手术方式有：去骨瓣减压术、小骨窗开颅血肿清除术、钻孔穿刺血肿碎吸术、内镜血肿清除术、微创血肿清除术和脑室穿刺引流术等。

（八）康复治疗

早期将患肢置于功能位，如病情允许，应及早进行肢体功能、言语、认知、心理等康复治疗。

二、脑梗死

脑梗死又称缺血性脑卒中，是指因脑部血液循环障碍，缺血、缺氧导致的局限性脑组织的缺血性坏死或软化。脑梗死是脑血管病中最常见的类型，约占全部急性脑血管病的70％。

（一）分类及临床表现

脑梗死的分类方法有很多，有根据临床表现的分型方法，如牛津郡社区组织计划（OCSP）分型，有根据病因的分型方法，如TOAST分型及中国缺血性卒中亚型（CISS分型），也有根据影像学表现分型的方法。目前国际广泛使用的TOAST分型按照病因不同将脑梗死分为五型：大动脉粥样硬化型、心源性栓塞型、小动脉闭塞型、其他明确病因型和不明原因型。

1. *大动脉粥样硬化型脑梗死*　大动脉粥样硬化型脑梗死是缺血性脑卒中最常见的类型。大动脉粥样硬化导致脑梗死的机制主要包括血栓形成、动脉栓塞、载体动脉病变堵塞穿支动脉、低灌注及混合机制，导致供血区域局部脑组织缺血、缺氧性坏死，引起相应的神经系统症状和体征。

临床表现：中老年患者多见，病前有脑梗死的危险因素，如既往大量吸烟史，合并高血压、糖尿病、冠心病及血脂异常等。部分患者在发病前可有TIA发作。临床表现取决于梗死灶的大小和部位，主要为局灶性神经功能缺损的症状和体征，如偏瘫、偏身感觉障碍、失语、共济失调等，部分可有头痛、呕吐、昏迷等全身症状。患者一般意识清楚，在发生基底动脉闭塞或大面积脑梗死时，病情严重，出现意识障碍，甚至脑疝形成，最终导致死亡。

2. *心源性脑栓塞*　脑栓塞指的是血液中的各种栓子（如心脏内的附壁血栓、动脉粥样硬化斑块、脂肪、肿瘤细胞、纤维软骨或空气等）随血流进入脑动脉阻塞血管，引起该动脉供血区域脑组织缺血，出现局灶性神经功能缺损。来自心脏的栓子引起的脑栓塞，成为心源性栓塞。引起心源性栓塞的心脏疾病有心房颤动、心房扑动、心脏瓣膜病、人工心脏瓣膜、感染性心内膜炎、心肌梗死、心肌病、心力衰竭、心脏黏液瘤等。

临床表现：多有心房颤动或风湿性心脏病等病史。心源性脑栓塞起病急骤，症状多在数秒或数分钟之内达到高峰，多为完全性卒中。起病后多数患者有意识障碍，但持续时间较短。当颅内大动脉或椎基底动脉栓塞时，脑水肿导致颅内压升高，短时间内患者出现昏迷。癫痫发作发生率高于大动脉粥样硬化性脑梗死。临床症状取决于栓塞的血管及阻塞的位置。约30％的脑栓塞患者可出现出血性脑梗死，导致症状加重或意识障碍。

3. *小动脉闭塞性脑梗死*　小动脉闭塞性脑梗死主要是指大脑半球或脑干深部的小穿支动脉，由高血压等各种疾病导致管壁病变，管腔闭塞，形成0.2～15 mm的小梗死灶，常见的发病部位有壳核、尾状核、内囊、丘脑、脑干等，多表现为腔隙性脑梗死。

临床表现：多见于中老年人，多有长期高血压病史。急性起病，一般无头痛，也无意识障碍。Fisher将腔隙性脑梗死的症状归纳为21种综合征，临床常见的有四种：纯运动性轻偏瘫，构音障碍-手笨拙综合征，纯感觉性卒中，共济失调性轻偏瘫。

（二）检查

1. *头颅CT*　头颅CT在6小时内改变不明显，在缺血性卒中24～48小时后可显示梗死区域边界不清的低密度灶。CT检查对明确有无出血性梗死和脑水肿有很大价值，但对小脑和脑干的病灶，常显示不清。

2. *头颅磁共振（MRI）*　DWI对于早期诊断更为敏感，在发病2小时内可显示缺血性病灶。在6～12小时后，在T1WI上可见低信号，T2WI上高信号。与CT相比，MRI可发现脑干、小脑梗死。

3. *血管检查*　包括颈动脉超声、经颅多普勒超声、CTA、MRA、DSA等，主要明确血管及管壁情况。

4. *灌注影像检查*　主要包括常用的CTP、核磁共振灌注成像，其对缺血半暗带识别及指导溶栓发挥重要的作用。

（三）治疗

1. 一般处理

（1）吸氧：必要时予以吸氧，维持血氧饱和度>94%。气道功能严重障碍者应给予气道支持及辅助呼吸。

（2）心脏监测：脑梗死后应常规进行心电图检查，必要时进行持续心电监护24小时或以上，以早期发现阵发性房颤或严重心律失常等心脏病变。

（3）血压控制：目前关于卒中后早期是否应该立即降压、降压目标值、卒中后何时开始恢复原用降压药及降压药物的选择等问题尚缺乏充分的可靠研究证据。目前临床血压控制可参考《中国急性缺血性脑卒中诊治指南2022》推荐意见。

（4）血糖控制：卒中后高血糖对预后不利，但采用何种降糖措施及目标血糖值目前尚无定论。但因低血糖直接导致脑缺血损伤及水肿加重对预后不利，故应尽快纠正。

（5）营养支持。

2. 特异性治疗

（1）溶栓：溶栓治疗是目前最重要的恢复血流措施，rtPA和尿激酶是我国目前使用的主要溶栓药物，溶栓的目的是抢救缺血半暗带组织。静脉溶栓包括应用rtPA和尿激酶。

（2）血管内介入治疗：包括动脉溶栓、桥接、机械取栓、血管成形和支架术。

（3）抗血小板：卒中后48小时内口服阿司匹林能显著降低随访期死亡或残疾率，减少复发，仅轻度增加症状性颅内出血风险。早期双重抗血小板治疗研究进展可参见中国二级预防指南。

（4）抗凝：急性期抗凝治疗虽已应用50余年，但仍存在争议。

（5）降纤：对于脑梗死急性期血浆纤维蛋白原和血液黏滞度增高，蛇毒酶制剂可降低血浆纤维蛋白原，并有轻度溶栓和抑制血栓形成的作用。

（6）其他：改善脑循环药物和神经保护治疗，可依照随机对照试验结果个体化应用。

3. 并发症的处理　包括脑水肿与颅内压升高，梗死后出血转化，癫痫、肺炎、尿路感染、下肢深静脉血栓形成等治疗。

4. 早期康复治疗　卒中后在病情稳定情况下，尽量早期开始肢体运动、语言、吞咽、心理等多方面康复训练。

第二节　脑卒中功能障碍特点

一、临床症状的功能障碍特点

1. 颈内动脉系统损伤的表现　偏侧或单肢瘫痪；偏身感觉障碍；偏盲；主侧半球常出现失语。

2. 椎基底动脉系统损伤的表现　眩晕伴恶心、呕吐，很少出现耳鸣；四肢无力或双下肢无力；复视、眼震、共济失调、平衡障碍、吞咽困难、构音障碍及交叉瘫等；猝倒发作：迅速转头时突然出现双下肢无力而倒地，意识清楚，常可立即自行站起，此种发作可能是脑干内网状结构缺血使肌体肌张力突然降低所致。

二、常见的功能障碍特点和并发症

1. 运动功能障碍　常见的有偏瘫、四肢瘫。

2. 感觉障碍　一侧或双侧感觉减退或消失。

3. 失语　表现为理解困难、阅读和书写不能、词句表达障碍等。

4. 吞咽障碍　脑血管病急性期因鼻饲造成失用性吞咽障碍，如不及时进行吞咽功能的训练，可导致终身鼻饲进食。

5. 废用综合征　包括失用性肌无力及萎缩、关节挛缩、失用性骨质疏松、直立性低血压、下肢静脉血栓等。

6. 肩关节半脱位　上肢瘫痪时固定肩关节的肌肉失去了对肩关节的保护作用，在重力和不正确的体位下很容易造成肩关节半脱位，并且很难治愈。

三、脑卒中特殊的功能障碍特点

（一）联合反应

联合反应是指身体的一部分肌肉用力收缩时，可以诱发其他部位的肌肉收缩，如偏瘫后，健肢用力收缩→引起患侧肌肉收缩（此时患侧完全不能产生随意运动）。上肢健肢屈曲→患肢屈曲，上肢健肢伸展→患肢伸展，下肢健肢内收内旋→患肢内收内旋，健肢外展外旋→患肢外展外旋，下肢健肢屈曲→患肢伸展，上肢健肢伸展→患肢屈曲，同侧上肢屈曲→下肢屈曲，同侧下肢伸展→上肢伸展。

联合反应的特点是伴随痉挛出现而出现，呈正相关性（软瘫期不存在）；属于患侧异常反射活动，肌肉失去自主控制；联合反应有一定的固定模式（如屈肌共同运动模式和伸肌共同运动模式）；在偏瘫早期尤为明显。联合反应的害处是使痉挛加重，偏瘫姿态强化，从而出现挛缩，妨碍运动恢复；同时出现固定模式→使功能活动更加困难（穿衣、洗手、穿鞋等）。联合反应的表现是当健手用力握一件物体，观察患侧肢体出现上肢屈曲，下肢伸直；当患者打哈欠、咳嗽或打喷嚏时患侧上肢屈肌共同运动模式出现，下肢伸肌共同运动模式出现。紧张情况下如遇到陌生人，出现言语障碍、语言困难、平衡差、害怕摔倒等。

为了避免联合反应带来的害处，训练时注意把患者作为一个整体考虑：比如当集中训练行走时，上肢和手的情况就变得更坏。专心致力于上肢和手的活动时，下肢痉挛加重。集中语言改善时，上、下肢痉挛加重。

综上所述联合反应是肢体没有主动活动时出现的，患者不能随意放松肢体，是异常的紧张性反射。

（二）典型的痉挛模式

上肢表现典型的屈肌模式，下肢表现典型的伸肌模式。具体表现：头部表现为头部旋转，向患侧屈曲，使面朝向健侧；肩胛骨后缩，肩带下降，肩关节内收、内旋，肘关节屈曲伴上肢前臂旋后（也可见旋前）；腕关节屈曲并向尺侧偏斜；手指屈曲、内收、拇指屈曲、内收；躯干表现为向患侧屈并后旋；下肢患侧骨盆旋后、上提；髋关节伸展、外展、外旋；膝关节伸展；足跖屈、内翻；足趾屈曲、内收（偶有大趾表现出明显的 Babinski 征）。上肢共同运动在抬手臂或将手触摸口角时最常见到，下肢共同运动在站立行走时常见。

（三）异常的姿势反射

1. 紧张性迷路反射的影响　当患者处于仰卧位时伸肌痉挛加重，尤以下肢和肩胛骨为甚；应避免仰卧位。患者翻身时抬肩挺颈或屈头均会因伸肌张力增加或屈肌张力而妨碍动作进行。站立时努力伸颈才能保持下肢伸展，身体直立，但使膝关节屈曲困难、踝关节不能背屈而影响行走时下肢的摆动。

2. 对称性紧张性颈反射的影响　表现为颈屈曲时上肢屈肌张力增高，下肢伸肌张力增高。

3. 非对称性紧张性颈反射的影响　坐、卧位时，若头转向患侧出现患肢僵硬伸直，若头转向健侧出现患臂屈曲加重。当患者欲伸展患臂时，头就会向患侧强烈旋转以加强肘关节伸展。当头向患侧旋转时，使患手触头或面部十分困难。下肢肌张力增高（伸肌）站立时，若头总是向患侧旋转会加强下肢过高张力。

异常的姿势反射与痉挛、共同运动都密切相关，许多失去皮质调节反射机制是姿势张力增加和原始共同运动出现的原因。训练中应以抑制异常紧张性反射活动和促通正常的运动顺序，恢复平衡反应为重点。

四、脑卒中患者的心理和情感障碍

脑卒中患者除具有一般患者的心理变化外，还有因脑部功能损伤而产生较严重的心理障碍，它直接影响患者的整个脑卒中过程，其中包括肢体运动功能的恢复，表现如下。

1. 否认　早期对疾病不理解、否认。在患者有体觉忽略征或体象障碍时，患者感到四肢能动，完全否认偏瘫，而且否认会持续一定时间，前者是一般心理反应，而后者是脑皮质损害时特有的心理障碍。

2. 愤怒　为什么我会瘫痪、拒绝合作、拒绝饮食，需要心理支持。

3. 过望　早期恢复快，患者急于迅速甚至完全恢复。

4. 抑郁　焦虑、悲观，或过望与失望交替反复出现，它是常见的心理障碍。

5. 接受　接受偏瘫这个现实。

以上不同阶段的心理总是常常会严重地影响运动功能的恢复，比较两个同样病情的患者，有心理和情感障碍的要比没有心理或情感障碍的患者，其肢体运动功能恢复要慢得多。

五、与运动障碍有关的其他障碍

1. *疼痛* 当痉挛加重时限制活动，关节活动度下降，出现肌肉疼痛。丘脑及附近的血管病变可引起大脑功能障碍而产生丘脑性疼痛，表现为大面积烧灼性疼痛。常见肩关节疼痛，往往是妨碍上肢活动的重要原因，患者不愿意主动活动患肢，拒绝治疗，情绪差，不利于功能恢复。

2. *偏盲* 产生不同程度的视觉障碍和视野缺损，从而产生身体姿势和步态异常。

3. *本体感觉障碍* 关节位置觉和运动觉丧失会造成主观感觉性共济失调，如动作不准确，静态及动态平衡障碍及姿势异常，因此需要用视觉来代偿。

4. *认知障碍* 认知功能属于大脑皮质高级活动范畴，它包括感觉、知觉、注意、记忆、理解和智能等，病变部位不同症状有异，以注意力和记忆力影响较大。凡有记忆力障碍的患者对于学习新的东西感到非常困难，肢体运动功能的再学习也如此。

5. *言语障碍* 言语障碍对运动的影响主要表现在日常生活动作学习和肢体运动功能训练。由于语言的理解和表达障碍，在学习日常生活动作时，往往使治疗师感到束手无策。

6. *共济失调* 共济失调是指四肢协调动作和行走时的身体平衡发生障碍，其机理是传入神经整合过程发生障碍而导致共济运动失调。

第三节 脑卒中作业治疗评定

在实施评定之前，可以先查阅患者的病历，一方面可以获取患者的基本信息，如性别、年龄、职业等，另一方面也可获取大量的医疗信息，如发病时间、脑卒中类型、大脑受损部位等，这样可以帮助作业治疗师大致判断患者存在哪些影响作业活动表现的个体因素受损，从而影响接下来的评定过程的侧重点。

在选择评定工具时，需要选择适用于脑卒中患者的评定工具。目前可用于脑卒中患者的评定方法很多，对于大脑不同部位受损的个体以及针对疾病所处的不同阶段，作业治疗师可以实践模型和循证实践指南作为指引来选择恰当的评定工具。此外，作业治疗师在选用评定工具时，还需要考量评定工具的目的以及心理计量特征，如信度、效度、反应性与实用性等。评定工具分为标准化的评定工具和非标准化的评定工具。使用标准化的评定工具的价值在于：这些工具往往是经过严格的测试，以确保其有效性和可靠性，并且有既定的施测程序以及统一的评分标准。

本章节基于“人”、“活动”以及“环境”这三个方面的评定来阐述适用于脑卒中的评定工具。

一、脑卒中作业治疗评定思路

适用于脑卒中的评定思路包括自上而下的评定和自下而上的评定。

自上而下的评定是指作业治疗师先通过面谈等方式，以了解脑卒中患者的作业概况（对个体重要的角色、任务和活动），再往下观察患者在履行这些角色、任务和活动的表现的优势与缺失，接着通过活动分析，针对所需的能力和技巧进行更直接的评定，以确定患者存在的影响作业活动表现的神经功能缺损。由于履行一项作业活动或任务需要使用多种身体功能和表现技巧，脑卒中后脑神经功能缺损会导致多种身体功能障碍和表现技巧缺损，因此，作业治疗师须全面地评定患者所选择的一项作业活动或任务所需要的多种身体功能和表现技巧。以下以“刷牙”活动为例，结合活动分析来阐述脑神经功能缺损对作业活动表现的具体影响（图 2-3-1，表 2-3-1）。了解患者作业概括可以参考使用加拿大作业表现测量表（Canadian occupational performance measure，COPM），以获取患者的康复需求。

自下而上的评定是指首先关注患者个体因素的功能障碍，进一步推断有可能引起哪些作业活动的表现障碍。

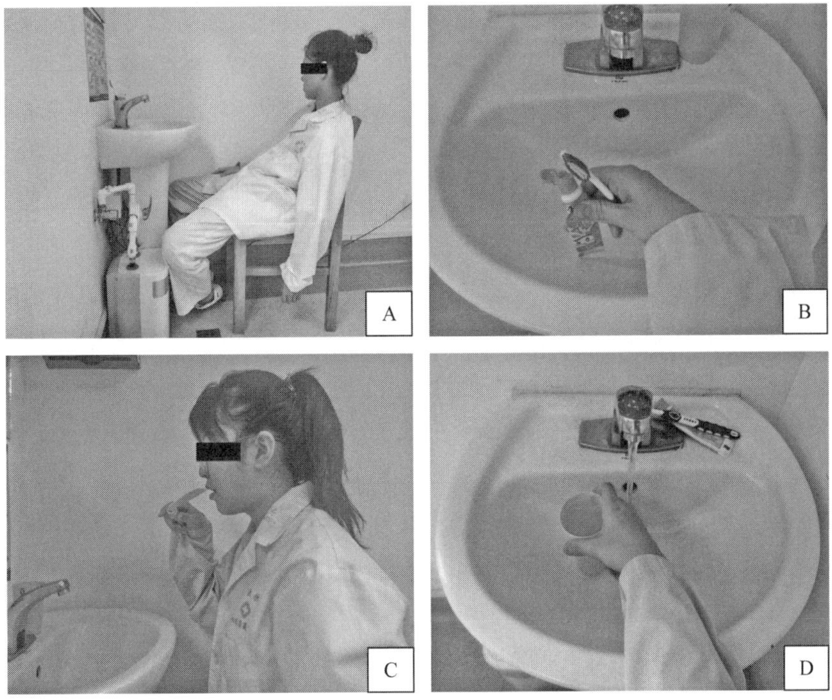

图 2-3-1　神经功能缺损导致刷牙活动表现障碍

A. 坐在洗手台前，不能坐稳、对患侧随意摆放；B. 将牙膏挤到牙刷上，患侧肢体无法挤牙膏或握持牙刷；C. 意念性失用，患者将梳子当作牙刷进行刷牙；D. 握住水杯伸手装水时，因视空间障碍或协调障碍而无法将水杯对准水龙头

表 2-3-1　脑神经功能缺损对作业表现的影响

活动步骤	活动所需身体功能	脑神经功能缺损引起的功能障碍
1. 坐稳或者站稳在洗手台前	坐位平衡二级或者站位平衡一级	偏侧忽略、倾斜综合征、小脑失调；导致平衡不佳，往患侧倾斜；下肢力量较弱，无法维持站位平衡；体能耐力较差，无法维持平衡超过 3 分钟
2. 伸手开水龙头(手柄式)	(单手即可完成)肩前屈、肘屈伸	执行障碍，无法知道手柄式开关的方式
3. 将牙刷和牙杯(无耳朵的)拿到水龙头下清洗	(单手即可完成)手的柱状抓握、腕关节的环转、前臂旋前旋后、肘关节屈伸、肩前屈	意念性失用，不知道牙刷是用来刷牙的，把旁边的梳子拿过来刷牙了；视空间障碍无法将牙刷和牙杯放在水龙头下
4. 伸手关水龙头(手柄式)	(单手即可完成)肩前屈、肘屈伸	执行障碍，无法知道手柄式开关的方式
5. 一手抓住牙膏，一手把牙膏的盖子拧开	一手有柱状抓握功能抓住牙膏，另一手可以进行精细地对捏和侧捏拧瓶盖	共济失调、一侧上肢偏瘫无法完成活动
6. 一手握住牙刷，另一手用力捏牙膏	一定的握力、捏力	手的握力捏力不足
7. 将牙膏准确地挤在牙刷上	对物体在空间的位置感知准确；捏力、协调	视空间障碍无法准确定位牙膏要如何挤在牙刷上；共济失调，牙膏挤的到处都是
8. 开水龙头	(单手即可完成)肩前屈、肘屈伸	执行障碍，无法知道手柄式开关的方式
9. 握住杯子伸手去盛水	抓握、肩前屈、肘屈伸、注意力	协调障碍、视空间障碍无法准确地将杯子放在水龙头下面；分散注意力，水满了都不自知
10. 将水盛至杯子 2/3 处		
11. 感知水的温度	温度觉	感觉障碍导致温度觉丧失不知道水的温度
12. 将杯子往嘴边送，漱口水	(单手即可完成)手的柱状抓握，肘屈伸，肩前屈，腕屈伸、协调，无震颤	小脑性震颤导致杯子的水溅的到处都是
13. 手持牙刷将刷头置于牙齿呈 45°角左右进行拂刷	(单手即可完成)抓握、肘屈伸、肩前屈，上肢协调	协调障碍会导致没办法准确地刷牙齿，脸部的其他地方都是泡沫
14. 来回上下在 20 次左右		
15. 需要将牙刷竖起，再进行拂刷		

（续表）

活动步骤	活动所需身体功能	脑神经功能缺损引起的功能障碍
16. 拿起牙杯漱口	（单手即可完成）柱状抓握，肘屈伸，肩前屈，腕背伸、执行力、注意力	上肢无主动活动就无法完成活动，执行力障碍就忘记漱口步骤、分心的话就忘记要漱口了
17. 再进行拂刷	（单手即可完成）抓握、肘屈伸、肩前屈，上肢协调	协调障碍会导致没办法准确地刷牙齿
18. 再次漱口多次	（单手即可完成）柱状抓握，肘屈伸，肩前屈，腕背伸、执行力、注意力、记忆力	执行力障碍、记忆力障碍就忘记漱口步骤、分心的话就忘记要漱口了
19. 将牙刷和水杯拿到水龙头下进行冲洗	（单手即可完成）手的钩状抓握和柱状抓握、腕关节的环转、前臂旋前旋后、肘关节屈伸、肩前屈	共济失调、视空间障碍无法将牙刷和牙杯放在水龙头下

可以根据脑卒中恢复所处的不同阶段来选择合适的评定思路。在急性期，可以采用自下而上的评定思路，以尽快确定脑损伤后身体功能的障碍范围及程度等，有助于作业治疗师最大限度改善患者的身体功能。在恢复期和后遗症期，可以选用自上而下的评定思路，作业治疗师需要充分考虑到活动需求、环境、表现模式、表现技巧和个体因素，以协助患者参与对其有意义的角色和作业活动，提高生活质量。

二、基于“人”的作业治疗评定

（一）身体功能评定

1. 运动功能评定　主要包括以下几个方面的评定。

（1）肌张力的评定：临床上广泛使用改良 Ashworth 量表（modified Ashworth scale，MAS）进行肌张力的评定。施测者徒手被动活动受试者的关节，用手来感受肌肉的抵抗，对抵抗作出主观的评价。最好在一天的同一时间，采用相同的体位，来评定肌张力，有助于提高评定结果的可靠性。

（2）运动控制的评定：脑卒中患者运动控制的评定方法大多数是基于 Brunnstrom 理论发展而来的，包括 Brunnstrom 评定法、上田敏评定法以及 Fugl-Meyer 评定法（Fugl-Meyer assessment，FMA）。在临床及科研中使用最为广泛的方法是 Fugl-Meyer 评定法，常作为其他运动控制评定量表有效性评定的金标准。FMA 是瑞典学者 Fugl-Meyer 于 1975 年根据 Twitchell 和 Brunnstrom 关于脑卒中后运动功能恢复的理论而设计出来。该量表是一种累加积分量表，专门用于脑卒中偏瘫患者运动功能的评测。由于感觉障碍、关节活动度受限以及疼痛都会影响运动行为，因此，这些评定也包含在这个测试中。上肢共有 63 个小项目，下肢共有 43 个小项目，每个小项目分为三级，分别计 0 分（不能完成）、1 分（部分完成）和 2 分（充分完成）。上肢共计 126 分，其中运动功能积分为 66 分，感觉为 12 分，关节活动度为 24 分，疼痛为 24 分。下肢共计 86 分，其中运动功能积分为 34 分，感觉为 12 分，关节活动度为 20 分，疼痛为 20 分。由于完成完整版的 FMA 非常耗时，因此，为了提高临床的实用性，Hsieh 等（2007 年）提出简化的 FMA 量表，仅包括运动功能部分，上、下肢运动功能积分总分为 100 分，上肢为 66 分、下肢为 34 分，是最常用的部分。感觉和疼痛的评定部分本质上更为主观，临床及科研中更少使用。FMA 的评分结果能够很好地反映脑卒中患者的运动控制水平，即使在功能恢复的早期也能灵敏地区分运动功能水平，尤其对功能低下者有很好的反应性。量表内容可见附录。

（3）肌力的评定：由于受到不正常的肌张力和异常运动模式的影响，脑卒中患者肌力评定的测评结果往往不准确。如果要使用徒手肌力评定（manual muscle testing，MMT）测量肌力的大小，首先需要判断患者能否做出正确的测试动作，若不能，则肌力评定将不适用于脑卒中患者。

2. 感觉功能评定　感觉功能评定包括身体感觉功能评定、视觉评定和听觉评定。身体感觉功能评定包括痛觉、温度觉、轻触觉、振动觉和本体感觉（位置觉、运动觉）。视觉检查包括视野完整性、眼球运动以及视觉扫描等。对于沟通困难的患者，可疑听觉受到损害，需要进行听觉评定。由于感觉测试要求患者对刺激保持注意力、辨别以及产生反应，因此，患者的认知功能、听理解能力和沟通能力会影响感觉功能的评定结果，通常伴有失语或认知功能障碍的脑卒中患者较难进行感觉功能评定，在施测之前要先确定患者的认知功能、理解能力和沟通能力。

3. 上肢及手功能评定　作业治疗师是最常涉及偏瘫上肢运动功能评定与治疗的专业人员。脑卒中后上肢及手功能的恢复通常是一个复杂的过程，涉及多种身体功能和身体结构的交互作用，例如：关节活动范围、感觉功能、运动生物力学、随意运动存在与否和程度、肌力、耐力以及协调性等。在评定的过程中，除了对以上身体功能进行评定外，作业治疗师还应当关注上肢及手在进行功能性活动的表现情况。以下简要介绍上肢及手的功能性使用的评定方法。

（1）偏瘫上肢功能测试（中国香港版）：偏瘫上肢功能测试（中国香港版）是从 Wilson、Baker 和 Craddock 在 1980 年所设计的 Function Test for the Hemiplegic Upper Extremity（FTHUE）所发展而来的，理论基础是 Brunnstorm 的上肢及手部功能康复理论，考虑到中国人的手部功能及日常使用习惯，香港作业治疗师将其汉化及改良。该量表显著的特点有两个：①它能够很好地评价成人偏瘫上肢完成目的性任务的能力。②将上肢功能作为一个整体来评定，而不是只看单独的肢体部分或手功能，有的方法评定了手功能却忽略了近端的功能，而有的是评定了近端的功能却没有考虑手功能。

偏瘫上肢功能测试（中国香港版）由 13 个任务组成，这些活动按难度和复杂程度分为七个功能级别，从无随意性运动到选择性和协调性的运动，用于评价脑卒中患者在日常生活活动中患侧上肢的使用能力。除了第一级无任务外，其余六个级别均有两个任务。在第七级中，偏瘫手为利手或非利手时，所采用的任务有所差别。患者只有同时做到一个等级的两个任务，才算通过该等级的测试。该测验的记录方法为通过/失败（+/－），最终确定一个等级。表 2-3-2 详细描述了偏瘫上肢功能测试（中国香港版）不同级别所对应的最低活动要求和任务。量表内容可见附录。

表 2-3-2　偏瘫上肢功能测试（香港版）最低的活动要求和任务

等级	最低活动要求及任务
1	患侧肩、肘、手尚无任何活动能力 任务：无
2	患侧肩或肘开始有少许活动能力 任务 A：联合反应 任务 B：患手放在大腿上
3	患侧肩或肘可以提至腹部水平，手指能轻微弯曲 任务 C：健手将衣服塞进裤子里时，提患侧手臂 任务 D：提着袋子保持 15 秒
4	患侧肩或肘可提至胸前，手指能进行基本抓放活动 任务 E：患手稳定瓶身，用健手打开瓶盖 任务 F：将湿毛巾拧干
5	患侧肩及肘可举高过头，手指可进行轻微的抓放活动 任务 G：拿起并搬移小木块 任务 H：用勺子进食
6	患侧肩、肘及手腕都能独立并协调地活动，但手指活动仍欠灵活 任务 I：提举盒子 任务 J：用塑料杯子喝水
7	上肢的肌肉都能活动自如，但对于复杂或是粗重工作仍有不足 任务 K：用钥匙开锁 任务 L1：控制筷子（利手） 任务 L2：控制夹子（非利手）

图 2-3-2 展示了部分任务。

（2）手臂动作调查测试：手臂动作调查测试（action research arm test，ARAT）是由 Lyle 等（1981）基于 Caroll 上肢功能测试发展而来的。该测验是用于评定脑卒中患侧上肢功能和灵活性。

该测试要求患者操作不同尺寸、形状和重量的物体。测试包括 4 个部分，共 19 项任务，即抓（6 项任务）、握（4 项任务）、捏（6 项任务）、粗大运动（3 项任务）。每部分里的任务的难度是不同的。每项任务为 4 级评分，即 0 分＝不能完成，1 分＝只能完成一部分，2 分＝能完成但动作慢或笨拙，3 分＝能正确完成。总分为 0～57 分，分数越高，表示功能越好。该测试耗时约 20 分钟。ARAT 对中国脑卒中患者具有良好的信度和效度。评定需要专用的评定工具。量表内容可见附录。

（3）运动评定量表：运动评定量表（motor assessment scale，MAS）是 Carr 等（1985）为运动再学习方案设计的一种评测方法，用于评测脑卒中后日常运动功能。它是基于任务导向性评定，来测量功能性活动的表现。

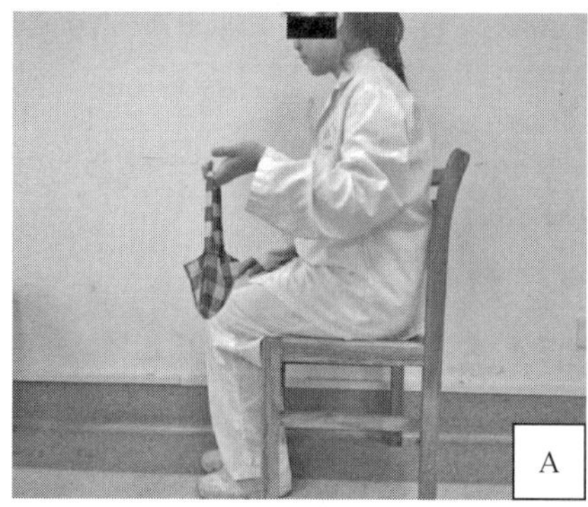

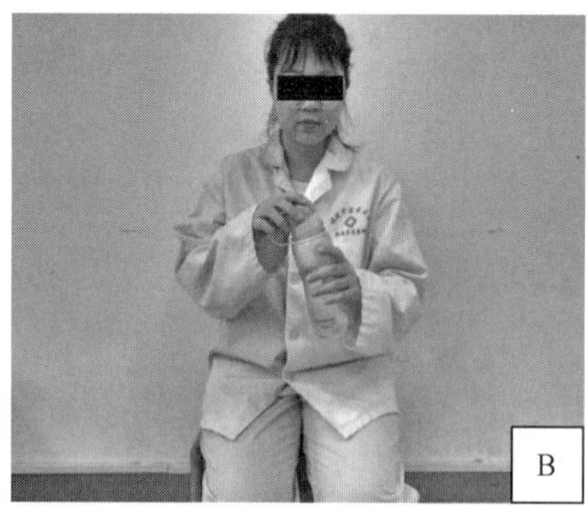

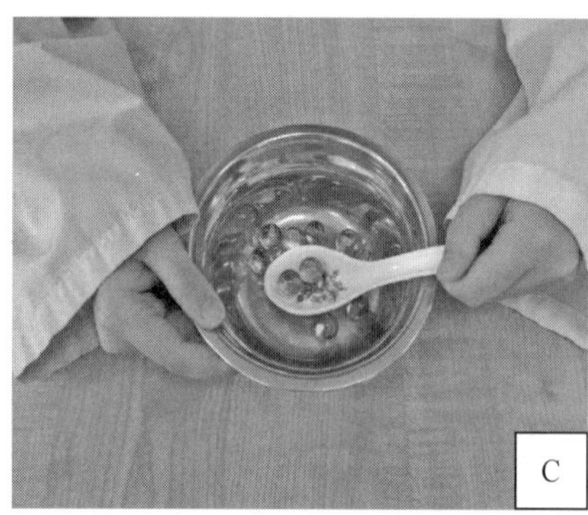

图 2-3-2　偏瘫上肢功能测试(中国香港版)测试任务举例

A. 提起袋子;B. 患手稳定瓶身,用健手打开瓶盖;C. 用勺子进食。

全套量表包括从仰卧到健侧卧、从仰卧到床边坐、坐位平衡、从坐到站、步行、上肢功能、手的运动、手的精细动作等 8 个分测验。每个分测验得分为 0～6 分,0 分最简单、6 分最复杂,8 项总分为 48 分,分数越高,运动功能越好。完成全套测试耗时约 15～30 分钟。每个分测验均可独立使用。已有中文版可以使用。量表内容可见附录。

(4) 上肢运动功能录像测试:在应用强制性使用运动疗法(治疗部分有详细介绍该疗法)过程中发展而来的两种评价方法:Wolf 运动功能测试和手臂运动能力测试。两种方法均强调执行任务的完成时间、动作质量和动作能力。治疗师通过录像记录对患者的表现进行打分。

1) Wolf 运动功能测试:Wolf 运动功能测试(Wolf motor function test, WMFT)起源于 Emory 运动测试,由 Wolf 等(1989)进行改良,是评定强制性使用运动疗法对改善上肢功能情况的首选量表。通过对单关节运动、多关节运动和功能性活动计时以及对动作质量的评定,定量评价患者上肢的运动能力。

WMFT 包括 15 个项目,由易到难,涉及肩、肘、手各个关节。15 个项目分别为前臂放到侧方的桌子上;前臂放到侧方桌子的盒子上;侧方伸肘;负重侧方伸肘;手放到前面的桌上;手放到前面桌上的盒子上;前伸后回放;举起易拉罐;拿起铅笔;拿起回形针;堆棋子;翻卡片;旋转锁中的钥匙;折叠毛巾;拎起篮子。采用 6 级评分,每个项目最低分为 0 分,最高分为 5 分,总分为 75 分。该测验还要求记录患者完成每个项目的时间,从发出口令"开始"起严格计时,最多不得超过 120 s。完成测试需耗时约 30～45 分钟。已有中文版可以使用。量表内容可见附录。

2) 手臂运动能力测试:手臂运动能力测试(arm motor ability test, AMAT)可以客观地评定患侧上肢在日常活动中的使用能力。该测量工具是 Kopp 等(1997)为了评价强制性使用运动疗法改善上肢动作质量和功能性活动能力而发展出来的,是对 Wolf 运动功能测试的补充。

手臂运动能力测试由模拟日常活动的 13 项复杂任务组成,每项任务均包括 1～3 个动作。目前还没有中文版供使用。

(5) 九孔柱测试:九孔柱测试(nine-hole peg test, NHPT)是由 Kellor 等(1971)发明,并由 Mathiowetz 等(1985)进行标准化。它是一种测试手指和手肌肉灵活性的方法。评定工具是一块九孔插板和装在容器内的九根榫木(图 2-3-3)。要求患者尽可能快地从容器中将 9 根榫木插进插板内,一次一根;9 根榫木全插进插板后,再尽快地将榫木一根一根地从插板放回容器内。记录完成的总时间。健侧连续完成两次测试,然后患侧连续完成两次。取四次测试的平均时间,时间越短代表手指灵活性越好。

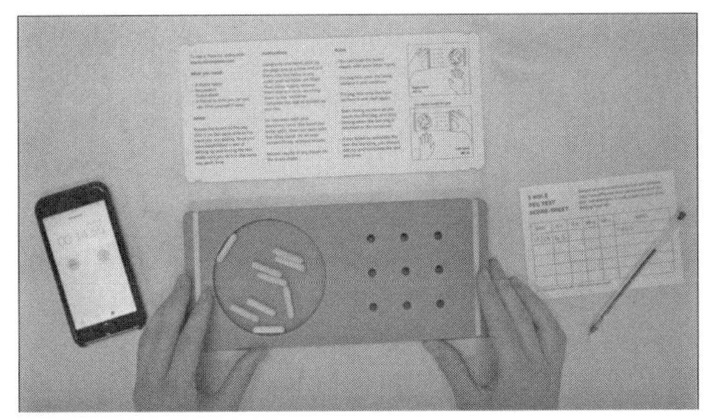

图 2-3-3　九孔柱测试工具

(6) Jebsen 手功能测试：包括 7 项独立的测试，分别为写字、翻卡片、拾起小物品放入容器内、模仿进食、堆放棋子、移动大而轻的物体、移动大而重的物品。能够客观评定脑卒中患者在日常活动中的患侧手的使用情况。

(7) 偏瘫手功能分级的评定：观察患者进行 5 个日常动作的完成情况，按照患者能够完成的动作数量来确定一个评定级，即实用手 A/B、辅助手 A/B/C、废用手。最后根据评定级所对应的功能级，来判定偏瘫手的功能级别。测试动作可见图 2-3-4。量表内容可见附录。

4. 平衡功能评定　主要包括定性评定、定量评定和利用仪器的评定。

(1) 定性评定：按照一级平衡（静态平衡）、二级平衡（自动态平衡）、三级平衡（他动态平衡）的标准来确定患者坐位和站位时的平衡情况。

(2) 定量评定：常用于脑血管病患者平衡功能评定的量表有 Berg 平衡量表、Fugl-Meyer 平衡量表以及站起-走计时测试。

1) Berg 平衡量表：Berg 平衡量表（Berg balance scale，BBS）是对平衡功能进行定量评定的方法，可以测量平衡功能的多个方面，能够体现静态和动态平衡。

量表包括 14 个项目，要求患者维持体位或完成不同难度的任务动作。所有的项目都与日常生活相关。所需工具包括尺子、秒表、椅子以及台阶或凳子。治疗师以观察法对患者的完成情况进行计分。每项按照 0～4 分予以计分，0 分表示不能完成、4 分表示能够独立完成，最高分为 56 分。得分 0～20 分，提示平衡功能差，患者需要乘坐轮椅；21～40 分，提示有一定的平衡能力，患者可在辅助下步行；41～56 分，说明平衡功能较好，患者可独立步行；<40 分，提示存在跌倒风险。完成该量表测试需耗时约 10～15 分钟。量表内容可见附录。

2) Fugl-Meyer 平衡量表：Fugl-Meyer 平衡量表是 Fugl-Meyer 评定法的组成部分，主要适用于偏瘫患者的平衡功能评定。

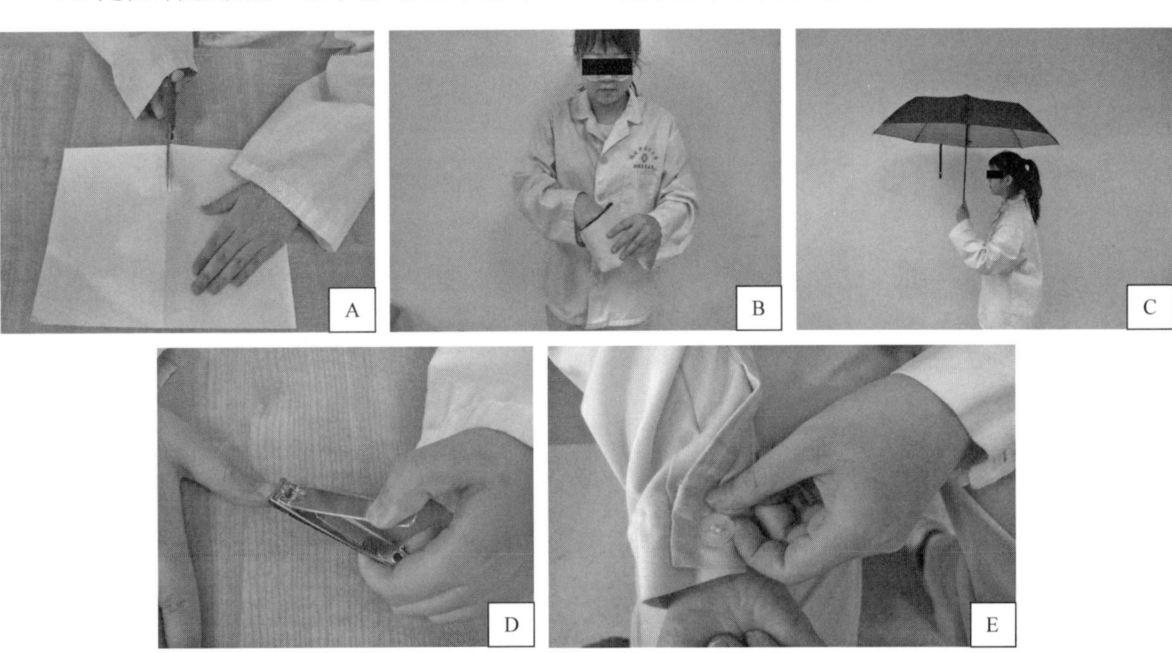

图 2-3-4　偏瘫手功能级的测试动作

A. 动作一患手固定桌上的纸，由健手剪；B. 动作二患手持钱包悬空，用健手从中取硬币；C. 患手悬空持张开的伞；D. 患手持指甲剪给健手剪指甲；E. 患手给健手扣袖扣

该测试包括7个项目，包括3个坐位测试项目和4个站立位项目，每个项目按照0～2分三个级别进行计分，最高分为14分，最低分为0分。得分越低，表明平衡功能越差。总分低于14分者，说明平衡功能有障碍。量表内容可见附录。

3）"起立-行走"计时测试："起立-行走"计时测试（timed "up & go" test，TUG）能够客观评定患者的功能性步行能力和平衡功能。

该测试要求受试者从椅子上站起，向前行走3米，转身，然后走回到椅子前并坐到椅子上。评定工具很简单，仅需一把有扶手的靠背椅和一个秒表。治疗师观察受试者完成的过程，并记录受试者完成测试所用的时间（以秒为单位）以及在完成测试的过程中出现可能会摔倒的危险性。

除了记录所用的时间外，对测试过程中的步态及可能会摔倒的危险性按以下标准打分：1分为正常；2分为非常轻微异常；3分为轻度异常；4分为中度异常；5分为重度异常。

（3）仪器评定：可以采用特定的仪器设备进行平衡功能定量评定，一般包括重心移动测定、稳定极限评定、感觉组织检查等。

（二）认知功能评定

1. *认知功能筛查量表* 常用于脑卒中后认知功能障碍筛查量表、包括简易精神状态检查（mini-mental state examination，MMSE），蒙特利尔认知评定（Montreal cognitive assessment，MoCA），神经行为认知状态测量（neurobehavioral cognitive status examination，NCSE），以及牛津认知筛查（oxford cognitive screen，OCS）。其中，牛津认知筛查是脑卒中后认知功能障碍的快速筛查工具，已有中文版可供使用。

牛津认知筛查由5个领域组成：语言、数字、记忆力、实践、注意与执行功能，每个领域进一步细分为10个子领域，每个领域的认知特征总结可见图2-3-5。与其他筛查工具不同的是：其测试条目以口语表达和文字图片两种形式呈现，测试答案可以以选择题的方式呈现，因此可以用于失语症患者的评定；测试条目在页面中线位置垂直排列，故可用于单侧忽略患者使用；测试内容增加了单侧忽略（自我为中心忽略、非自我为中心忽略）、实践、数字等内容的评定。OCS操作用时约需15分钟。

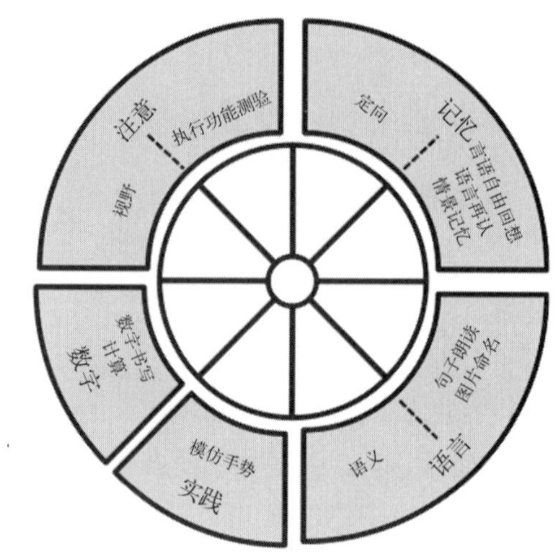

图2-3-5 OCS认知特征总结

2. *认知功能成套测验* 洛文斯顿作业疗法认知评定（Loewenstein occupational therapy cognitive assessment，LOTCA）是以色列希伯来大学和洛文斯坦因康复中心的专家们提出的，专为作业治疗师设计，用于评定脑损伤患者的认知功能状况，以及确定患者能否执行日常功能性任务。该评定方法重视指导评定后的治疗，能与治疗密切结合。包括6个领域：定向、视知觉、空间知觉、动作运用、视运动组织和思维运作。总共26项评测。有专用的评定箱（图2-3-6）。通过评定后即可了解患者每个领域的认知功能情况。

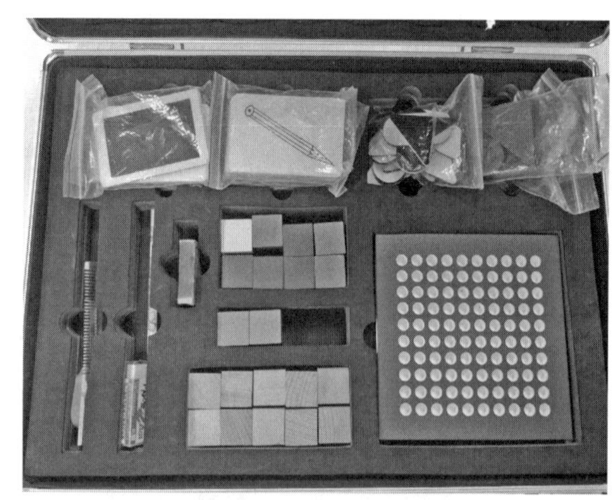

图2-3-6 LOTCA工具箱

3. *专项认知知觉功能评定方法*

（1）注意力常用评价量表：数字警觉测验（digit vigilance test）、持续性操作测验（continuous performance test)、路径描绘测验(trail making test)、数字广度测验(digit span task)、Stroop 色词测验(Stroop color word test)、日常注意测试(test of everyday attention, TEA)。

(2) 记忆力常用评价量表：Rivermead 行为记忆测试(Rivermead behavioral memory test, RBMT)、韦氏记忆测验(Wechsler memory scale, WMS)、剑桥前瞻性记忆测试(Cambridge prospective memory test)、Rey 复杂图形测验(Rey-osterrich complex figure test, ROCF)。

(3) 执行功能常用评价量表：威斯康星卡片分类测验(Wisconsin card sorting test, WCST)和执行能力表现测试(executive function performance test, EFPT)。

(4) 单侧忽略常用评价量表：行为注意障碍测试(behavioural inattention test, BIT)。

还有其他领域的认知知觉专项评定可以参照第三章颅脑损伤的评定部分。

4. *功能检查法* 通过观察患者在实际环境中从事作业活动的表现情况，来判断患者可能存在哪一领域的认知功能障碍以及严重程度。表 2-3-3 总结了几种常用的功能检查法。

表 2-3-3 认知功能评定常用的功能检查法

评定工具		描　　述
Árnadóttir 作业治疗-ADL 神经行为评定，常参考以 ADL 为焦点的、作业为基础的神经行为评定(ADL-focus occupation-based neurobehavioral evaluation, A-ONE)		通过观察作业表现来确定神经行为缺陷，观察的作业活动包括穿衣、个人卫生、进食、转移、沟通等，侦测干扰作业表现的神经行为缺陷有组织及排序不足、运动性失用、意念性失用、记忆力受损、注意力受损、空间关系障碍、觉醒度下降等
动作及处理技巧评定(assessment of motor and process skills, AMPS)		评定 BADL 和 IADL 的表现，强调在 IADL 任务上。在治疗师的引导下，评定对象从超过 80 项的任务中选择进行 2～3 项任务，评定影响作业表现的动作和处理技巧。处理技巧是可观察到的动作，个体常使用(1)选择、互动以及使用工具和材料；(2)执行行为及步骤；(3)当遇到问题时调整表现
执行功能障碍的评定	执行功能表现测量(executive function performance test, EFPT)	评定真实环境任务的表现过程中的执行功能缺陷(如煮麦片粥、打电话、处理药物、支付账单等)。测试采用结构化的指引和评分系统来评定启动、组织、安全以及任务完成度，并建立提示策略
	执行功能缺陷综合征的行为学评价测试(behavioral assessment of dysexecutive syndrome, BADS)	评定日常生活中执行功能障碍，可以很好地反映执行功能障碍对日常生活的影响。包括 6 个分测验(转化卡片测试、动作计划测试、找钥匙、时间判断、动物园分布测试以及六元素测试)，代表了不同的执行能力，即认知弹性、问题解决、计划、判断和估计、行为调节等
记忆力障碍的评定	Rivermead 行为记忆能力测试	具有很好的生态学效度，使用模拟的日常记忆任务，比如记姓名、记所藏物品、图片再认、故事即时回忆和延时回忆、路线即时回忆和延时回忆等，能很好地反映个案日常生活的记忆缺陷
	剑桥前瞻性记忆测试量表	Wilson 等为脑损伤患者设计的一份专门测试前瞻性记忆的量表，包含两类任务：基于事件任务和基于时间任务。通过测试可以评定患者总的前瞻性记忆能力，也可分别了解患者基于事件和基于时间的前瞻性记忆水平
注意力障碍的评定	日常专注力测试(test of everyday attention, TEA)	将日常活动动作作为检测项目来评定注意力，包括 8 个分测验，即地图搜索、电梯计数、分心时电梯计数、视觉电梯、电梯上下运行计数、电话簿搜索、计数时电话簿搜索、彩票任务等，检测持续性注意力、选择性注意力、注意力分配以及转移性注意力等。能够有效地反映脑损伤患者日常生活注意问题

(三) 心理评定

焦虑和抑郁是脑卒中后最常见的心理功能障碍，会严重阻碍患者认知和身体功能以及日常生活活动能力的恢复，甚至会增加残疾率、自杀率、死亡率和卒中复发率。因此，应重视卒中后心理障碍的评定，以早期预防或干预。

常用于脑卒中后抑郁评定的量表有贝克抑郁量表(Beck depression inventory, BDI)、老年抑郁量表(geriatric depression scale, GDS)和汉密尔顿抑郁量表(Hamilton depression scale, HAMD)；常用于脑卒中后焦虑评定的量表有焦虑自评量表和汉密尔顿焦虑量表(Hamilton anxiety scale, HAMA)。

三、基于"活动"的作业治疗评定

（一）ADL 评定

可用于脑卒中患者 ADL 评定的量表有很多，部分量表是专用于评定 BADL 或 IADL，也有部分量表可评定两者。表 2-3-4 梳理了脑卒中患者常用的 ADL 评定的方法，用于评定患者的 BADL 和 IADL 的表现情况。其中改良 Barthel 指数和功能性独立测量是美国心脏协会/卒中协会（AHA/ASA）指南推荐用于评定 BADL 的方法。对于计划重返独立的社区生活的脑卒中患者而言，在出院前需要对其 IADL 的表现进行评定，美国心脏协会/卒中协会（AHA/ASA）指南、AOTA 卒中实践指南推荐使用 Frenchay 活动指数、加拿大作业表现测量表以及脑卒中影响量表进行 IADL 的评定。

表 2-3-4　脑卒中 ADL 评定的常用方法

量表	创始人	创始时间	目的及内容	是否汉化
Barthel 指数（Barthel index，BI）	Mahoney，Barthel	1965	评定患者 BADL 依赖或独立的情况，包括进食、个人卫生、穿衣、如厕、洗澡、床椅转移、步行（或使用轮椅）、上下楼梯、大便控制、小便控制等 10 项活动。采用 3 或 4 级评分，总分为 0～100 分	是
改良 Barthel 指数（modified Barthel index，MBI）	Shah，Vanclay，Cooper	1989	评定目的及内容同 BI，不同之处在于评分级别及每个级别的分数。采用 5 级评分，总分为 0～100 分。量表内容可见附录	是
功能性独立测量（functional independence measure，FIM）	Granger，Hamilton	1992	促进对患者残疾严重程度和医疗康复结果的统一记录。内容包括 6 个领域（自理、括约肌控制、转移、行进、交流和社会认知）的 18 项活动。18 项活动又可分为两个基本范畴：运动功能（13 项）和认知功能（5 项），两个范畴可分开使用，单独计分。评分采用 7 分制，每一项最低分为 1 分、最高分为 7 分，总分范围 18～126 分。需要培训及获得认证后才可使用	是
活动分析法	香港作业治疗师	19 世纪 80 年代	对 BADL 采用活动分析方法分步骤观察患者的具体表现，有利于后续制订治疗计划。内容包括 16 项日常活动，分为功能性移动（6 项）和自理性活动（10 项），每项活动再细分为 5～8 个动作成分。对每个动作成分进行等级评价，I、S、A、D。按照不同的等级组合进行 0～4 分计分。量表内容可见附录	是
Klein-Bell ADL 量表	Klein，Bell	1982	用于测评患者在穿衣、移动、洗澡、个人卫生、饮食和应急电话交流等 6 个方面的能力	否
Frenchay 活动指数（Frenchay activity index，FAI）	Bergner，Bobbitt，Carter	1981	专为脑卒中患者设计，对比患者生病前后从事相同 IADL 的频率变化，来记录患者活动模式的改变以及反映生活质量。内容包括 15 项日常活动，涵盖家务活动、休闲/工作以及户外活动这三个范畴。按照 0～3 分进行计分，总分为 0～45 分。量表内容可见附录	是
Lawton 工具性日常生活活动量表（Lawton IADL scale）	Lawton，Brody	1969	评定患者 IADL 的表现，评定内容包括上街购物、外出活动、食物烹调、家务维持、洗衣服、使用电话、服用药物、处理财务问题。量表内容可见附录	是
加拿大作业表现测量表（Canadian occupational performance measure，COPM）	Law，Baptiste	1991	是一种通用的、以人为中心的评定工具，患者对自己在自理活动、生产性活动和休闲活动等范畴的作业表现问题进行自我评价（表现度和满意度），以协助 OT 制定作业表现目标	是
脑卒中影响量表（stroke impact index，SIS）	Duncan	1999	是专为脑卒中设计的，一种综合性健康状态自我报告测量表。评定脑卒中患者在力量、手功能、ADL/IADL、移动能力、交流、情绪、记忆与思维和参与等 8 个领域共 59 个项目的情况。5 分制评分，患者或其照顾者根据完成每个项目的困难程度进行打分。量表内容可见附录	是

（续表）

量表	创始人	创始时间	目的及内容	是否汉化
运动和处理技能评定(assessment of motor and process skills，AMPS)	Fisher	1993	是一种观察性、以任务为导向的评定方法，由OT发明。患者从一份多于80个活动的列表中选择2～3项自己觉得有挑战性的IADL，治疗师观察其作业表现，并对表现技能(包括16项运动技能和20项处理技能)进行评定，从而判断患者ADL表现的质量，包括努力程度、有效性、安全性、独立性。用于确定患者的康复目标及制订治疗计划。广泛应用于脑卒中的评定中。需要参加培训并获取认证后才可使用	是
Nottinghan扩展性ADL量表(Nottinghan extended ADL scale)	Nouri，Lincoln	1987	最初是给脑卒中患者设置的IADL评定量表，后来扩展到髋关节置换术后、多发性硬化、帕金森病等患者使用。评定患者在活动能力、厨房工作、家务活动及休闲活动四个方面的情况	否

（二）生存质量评定

可用于脑卒中患者生存质量评定的量表包括普适性量表和脑卒中疾病专用量表。

1. *普适性量表*　包括简明健康状况调查问卷SF-36/SF-12以及世界卫生组织生存质量测定简表(WHOQOL-BREFF)和世界卫生组织生存质量测定量表(WHOQOL-100)。

2. *脑卒中疾病专用量表*　包括卒中专门生存质量量表(stroke-specific quality of life scale，SS-QOL)和脑卒中影响量表(SIS)。其中，SIS能够准确反映脑卒中患者生存质量状况，特异性较强。目前有多个版本供使用，包括仅限于运动功能16条目的简明版本(SIS-16)和代理人版本(SIS-Proxy，量表内容可见附录)。SIS-16对于存在身体功能障碍的脑卒中患者更具有针对性；SIS-Proxy更适用于无法独立完成量表的伴有认知功能障碍、失语或昏迷患者。

四、基于“环境”的作业治疗评定

该部分内容可参考第一章中神经系统疾病常用评定方法的相关内容。

第四节 脑卒中作业治疗

对脑卒中患者仔细全面的评定有助于确定患者目前功能的优势和障碍，为下一步个体化治疗打下基础。脑卒中患者作业治疗的一般目标是预防继发性损伤、保持残余的功能、恢复技能表现，根据需要改善活动需求和环境，促进健康和满意的生活方式。治疗始终是治疗师与患者/家属或照顾者之间共同协作的过程。

一、概述

（一）治疗目标

治疗措施将随患者的康复阶段、生活环境、受损程度以及个人目标和偏好而变化，而治疗期间和治疗后患者的安全是所有阶段的关注点。治疗目标包括以下方面。

1. 恢复必要的BADL和IADL的能力，以便在出院后独立生活。

2. 改善姿势控制，适应平衡和身体姿势的变化，以执行日常生活任务。

3. 改善体感感知和/或将采用补偿策略以安全地执行ADL。

4. 患者和/或照顾者将展示适用于偏瘫上肢的管理技术，以防止疼痛和其他生理运动限制。

5. 获得必要的肌力、耐力和控制患侧上肢的运动，以便在ADL的表现期间自主地使用该上肢。

6. 获得视觉功能或将采用补偿策略以安全地恢复患病前执行ADL的能力。

7. 改善运动执行能力，以便重新学习旧方法或学习执行ADL的新方法。

8. 患者和/或照顾者能掌握在ADL执行期间，改善或补偿认知障碍的适当策略。

9. 患者和/或照顾者将能够充分了解脑损伤患者的情绪反应及其影响，并掌握应对策略以帮助适应偏瘫生活。

10. 照顾者将掌握适当的方法和解决问题的策略，以帮助患者进行 ADL 和家庭活动，以改善/保持作业表现。

11. 获得恢复角色所需的任务和活动的能力，或在社区中承担新的有意义的角色。

总而言之，对于脑卒中患者，作业治疗师应采用各种作业治疗手段，最大限度地促进功能障碍的恢复，防治失用和误用综合征，减少后遗症。充分强化和发挥残余功能，通过代偿手段及使用辅助工具或生活环境改造等，使患者达到生活自理、精神心理再适应、能进行实用性交流等能力，最终回归家庭和社会。

（二）治疗原则

1. *早期介入* 一般在生命体征稳定、原发神经病学疾患无加重，在药物治疗的同时康复措施应及早介入。预防性康复措施的早期介入，有助于改善脑卒中患者受损的功能，减轻残疾程度，防止各种并发症的发生，提高患者生活质量。

2. *循序渐进* 康复治疗是个持续的过程，作业治疗贯穿于治疗的全过程（住院期间、出院后门诊期间、回到家庭及社区各个时期），既要达到一定的强度，又要持续一定的时间，应根据患者情况量力而行，治疗时间逐渐增加，强度逐渐加大，辅助量逐渐减少，患者主动参与逐渐增多。

3. *持之以恒* 偏瘫侧上肢及手的功能恢复较下肢相对滞后，作业治疗从发病开始早期介入，直至患者功能达到最大限度的恢复。

4. *团体协作* 康复医师带领康复小组各成员（PT、OT、ST、康复护士等），针对患者功能障碍作出全面评定，达成共识，制订康复治疗计划，由康复小组各成员、患者本人及其家属共同参与各个时期的康复治疗。

5. *健康教育* 对患者及其家属进行相关知识的宣传教育和心理指导，使其正确认识疾病，了解作业治疗的过程及目的。与疾病相关的健康教育应贯穿于康复治疗全过程，这是实施有效康复治疗的保证。

二、急性期作业治疗

患者在原发病治疗、并发症治疗、控制血压（血糖或血脂）等基础上，生命体征平稳后，即可以在床边开始进行治疗，以及为下一阶段的康复作出决定和安排。这个阶段的目标首先是预防复发性脑卒中和并发症，并尽快动员及鼓励患者进行 ADL，并为患者和家属提供心理支持。在此阶段，患者必须适应从常规生活角色到患者角色的突然、意外的转变。

（一）早期活动

患者早期卧床时可进行床上活动，包括以下几个方面。

1. *上肢自助被动运动* 双手手指交叉，患手拇指置于健手拇指掌指关节之上，利用健侧上肢带动患侧上肢，作双上肢伸肘、肩关节前屈的上举运动。

2. *翻身* 辅助下向健侧或患侧翻身。患者用健手握住患手，向前伸直，健侧腿屈膝，头跟上肢一起向一侧摆动，由仰卧位转向侧卧位。

3. *桥式运动* 训练腰背肌群和臀大肌，为站立做准备。训练时，患者取仰卧位，双腿屈曲，脚踏在床上，伸髋使臀部抬离床面，维持一段时间（5～10 秒）后再慢慢放下，称为双桥运动。训练时，训练者可帮助固定下肢并叩击刺激患侧臀大肌收缩。当患者能较容易地完成双桥运动时，可让其将健侧下肢抬离床面伸展，单用患肢屈曲支撑于床面上抬臀，称为单桥运动。

4. *早期坐位训练* 患者早期可由照顾者扶起在床边进行坐位的训练，如果无法坐起，可以逐步摇高床头，每次坐的时间逐渐延长，注意观测患者的血压，避免出现头晕等情况。

5. *早期 ADL 训练* 在患者可以坐起的时候，提供必要的帮助，如准备脸盆、水、餐食等，让患者尽早进行刷牙、洗脸、进食等 ADL 活动，若患手无法活动，可使用健侧手进行。

（二）防止继发性并发症

1. *皮肤保护* 高达 21%的脑卒中患者会出现压力性损伤。昏迷、营养不良、大小便失禁或患有糖尿病、外周血管疾病、异常感觉、严重瘫痪或肌肉痉挛的患者风险最大。作业治疗师通过以下方式帮助患者保持皮肤的完整性。

（1）使用适当的转移和移动技术，以避免不适当的皮肤摩擦。

(2) 根据需要推荐合适的床和坐姿。

(3) 协助轮椅和座垫的选择和改造。

(4) 教导患者和照顾者预防的措施，以避免伤害不敏感的皮肤和偏瘫侧。

(5) 观察患者的皮肤压力或潜在损伤迹象（瘀伤、发红、水疱、擦伤以及溃疡），特别是在骨性凸起区域，并在适当时候提醒照顾者或其他医务人员。

2. 保持软组织长度　挛缩或皮肤、肌腱、韧带、肌肉和/或关节囊的缩短可能是由于脑损伤后的制动造成的。风险因素包括肌肉麻痹、痉挛以及主动肌和拮抗肌群之间的不平衡。挛缩限制关节运动，并可能引起疼痛，影响功能恢复。因此，在急性期保持软组织的长度，防止挛缩是非常重要的。作业治疗师通过以下方式帮助患者保持软组织长度：

(1) 良肢位的摆放：床上正确的体位摆放是偏瘫早期康复治疗中极其重要的措施，是脑卒中康复的第一步，能有效预防和减轻偏瘫患者典型的上肢屈肌痉挛、下肢伸肌痉挛模式的出现。偏瘫患者床上的良肢位包括患侧卧位、健侧卧位和仰卧位，应鼓励患者多使用患侧卧位。

(2) 肢体被动运动：为预防关节僵硬和挛缩，改善肢体血液循环，增加感觉输入，应每日进行肢体各关节被动运动，包括上肢肩关节屈曲、外展、外旋，肘关节伸展，前臂外旋，腕和手指伸展，下肢髋关节伸展，膝关节屈伸，踝背屈、足外翻等。活动顺序可从近端关节到远端关节，动作柔和缓慢，每日可活动数次。注意防止过分牵拉肩关节。

(3) 手部功能位矫形器：通常用于防止软组织缩短，但尚未发现它们的使用能够显著预防或逆转腕部和手指屈肌的挛缩，见图 2-4-1。

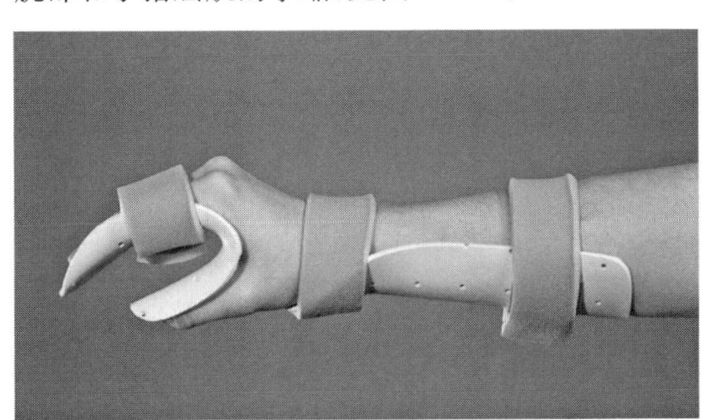

图 2-4-1　手部功能位矫形器

3. 防跌倒　跌倒风险的因素包括高龄、意识障碍、冲动行为、行动不便、平衡或协调障碍、视觉障碍或单侧忽略以及患者请求帮助时的沟通能力缺陷。有助于防止跌倒的治疗包括检测和消除环境危险、病床安装防跌倒护栏、走廊及厕所安装扶手、强化患者肢体运动控制能力、使用适当的辅具以及向患者和家属教授强化安全教育。

（三）患者和家属宣教

在康复初期，最好以教育形式提供对患者及其家人的支持，促进他们对患病的原因和后果以及康复过程、目标和预后的理解。通过派发宣传册子的被动教育，并不像互动教育的组合那样有效，可通过培训课程的方式让患者及其家人主动参与学习。对患者进行的 OT 评定和治疗的所有方面都可视为教育机会，内容包括：①沟通和参与确定有意义的治疗目标；②了解自身目前的功能状态；③发掘残存的功能；④共同制定治疗目标。患病后患者和家属可能会有巨大的压力、负面的情绪以及身心的疲惫，因此在急性期提供的教育课程应该简短、简单，并根据需要加以重复或适当的学习辅助。

三、恢复期作业治疗

急性期过后进入恢复期，此期是康复治疗和功能恢复的最佳时期，除预防常见并发症外，应抑制痉挛、促进分离运动恢复，加强偏瘫侧肢体主动活动并与日常生活活动相结合，减轻偏瘫肢体肌痉挛程度，避免加强异常运动模式，恢复正常运动模式，并提高 ADL，调整心理状态。

（一）转移及姿势控制

1. 转移训练　转移包括卧坐转移、坐站转移以及床椅转移。

(1) 卧坐转移：包括患侧卧坐转移与健侧卧坐转移。进行转移之前向患者说明转移的目的和要求，与患者取得配合后应该密切观察和询问其有无眩晕等情况，加强监护，防止跌倒，如有不适立即停止转移，平卧休息。

(2) 坐站转移：患者站起时注意不应过快，防止因直立性低血压引起眩晕，导致跌倒，治疗师要在旁注意保护。训练时，应注意防止仅用健腿支撑站起的不正确方法。当患者能够完成由坐位向站位的转换后，应进行由站位向坐位的训练，注意纠正患者坐下时为减少下肢承重或因下肢控制能力差而出现的“跌落”样下坐现象。

(3) 床椅转移：包括床与轮椅之间、轮椅与座椅之间、轮椅与坐便器之间、轮椅与浴盆之间的转移。作业治疗师应在病房进行指导训练，保证患者掌握的转移能力可应用在实际生活中。训练时要注意：①患者必须有足够的体力与支撑力；②转移时轮椅与床、椅等之间不能有空隙；③上下轮椅时要先固定轮椅。

2. 姿势控制　包括平衡训练和躯干控制，是完成 ADL 的先决条件。

作业治疗师训练脑卒中患者 ADL 时，必须了解每位患者在稳定性和活动性方面的特殊优势和劣势。例如，一些患者可能在整个用餐期间不能坐在床边保持坐位平衡，而其他患者可能可以进行动态站立平衡训练，以便自行外出购物。治疗师应该教导患者参与最安全、有效的活动，并调整“最优”姿势以及可以适应身体姿势改变的方法。在任务执行期间，增强姿势控制的技巧包括如下几部分。

(1) 提供反馈，帮助患者感受到“正”和“不正”姿势之间的差异(患者在镜中观察自我或试图模仿治疗师的位置/动作)。

(2) 使用不同的姿势并将训练纳入 ADL 活动(站立而不是坐着进行梳洗；通过坐下，把杂货放进地板上的物品袋中，然后站起并放置在架空架子上)。

(3) 活动要引起各种躯干运动和重心的变化(在需要向前屈曲或躯干旋转的位置穿上所需的衣物；在高低架子中找到烹饪任务所需的物品)。

(4) 使用双侧上肢活动来改善坐姿或站立平衡而无须手臂支撑(折叠毛巾；搬椅子)。

倾斜综合征(pusher syndrome)是较难治疗的一种姿势调整障碍，这类患者往往会使用健侧肢体推向患侧，并且认为自己目前的倾斜姿势是正确的，多见于左侧偏瘫的患者。目前研究发现这种行为这可能跟单侧忽略有关。因为具有倾斜综合征的患者拒绝动手试图纠正他们的姿势，治疗师应该通过改变环境来治疗，如让其健侧手伸展左侧取物以促使重心转移到健侧，并提供外部提示，如“将你的左肩靠向墙壁”等方法。

(二) 促进手及上肢功能恢复

1. 感觉功能训练　感觉功能训练的目的就是促使大脑重新理解这部分改变了的信号，促使感觉恢复正常。训练方法包括感觉再教育和感觉脱敏治疗。

(1) 感觉再教育(reeducation of sensory)：当手掌可感知 30 Hz 振动觉及移动性触觉时，即可开始早期的感觉再教育训练。旨在促进实体觉的恢复，训练触觉辨别能力。训练包括：①形状辨别；②质地辨别；③日常用品辨别。

(2) 感觉脱敏疗法：又称感觉抑制法，主要是通过反复、系统的训练及刺激，提高患者感觉阈值，从而达到降低异常感觉敏感程度的目的。训练前需要进行患者教育，使患者减少恐惧心理，主要通过痛觉再训练，而非触觉再训练，如压力、震动、摩擦、敲击、经皮神经电刺激及主动运动等，从而减轻敏感区疼痛，达到脱敏的目的。

2. 运动功能训练　通过训练达到抑制共同运动、诱发随意运动、建立正常的运动模式、改善随意运动的协调与控制、增加双手的协调性及灵活性，同时改善躯干平衡及控制能力，提高自理能力。下面介绍不同 Brunnstrom 分期常用的手及上肢功能的作业治疗方法。

(1) Brunnstrom Ⅰ～Ⅱ期：主要在坐位下进行桌面上的作业活动，如训练肩胛骨前伸、后缩，肩关节屈曲，肘关节伸展，并训练重心移动，增加躯干肌肉的控制能力，改善坐位平衡。在进行上肢训练时，治疗师应关注肩胛骨的活动，防止造成和加重肩关节半脱位，可以通过联合运动，诱发患侧肩胛骨上提(图 2-4-2)。躯干训练开始时在平面上正前方进行，逐渐增加向两侧的活动。在日常各种训练中注意尽量保持腕背伸位，并在治疗师的帮助下进行患手抓握活动(如抓握木钉或网球等)，诱发手指的主动屈曲。

(2) Brunnstrom Ⅲ期：这个时期主要目的是抑制痉挛，可以在坐位或站立位抑制患侧上肢屈肌痉挛，并诱发肩胛骨前伸后缩、肘屈伸和前臂旋前旋后的分离活动。抑制痉挛可通过抗痉挛体位或佩戴抗痉挛矫形器(图 2-4-3)等方法，常用的关键点

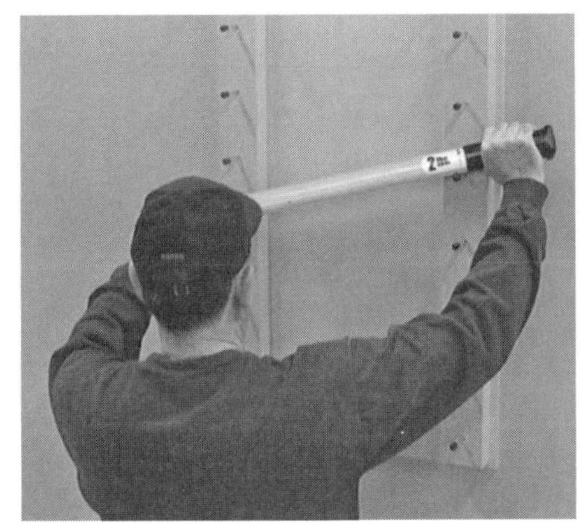

图 2-4-2　肩上举器诱发患侧肩胛骨上提

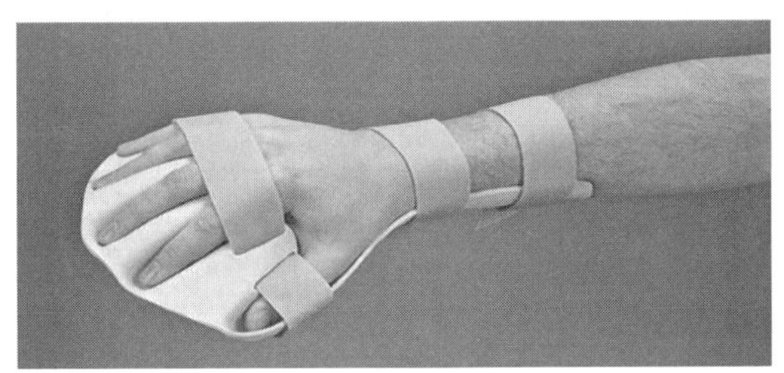

图 2-4-3　手部抗痉挛矫形器

控制的手法可抑制手指屈曲痉挛，当痉挛得到控制后进行肘屈伸、患手抓握与松开的作业活动。

（3）Brunnstrom Ⅳ～Ⅴ期：进一步诱发分离活动，主要训练腕关节的主动背伸及桡侧偏，如抓握体操棒、木钉、水杯、药瓶等，可在腕关节背伸下伸展手指，进行各种抓握和捏的作业活动，如抓握或捏起各种形状大小的物体、拧螺丝作业、弹力网训练手指握力（图 2-4-4）等。

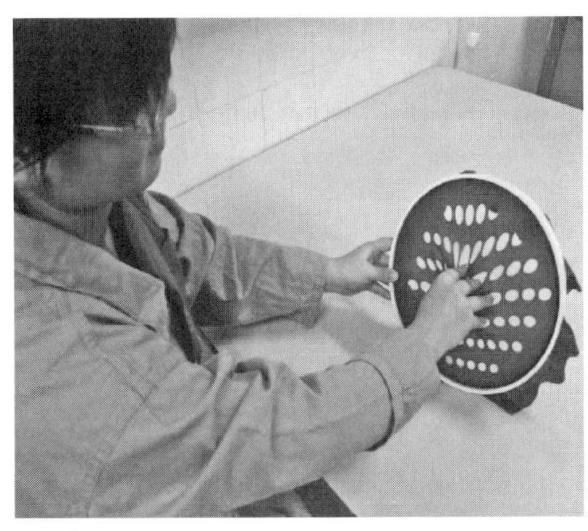

图 2-4-4　弹力网训练手指握力

（4）Brunnstrom Ⅵ期：进一步增强肩臂的控制能力，提高患指的精细运动、协调性、速度、准确性。许多文体娱乐活动都需要手指精细功能，根据患者的爱好，选择其感兴趣的活动，如书写、画画、豆贴画（图 2-4-5）、各种棋类、扑克、麻将牌等，活动时使用患侧手指进。ADL 活动也可以锻炼手精细功能，如使用筷子。

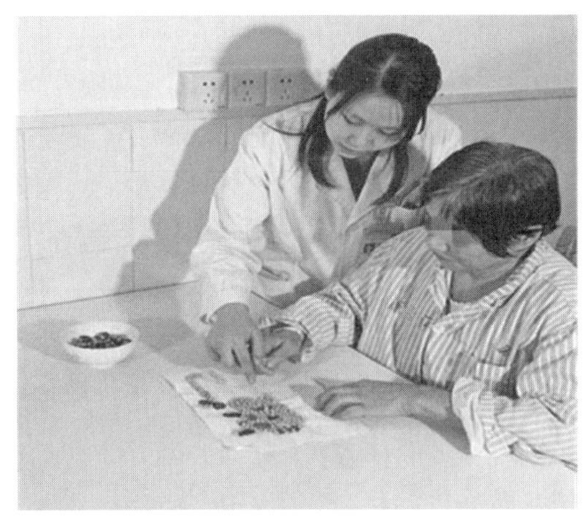

图 2-4-5　豆贴画训练精细活动

3. 任务导向性训练（task-oriented training，TOT）　TOT 以动作控制理论为基础，由个人、任务、环境三方面互动之后呈现，以具体的目标设置具体的任务，以任务为导向让患者主动参与，结合视觉反馈及手法指导，患者在完成目标过程中不断得到运动情况的反馈，有利于患者调整运动模式，通过动态目标的调整，让患者感受到自己的进步，有助于提高其康复积极性。

TOT 常运用于手及上肢功能训练，包括有抓握及释放各种不同的物体、伸臂取物（图 2-4-6）、合并功能性电刺激（FES）加强患侧手臂执行各种不同的功能性任务（图 2-4-7），例如擦桌子、打开水瓶等功能性动作。此外，使用功能性活动作为治疗性任务，例如情景交互式运动训练、双侧及单侧上肢训练、治疗性作业活动等，均是 TOT 的具体实践。

4. 限制－诱导运动疗法（constrained-induced movement therapy，CIMT）　CIMT 在促进脑损伤慢性期患者患侧上肢功能恢复中的效果已基本得到肯定，特别是在手功能恢复方面有较好的效果。其基本概念是在生活环境中限制脑损伤患者使用

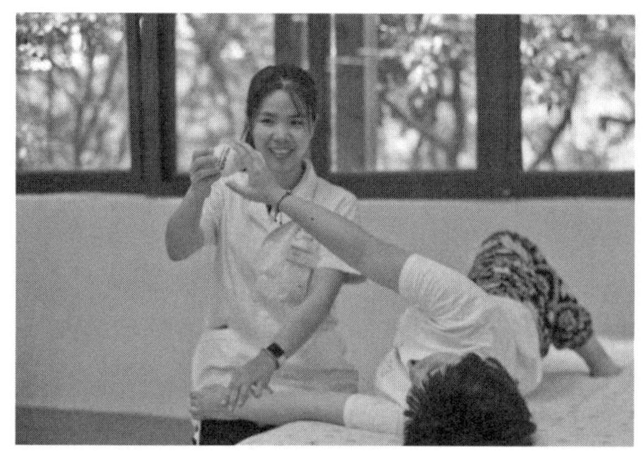

图 2-4-6　TOT-伸臂取物

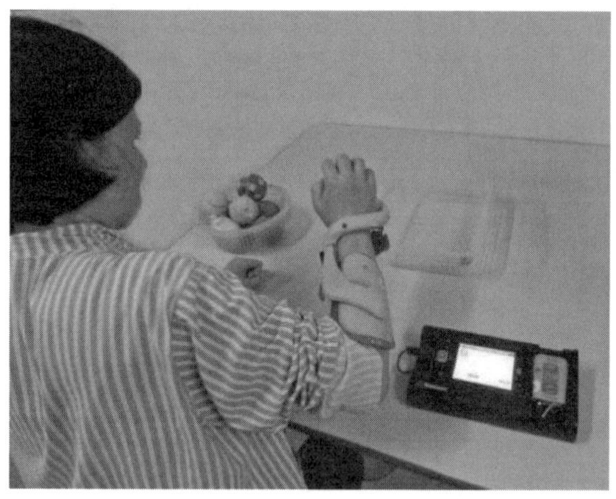

图 2-4-7　FES 联合 TOT

健肢，强制其反复使用患侧上肢(图 2-4-8，图 2-4-9)。目前主要用于发病 6 个月以上的脑损伤慢性期患者的患侧上肢训练，其患侧上肢功能需要满足以下条件：①至少可伸腕 10°、拇指掌侧内收或桡侧外展 10°、其余 4 指中任意 2 指的掌指关节和指间关节可伸展 10°；②患肢无明显的痉挛和疼痛；③患者没有明显的平衡障碍，能安全地戴着限制支具走动；④无感觉性失语、单侧忽略、记忆力障碍、视觉障碍、注意力不集中等明显的认知障碍。具体治疗方法如下。

(1) 用特制手套和吊带或休息位夹板固定健侧上肢，限制健侧上肢的活动，每日限制的时间为不少于其清醒时间的 90%，持续 2 周。

(2) 强制使用患侧上肢，即除日常生活中强制使用患侧上肢外，还要进行针对性的强化上肢训练，每日 6 小时，每周 5 天，连续 2 周。

(3) 针对性的强化上肢训练内容视患侧上肢运动障碍的具体情况而定，由易到难；训练期间及时给予患者鼓励。

(4) 改良方案：基本原则与 CIMT 相同，主要差别在于训练的时间与限制时间，目前还没有统一的标准。一种方法是在治疗室进行每日 2 小时集中监督训练，每周 5 天，持续 2 周，而限制健侧肢体活动每日 6 小时即可(包括训练的 2 小时)；另一种方法是将治疗时间延长至 10 周，每日训练 30 分钟，每周 3 次，健侧肢体固定时间为每日 5 小时。

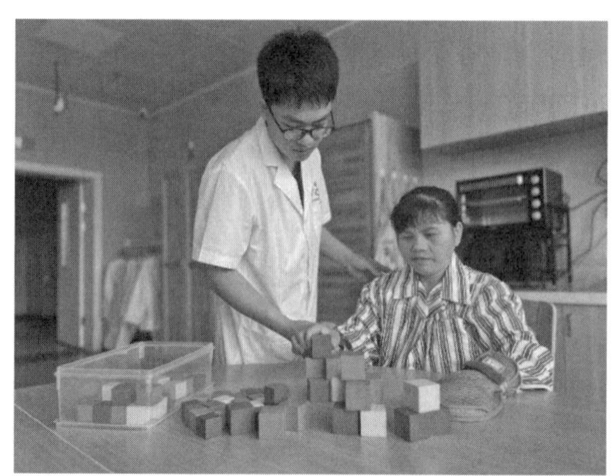

图 2-4-8　限制-诱导运动疗法

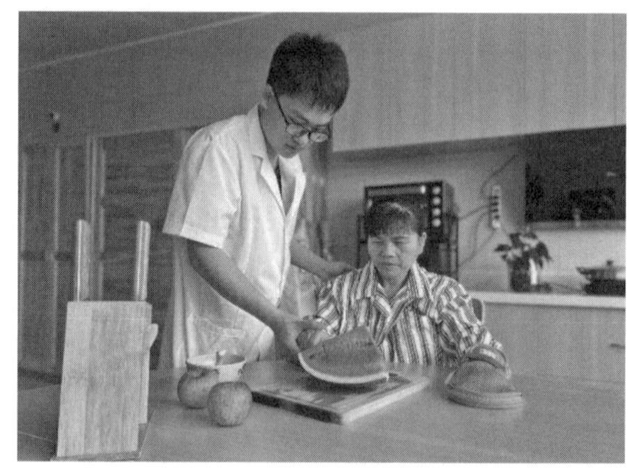

图 2-4-9　CIMT 联合 ADL 训练

CIMT 应用步骤包括：①收集资料；②决定是否介入 CIMT 及方式；③进行功能评定(特别是活动和参与水平)；④协商设计治疗计划；⑤执行治疗计划并记录患者表现。

5. 运动想象疗法(motor imagery training，MIT)　运动想象(motor imagery/mental practice，MI/MP)是运动活动在内心反复地模拟、排练，而不伴有明显的肢体运动，在头脑中反复地想象、模拟、排练患侧肢体的运动，从而促进该关节运动功能的恢复和运动技能的学习。作为一种新的康复治疗技术，近年来逐渐应用在脑损伤患者的运动康复中，尤其是手和上肢的康复。MIT 场地设备要求低，投入的成本少；不依赖于患者的残存运动功能；操作较简单，入选标准也低；可应用在康复的各个阶段；能够充分地发挥患者在治疗过程中的主观能动性。

MIT 的训练程序通常分成六个步骤：说明步骤、预习、运动想象、重复、问题的解决和实际应用。整个运动想象作业训练通常包括三个部分：①患者想象自己在一个舒适的环境当中，例如温暖的沙滩上；②患者在语音或者图片的提示下，想象各类作业活动，例如拿起水杯、用铅笔在纸上写数字、握拳、对指等；③患者重新把注意力集中于自己的身体和周围环境，睁开眼睛，全身放松。

MIT 必须和常规的作业治疗内容结合起来才能发挥良好的效果，在选择想象任务的时候往往需要针对性地从康复训练和日常生活中挑选出合适的作业活动。

6. *镜像疗法*(mirror therapy，MT)　MT 指利用平面镜或类似镜像成像原理的设备，将健手的影像反射到患侧，使受试者产生错觉，以为其患侧手能够正常的运动，引起大脑视觉、认知以及感觉运动皮质的广泛激活，促进大脑脑区或皮质之间网络连接，强化对患侧肢体的感知，减轻习得性废用以及激活镜像神经元系统，以促进功能恢复。

MT 能显著改善中枢神经损伤后上肢的运动功能、日常生活活动能力等。除了单独利用平面镜提供镜像视觉反馈外，针对运动功能障碍恢复，MT 也结合了 TOT、神经肌肉电刺激、感觉刺激手套、生物反馈以及联合其他的中枢干预手段例如经颅直流电刺激等，形成完整的闭环刺激或强化感觉信息输入。中枢-外周联合干预是镜像疗法作为中枢干预手段之一，通过对中枢兴奋性调控进行功能恢复训练，并结合外周干预将有助于强化中枢兴奋性改变。

7. *机器人辅助治疗*(robot-assisted therapy，RT)　上肢机器人通过一定的机械结构，引导或辅助具有手或上肢功能障碍的患者进行康复训练，以达到手与上肢功能恢复的目的，具有无疲劳、定量化、个体化的优点(图 2-4-10)。一方面可提供大剂量、高重复运动训练，另一方面可提供客观即时的训练数据和评定数据。上肢康复机器人大致可分为两大类：上肢末端执行器和上肢外骨骼机器人。基于神经可塑性原理，上肢康复机器人训练通过促进偏瘫上肢的重复、渐进训练和运动学习，增加本体感觉输入，促进中枢神经的代偿和重组。训练方式主要有被动训练、助力训练、主动训练以及抗阻训练。上肢机器人训练通过结合情景互动或游戏的方式，强化视听觉反馈，增加患者的参与性与主动性。

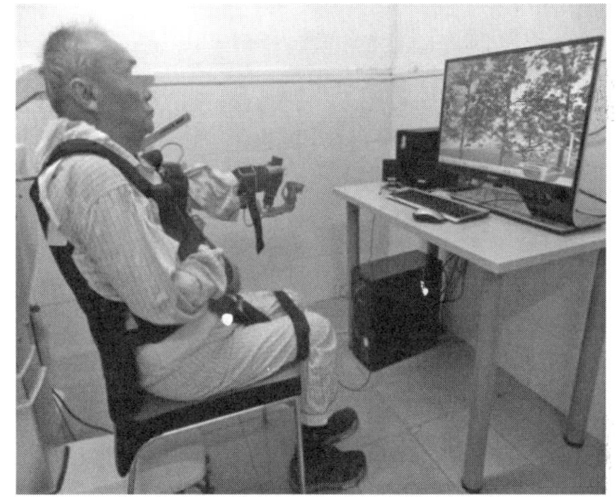

图 2-4-10　上肢机器人训练

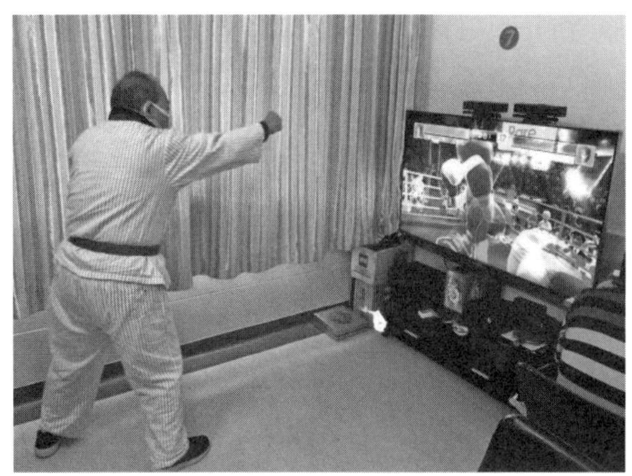

图 2-4-11　基于体感的虚拟现实训练

上肢康复机器人训练主要改善偏瘫侧上肢肩肘部力量、速度和运动控制协调等功能，对腕手运动功能改善较小；而腕手康复机器人可提高腕手的灵巧度，增强握力，改善手指协调性。

上肢机器人训练可与多种治疗方法相结合，如神经肌肉电刺激、功能性电刺激、经颅磁刺激、经颅直流电刺激、镜像疗法等，均能有效改善手及上肢功能。

8. 虚拟现实（virtual reality，VR） 训练 VR 技术是近年来发展起来的一种新治疗技术（图 2-4-11）。VR 技术因其具有互动性、融入性、想象性被广泛用于上肢功能障碍的康复。VR 具有多感知性（multi-sensory）、沉浸感（immersion）、交互性（interactivity）以及构想性（imagination）等特点，尤其是多感知性具有除传统计算机提供的视觉感知之外，还有听觉感知、力觉感知、触觉感知、运动感知，甚至包括味觉感知、嗅觉感知等，丰富的训练环境也可以促进康复的进程，相对于传统疗法，基于虚拟现实的训练能为患者改善康复环境，使枯燥单调的康复训练变得轻松有趣，保障患者康复训练的安全性，减少了在真实环境中由于错误操作导致的危险。另外，虚拟环境与真实世界有高度相似性，在虚拟环境中习得的运动技能能更好地迁移到现实生活中。目前多使用基于体感的虚拟现实训练患者手和上肢功能。

（三）提高 ADL 功能

偏瘫患者的 ADL 训练应从简单的任务开始，随着患者能力提高逐渐增加难度，洗澡、穿衣和爬楼梯是脑损伤患者最常需要帮助的活动。随着患者的进步，应该解决除基本自我照顾之外的表现，特别是恢复到独立的社区生活，IADL 的能力显得更为重要。

1. BADL 训练 基础性日常生活活动训练（basic activities of daily living，BADL）是作业治疗最基本的内容之一，训练内容可包括 BADL 的各个方面，如衣、食、行、转移、个人卫生等。

（1）穿脱衣服：包括穿脱上衣、裤子以及鞋袜，见图 2-4-12、图 2-4-13、图 2-4-14。上衣尽量选择穿宽松的、有弹性的、开胸式上衣；扣子改用尼龙搭扣或拉链；为减少扣健侧袖扣带来的麻烦，可穿无袖衬衣或无扣衬衣。裤子选腰部有松紧带的、宽松的裤子；男裤开裆处用尼龙搭扣；鞋子选择套头鞋或搭扣式、带扣式鞋，最好不选有鞋带的鞋子。

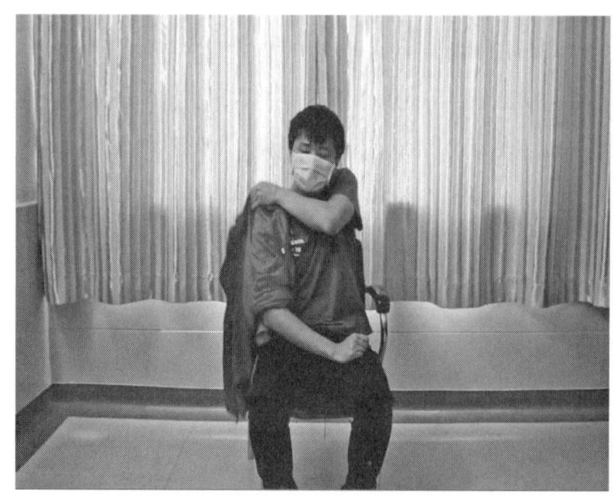

图 2-4-12 穿衣

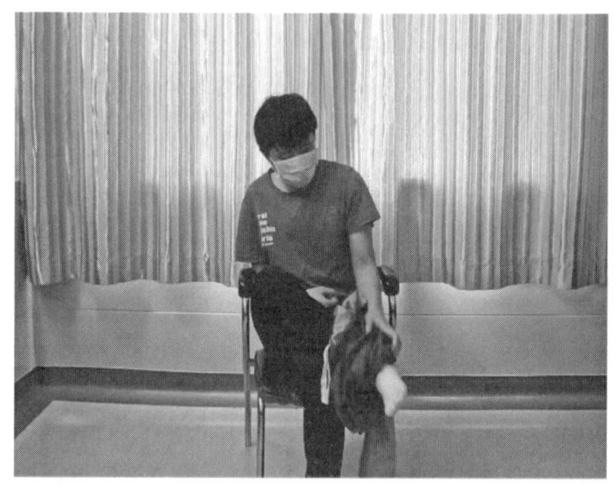

图 2-4-13 穿裤

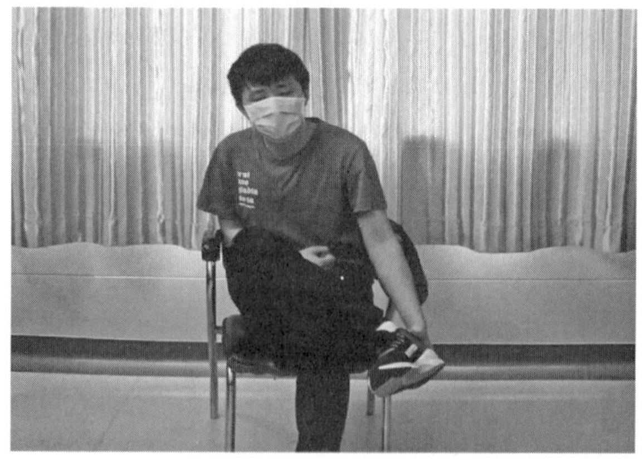

图 2-4-14 穿鞋

（2）进食：可选用防洒碗和辅助筷子或加粗手柄的勺子进食。对于右手为利手而左手无力的人来说，面对的问题是左手不能把饭碗送到嘴边，而右手仍可持筷夹起菜。改进方法是在饭碗下放一块防滑垫或湿布把碗固定，再用筷子或匙子将饭送到嘴里。如果利手失去功能，患者必须改变利手，即用非利手执筷子或匙子。如果患手有部分功能，可试用加粗的勺子或辅助筷子。

(3) 个人卫生：包括口腔卫生、洗脸、洗澡以及如厕等，见图 2-4-15，患者可用单手完成个人卫生活动，如拧毛巾时可把毛巾绕在水龙头上用单手拧干；用带吸盘的牙刷固定后用健手清洁假牙；使用电动剃须刀；洗澡过程中可利用带套环的毛巾或长把柄海绵刷，将其涂上肥皂后擦身；用固定在桌上的指甲剪剪/锉指甲；使用座厕，并通过加高垫来调节高度。

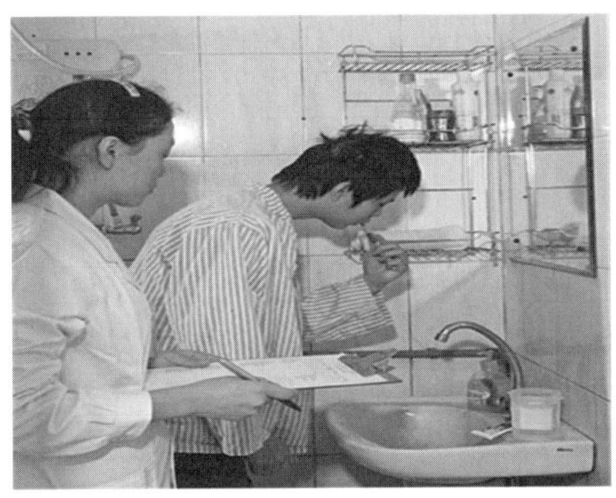

图 2-4-15　刷牙

(4) 转移：包括床椅转移、坐站转移等，在转移时要保证转移面的稳定及高度一致，站起时可使用拐杖等辅具。对于平衡功能较差及存在认知障碍的患者，在转移时必须有他人在旁。

2. IADL 训练　BADL 有固定的难易顺序，IADL 的项目因个体差异很大，以下选择一些常见训练项目的介绍。

(1) 烹饪：包括准备食材和烹调。食材的准备包括对食材进行清洗、切割、搅拌等，见图 2-4-16，可使用特制的切菜板用于固定食材，方便单手进行操作；烹调包括操作煤气灶或电磁炉或电饭煲等电器、操作锅具、操作锅铲或汤瓢或勺子、开瓶盖等，为了避免烫伤，可以穿戴手套，尤其是有感觉减退/消失的患者，而只能使用健侧肢体的患者可以学习单手操作技术进行烹饪，如开调料瓶盖时，可以使用双膝固定瓶身、一只手拧开盖子。

(2) 打扫卫生：包括扫地、拖地、倒垃圾及擦拭家具等。通常会使用到扫帚、簸箕、垃圾桶、拖把或抹布，见图 2-4-17，如果患者只能使用一侧肢体，拖地时可用免手动拧干的旋转桶拖把，经济条件好的患者可考虑使用吸尘器或扫地机器人。

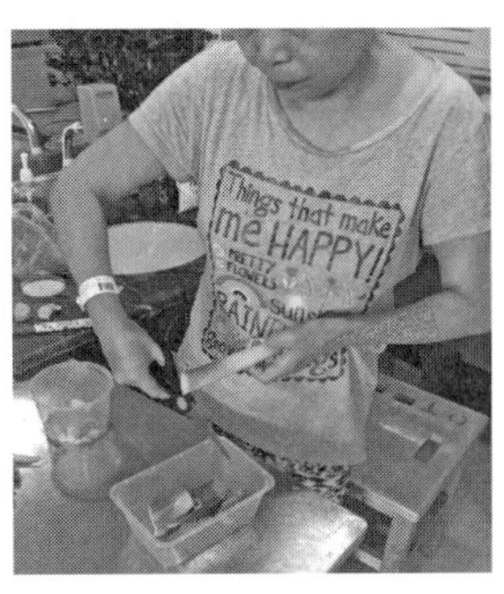

图 2-4-16　食材准备

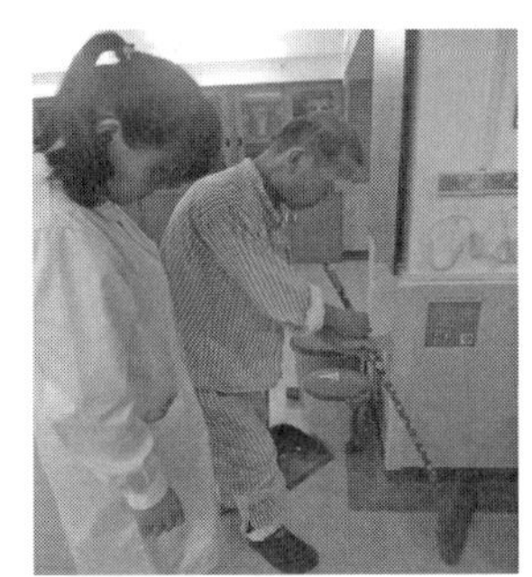

图 2-4-17　扫地

(3) 使用电话：利用健手进行智能手机的操作，对于视力较差或记忆力较差或不能识字的患者，可使用智能手机的语音操控助理，通过语音进行拨打电话或发送语音消息。

(4) 购物：传统的购物方式是到市场、便利店或超市购物。在患者回归家庭前，可以在治疗室进行模拟超市购物训练，提高患者的购物能力。若外出有困难的患者，可以学习使用手机进行网络购物。

(四) 改善视觉功能障碍

许多患者在脑损伤后存在视觉功能障碍，单侧忽略是最常见的一种。根据患者的视觉功能障碍程度，治疗师可以采用两种基本干预方法。

1. 建立或恢复患者的表现技能　通过功能活动来提高患者的视觉扫描能力，以提高视觉搜索到患侧的速度和准确性，或者通过训练提高头部向患侧转的代偿能力。

2. 改变活动和/或环境　包括简化活动需求，例如在一个抽屉中整理放好所需的所有物品；简化任务序列，例如在手机上安装快速拨号功能；环境改造。

使用视觉扫描训练可提高视觉功能障碍患者视觉搜索的效率和有效性，并且必须教导患者认识到他们的治疗是有效的，与患者和家属分享客观评价的结果，提供关于视觉缺陷对功能表现的影响和反馈，并教导患者识别和纠正表现中的错误，把治疗活动从治疗室转化到实际生活中去。

（五）配合言语和语言障碍治疗

作业治疗师应与言语治疗师密切合作，为患者言语和语言功能的改善做出贡献。作业治疗师可以改善患者的姿势，辅助呼吸和提高眼睛接触，这些措施是言语训练的基础。作业治疗师应将言语和语言目标纳入其治疗目标中，例如要求患者使用口头回答、设计阅读和写作任务，帮助患者选择和调整非语言形式的通信，例如书写、绘图、使用交流板和手势。在与失语症患者及其家人一起训练时建议遵循以下内容。

1. 避免不必要的噪音，关掉电视，找个安静的空间。

2. 当患者在治疗时，不要与患者交谈。

3. 留出足够的时间让患者作出反应，不要快速切换谈话主题。

4. 永远不要认为患有失语症的人不能理解所说的内容，绝不允许其他人忽视患有失语症的人。

5. 用简单、简洁的语言缓慢而清晰地说话，不要大声说话引起听力受损，不要像对待孩子那样说话。

6. 根据需要使用文字、视觉提示和手势来帮助理解。

（六）改善认知功能

与其他功能障碍领域一样，脑损伤后认知障碍的治疗包括恢复性训练、学习代偿或替代技术以及环境适应。根据相关认知评定结果，制订相应的认知治疗计划，如果患者有记忆力障碍，治疗师可以提供视觉辅助工具，例如记忆日志、清单、地图或图表，并为患有注意力障碍的患者简化环境和任务难度。照顾者必须清楚认识到认知训练的重要性，治疗师必须对其进行宣教，了解居家安全及延续治疗方面的内容。除此之外，脑损伤患者的执行功能障碍也会影响其他功能活动的恢复（这部分训练详见颅脑损伤认知训练部分）。

（七）心理及社会调适

通常需要帮助患者和家属在脑损伤后进行情绪调整。当患者及其家属对目前功能障碍情况不清楚时，不应参与到治疗目标的制定中。许多患者住院时会觉得他们将再次恢复“正常”，这个时候治疗师应多鼓励患者和家属，帮助他们理解脑损伤后的变化及其进展和预后。作业治疗师还应该帮助患者和家属认识到康复的最终目标不是完全从身体和智力障碍中恢复，而是恢复有价值的生活角色和能力。

治疗师应根据患者抑郁症的情况来决定是否开展治疗，对于情绪不稳定的患者不需要担心，这是脑损伤后常见的症状。我们应该帮助患者和家属制定应对策略，包括解决问题的策略、社会支持、参与活动，这些措施有助于减少心理困扰的影响。鼓励患者多参与小组活动、社交活动和社区活动是重建角色的重要方法，并且让患者认识到患者角色是暂时的，应逐步回归生活。

四、后遗症期作业治疗

后遗症期患者继续进行提高肢体功能的康复治疗之外，应将治疗重点放在整体日常生活活动水平的改善上，通过使用代偿技术、环境调适和职业训练，尽可能改善患者生活的周围环境条件以适应患者的需求，争取最大限度的生活自理和回归社会。利用残存功能，防止功能退化；更加重视社会、心理和情感的康复，努力进行职业康复，使患者重返家庭、社会或工作岗位。

（一）维持性的作业活动

每日进行上肢主动或健肢带动下的各关节活动；适当延长步行距离、扩大活动空间和上、下楼梯训练；卧床不能下床活动的患者，应定期翻身、肢体被动活动，以减少压力性损伤发生和关节挛缩程度加重。

在这个阶段手功能仍较差者应进行辅助手的训练，如写字时用患手固定纸张、切菜时固定蔬菜等。还要鼓励和指导患者在日常生活中应尽可能使用患手或双手完成各种活动，养成使用患手的习惯，以最大限度地发挥患手的残存功能。

如为利手瘫痪且难以恢复到较为实用的功能时，可以考虑利手转换，即反复练习用健侧手（非利手）进行有一定难度的精细动作等。

（二）使用辅具和矫形器

指导患者使用必要的辅具，可用矫形器将上肢屈曲痉挛严重者固定于伸展位；使用踝足矫形器矫正足下垂、足内翻并辅助其行走；无法步行者，可选择适合个人操作的轮椅或电动轮椅，并学会正确操作轮椅用以代步；行走困难的年老患者，指导使用手杖、拐杖、步行器，辅助支撑体重，保证行走安全，见图 2-4-18；对于无法完成的日常生活活动，根据所需可使用穿衣类、饮食类、洗澡类、书写类等不同辅助装置，以增加患者生活的独立性和树立患者的自信心。

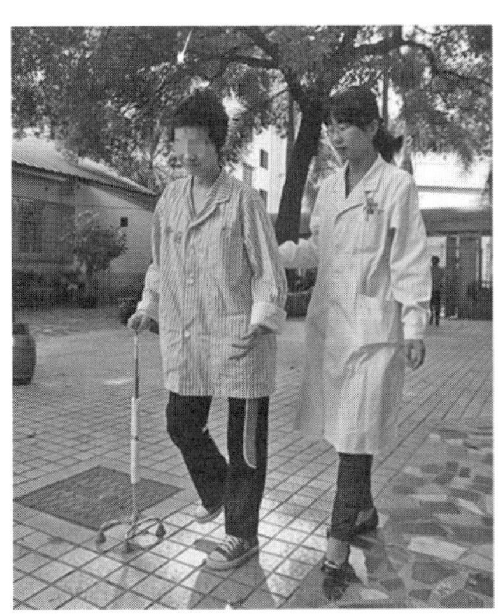

图 2-4-18　使用手杖

（三）环境调适

为方便后遗症期的患者独立完成日常生活活动，提高自理能力，对家庭中的某些结构设施进行改造是很重要的。对于能独立步行或拄拐患者，应做到：①尽量去除外围环境的台阶；②去除门口的门槛；③室内地面选用防滑及不易松动的材料；④家里的物品进行重新调整，以便腾出更多空间方便日常生活活动；⑤便器改为坐便器；⑥在坐便器的一侧或两侧安装不锈钢防滑扶手，扶手间距为 0.80 m，在患者经常使用的空间也适当增加安全扶手。对于还需使用轮椅的患者，在上述基础上还应做到：①增加门的宽度及常用室内空间的宽度，使其方便轮椅的出入及转动；②调整床与轮椅座位的高度使相近，便于床椅转移；③调整洗手盆的高度，洗手盆底最低处不应低于 0.69 m，供轮椅出入；④厨房操作台板的高度应适合轮椅的出入，高度一般不应大于 0.79 m，从地面到膝部的间隙为 0.70～0.76 m，台板深度至少应有 0.60 m。

（四）回归职业训练或指导

对功能恢复较好、又有工作意愿的患者，应根据其原有技能、现在的身心状况以及未来工作的条件进行就业指导和职业训练。对患者提出就业的意见和建议，并进行有关技能、认知、心理等方面的训练。

（五）参与休闲娱乐活动

在整个康复过程中，尤其是后遗症期，应多鼓励患者参与有价值的休闲活动。休闲娱乐活动内容极为丰富，常包含各种体育文娱活动、轮椅技能训练（轮椅基本技巧-轮椅体育运动-社会实践）、适应社会环境的活动（如商场购物、旅游及观赏戏剧、球赛等）及各种运动会、联欢会等，见图 2-4-19。

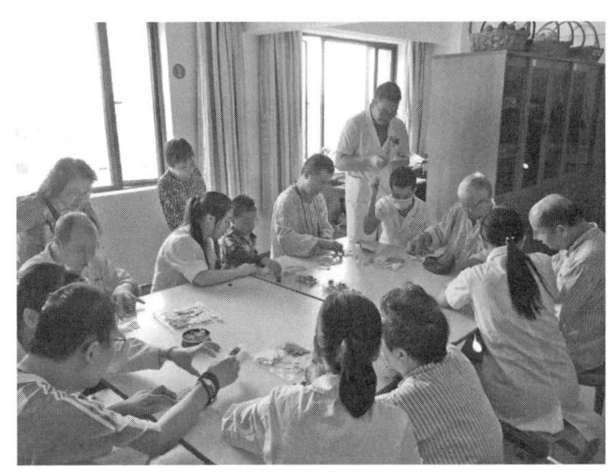

图 2-4-19　小组活动

休闲娱乐活动对患者的体能和心智有所要求，并影响其情绪、人际关系和生活的满足感，同时在集体或个体的娱乐活动中，身体功能、心理状态、生活能力能更好地达到和谐、协调，更好地适应周围的环境，提高独立生活的能力，改变依赖他人生存的局面，也可培养患者生活与工作的自信心，提高解决问题的能力，使其健康地扮演社会人的角色，最终提高患者回归社会后的生活质量。

第五节
脑卒中并发症的管理

几乎所有脑卒中患者在急性期过后都会留下各种不同程度的并发症，严重影响患者的工作和生活，这些并发症的出现给临床治疗带来了许多困难，为了减少并发症带来的影响，正确的管理是相当必要的。

一、肩手综合征

肩手综合征也称为反射性交感神经营养障碍，是一组以局部疼痛、肿胀、血管舒缩功能障碍、关节活动受限且症状、体征在运动后加重为特征的综合征。肩手综合征发病率占偏瘫患者的12.5%～74.1%，常在脑卒中后1～3个月发生，但最早可在发病第3天即发生，晚者可在发病6个月后才出现。

（一）发病机制

1. 腕屈曲位长时间受压　患者长时间卧床或坐在轮椅上，手臂长时间放在体侧，腕被迫处于屈曲位而影响手静脉回流。

2. 手关节的过度牵拉　可能引起炎症反应，出现水肿和疼痛。治疗师可能在无意之中使患者的手做过度活动，以致关节及其周围结构的损伤。

3. 肩手的血液回流受阻　肩手的血液回流依赖于肩泵和手泵，后两者的动力均来自肌肉运动，瘫痪后肌肉运动减弱或消失，血液回流受阻，出现淤血水肿。

4. 脑血管病急性发作　影响血管运动中枢，可直接引起患肢的交感神经兴奋性增高，发生血管痉挛，产生局部组织营养障碍，出现肩周关节和手腕部疼痛，疼痛刺激又进一步经神经末梢传至脊髓，引起脊髓中间神经的异常兴奋性刺激，造成血管运动性异常的恶性循环。

5. 自发性　有报道10%～26%的肩手综合征病例是自发的。

（二）临床表现

临床经过通常分为3期。

1. 第Ⅰ期（早期）　患手骤然出现肿胀，颜色变化，很快出现明显的运动障碍。关节活动度受限，主要为：①手被动旋后受限；②腕背伸受限，当被动增加背伸活动度及做手负重活动时，可出现疼痛；③掌指关节屈曲受限，看不见骨性隆凸；④手指外展严重受阻；⑤近端指间关节强直肿大，不能完全伸直，若被动屈曲，则出现疼痛；⑥远端指间关节伸直位不能或只能微屈，若被动屈曲，则出现疼痛。

2. 第Ⅱ期（后期）　疼痛加重，直至不能忍受任何对手和手指的压力。X线检查可见骨质的变化。在背侧腕骨及掌骨连接区的中部，出现明显坚硬的隆凸。

3. 第Ⅲ期（末期或后遗症期）　未治疗的手变成固定的典型畸形，水肿和疼痛可完全消失，但关节活动度则永久丧失。

（三）评定

1. 疼痛评分　详见表2-5-1。

表2-5-1　疼痛评分

评分	疼痛程度
0分	无痛
2分	偶发轻微疼痛
4分	疼痛频繁但较轻微，或偶发较重
6分	疼痛较重，频繁发作，但可忍受
8分	持续性疼痛，难以忍受
10分	剧痛，不能触之

2. 水肿分级评定　详见表2-5-2。

表2-5-2　水肿分级评定

评分	水肿程度
0分	无水肿
2分	轻度水肿
4分	中度水肿
6分	严重水肿

3. 掌指关节活动度以拇指尖与手掌的距离计分　详见表2-5-3。

表2-5-3　掌指关节活动度以拇指尖与手掌的距离计分表

评分	拇指尖与手掌的距离
0分	对掌到小指基部
2分	对掌到小指尖
4分	对掌到第4指尖
6分	对掌到第3指尖
8分	对掌到第2指尖
10分	不能对掌

4. 皮色分级评定　详见表2-5-4。

表2-5-4　皮色分级评定

评分	皮色程度
0分	无变色
2分	轻微变色
4分	中度变色
6分	与对侧相比皮色明显加深

5. 肩部症状评定　详见表 2-5-5。

表 2-5-5　肩部症状评定表

评分	肩部症状
5 分	持续自发性剧痛,不能活动
4 分	自发性疼痛,触之剧痛
3 分	小范围活动时即出现剧痛,无法继续运动
2 分	中等范围活动时出现疼痛,休息后可以消除
1 分	接近全关节活动范围时出现疼痛
0 分	接近或全范围关节活动时没有疼痛或仅有轻微酸痛感觉

（四）预防

1. 良肢位摆放　良肢位摆放是肩手综合征最主要的预防措施。

(1) 卧位:①仰卧位时,患侧上肢外展、外旋,避免上肢受压;②患侧卧位时,患侧上肢前伸,掌心向上,腕关节轻度背伸;③健侧卧位时,胸前放 1 个软枕,患侧上肢放在上面。注意垫起手腕部,保持腕关节背伸。

(2) 从卧位到坐位:要注意保持患手腕关节背伸,在辅助下坐起。

(3) 坐位:坐在床上或坐在轮椅上时,保持患侧上肢置于前面的桌子上,可以是小餐桌或轮椅桌,健手可辅助患手处于中立位,或使用夹板使腕关节处于背伸位。也可在臂下放置 1 个软枕,使上肢更舒适,并防止腕关节屈曲。绝不能让患侧上肢悬垂于轮椅外。

2. 避免过度牵拉　在训练患肢前,先做健肢的关节活动,以了解患者正常的关节活动范围。在患肢进行负重练习时,尤其应注意防止腕关节过度背伸。

（五）治疗

1. 避免腕屈曲　每日 24 小时保持腕关节背伸,可使用功能位腕手矫形器保持腕关节轻度背伸,当水肿和疼痛消失前,患者应全天佩戴。手的颜色恢复正常时,可不再使用。佩戴矫形器的同时,也应进行自主活动,以保持肩的活动度。

2. 减轻手部水肿　减轻手部水肿能有效减轻患者疼痛,防止肩手综合征进一步恶化。

(1) 压迫性向心缠绕:用一直径为 1.0～2.0 mm 的线绳由远端向近端缠绕拇指,再缠其他手指,缠绕开始在指端处做成一小环,然后快速有力地向近端缠绕至指根部不能再缠为止。缠完后,治疗师立即从指端绳环处迅速拉开缠绕的线绳。将每个手指都缠一遍后,开始缠手,同样在掌指关节处作一环,然后由掌指关节向近端缠绕,到达拇指根部时,使拇指内收,把拇掌指关节一并缠绕,直至腕关节。

(2) 手法淋巴引流(manual lymphatic drainage, MLD):MLD 可以通过促进淋巴的重新吸收和回流,快速消除淋巴性水肿。主要分为 2 个步骤:①激活淋巴结及淋巴管:颈部和锁骨下→肋间区域→腋下→上臂→前臂→手部;②促进淋巴回流:手部→前臂→上臂→腋下→肋间区域→颈部和锁骨下。实施淋巴引流手法时将手指密切贴附皮肤,手法轻柔,带动皮肤,使淋巴液流向附近的淋巴结,通过加快淋巴引流的速度来带动水肿肢体的组织液回流。

(3) 压力手套治疗:当患者的水肿程度比较严重时,可佩戴定制的压力手套,佩戴时间每日至少 23 小时。治疗师每日需观察患手水肿的情况,若水肿开始消退,压力手套松脱,应马上进行调整,保持皮肤压力的恒定。

3. 冰水浸泡法　治疗师将患者的手浸入冰和水混合的桶里,碎冰和水的比例为 2∶1,将患者的手浸泡 3 次,两次浸泡之间有短暂的间隔,每次浸泡完后将手举起,治疗师的手应一同浸入,以确定浸泡的耐受时间。

4. 冷热水交替法　先把患肢浸泡在冷水中 5～10 分钟,再将患肢放入热水中浸泡 5～10 分钟,3 次/天,促进末梢血管的收缩和舒张。

5. 主动活动　治疗中应尽量让患者做主动运动。在疼痛和水肿消除之前,不要做伸肘负重的练习,任何能引起疼痛的活动和体位均应避免。

6. 被动运动　在患者仰卧位、上举上肢以利于静脉回流的情况下,进行肩关节、手和手指及前臂的被动运动。

二、肩关节半脱位

肩关节半脱位,又称盂肱关节半脱位(glenohumeral subluxation, GHS),是指在肩峰下方及肱骨头上方可扪及超过一指宽的明显的间隙,多数在

3 周内发生，特别是在上肢弛缓性瘫痪期，国外报道其发病率为 50%～90%，国内发病率为 40.9%～70%。肩关节半脱位本身无疼痛，但易受损伤发展成为主动或被动活动受限的疼痛肩。

（一）发病机制

1. *肩关节锁定机制的丧失* 偏瘫患者由于肩胛骨周围肌肉力量的失衡，使肩胛骨下旋、内收或后缩时，肱骨在体侧相对于肩胛骨是外展位，此时，关节囊不再被拉紧，肱骨头容易向下滑出关节盂。

2. *肩关节周围肌肉的张力减低或萎缩* 肩关节具有稳定性差而活动性好的特点，需要关节周围强壮的肌肉系统，部分地弥补肩关节的不稳定性。然而偏瘫患者的冈上肌、冈下肌及三角肌的后部明显萎缩，不能活动以取代关节囊的作用，因而出现肩关节半脱位。

（二）临床表现

1. 肩带下沉伴肩胛骨上提肌的张力降低，随意活动丧失，肩关节盂向下倾斜。

2. 肩胛骨靠近脊柱，但肩胛下角内收明显，且比另一侧低。

3. 肩胛骨的内侧缘被拉离胸臂，成为“翼状肩胛”，被动校正时，明显有阻力。

4. 冈上肌、冈下肌及三角肌的后部明显萎缩。

（三）评定

1. *指诊检查法* 检查者以右手示指对患侧肩关节进行触诊，以肩峰和肱骨头的间隙可容纳 1 横指作为肩关节半脱位的诊断标准。

2. *射线评价法* 通过测定患者的肩关节 X 线片肩峰到肱骨头的间距，确定是否有肩关节半脱位。

（四）治疗

1. *正确的体位摆放* 主要包括以下几种体位。

（1）患侧卧位：患者在患侧卧位时，躯干稍向后旋转，后背用枕头固定支持，患侧上肢应充分前伸，前臂旋后，肘伸展。

（2）健侧卧位：健侧卧位时，由枕头支持在患者的前面，使肩胛骨处于前伸位，肘伸展。

（3）仰卧位：在仰卧位时，患侧肩胛下角需垫枕，使肩胛骨处于前伸位，同时患侧上肢垫枕，使伸肘、腕背伸和伸指；若患者能坐起时，应将手臂支撑在桌上或轮椅扶手上。无论采用哪种体位，都要两三个小时变换一次体位。

2. *矫正肩胛骨的姿势* 即恢复肩关节的锁定机制。如训练患者向健侧翻身，纠正因肩胛骨下降、后缩、下旋等引起肩周围肌力失衡现象。被动纠正“翼状”肩胛，如双手交叉上举，促进肩胛骨前伸，通过牵张反射，增加三角肌和冈上肌的张力和活动。主动进行耸肩活动，增加肩胛上提肌的张力和活动，缓解肩胛下提肌痉挛。

3. *刺激稳定肩关节的肌群* 所有可促进恢复上肢功能的活动，都可刺激肩关节周围的稳定肌，用肌电生物反馈也可加强肩关节周围的肌群。

4. *保持肩关节的正常活动范围* 保持肩关节各个方向的被动活动度，活动中注意肩关节及其周围结构不应有任何疼痛。同时帮助患者进行床上运动或向椅子上转移及卧位、坐位姿势的摆放。

5. *佩戴肩吊带* 佩戴肩吊带的目的在于减少肱骨重力的下拉作用，促进肩周肌肉力量的恢复。根据肘关节的摆放位置可将肩吊带分成两大类。一类是固定上肢于屈肘位，这种吊带的优点是无论是坐位、站立位或步行时均可佩戴。但佩戴时患侧肩关节位于内收内旋位，肘关节屈曲，容易引起上肢屈肌张力增高及挛缩。另一类上肢处于伸肘位，可固定肩部，肘关节伸直，肱骨处于轻度外展位，上肢可自由活动，避免处于内收内旋位，但对垂直方向的脱位纠正效果差，有时甚至可引起肱骨头水平位脱位，如图 2-5-1。

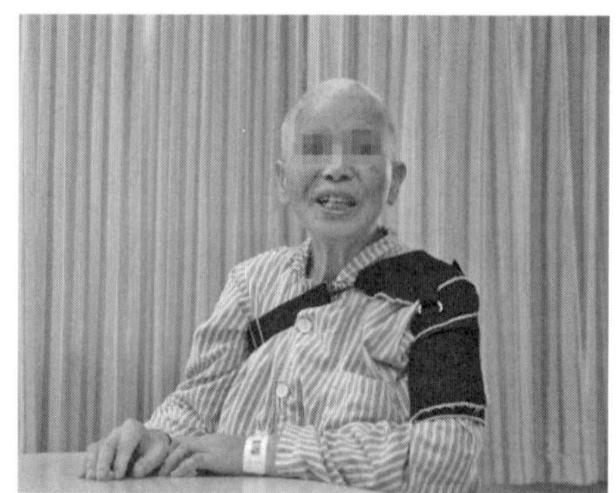

图 2-5-1 肩吊带

三、肩痛

肩痛是脑损伤患者常见和严重的并发症，发病率高达 84%，严重影响患者的康复。

（一）机制

1. *肩痉挛破坏了肩关节运动的正常机制* 肩胛骨肌群的痉挛导致肩胛骨后缩下降和肱骨内收内旋，破坏了肩关节外展时必需的肩肱节律，使肱骨头、喙肩韧带和软组织之间产生摩擦和压迫，刺激了软组织中高度密集的神经感受器导致肩痛。

2. *患侧肩部处理不当* 偏瘫患者上肢失去了正常的肩肱节律，治疗师或家属在进行各种训练时，如果不遵循上肢运动所必需的肩肱节律，容易造成肩部损伤。多次反复的小创伤，形成慢性炎症，最后使肩部固定，形成粘连性肩周炎，导致肩痛。

3. *肩关节半脱位和肩手综合征导致肩痛。*

4. *某些偏瘫患者肩痛与丘脑病变有关。*

5. *异位性骨化* 异位性骨化可发生在肩部，导致肩部疼痛及关节挛缩。

（二）评定

肩痛评定一般使用视觉模拟评分法（visual analogue scale/score，VAS）。评定时，在纸上面画一条 10 cm 的横线，横线的一端为 0，表示无痛；另一端为 10，表示剧痛；中间部分表示不同程度的疼痛。让患者根据自我感觉在横线上画一记号，表示疼痛的程度。

（三）治疗

肩关节强直并疼痛的患者通常在床上被置于仰卧位。为使肩胛骨能自由活动，可逐渐进行侧卧位。开始侧卧时，可让患者只转侧卧的一半，在此体位上卧 15 分钟或到出现疼痛为止，然后再转回去。每次训练的时间逐渐延长，患者很快即可进行完全侧卧位。除此之外，还可以进行如下活动。

1. 治疗师促使患者坐位重心向偏瘫侧转移，着重拉长该侧躯干。

2. 患者坐位，让患者向前平举双手，身体前倾摸自己的双脚。

3. 患者坐位，双手叉握在一起，放在面前的一个大球上，身体前倾推球离开双膝，再返回。

4. 患者坐于桌子前或治疗床前，双手叉握置于一块毛巾上，尽力向前推，通过躯干的运动使肩关节产生运动。

5. 从仰卧位翻身成患侧卧位，以抑制躯干和上肢的痉挛。

6. 患者仰卧位，偏瘫侧腿屈曲，并向健侧倾靠，治疗师可使患者轻柔地摇动骨盆，使躯干旋转，降低整个患侧的痉挛。

7. 仰卧位，偏瘫腿屈曲，放松地放在健腿上，治疗师帮助患者进行深呼吸。

8. 增加被动活动度，在进行上肢运动前，必须拉长偏瘫侧，使肩胛骨前伸，患侧腿保持屈曲靠近健腿，保持骨盆朝向健侧，抑制患侧痉挛。

9. 自主性手臂活动，患者需学会自己正确运动肩关节，用健手带动偏瘫臂上举。

10. 进行患侧肩胛骨及上肢的被动活动，恢复肩肱节律。

四、挛缩

关节挛缩是指全范围关节活动度的缺失，伴随变形、废用、疼痛等，关节囊或关节周围软组织纤维化和短缩，延展性受限或者刚度增加，是神经系统疾病常见并发症。脑卒中后半年内关节挛缩发生率达 60%以上，其中踝关节挛缩占 12%。

（一）机制

常见于长时间的关节活动减少：如老年人活动能力下降导致的关节活动减少，神经性疾病导致的关节活动困难等。脑卒中后关节挛缩的主要病理改变分别是关节僵硬及软骨退变、肌肉痉挛导致肌肉僵硬、关节周围软组织短缩和纤维化。

（二）评定

关节活动度测量是评定关节是否挛缩的常用方法，包括主动关节活动度测量以及被动关节活动度测量。

（三）治疗

1. *牵伸疗法* 目前认为牵伸疗法是预防和治疗关节挛缩的有效手段，包括手法牵伸与器械牵伸。器械牵伸又包括静态牵伸、动态牵伸和静态渐进性牵伸，利用应力松弛或蠕变力学原理，恢复软组织的延展性与弹性。牵伸力的大小与持续时间主要根据临床关节活动度的情况与患者主观感觉反馈为指导，缺乏统一标准，临床效果存在争议。

2. *热疗* 热疗目前被广泛应用，可以有效增加关节周围的伸展性，在进行牵伸治疗前，可使用热敷包对挛缩部位进行热敷，再进行牵伸，可以减轻患者的疼痛感。

3. *运动训练*　虽然牵伸可以改善挛缩情况，但其效果并不长久，必须结合与主动、被动运动训练相结合，才能达到持续缓解疼痛，松解软组织粘连，改善关节活动度。被动运动训练包括 CPM 等类似的机器辅助运动和他人的辅助运动。主动训练包括 Motomed 功能训练、肌力训练、耐力训练、本体感觉恢复训练及肌电生物反馈治疗等，进一步维持和改善关节活动范围。

4. *使用矫形器*　可利用上肢或下肢矫形器进行持续牵伸治疗。如用于屈肘关节挛缩的伸肘矫形器，用于马蹄内翻足的踝足矫形器等，见图 2-5-2。若患者挛缩严重，可使用带角度调节的矫形器，逐步增加牵伸角度，直至正常。经过一段时间，张力引导这些组织重新塑形，其长度增加，关节活动度改善。除此之外，矫形器在早期预防挛缩中起到积极作用，应尽早采用。

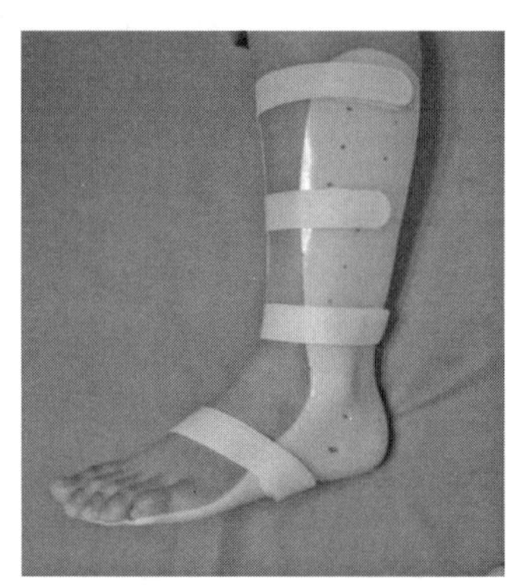

图 2-5-2　踝足矫正器

五、卒中后抑郁

卒中后抑郁（post-stroke depression，PSD）是一种脑卒中后发生的抑郁症，其精神症状不典型或因言语、认知障碍导致不易被察觉，如精力减退、强哭强笑以及对疾病的否认等。脑卒中的任何时期都可能发生 PSD，急性期（<1 个月）发生率为 33%。大量研究表明，PSD 与脑卒中的不良预后关系密切，不仅会导致患者神经功能恢复障碍、住院周期延长、生活活动能力更加减弱、甚至增加死亡率。

（一）机制

PSD 的发病机制尚不明确，目前主要有生物学机制和社会心理学机制两大机制，生物学机制主要包括神经递质、发病部位、血清学因素、基因突变等，社会心理学机制主要包括人口学因素、社会支持关系、失眠、家庭关系、生活不良爱好等。既往研究对白细胞介素-2、白细胞介素-4、白细胞介素-18、辅助性 T 细胞 17/调节性 T 细胞等血清学因素及社会支持关系、家庭关系等社会心理因素与 PSD 的关联性进行了研究，对神经递质、发病部位与 PSD 的关系亦有部分结论。

（二）评定

临床上最常用的 PSD 评定量表包括：汉密尔顿抑郁量表（Hamilton depression scale，HAMD）、卒中后抑郁分级量表（post-stroke depression rating scale，PSDRS）、蒙哥马利抑郁量表（Montgomery asberg depression rating scale，MADRS）、卒中后抑郁评定量表（post-stroke depression scale，PSDS）、患者健康问卷 9 条目（patient health questionnaire-9，PHQ-9）。

（三）治疗

1. *早期康复治疗*　早期康复治疗有利于心理障碍的消除，降低反应性抑郁的发生。大脑的功能存在较强的可塑性，恰当的康复运动有利于脑组织的功能重建，对 PSD 患者尽早进行有针对性的康复治疗，可通过降低血清炎性因子的表达、阻止患者神经功能减退和 PSD 之间的恶性循环，极大地促进脑功能的重塑、重组，有效改善患者的生理功能和心理障碍，起到缓解临床症状、促进病损功能恢复的作用。

2. *正念认知疗法*　正念认知疗法（mindfulness-based cognitive therapy，MBCT）是一种结合认知疗法和正念减压疗法并主要用于治疗抑郁症及其复发的团体心理疗法。包括冥想、身体感觉扫描、正念呼吸训练、正念情绪训练等，治疗师观察患者在训练过程中的情绪，引导患者对消极情绪的不评判、不反应，只客观评价现状。正念冥想可以提高大脑警觉性、注意加工能力和大脑认知加工能力，对注意力的分配及情绪的调控有积极影响，在此过程中患者身心感受到放松和愉悦；同时对成人大脑有神经重塑的作用。长期的正念冥想练习会使脑岛、内侧前额叶皮质、听觉皮质、颞枕叶、身体感觉皮质以及中央沟基底节的皮质灰质等区域的组织密度结构变大，正念对杏仁核的兴奋性有抑制作用，但使前额叶皮质的活动增强，能帮助患者减轻消极情绪，增加积极情感。

3. *趣味性作业治疗* 通过有趣的作业治疗项目和集体小组活动，来帮助患者抒发负面情绪，从中更了解疾病及治疗措施，对自己疾病的转归有更深的理解。

(1) 趣味上肢操(配音乐)：体位分为卧位和坐位，逐步运动肩关节、肘关节、腕关节和手指。包括头颈部运动、肩胛骨前伸、肘部屈伸运动、腕部运动和手指运动。在治疗师带领下，小组进行集体活动操。

(2) 改良的作业项目：①插木钉盘：在木钉上贴上不同字母、数字、文字图案，让患者选择进行插盘，并且要求组成一个单词、成语；②滚筒：在滚筒上贴上不同的笑脸，让患者滚动时观察不同的笑脸，找出不同点和相同点；③沙磨板：在黑板上贴上不同轨迹的图案，让患者根据轨迹滑动沙磨板；④摇铃：治疗师打节拍，患者利用摇铃去打击双侧的物体，并摇出节奏。选择两人组合，同时进行，利用游戏的模式，训练手功能。并且利用小组游戏的模式，通过水杯接龙、交互擦脸、椅子轮转等互动模式，进行日常生活活动能力的训练。

(3) 音乐会、读书会：利用音乐会的模式，聆听喜欢的音乐，并在治疗师带领下进行演唱，集体、个人逐步进行演唱。读书会是利用治疗师带领读书、讲解、讨论的形式进行，主要以预防、治疗脑卒中相关的文章为主。

第六节 脑卒中作业治疗的循证实践

本节围绕脑卒中作业治疗的评定和干预的循证实践展开，本节内容主要是建立在 EBRSR(evidence based review of stroke rehabilitation)和美国心脏病/脑卒中协会(AHA/ASA)临床指南的基础上。

一、评定的循证实践

以循证为基础的评定可以帮助作业治疗师发现关于临床技能和应用研究方面的差距，从而反馈给专业人员。可以为支持循证实践策略的发展提供信息，以确保评定过程更加有效。除此之外，还可以评定治疗干预或临床实践在相关结局指标改善方面的有效性，因此，可以确定以证据为基础的决策过程是否成功。AHA/ASA 推荐应在住院期间和出院前对脑卒中患者进行身体功能、作业活动的评定。

表 2-6-1 总结了脑卒中常用的评定工具在信度、效度以及反应性等心理学特征的情况，这些心理学特征是评价结局指标的必要因素，可以指导作业治疗师对评定工具的选择。

表 2-6-1 脑卒中常用评定工具的心理学特征

评定工具		心理学特征	结果
基于"人"的作业治疗评定	改良 Ashworth 评定	信度(屈肘肌)	TR：++
			IR：+++
		效度	/
		反应性	/
	简化 Fugl-Meyer 评定-上肢部分	信度	TR：+++
			IR：+++
		效度*	/
		反应性	/
	偏瘫上肢功能测试(中国香港版)	信度	TR：+++
			IC：+++
			IR：+++
		效度*	+++ (FMA-UE)
		反应性	/
	手臂动作调查测试	信度	TR：+++
			IR：+++
		效度*	+++ (WMFT)
		反应性	/
	运动评定量表	信度	/
			/
		效度*	+++(BI)
		反应性	/

（续表）

评定工具		心理学特征	结果
基于“人”的作业治疗评定	Wolf 运动功能测试	信度	TR：+++
			IR：+++
		效度*	+++（FMA-UE）
		反应性	/
	九孔柱测试	信度	TR：+++
			IR：+++
		效度	/
		反应性	/
	Berg 平衡量表	信度	TR：+++
			IC：+++
			IR：+++
		效度	+++
		反应性	/
	“起立-行走”计时测试	信度	TR：+++
			IR：+++
		效度*	+++(BBS)
		反应性	/
	简易精神状态检查	信度	TR：+++
			IC：+++
			IR：++
		效度	+++
		反应性	/
	蒙特利尔认知评定	信度	TR：+++
			IC：+++
		效度	+++
		反应性	/
	神经行为认知状况测量	信度	TR：+++
			IR：+++
		效度	+++
		反应性	/
	牛津认知筛查	信度	TR：++
			IC：++
			IR：+++
		效度*	+++
		反应性	/
	洛文斯顿作业疗法认知评定	信度	TR：+++
			IR：+++
		效度*	+++(MMSE)
		反应性	/

（续表）

评定工具		心理学特征	结果
基于“活动”的作业治疗评定	Barthel 指数	信度	TR：+++
			IC：+++
			IR：+++
		效度	+++
		反应性	/
	改良 Barthel 指数	信度	TR：+++
			IC：+++
			IR：+++
		效度*	+++
	功能性独立测量	信度	TR：+++
			IC：+++
			IR：+++
		效度*	+++（BI）
		反应性	/
	活动分析法	效度*	+++（FIM）
		信度	TR：+++
			IC：+++
	Frenchay 活动指数	效度	+++
		反应性	/
	简明健康状况调查问卷 SF-36	信度	TR：++
			IC：+++
		效度	+++
		反应性	/
	世界卫生组织生存质量测定量表（WHOQOL-100）	信度	IC：0.76～0.91
		效度	0.55～0.80
	卒中专门生存质量量表	信度	TR：+++
			IC：+++
			IR：+++
		效度*	0.37～0.89（Rankin）
		反应性	/
	脑卒中影响量表	信度	TR：+++
			IC：+++
			IR：+++
		效度*	+++（SF-36）
		反应性	++

注释：再测信度（评定者内部信度）：test-retest reliability，TR；内在一致性：internal consistency，IC；评定者间信度：inter-rater reliability，IR；“+++”=理想；“++”=良好；“+”=较差；此处的效度特指结构效度；“*”表示标准效度；CES-D：流调中心抑郁量表

二、作业治疗循证实践

（一）急性期作业治疗循证实践

1. 早期活动　Zhuyue Li 等人将 8 篇 RCT 整合分析发现，与未接受早期活动的患者相比，接受早期活动的患者与更高的 MBI 得分和更短的住院天数相关。

2. 防治继发性并发症

（1）皮肤保护：脑卒中患者常因各种原因导致皮肤破损的风险增加。除了常规干预外，Eaword 等人的综述指出，通过使用 Barden 量表评定压力性损伤风险，并对存在风险的患者提供减压支撑面，可显著降低压力性损伤的发生率。

（2）保持软组织长度：AHA/ASA 指南建议每日将肩关节置于外旋位至少 30 分钟可有效防止其挛缩；但腕手休息位的矫形器合并牵拉、痉挛管理或者静态夹板对腕手关节、肘关节挛缩的有效性仍有待验证。

（3）预防跌倒：AHA/ASA 建议对患者进行预防跌倒项目的干预，对家属进行宣教或者请一名护工以确保患者的安全性。

（4）患者和家属宣教：一项招募了 376 名脑卒中患者和照护者的 RCT 表示，与接受常规护理的对照组相比，接受了 7 次 1 小时的宣教的试验组，改善了患者和照护人员对疾病的了解和满意度，但在健康状况方面的改善没有差别。然而，一项涉及 300 名脑卒中照护者的 RCT 发现，对照护人员进行处理并发症、二级预防、转移技巧的培训以及与脑卒中患者进行沟通策略的培训，改善了患者的 MBI 评分和生活质量，减轻了患者的焦虑和抑郁情绪，也减轻了照护者的负担、焦虑和抑郁。

（二）恢复期作业治疗循证实践

1. 转移及姿势控制

（1）转移训练：尚无针对转移训练的研究，但在一项 Corchrane 的荟萃分析中，发现重复性任务导向训练能够显著改善坐-站（SMD＝0.35；95% CI＝0.13～0.56；P＝0；I^2＝3.66%）以及功能性活动能力（SMD＝0.38；95% CI＝0.11～0.65；P＝0.01；I^2＝0%）。

（2）平衡训练：脑卒中后早期平衡功能障碍与未来的功能恢复密切相关。一项包含了 22 篇 RCT 的系统评价的亚组分析结果表明，在脑卒中恢复期对个体进行“一对一”平衡训练比较常规康复训练可以提高其平衡能力。

2. 促进上肢功能恢复　上肢功能是脑卒中患者生活独立和重返工作的主要预测因素。脑卒中后的功能恢复既可以通过自发的生物性恢复，也可以通过训练引发的恢复来促进，研究认为在脑卒中后的前 6 个月内上肢功能的改善较为明显。

（1）感觉功能训练：脑卒中后感觉丧失与较差的运动功能、功能性活动能力、住院时长和生活质量相关。因此感觉功能训练至关重要。Corchrane 的一项综述发现针对发病时间<3 个月的脑卒中患者，镜像治疗可以改善轻触觉、压力和温度觉，热刺激可以提高感觉的恢复率，间歇气压可以改善触觉和运动觉（不充分的证据）。Turville 等针对 10 篇文献整合分析提出，身体感觉辨别再训练对改善上肢与手的身体感觉损伤方面，可能是一种有效的措施。

（2）任务导向性训练（TOT）：2012 年印度进行了一项大样本量 RCT，试验组接受 TOT，对照组接受以 Bobath 神经发育技术或 Brunnstrom 阶段为基础的等剂量训练，4～5 次/周，持续 4 周。结果表明，与对照组相比，无论是干预后或随访，TOT 组在 FMA-上肢、ARAT、WMFT 方面的得分均有显著提高。一项 Corchrane 的荟萃分析也发现重复性的任务训练可以显著改善恢复期脑卒中患者的上肢运动功能（SMD＝0.48；95% CI＝0.06～0.91；P＝0.03；I^2＝69.71%），并且具有长期效应（SMD＝0.92；95% CI＝0.58～1.26；P<0.000 1；I^2＝44.54%）。

（3）强制-诱导运动疗法（CIMT）：一项 Corchrane 系统评价（42 个 RCT，1 453 名脑卒中患者）探究 CIMT（每日强制使用患侧上肢超过 3 小时）、改良 CIMT（modified constraint-induced movement therapy，mCIMT）（小于 3 小时）或者强制性使用患侧上肢训练（使用时间没有说明）合并或不合并其他训练比较其他上肢康复训练对改善脑卒中患者康复结局的有效性。结果表明，强制性运动疗法相比对照组可显著改善脑卒中患者的上肢运动控制（SMD＝0.82；95% CI＝0.31～1.34；P＝0；

$I^2=77.12\%$)、上肢运动功能(SMD=0.34; 95% CI=0.12~0.55; $P=0$; $I^2=46.56\%$)。EBRSR将十几篇RCT的结果整理发现,CIMT对恢复期脑卒中患者的肌力和肌张力改善更有效,mCIMT对恢复期脑卒中患者的运动功能改善更有效。

(4) 运动想象疗法(MIT):MIT通常作为辅助干预与其他疗法结合提供。一项包含15个RCT的荟萃分析显示,MIT合并CIMT比较CIMT(MD=4; 95% CI=2.6~5.4; $P<0.000\,1$),MIT合并神经肌肉电刺激比较神经肌肉电刺激(MD=6.11; 95% CI=3.43~8.79; $P<0.000\,1$),MIT合并常规康复训练比较常规康复训练(MD=4.43; 95% CI=2.72~6.14; $P<0.000\,1$; $I^2=0\%$)可显著改善脑卒中患者FMA-上肢的得分。纳入的RCT中,3篇比较了MIT合并常规康复与常规康复训练在改善脑卒中恢复期患者上肢运动控制方面的差别,均支持在恢复期将MIT作为辅助手段对患者进行干预。

(5) 镜像疗法(MT):来自Corchrane的荟萃分析,纳入了57篇RCT,干预平均时长大约为1次/30分钟,5次/周,共4周。亚组分析结果表明MT能够显著改善恢复期及后遗症期脑卒中患者的FMA-上肢得分(SMD=4.32; 95% CI=2.46~6.19; $P<0.000\,1$; $I^2=77.03\%$)、上肢运动功能(SMD=0.47; 95% CI=0.27~0.67; $P<0.000\,1$; $I^2=61.91\%$)、日常生活活动能力(SMD=0.48; 95% CI=0.30~0.65; $P<0.000\,1$; $I^2=15.15\%$),并且MT对上肢运动功能改善长期有效。

(6) 机器人辅助治疗(RT):相比于传统疗法的费时,RT具有高重复性、高精度性、交互性的特点,使得其越来越多地被应用在临床康复中。Veerbeek等人系统回顾了脑卒中后RT与非机器人治疗对脑卒中患者的影响,发现RT可以显著改善偏瘫上肢的运动控制(MD=2.83; 95% CI=0.87~3.59; $P=0.001$; $I^2=30\%$)。而最新的荟萃分析发现,RT比较常规康复训练,对恢复期的脑卒中患者,在上肢运动控制、肌张力、上肢运动功能和生活质量改善方面均无差别。不显著的结果可能是由于恢复期的脑卒中患者有较强的自发的生物性恢复,无论提供何种类型的训练都会产生上肢运动功能的类似改善。

(7) 虚拟现实训练(VR):来自Corchrane的系统评价发现,VR作为辅助手段可能对后遗症期脑卒中患者上肢运动功能的改善更有效(SMD=0.65; 95% CI=0.19~1.11; $P=0.01$; $I^2=1.41\%$),VR合并(SMD=0.44; 95% CI=0.11~0.76; $P=0.01$; $I^2=0\%$)或不合并(SMD=0.25; 95% CI=0.06~0.43; $P=0.01$; $I^2=21.77\%$)其他训练均能提高脑卒中患者的日常生活活动能力。

3. *提高日常生活活动能力*

(1) BADL训练:①以VR为基础的ADL训练:可见促进上肢功能恢复部分的描述;②以作业为基础的ADL训练:一篇以证据为基础的综述支持使用以作业为基础的干预措施来改善脑卒中患者的日常生活活动能力;③以患者为中心的ADL训练(client-centred ADL intervention, CADL):瑞典进行了一项CADL对脑卒中患者自理活动的研究,发现接受CADL的脑卒中患者在组间与组内比较均显示出更大的改善,但结果并无统计学意义。有趣的是,实施CADL的作业治疗师表示增加了对患者生活体验的理解;接受CADL的患者也显示出更好的依从性以及参与性;④居家ADL训练:Legg等人将9篇共994位脑卒中患者接受BADL的RCT进行整合分析发现,对脑卒中患者进行针对日常生活活动能力缺失部分的训练,不仅可以改善其BADL的能力(SMD=0.17; 95% CI=0.03~0.31; $P=0.02$; $I^2=0\%$),甚至还可以提高IADL的能力(SMD=0.22; 95% CI=0.07~0.37; $P=0$; $I^2=19.33\%$)。

(2) IADL训练:研究表明,IADL与患者主观幸福感有着最强的关联。一篇以证据为基础的综述提供了有限的证据支持使用VR改善脑卒中患者IADL的表现。此外,从初步研究中发现驾驶员教育和轮椅技能训练可改善相应的活动表现。

4. *改善视觉功能障碍* Pollock等人将20篇研究整合分析发现,代偿性扫描训练在改善存在视野缺损的脑卒中患者的生活质量方面可能比安慰剂或对照组更有益,但在日常生活活动能力、阅读能力以及视野缺损方面可能无效。与安慰剂、对照组或不治疗相比，棱镜治疗可能对视野缺损有效。

5. *配合言语和语言障碍治疗* 一项系统评价发现，当后遗症期的失语症患者与经过培训的交流伙伴进行交流时，可能会改善患者的交流能力或提高交流参与度。但是否对恢复期的失语症患者有效仍需进一步研究。

6. *改善认知功能* 详见颅脑损伤部分。

7. *心理及社会调适* 脑卒中后出现的情绪症状常与较高的死亡率、住院风险及较长的住院时间有关。最新的系统评价表明将药物、心理治疗和非侵入性脑刺激联合的干预对改善患者的抑郁症状有效。一项 RCT 采用听 CD 的方式让患者进行自我放松训练，初步证据表明，对那些愿意或能进行自助放松的人和积极寻求心理支持的人而言，可能是一种可行的干预措施。

（三）后遗症期作业治疗循证实践

研究认为，在脑卒中后的前 6 个月内，功能改善可通过自发的生物性恢复，或训练引发的恢复来促进。那么，处于后遗症期的脑卒中患者，调适/代偿的方式可能更有助于日常生活活动能力的提高，这是因为调适/代偿是让患者通过学习新的方法来实现目标，这种行为不需要神经修复。

1. *环境调适和辅助技术的使用* 环境调适和辅助技术的使用是作业治疗干预方法的组成部分。一项研究探讨对洗澡设备培训的家庭项目是否会提高脑卒中患者的使用率、独立性和满意度。结果表明，干预组在功能独立性和满意度方面均有明显改善。

2. *回归职业训练或指导* AHA/ASA 指出，对考虑重返工作岗位的脑卒中患者，进行以职业为导向的治疗或职业康复可能是有效的。

3. *参与休闲娱乐活动* 一项系统评价发现，娱乐治疗对患者的生活质量和情绪有显著的短期改善，除此之外，患者在休闲活动中的参与度和满意度也有提高。

第七节 个案分析

为了更好地理解脑卒中患者作业治疗的整体思维，本节内容通过一个真实个案，以 SOAP 格式的方式，包括患者的基本情况、主观资料(S)、客观资料(O)、评定与分析(A)以及干预计划(P)，向大家展示脑卒中患者的作业治疗评定与分析方法。

一、基本情况

患者的基本情况是治疗的基础，通常这部分内容可以在临床病例系统里面查看，详见表 2-7-1。

表 2-7-1 基本情况

姓名：卢某	性别：男	年龄：41 岁
出生地：广东省某市		家庭住址：广东省某市
发病时间：2018 年 2 月 4 日		接诊时间：2018 年 2 月 28 日
临床诊断：脑出血右侧偏瘫		
辅助检查：MR/CT 检查示左侧基底节区出血，右侧额叶外侧裂动静脉畸形		

二、主观资料(S)

主观资料是患者或其照顾者陈述的内容，这部分内容可以给作业治疗师提供许多患者信息，如社会史、家庭情况等，给作业治疗师在后续决策中起到参考作用。主观资料一般要记录以下内容，下面是该患者的主观资料。

1. *主诉* 右侧肢体乏力 20 余天。

2. *治疗史* 2018 年 2 月 4 日发病后就诊于基层医院，2018 年 2 月 5 日转院至上级医院脑外科，发病至今未曾接受任何康复治疗。

3. *既往史*

(1) 否认高血压、糖尿病等病史，既往饮白酒 50 mL/d，有吸烟史 20 支/d，约 10 年。

(2) 发病前 ADL 和 IADL 独立，认知功能正常。

4. *社会生活史*

(1) 生活方式：职业为公务员，爱好是打麻将。

(2) 个人状况：大学文化水平，已婚育有两子。

(3) 居住情况：与妻子和孩子一起住，家住电梯楼，家中厕所为蹲厕、无扶手，浴室为淋浴。

5. *治疗目标* 能独自到室外行走，右手能写字。

6. *情感或态度* 积极配合。

7. *家属配合度* 积极配合。

8. *疼痛* 目前未诉有疼痛症状。

三、客观资料(O)

客观资料包括各种评定的内容，这部分评定尽可能准确、客观，才能发现患者的真实状态及其存在的问题，是作业治疗师做决策的基础。根据这个患者的情况，选择相应的评定方法，以下是该患者的评定结果。

（一）认知评定

患者处于清醒状态、可完成三步指令，语言切题且流畅，定向力正常，日常生活观察中无认知障碍的表现，故没有进行认知量表筛查。

（二）肢体功能评定

1. 坐位平衡　3级。
2. 站立平衡　1级。
3. 跌倒风险　低。
4. 利手　右手。
5. 右上肢肌力、肌张力评定　详见表2-7-2。

表2-7-2　肌力及肌张力评定

右上肢		肩	肘	前臂	腕	手
肌张力	伸肌	水平外展1+	1+	旋前1+	正常	正常
	屈肌	1+	1	正常	正常	1+
MMT	伸肌	水平外展2+	2−	1+	1+	1
	屈肌	2+	3−	1+	1+	3−

6. 右上肢PROM　正常。
7. 协调性　指鼻试验无法完成，检查过程中未发现震颤。
8. 感觉功能　触觉、痛觉、本体觉均正常。
9. 其他　无肩关节半脱位，无关节畸形或挛缩，无肿胀。
10. Brunnstrom评定　右上肢Ⅲ期，右手Ⅱ期。
11. Fugl-Meyer上肢功能评定　右上肢18/36分，腕手2/24分，协调能力与速度4/6分，总得分24/66分，见表2-7-3。

表2-7-3　Fugl-Meyer上肢功能评定得分

项目	得分	项目	得分
反射活动	4	屈肌协同运动	10
伸肌协同运动	4	伴有协同运动的活动	0
脱离协同运动的活动	0	反射亢进	0
腕稳定性	0	手指	2
协调能力与速度	4		

（三）ADL评定

改良Barthel指数总得分75/100分，见表2-7-4。

表2-7-4　改良Barthel指数得分

项目	得分	项目	得分
大便	10	小便	10
修饰	3	用厕	10
吃饭	10	转移	12
行走	12	穿衣	2
上下楼梯	5	洗澡	1

四、评定与分析(A)

根据主观资料与客观资料的内容，整理评定结果，分析目前存在的主要问题，并制定相应的短期和长期目标。这是核心内容部分，分析的全面、准确与否关系着目标制定是否合理，该患者年龄不大，意识清楚，结合患者自己的目标，要以ADL独立为最终方向，以下是该患者的分析内容。

（一）作业治疗诊断

右侧偏瘫导致患者ADL部分依赖。

（二）主要问题

1. 右侧肢体肌力下降。
2. 穿衣、洗澡需大量帮助下完成。
3. 修饰、上下楼梯需中等量帮助下完成。
4. 床椅转椅、行走需少量帮助下完成。

（三）个人/环境因素的优势

1. 患者病程为20余天，目前右上肢近端肌力恢复至约2+级，且能监护下行走。
2. 患者学习能力较好，动作学习快。
3. 患者和家属态度积极，依从性好。

（四）长期目标

1个月内，患者能够用右手持小瓶矿泉水瓶喝1/3瓶水，在少量帮助下用右手持加粗勺子进食块状水果，监护下在病房厕所中完成修饰、穿脱开襟上衣和裤子。

（五）短期目标

1. 1周内，患者能在洗漱时用右手固定牙刷，左手挤牙膏。
2. 两周内，患者能够右手持装有50 mL水的小瓶矿泉水瓶喝水。

五、干预计划(P)

根据长短期目标，制订相应的作业治疗计划，这部分内容可能因治疗设备的差异导致方案不一致，只要最终能达到我们所制定的目标即为合理的干预计划。

（一）手及上肢功能训练

1. 上肢机器人训练　右上肢屈-伸肘、前臂旋前-旋后训练，20 min/d。

2. 脑电反馈训练　右手手指伸展训练，30 min/d。

3. 肩推器训练　右手，负重(1个砝码)，必要时辅助伸肘，10 min/d。

4. 转移木插板训练　右手，必要时辅助，10 min/d。

（二）ADL训练

1. 喝水训练　右手使用小瓶矿泉水瓶模拟喝水，5 min/d。

2. 模拟进食训练　右手持加粗勺子进行模拟进食，10 min/d。

3. 穿衣训练　包括穿脱开襟衫、套头衫、裤子，1～2次/周。

（三）宣教

1. 病房中的修饰活动、穿衣等在安全情况下家属创造条件让患者自己完成。

2. 增加右手在日常生活中的运用，例如挤牙膏时，右手固定牙刷；右手推开门等。

（蔡素芳　朱　琳　李　鑫　芦海涛）

参考文献

[1] 吴江，贾建平. 神经病学[M]. 3版. 北京：人民卫生出版社，2015.

[2] 中华医学会神经病学分会，中华医学会神经病学分会脑血管病学组. 中国脑出血诊治指南[J]. 中华神经科杂志，2015，48(6)：435-444.

[3] 中华医学会神经病学分会，中华医学会神经病学分会脑血管病学组. 中国急性缺血性脑卒中诊治指南2014[J]. 中华神经科杂志，2015，48(4)：246-257.

[4] 中华医学会神经病学分会神经康复学组，中华医学会神经病学分会脑血管病学组，卫生部脑卒中筛查与防治工程委员会办公室. 中国脑卒中康复治疗指南(2011完全版)[J]. 中国康复理论与实践，2012，18(4)：301-318.

[5] 中华医学会神经病学分会，中华医学会神经病学分会神经康复学组，中华医学会神经病学分会脑血管病学组. 中国脑卒中早期康复治疗指南[J]. 中华神经科杂志，2017，50(6)：405-412.

[6] TROMBLY C. Anticipating the future: assessment of occupational function [J]. The American Journal of Occupational Therapy, 1993, 47(3): 253-257.

[7] EDMANS J, COUPAR F, GORDON A. Occupational therapy and stroke [M]. 2nd ed. New Jersey: Wiley-Blackwell, 2010.

[8] WILSON D J, BAKER L L, CRADDOCK J A. Functional Test for the Hemiparetic Upper Extremity [J]. The American Journal of Occupational Therapy, 1984, 38(3): 159-164.

[9] FONG K, NG B, CHAN D, et al. Development of the Hong Kong Version of the Functional Test for the Hemiplegic Upper Extremity (FTHUE-HK) [J]. Hong Kong Journal Occupational Therapy, 2004, 14: 21-29.

[10] KOPP B, KUNKEL A, FLOR H, et al. The Arm Motor Ability Test: reliability, validity, and sensitivity to change of an instrument for assessing disabilities in activities of daily living [J]. Archives of Physical Medicine Rehabilitation, 1997, 78: 615-620.

[11] 瓮长水，王军，潘小燕，等. 上肢动作研究量表在脑卒中患者中的效度[J]. 中国康复理论与实践，2008，14(1)：53-54.

[12] 瓮长水，王军，王刚，等. 上肢动作研究量表在脑卒中患者中的信度[J]. 中国康复理论与实践，2007，13(9)：868-869.

[13] 吴媛媛，闵瑜，燕铁斌，等. Wolf运动功能测试量表评定脑卒中急性期患者上肢功能的效度和信度研究[J]. 中国康复医学杂志，2009，24(11)：992-998.

[14] 寇程，刘小燮，毕胜. 三种上肢运动功能评定量表的标准效度及其相关性研究[J]. 中国康复理论与实践，2013(4)：371-374.

[15] 燕铁斌. 起立-行走计时测试简介-功能性步行能力快速定量评定法[J]. 中国康复理论与实践，2000，6(3)：115-117.

[16] 崔颖，马素慧，吴庆文. 日常生活活动分析评定表的有效性研究[J]. 中国康复医学杂志，2013，28(3)：269-270.

[17] 刘若琳，王宁华. Frenchay 活动量表在中国正常人和脑卒中患者应用中的信度研究[J]. 中国康复医学杂志，2011，26(4)：323-328.

[18] 齐明华，陶玉倩，王灵雁，等. 脑卒中生活质量影响量表 3.0 代理人版中文版的编译及其性能测试[J]. 中国组织工程研究与临床康复，2007，11(30)：5920-5924.

[19] 兰月，黄东锋，胡昔权，等. 脑卒中患者生存质量量表效度研究[J]. 中国康复医学杂志，2005，20(9)：672-674.

[20] HONG W J，TAO J，WONG A W K，et al. Psychometric Properties of the Chinese (Putonghua) Version of the Oxford Cognitive Screen (OCS-P) in Subacute Poststroke Patients without Neglect [J]. BioMed Research International，2018：6827854.

[21] 程若莺，周郁秋，孟丽娜，等. 脑卒中患者生活质量量表研究进展[J]. 护理学杂志，2010，25(11)：91-94.

[22] MARY V R. Occupational Therapy for Physical Dysfunction [M]. 7th ed. Philadelphia：Lippincott Williams & Wilkins，2014.

[23] 窦祖林. 作业治疗学[M]. 3 版. 北京：人民卫生出版社，2018.

[24] 励建安. Delisa 物理医学与康复医学理论与实践[M]. 北京：人民卫生出版社，2013.

[25] 詹青，王丽晶. 2016 AHA/ASA 成人脑卒中康复治疗指南解读[J]. 神经病学与神经康复学杂志，2017，13(1)：1-9.

[26] 张泱，陈湘玉，陈璐，等. 老年脑卒中患者对居家环境改造认知与需求的质性研究[J]. 护理学报，2019，26(1)：1-4.

[27] 赵纯，金旻，张玉梅，等. 脑卒中恢复期常见并发症及其康复治疗[J]. 中国临床康复，2006，10(24)：143-145.

[28] STOLZENBERG D，SIU G，CRUZ E. Current and future interventions for glenohumeral subluxation in hemiplegia secondary to stroke [J]. Topics in stroke rehabilitation，2012，19：444-456.

[29] COURVAL L P D，BARSAUSKAS A，BERENBAUM B，et al. Painful shoulder in the hemiplegic and unilateral neglect [J]. Archives of Physical Medicine & Rehabilitation，1990，71(9)：673.

[30] 厉坤鹏，周茹珍，顾莹莹，等. 手法淋巴引流对脑卒中患者偏瘫上肢水肿及运动功能的影响[J]. 中国康复医学杂志，2018，33(4)：444-446.

[31] 张全兵，周云，钟华璋，等. 关节挛缩的发病机制和治疗进展[J]. 中华创伤骨科杂志，2017，19(6)：548-552.

[32] WONG K，TRUDEL G，LANEUVILLE O. Noninflammatory joint contractures arising from immobility：animal models to future treatments [J]. Biomed Res Int，2015(3)：848290.

[33] 本德，王恒，徐胜军，等. 卒中后抑郁的临床康复治疗进展[J]. 中国医药导报，2020，17(16)：54-57.

[34] WILLIAMS L S，GHOSE S S，SWINDLE R W. Depression and other mental health diagnoses increase mortality risk after ischemic stroke [J]. American Journal of Psychiatry，2004，161(6)：1090-1095.

[35] LANCTT K，LINDSAY M P，SMITH E E，et al. Canadian Stroke Best Practice Recommendations：Mood，Cognition and Fatigue following Stroke，6th edition update [J]. International Journal of Stroke，2019，15(4)：174749301984733.

第三章

颅脑损伤

第一节 概述

颅脑损伤(traumatic brain injury, TBI)根据损伤的解剖部位分为头皮损伤、颅骨损伤和脑损伤。脑损伤包括脑震荡、脑挫裂伤、弥漫性轴索损伤和脑干损伤。按损伤发生的时间和类型又可分为原发性颅脑损伤和继发性颅脑损伤。按颅腔内容物是否与外界相通又可分为闭合性颅脑损伤和开放性颅脑损伤。根据伤情程度又可分为轻、中、重、特重四型。

一、病因和发病机制

颅脑损伤的原因在不同地区和时期略有不同,交通事故、坠落伤、打击伤、火器伤占主要原因。TBI受伤机制主要有直接暴力:即加速性、减速性和挤压性损伤;间接暴力:即挥鞭样、颅颈连接处损伤和胸部挤压伤窒息所致。在颅脑损伤的全部病理生理过程中,脑组织不仅可因暴力的直接作用产生原发性损伤,还可出现继发性损伤而使伤情复杂化。原发性脑损伤是暴力作用于头部时直接造成的脑损害,局部脑损害如脑震荡、脑挫裂伤,弥漫性损伤如原发性脑干损伤、弥漫性轴索损伤等。原发性脑损伤其病变性质与严重程度在受伤当时已经决定,并立即出现相应的临床症状与体征。继发性脑损伤可在伤后数分钟、数小时、数天内发生,其危害在于随着继发性颅脑损伤的发展会导致颅内压进行性升高,出现脑组织缺血和脑疝,并最终导致脑干功能衰竭而死亡。

二、临床表现

(一)脑震荡

脑震荡(cerebral concussion)是脑组织在生物机械力作用下发生的一系列病理生理改变,即刻出现短暂且可恢复的神经系统功能障碍,常规影像学观察可能没有特殊发现。当有意识丧失大于15分钟,创伤后遗忘大于1小时,出现中到重度头痛,酗酒或合并颅骨骨折等情况时,一般要求患者留院观察,确认是否出现病情进展。

(二)脑挫裂伤

脑挫裂伤(cerebral contusion)多见于大脑皮质损伤,好发于颞叶和额叶底部。挫裂伤周围及全脑形成颅内血肿,轻者逐渐消退,重者可继续发展为脑疝。临床症状轻重不同,有的可无明显症状及体征,重者可昏迷。急性期CT表现为斑点/片状高密度影,周边可见稍低密度水肿影,逐渐演变为低密度软化灶。

颅内血肿根据解剖部位分为硬膜外血肿、硬膜下血肿、颅内血肿和特殊部位血肿等。按照血肿出现的时间可分为特急性(伤后3小时内)、急性(3小时至3天)、亚急性(3天至3周)和慢性血肿(3周以上)。

1. *硬膜外血肿* 血液积聚于颅骨内板与硬脑膜之间,出血来源于骨折损伤的硬脑膜动脉、静脉、静脉窦或颅骨板障,以脑膜中动脉及其分支损伤最为常见。症状因出血量和出血速度而不同,昏迷-清醒-再昏迷是典型表现。典型影像学表现是颅骨骨板下双凸面高密度影。

2. *硬膜下血肿* 位于硬脑膜与蛛网膜之间的间隙,受力点多位于对侧,多见于老年患者,仅部分患者有明确头部外伤史，血肿多为单侧，位于额颞顶部。少数患者有“中间清醒期”，典型影像学表现是颅骨骨板下新月形高密度影。

3. 蛛网膜下腔出血 常伴有硬膜下血肿及脑挫裂伤，出血位于脑沟脑回及脑池内，2 周时容易发生血管痉挛至其血管支配区域脑梗死。CT 表现为脑沟裂及脑池内高密度影。

4. 脑室内出血 常与蛛网膜下腔出血伴随，血液积聚于脑室系统，随着出血吸收，部分患者可伴有蛛网膜颗粒纤维化而出现交通性脑积水。

5. 脑内血肿 血肿位于脑实质，多伴有脑挫裂伤或者由脑挫裂伤发展而来。症状决定于部位和出血量。CT 显示脑内团块状高密度影，周边可见脑挫裂伤或脑水肿影像，MRI 可助于时间分期。

（三）弥漫性轴索损伤

弥漫性轴索损伤(diffuse axonal injury)是一种颅脑损伤患者中常见病理表现，存在于 72% 中重度 TBI 患者中。好发于中线部位及神经轴索聚集区，如胼胝体、脑干、灰白质交接区、小脑、内囊和基底节。病理改变为轴索断裂、轴浆溢出，导致轴索变性、凋亡并可长时间进行性发展。临床可有持续的认知精神障碍，重者意识障碍。MRI 可提高检出率。

三、常见继发性脑损伤

（一）脑肿胀

脑肿胀指组织血容量(充血)或组织液(脑水肿)增加，与脑组织调解能力下降和组织缺氧有关。可导致颅压升高，脑缺血，最终导致脑细胞坏死。脑肿胀常见于伤后几小时内，病情迅速恶化，影像学可见脑沟裂池变浅填塞、脑室受压改变。如果单侧脑肿胀可见中线移位，严重者可脑疝。

（二）脑缺血与梗死

脑缺血与梗死属于严重的急性继发性脑损伤，由血管损伤、颅高压、血管痉挛等原因导致。临床出现相应脑区受损症状，影像学表现为受累血管分布区低密度灶。

四、常见症状和障碍

（一）意识障碍

严重脑损伤后发生各种异常意识状态，包括脑死亡、昏迷、植物状态和微意识状态。脑死亡指大脑和脑干所有临床功能不可逆性中止，失去医疗支持无法存活。昏迷表现为无意识活动、临床观察不到睁眼及自主行为反应。一般 2～4 周脱离昏迷，部分患者进入到植物状态，即无觉醒综合征，此状态指无意识，但保留自主调节功能及睡眠觉醒周期。微意识状态指患者对周围和自身具有微弱但确定的觉知能力。评价可使用临床量表观察患者对刺激的反应程度(如：格拉斯哥昏迷量表)，客观检查可使用功能核磁、脑电图及红外光谱成像等技术。目前缺乏有效治疗方法，可以使用多巴胺等促醒药物，多感觉刺激及神经调控技术对部分患者有效。

（二）认知和精神障碍

认知和精神障碍存在于 30%～80%的轻中度 TBI 患者，且发生率随病情严重而增加，由局部损伤、弥漫性轴索损伤和神经递质功能障碍共同导致。常见的认知损伤领域包括记忆、注意、执行、视空间、逻辑思维等。

情绪障碍可为原发于颅脑损伤，也可能继发于 TBI 所致的认知和运动功能障碍。行为障碍表现为多种形式，包括情绪不稳、敌对、冷漠、易激惹，甚至出现强迫、妄想及幻觉等典型精神病性症状。TBI 后抑郁和焦虑高发，值得注意的是创伤后应激障碍(posttraumatic stress disorder, PTSD)，精神行为障碍常以身体化形式表现，如疼痛、头晕、疲劳及睡眠障碍等。治疗药物尚无特殊，常使用促智药物，五羟色胺再摄取抑制剂用于抑郁焦虑治疗，典型精神病症状可使用奥氮平、氯培酮及思瑞康等非典型性抗精神病药物，PTSD 首选盐酸舍曲林。

（三）运动功能障碍

运动功能障碍性质和程度主要取决于病灶部位及损伤程度，但常合并前庭功能障碍、骨折、周围神经损伤等复杂因素，而且由于 TBI 损伤弥散，运动功能障碍也多样化。

（四）癫痫

癫痫是 TBI 后常见并发症，多见于额颞叶挫伤患者，按发生时间分为：①创伤 24 小时内为即刻发作，与出血等刺激皮质或体内生化改变有关；②早期癫痫发生于伤后 1 个月以内，可能与继发脑组织损伤有关；③晚期癫痫可发生于创伤后 1 个月至数年，与皮质软化、瘢痕等有关。

癫痫症状可多样，多见全身强直-阵挛发作，也有症状十分不典型，可结合长时程视频脑电图的不同波形判断发作类型。是否预防性用药尚有争论，然而一旦诊断明确即应抗癫痫治疗 1～2 年，不可随意停药。对于药物控制不好的晚期癫痫可考虑手术治疗。

（五）深静脉血栓

原发颅脑损伤所致高凝状态、长时间卧床和运动功能障碍，重型 TBI 患者是发生静脉血栓栓塞的高风险因素。弹力袜等机械性预防措施已成为标准干预方案。如果脑损伤已稳定且药物预防的获益超过颅内出血的风险，可考虑进行药物预防。

（六）创伤后脑积水

创伤后脑积水发生率为 0.7%～50%，而重度创伤大骨瓣减压后高达 86%。慢性脑积水多发生于伤后 2～6 周，迟至 6～12 个月，腰穿压力不高，主要原因是脑脊液回收障碍所致。临床表现为步态不稳、认知功能障碍、尿失禁，或者创伤后病情好转过程中出现功能退化，也可见脑水肿消退后骨窗仍然明显膨出。影像学检查可见脑室扩大且侧脑室前角间夹角≥140°。治疗可选择脑室腹腔分流术，并于术后动态观察及调压。

（芦海涛）

第二节 颅脑损伤功能障碍特点

颅脑损伤可能导致不同程度的运动功能障碍、感觉功能障碍、认知功能障碍、知觉功能障碍、言语和吞咽功能障碍、社会交往及情感和行为等方面的功能障碍。由于受伤机制、受损部位、伤情轻重、就诊时机等因素影响，颅脑损伤后的临床表现、身体功能、活动功能和参与功能障碍表现受多维度因素影响。

一、运动功能障碍

人类的运动启动和控制均有赖于中枢神经系统，因此外伤导致的颅脑损伤常见运动功能障碍。运动功能障碍主要包括关节活动度障碍、肌力减弱、耐力下降、肌张力障碍、姿势不良、异常运动模式、运动控制障碍、平衡功能及协调功能障碍等。颅脑损伤患者运动功能障碍特点与脑卒中患者相似，但较脑卒中患者常见中枢神经系统损伤导致肢体偏瘫不同的是，常合并其他系统损伤，如：肢体骨折和周围神经损伤。

二、感觉功能障碍

感觉是人脑对直接作用于感受器的客观事物个别属性的反映，广义的感觉功能包括身体感觉、视觉、听觉、嗅觉、味觉、前庭觉等。颅脑损伤患者常出现身体感觉功能障碍，可包括浅感觉、深感觉和复合感觉障碍。其中浅感觉可能涉及触觉、痛觉、温度觉和压觉的异常，如：患者不能感觉到身体被触碰或者轻微触碰即感觉疼痛，身体无法分辨冷热水；深感觉可能涉及运动觉、位置觉和震动觉的异常，如：无视觉代偿时，无法保持平衡；复合感觉可能涉及皮肤定位觉、两点辨别觉、实体觉、图形觉、重量觉和材质识别觉的异常，如：将手伸入袋子取物品时，无法判断手是否触碰到目标物品。

三、认知功能障碍

认知功能是大脑皮质高级活动范畴。颅脑损伤后，患者由于损伤性质、部位、严重程度不同而展现出不同的功能障碍，常见认知功能障碍包括注意力障碍、记忆障碍和执行功能障碍等。认知障碍严重影响患者的基础性日常生活活动和工具性日常生活活动处理，参与家庭和社区活动。

（一）注意力障碍

注意力是人类进行所有认知活动的基本条件。额叶受损在颅脑损伤患者中常见，而注意力主要受该脑区控制，因此注意障碍在颅脑损伤患者中普遍存在。注意力障碍可分为持续性注意障碍（sustained attention，如：患者无法对活动任务进行持续的关注）、选择性注意障碍（selective attention，如：患者无法从众多干扰刺激中选择关注自己需要关注的重点，忽略其他无关刺激）、分配性注意障碍

(divided attention,如:患者无法同时注意多个任务)、交替性注意障碍(alternating attention,如:患者无法在不同的任务之间进行切换)。绝大多数患者颅脑损伤后注意力障碍会在一年左右明显改善。心理紧张、抑郁症、焦虑及药物效应可能加重注意力障碍。注意力障碍康复是认知康复的核心,只有改善注意障碍,才能对其他领域的认知功能障碍进行有效的康复。

(二) 记忆障碍

记忆是人脑基本认知功能之一。记忆是人脑对经历过事物的识记、保持、再现或再认,是进行思维、想象等高级心理活动的基础。记忆过程主要由大脑对输入信息编码、储存和提取三部分组成。颞叶损伤在颅脑损伤患者中常见,因此记忆功能障碍也非常普遍。由于颅脑损伤部位及严重程度不一样,可能导致不同程度记忆功能障碍。表现的记忆力障碍可能包括瞬时记忆障碍(如:患者无法复述刚刚被告知的活动任务)、短时记忆障碍(如:患者无法回忆数分钟前的任务)、长时记忆障碍(如:患者无法回忆昨天进行的活动)。记忆力障碍导致患者难以学习新的活动技巧。

(三) 执行功能障碍

执行功能是指一整套认知活动流程,包括活动计划、活动监控和活动执行。负责执行功能的脑区主要为前额叶,是颅脑损伤患者经常受损的脑区。执行功能需要患者综合运用各领域的认知功能,使活动流程顺畅进行。患者任一维度认知功能的损伤都会影响执行功能,如:颅脑损伤患者前往并不熟悉的商场购物时,无法计划前往购物地点的路径,难以通过空间定向能力抵达目的地和找到需要购买的物品,容易忘记原计划需要购买的物品等。

四、知觉功能障碍

(一) 失认症

失认症指在无感官功能障碍、智力减退、意识不清及注意力不集中的情况下,不能通过器官认识身体部位和熟悉物体的临床症状,包括视觉失认、触觉失认、听觉失认、身体部位失认和单侧视空间失认。

1. 视觉失认　视觉失认指在无言语、智力及视觉障碍等的情况下,却不能通过视觉认识原本熟悉物体的质地、形状和名称。视觉失认主要包括物体失认、面容失认、颜色失认及同时失认。

2. 触觉失认　触觉失认指触觉、温度觉、本体感觉以及注意力均正常,却不能通过触摸识别原本熟悉的物品,不能说出其名称,亦不能演示和说明物品功能及用途等。

3. 听觉失认　听觉失认指在非听力下降或丧失的情况下,可判断声音存在,但不能识别和肯定原本熟悉声音的意义。

4. 身体部位失认　身体部位失认指识别自己和他人身体部位能力障碍,如身体左右分辨障碍、手指失认及其他部位认识障碍。

5. 单侧视空间失认　单纯的单侧空间注意力缺损表现为感觉和运动系统未受损,但患者不能回应或者关注一侧的刺激。主要临床表现可能包括功能活动均朝向健侧空间,眼睛活动只在健侧空间,进食时只吃健侧食物,阅读时只读健侧文字,走路时容易碰撞患侧,直线行走时,容易偏向健侧空间等。

(二) 失用症

失用症指在无肌力、肌张力及运动协调性障碍,亦无视觉障碍、言语理解障碍或不配合情况下,不能正确地运用后天习得的运动技能进行有目的技巧动作,主要包括意念性失用、意念运动性失用、结构性失用和穿衣失用等。

1. 意念性失用　意念性失用是由于意念中枢受损导致的动作意念或概念形成障碍,以致动作逻辑顺序紊乱。表现为可模仿各种动作,但不能按照指令做动作;不能自动或按照指令完成有目的、协调动作或动作顺序混乱;不能描述复杂活动步骤等。

2. 意念运动性失用　患者不能按照指令完成动作,但在某些时间或地点可下意识地完成原本熟悉动作;不能模仿使用工具,但可准确使用工具进行实践操作。

3. 结构性失用　患者不能将各个部件按照空间结构关系组合,也不能将物体各个部件连贯成一个整体。表现为临摹、绘制和构造二维或三维图形或模型困难。

4．穿衣失用　患者具有良好运动控制和感觉功能，但不能按照正确顺序穿脱衣服。原因是患者不了解衣服各个部分与身体各部位关系，在穿脱衣服顺序及方式上错误，如顺序颠倒、穿错部位、扣错扣子及内外反转穿等。

（三）视空间感知功能障碍

视空间感知功能障碍指颅脑损伤后由视觉原因造成物体在空间内的各种特性的认知障碍。主要包括图形背景分辨困难、空间定位障碍、空间关系障碍、地形定向障碍及物体恒常性识别障碍。

1．图形背景分辨困难　图形背景分辨困难指不能从背景中区分出不同形状，不能从视觉上将图形和背景分开。

2．空间定位障碍　空间定位障碍指难以理解物体在三维空间的位置关系。表现为不能理解含有方位词的指令及不能处理物体之间的方位关系。

3．空间关系障碍　空间关系障碍指不能感知物体之间以及物体与自身之间的位置关系。表现为不能正确摆放物品、不能判断钟表上的时间、穿衣困难等。

4．地形定向障碍　地形定向障碍指不能理解和记住两地之间关系。表现为不能从治疗室回到病房，找不到回家的路，不能描述熟悉路线或环境特征等。常用评定方法为路线描述，如让患者描述或画一个熟悉的路线图。

5．物体恒常性识别障碍　物体恒常性识别障碍指不能观察或注意到物体或形状上的细微差异，不能辨别形状相似物体或不能辨别非常规放置物体。

五、言语功能障碍

颅脑损伤后常见言语功能障碍包括运动性失语和感觉性失语。运动性失语症指患者的听理解能力正常，但表达功能障碍，患者较清楚自己的缺陷；感觉性失语症指患者听理解能力受损，语言流利，有正常韵律，良好语法，但是口语错误，患者对缺陷的自我意识较弱。言语功能障碍影响患者与其他人的交流效率，阻碍患者参与家庭和社区活动。

六、吞咽功能障碍

吞咽功能障碍指食物从口腔运送到食管过程中发生的进食障碍。吞咽过程需要精准、协调的运动控制能力，是一套复杂的程序性身体反射过程。吞咽功能障碍可能发生在准备期、口腔期、咽期和食管期，可能导致患者进食时将食物停留在口腔，影响口腔清洁，还可能引起误吸，食物进入气管，产生呛咳、肺部感染甚至窒息。

七、情绪、精神及行为障碍

颅脑损伤一般受突发性外伤导致，患者容易出现疾病否认、焦虑、抑郁、易怒和攻击他人的行为，严重者出现人格改变、行为失控及类神经质反应等，有些患者可能出现创伤后抑郁（posttraumatic stress disorder，PTSD）。躁动和不安行为亦是颅脑损伤常见的并发症，损伤后急性期较为常见，通常与创伤后遗忘有关。

八、日常生活活动能力障碍

颅脑损伤造成的运动功能、意识、认知、感觉、知觉、语言、精神等方面障碍，会不同程度影响患者的基础性日常生活活动活动能力和工具性日常生活活动能力。包括进食活动、个人卫生活动、大小便管理、穿脱衣服、室内外移动、购物活动、烹饪活动、家务活动、理财、搭乘交通工具、服药管理等。

九、职业和休闲娱乐活动能力障碍

不同职业和休闲娱乐活动的回归难度差别巨大，一般脑力劳动较体力劳动更容易重返工作岗位，静态休闲娱乐活动较动态休闲娱乐活动更容易重新开始。颅脑损伤患者难以回归原来的工作岗位，无法再继续进行自己原来喜欢的休闲娱乐活动，甚至重新获得患者功能水平足以胜任的工作和休闲娱乐活动也面临巨大的挑战，许多患者回归工作后短期内也非常容易再次失去工作。导致这一结果的因素是多样的，除了患者个人因素之外，还受制于环境因素的影响，包括工作单位的响应机制、同事和朋友的态度、社会价值观、法律保障制度、无障碍设施的支持、家庭成员的支持等。

十、其他功能障碍

（一）持续性植物状态

对自我或者环境无意识，不能与他人或环境进行相互，但保留自发或者响应刺激而产生的觉醒能力，12个月后仍无改善可定为持续性植物状态。创伤性后1个月无意识，伤后3个月有33%患者可能恢复意识，伤后6个月约有46%可能恢复意识，伤后1年为53%。如果伤后3个月无意识，伤后1年只有35%恢复意识的可能。如果伤后6个月无意识，伤后1年只有16%恢复意识可能。如果伤后1年无意识，意识恢复预后差。植物状态持续1个月的患者，死亡率较高。患者植物状态并非不可逆，一天中觉醒水平会有明显变化，这可能与认知功能波动或睡眠觉醒周期相关。

（二）性功能障碍

颅脑损伤后性功能问题包括勃起功能障碍、性欲减低、射精功能减低、性欲和高潮减退等，这些可能与颅脑损伤后性交频率低、低自尊、兴趣下降及较大心理压力有关。若患者伤后3个月仍存在持续功能障碍则预后较差。

（三）视觉与视知觉障碍

颅脑损伤后可能伤及视觉器官和相关中枢及外周神经传导通路，患者常出现眼功能障碍和视知觉障碍。其中眼功能障碍主要临床表现为视物模糊、复视、转移视线困难、畏光、视觉追踪困难、视中线移位综合征和视野缺损等。视知觉障碍主要包括单侧空间注意力缺损、皮质盲、色觉受损、视觉失认症、视觉空间障碍和视觉构成障碍等。

（四）睡眠障碍

颅脑损伤后患者常见入睡困难或者维持睡眠困难，原因可能与精神心理压力和颅脑损伤继发的疾病有关，如阻塞性睡眠呼吸暂停（obstructive sleep apnea，OSA）、中枢性睡眠呼吸暂停（central sleep apnea，CSA）、创伤后嗜睡、睡眠中间歇性肢体运动和睡眠发作等。

（五）听觉障碍

一般与颅脑外伤时，颞骨骨折导致前庭耳蜗神经损伤引起。听觉障碍严重影响患者与他人口语交流的效率。

（六）眼球震颤

眼球震颤为非自主性、节律性的眼球摆动或跳动，根据中枢受损部位的不同可能出现水平震颤、垂直震颤或者旋转震颤，严重影响患者对物品的凝视功能、移动能力和手眼协调能力。

（张裴景）

第三节 颅脑损伤作业治疗评定

颅脑损伤患者可出现不同程度的运动和感觉功能障碍，同时伴有认知和知觉功能、言语交流功能、日常生活自理能力、行为、心理和社会交往等方面的障碍。这些功能障碍导致了较高的致残率，给患者个人、家庭及社会带来沉重的负担。作业治疗师在为颅脑损伤患者提供治疗干预前应对患者进行全面的评定以明确患者的功能和潜力，为制订干预措施提供依据。颅脑损伤的作业治疗评定包括对身体功能评定、活动能力评定及环境相关评定。

一、身体功能评定

（一）颅脑损伤严重程度评定

1. 格拉斯哥昏迷量表（Glasgow coma scale，GCS） GCS定量评定患者的昏迷程度，是反应急性期颅脑损伤严重程度的一个可靠指标。国际上普遍采用GCS来判断急性期损伤患者的意识情况。该方法检查颅脑损伤患者的睁眼反应（eye opening，E）、运动反应（best motor response，M））言语反应（verbal response，V）三项指标，确定这三项反应的计分（睁眼反应计分1～4分，运动反应计分1～6分，言语反应计分1～5分）再累加总分（量表最低分3分，最高分15分为正常），并将总分作为判断伤情轻重的依据。分数记录方式为E-M-V，字母中间用数字表示，如E3M5V3＝GCS11。评分≥13分为轻度损伤，9～12分为中度损伤，≤8分为昏迷，意味着严重损伤。

2. 伤后遗忘（post-traumatic amnesia，PTA） 恢复期伤情严重程度的评定可根据伤后遗忘（post-traumatic amnesia，PTA）的时间长短进行评定。PTA是指受伤后记忆丧失到连续记忆恢复所需的时间。对于患者是否仍处于PTA还是已经恢复的连续记忆，常用Levin提出的盖尔维斯顿定向遗忘试验（Galveston orientation and amnesia test，GOAT）评定。该试验专为颅脑损伤患者设计，包括10项问题，每项问题对应分值的权重，主要通过提问方式了解患者的人物、时间、空间定向及受伤前后事件的记忆情况，患者回答不正确时按规定扣分，将100减去总扣分即为GOAT得分。100分为满分，75～100分为正场，66～74分为异常边缘，低于66分为异常。一般认为达75分才能认为脱离了伤后遗忘（PTA）。PTA持续时间的长短与颅脑损伤严重性呈高度相关。

（二）意识障碍评定

脑外伤后严重的意识障碍包括昏迷、植物状态及微小意识状态。

1. 昏迷　昏迷指的是在脑电图上没有睡眠觉醒周期以及失去和环境互动的能力。美国康复医学会（1995年）的神经行为标准包括：患者不会自发睁眼或对外界刺激睁眼；患者不会执行指令；患者不会说或说可辨认的词；患者没有表现出有意的动作（可能表现出反射性的动作如特定的姿势，躲避疼痛或不自觉地微笑）；当被动睁开眼睛时，患者无法在任何方向通过45°弧线保持视觉追踪；这些标准不能归因于使用麻醉剂。

2. 植物状态　植物状态表示患者对自己或环境完全没有意识。植物状态的患者有睡眠觉醒周期，能自发睁眼，没有反射性的“对视觉、听觉、触觉或有害刺激物的持续、可再生、有目的或自愿的行为反应”。重度脑损伤后，若伤后昏迷持续1个月仍无反应即进入植物状态，植物状态的时间超过1个月即为持续性植物状态。我国于1996年在南京制定了持续性植物状态的临床诊断标准（暂定）：①认知功能丧失，无意识活动，不能执行指令；②保持自主呼吸和血压；③有睡眠-觉醒周期；④不能理解和表达言语；⑤能自动睁眼或刺激下睁眼；⑥可有无目的性的眼球追踪活动；⑦下丘脑及脑干功能基本保存。

3. 微小意识状态　处于微小意识状态的患者有一些意识。他们表现出的可观察到的行为不是纯粹的反射性的，而是表现出对自我或环境的一些认识。诊断标准由以下一种或多种行为的可在线或持续显示组成：执行简单的指令、姿势或口头的是/否反应（不考虑准确度），理解冗长，对环境相关的刺激有目的的行为反应，如够物的方式显示出够物的定位和方向之间的清晰关系、根据物体的大小和形状做出手的姿势去抓握物体、适当的微笑或哭泣来回应情绪的话题或刺激。度过微小意识状态的患者必须具备功能交流和使用物体的能力。功能性交流被定义为在两次连续的评定中对六种基本情形定向问题的准确是/否回答，如你坐下来了吗？功能性物体的使用是基于在两次连续的评价中至少准确使用两种不同物体（如用梳子梳头）。

使用JFK CRS-R（Coma-Recovery Scale-Revised）来区别植物人和微小意识状态。CRS-R由Kalmar和Giacino在2005年提出，用于检测神经行为状态的细微变化，以区分植物人和微小意识状态，并识别出微小意识状态。23个项目分六个领域：听觉、视觉、运动、言语、交流和觉醒。测试使用特定的刺激来引起特定的反应，根据参考标准内的反应打分。

（三）认知功能障碍评定

认知功能障碍导致脑外伤患者的生活自理和社会适应的障碍。认知障碍成为脑外伤患者康复中的重要问题。对认知功能障碍的评定主要包括认知功能严重程度的评定、认知功能筛查、标准化检查及认知功能的专项评定（注意力、记忆力、执行能力）。

1. 认知功能严重程度分级

（1）颅脑损伤认知功能水平分级评定：通常采用美国Rancho Los Amigo康复医院的RLA（Rancho Los Amigo levels of cognitive functioning scale，RLA），RLA由Hagen在1998年提出，使用行为观察来分类患者的认知功能水平，可帮助临床医师与同行及患者家属沟通患者的认知功能水平并制定适当的康复策略。RLA的前三个水平描述了从昏迷中苏醒的患者对刺激和环境的反应，见表3-3-1。

表 3-3-1 RLA

分级	特点	认知与行为表现
Ⅰ级	没有反应	患者处于深昏迷，对任何刺激完全无反应
Ⅱ级	一般反应	患者对无特定方式的刺激呈现不协调的和无目的的反应，与出现的刺激无关
Ⅲ级	局部反应	患者对特殊刺激起反应，但与刺激不协调，反应直接与刺激的类型有关，以不协调延迟方式（如闭着眼睛或握着手）执行简单命令
Ⅳ级	烦躁反应	患者处于躁动状态，行为古怪。毫无目的，不能辨别人和物，不能配合治疗，词语常与环境不相干或不恰当，可以出现虚构症，无选择性注意，缺乏短期和长期的回忆
Ⅴ级	错乱反应	患者能对简单命令取得相当一致的反应，但随着命令复杂性增加或缺乏外在结构，反应呈无目的、随机或零碎性；对环境可表现出总体上的注意，但精力涣散，缺乏特殊注意能力，用词常常不恰当并且是闲谈，记忆严重障碍常显示出使用对象不当；可以完成以前常有结构性的学习任务，如借助帮助可完成自理活动，在监护下可完成进食，但不能学习新信息
Ⅵ级	适当反应	患者表现出与目的有关的行为，但要依赖外界的传入与指导，遵从简单的指令，过去的记忆比现在的记忆更深更详细
Ⅶ级	自主反应	患者在医院和家中表现恰当，能自主地进行日常生活活动，很少差错，但比较机械，对活动回忆肤浅，能进行新的活动，但速度慢，借助机构能够启动社会或娱乐性活动，判断力仍有障碍
Ⅷ级	有目的反应	患者能够回忆并且整合过去和最近的事件，对环境有认识和反应，能进行新的学习，一旦学习活动展开，不需要监视，但仍未完全恢复到发病前的能力，如抽象思维，对应激的耐受性，对紧急或不寻常情况的判断等

（2）西方神经感觉刺激评定（Western neurosensory stimulation profile）：由 Ansell 和 Keenan 在 1989 年提出，用于评定严重颅脑受损（RLA Ⅱ～Ⅲ级），非昏迷但恢复缓慢的成年人的认知功能并预测其变化。测试包括 32 个项目关于唤醒、注意、对刺激反应、表达交流，归纳为 6 个子测验来总结个人的反应模式。

2. 认知功能障碍筛查

（1）简明精神状态检查（mini-mental state examination，MMSE）：简明精神状态检查是一项被广泛使用和理解的认知功能的筛查检查，由治疗师面谈的形式执行，包括 30 个项目分为类别：定向、注意力、学习、计算、抽象概念，信息、结构及延迟回忆，30 分满分，≤24 分提示认知障碍可能。

（2）MoCA（the Montreal cognitive assessment）：设计用于轻度认知障碍的筛查工具，内容包括注意和集中、执行功能、记忆、语言、视空间能力、概念思维、计算和定向。可用在 MMSE 检查未见异常但存在记忆困难的患者。对于轻度脑卒中的患者，比 MMSE 有更好的敏感性，是急性期康复的一项良好结局预测指标。

3. 认知功能障碍标准化评定

神经行为认知状况测试（the neurobehavioral cognitive status examination，NCSE）于 1986 年制定，现又名 Cognistat。它是一全面性的标准认知评定，可按患者的认知状况作初步的筛选及评定。已在国外及中国香港地区广泛使用。国内已有中文版，经信度、效度检验，结果良好。NCSE 评定定向、专注、语言（理解、复述和命名）、结构组织、记忆、计算、推理（类似性、判断）等领域。NCSE 能比较敏感地反映患者认知能力的问题所在及认知障碍的程度，操作方便，结果以图示，比较直观。

4. 认知功能专项评定

（1）日常注意力测试（test of everyday attention，TEA）：TEA 是唯一一个有正常参考值的专注力测验，分为 8 个子测验包括对持续注意、选择注意和分散注意的测试。由 Ian H. Robertson 等于 1993 年制定而成。TEA 将日常活动动作作为测试项目，如通过不同的声音或指示灯，在无和有背景噪声中分辨双向电梯的位置，在电话簿中查阅指定的一组电话号码，边数数边查阅电话，核对彩票等内容。TEA 的发展是基于对注意力的功能性神经解剖专科的探索。有三个版本可供使用以避免患者的学习效应。不适合有严重视觉问题的患者。只是对认知功能的一个维度的评定。

（2）行为注意障碍测试（behavioral inattention test，BIT）：BIT 由 Wilson 等于 1987 年提出，在欧

美被广泛使用，用于评定视觉忽略，是目前唯一标准化的评价方法。15 项标准测验分为纸笔测试和行为测试两部分。6 项纸笔常规测验包括画线测验 36 分、画字母测验 40 分、画星星测验 54 分，人物与图形临摹 4 分，直线二等分 9 分，自由画 3 分，最高分 146 分，低于 129 分为异常。9 项行为任务测验项目包括看图画、打电话、读菜单、读报纸、钟表任务、硬币分类、抄写、地图任务、扑克牌任务，每项最高分为 9 分，总分最高分为 81 分，低于 67 分为异常。根据纸笔常规测验判定有无忽略，通过行为测验明确在日常生活中的忽略问题。

(3) Rivermead 行为记忆测验(Rivermead behavioral menmory test，RBMT)：RBMT 由 Barbara Wilson 等人于 1985 年设计而成。它是一个日常记忆能力测试，评定日常生活中必要的记忆技能，包括记住姓名、面孔、路线、约会等 11 个项目。患者在此项行为记忆能力测验中的表现可以帮助治疗师了解患者在日常生活中因记忆力受损所带来的影响。适用于广泛的有记忆障碍表征的诊断组人群。测试有 4 个版本以避免患者的学习效应，测试要求患者有完整的视觉和语言技能。

(4) 执行功能评定

1) 执行功能表现测试 (executive function performance test，EFPT)：EFPT 是一个标准化的自上而下的基于表现的执行功能评定，评定与自我维护四个基本任务的执行情况：简单的烹饪、电话使用、药物管理和付账。根据医师给予提示的等级评分系统来突出个人的能力水平。这是为数不多的标准化基于表现的评定，也是唯一的基于表现的评定提供临床医师给予支持患者功能能力所需的提示水平的指引，有优秀的信度和效度。

2) 执行功能成人版行为评分量表(behavioral rating inventory of executive function-audlt version，BRIFF-A)：BRIFF-A 量表由 Roth 等人在 2005 年提出，量表由 75 个项目组成，是一份标准的自我报告和调查报告问卷，评定成年人在日常生活中的执行能力，包括以下领域：抑制、自我监控、计划和组织发起、任务监控、情绪控制、工作记忆和材料组织。分数为两大类：行为调节和元认知。分数越高表示越困难。量表具有良好的可靠性，易于使用，提供关于患者感知日常生活执行功能的专项信息。

(四) 知觉功能障碍评定

知觉功能评定主要分为 3 种方法，分别是功能性任务评定方法、任务成分评定方法及动态性评定方法。3 种评定方法的优缺点总结在下表 3-3-2。

表 3-3-2 知觉功能评定的方法

方法	描述	优点	缺点
功能性评定	评定特定功能及 ADL	获知在相关任务中患者的表现 对患者及家属来说易于理解	未能提供引起功能表现障碍的潜在原因
表现成分评定	评定引起功能性任务表现差的特定的知觉问题	识别患者的优势及劣势以设计治疗策略	通常发现多种缺损 对缺损成分的训练可能不会提高功能表现
动态评定	评定患者对提示、改良任务的反应及进行任务分析	提供关于患者学习能力的信息而指导选择适当的干预方案	需要有经验的治疗师 不是标准化的得分

1. 功能性任务评定方法

(1) Arnadottir OT-ADL 神经行为评定(Arnadottir OT-ADL neurobehavior evaluation，A-ONE)：①功能性独立量表(functional independence scale，FIM)：评定穿衣、洗漱、个人卫生、移乘、进食及交流这五方面的功能水平；②特定的神经行为量表(specific neurobehavioral scale)：评定 ADL 类别下 10 个特定的神经行为损伤程度；③普遍性的神经行为量表(pervasive neurobehavioral scale)：用于评定其他神经行为损伤的问题。这是一个在情景中观察 ADLs 以评定神经行为障碍的方法，包括视觉感知障碍及它对功能独立活动表现的影响。该评定可以在 ADLs 的情景和功能性活动任务中评定知觉障碍，例如在穿衣活动中，不能根据需要调整拿取衣服的抓握姿势可能反映存在运动失用，把脚伸进袖子里可能反映患者存在身体构图障碍。

(2) 动作与程序技巧处理技能评定(assessment of motor and process skills，AMPS)：这是一个以作业为基础的，可用于评定表现技巧缺失对功能性任务影响的测试，这个标准化评定评价参与作业活动所需要的 16 个运动技巧及 20 个处理技巧(如时间组织、空间及物品的组织)。每个表现技巧都是在不同难度水平的标准活动列表中,依据患者身份和文化选择相关的 IADLs 进行评定。AMPS 的信度和效度很高,评定者必须是接受过相关训练及被认证可执行此评定的作业治疗师。

(3) 洛文斯顿作业疗法认知评定(Loewenstein occupational therapy cognitive assessment, LOT-CA)及 Rivermead 感知评定套装提供了视觉感知和运动技巧的综合性评定,涉及非运动及结构组织功能。

2. 任务表现构成成分的评定　评定特定的知觉能力可让治疗师更深入了解损伤的本质、评定患者的优势和劣势及制订治疗策略。但是需注意的是,提高成分性的能力可能不会自发提高功能性任务的能力。同样,存在表现构成成分损伤的患者可能功能性活动表现正常。因此功能性评定和构成成分评定相结合显得尤为重要。

3. 动态评态　有学者倡导使用动态评定方式补充任务构成成分的评定,以分析患者的处理策略及决定他/她学习的潜能。这种评定方法包括分析患者对提示和任务改良的反应以确定学习潜能,任务的特征包括刺激呈现的媒介、刺激的数量、任务步骤的量及对任务的熟悉程度。动态物品搜索测试(dynamic object search test)是其中一个可用于患者视觉处理、视觉扫描和视觉注意能力评定的测试。动态评定的好处是可提供更多与治疗及技能应用的相关信息,但对治疗师的经验及智慧考验较大。

(五) 特定感知障碍评定

1. 失认症的评定　让患者通过视觉辨认 5 种日常用品,例如铅笔、梳子、钥匙、手表和眼镜。如果患者存在找词困难,作业治疗师可以提供三个答案作出选择和让患者通过点头(是或否)表达正确的选择。如果患者在五个物品中不能正确命名其中的四个,可能存在视觉失认症。

2. 失用症　可使用 Florida 失用筛查测试(Florida apraxia screening test, FAST),运动模仿测试(movement imitation test),以及物品使用测试。综合性失用症评定的组成元素见表 3-3-3。

表 3-3-3　综合性失用症评定的组成元素

评定情况	举　例
指令性手势	"请演示你如何脱掉帽子"(及物) "请演示你如何飞吻"(不及物)
模仿性手势	"跟我做一样的动作" 治疗师耸肩(不及物) 治疗师掷出一枚虚构的硬币(及物)
看到工具时的手势反应	"(看到工具)请演示你如何使用这个物体" 治疗师出示螺丝刀
看到物体在工具使用的地方上的手势	"演示你如何使用这个物体" 治疗师提供螺丝刀及螺丝半插入的木块
真正的工具使用	"演示你如何使用这个物体" 治疗师提供螺丝刀用于使用
模仿评定者使用工具	"请跟我做一样的动作" 治疗师用勺子做搅拌动作
辨别手势活动的正确与否	"这个是吹火柴的正确方式吗?" 治疗师做出用不安全的方式拿着火柴的手势(如上下颠倒地拿着火柴,火柴头靠近手掌)
手势理解	"我在使用什么物品" 治疗师做出用剃须刀剃面的手势
系列性动作	"演示你如何打开一罐虚拟的苏打水,把它倒进杯子,以及喝水"

3. 视觉感知障碍

(1) 非运动视觉感知测试-第 4 版(motor-free visual perception test, 4th Edition, MVPT-4)评定基础性的视觉感知功能。该测试的替换版本(MVPT-Ⅴ)提供了以垂直形式呈现的多项选择,以此减低偏盲或视觉不注意的干扰。MVPT-Ⅴ已被证实可预测在路面的驾驶表现,并可作为判断是否达到安全驾驶的筛选工具。

(2) 高级视觉感知技巧测试(test of visual perceptual skills-upper level, TVPS-UL)在成人评定中已实现标准化,提供了多选形式,与 MVPT 相比,此测试需要更高级的视觉分析功能,测试不计时。

(3) Hooper 视觉组织测试(Hooper visual organization test)要求患者意念上组装碎片式的日常物品。

(4) 明尼苏达纸板测试(Minnesota paper form board test)是视觉组织能力的高阶测试,需要患者意念性地旋转碎片式的几何图形。

知觉功能障碍评定除应用标准化的评定工具外，治疗师还应观察患者在不同情境下的作业表现及进行功能性活动的运动感知需求分析。综合所有的这些信息以获取对作业表现缺陷的更全面的认识。评定应该在作业所在的特定情境中进行。

（六）肢体功能障碍评定

1. *肢体功能障碍* 颅脑损伤后的肢体功能障碍的评定包括对运动功能、感觉功能及灵活协调性的评定。颅脑损伤后的运动功能障碍表现是多方面的，如肌力减弱、关节活动受限、姿势不良、异常运动模式、运动整合能力丧失等。其中一些与脑卒中后的运动功能障碍相类似，一些由于其认知、行为和情绪的障碍而具有特殊性。运动功能的评定包括对肌张力、关节活动度、肌力、握力和捏力的评定。感觉功能的检查包括对浅感觉、深感觉及复合感觉的检查。灵活协调性的测验使用九孔测验、明尼苏达测验、Jebson 手功能评定、普渡钉板测验进行评定。对于偏瘫的手上肢功能，可使用上肢动作研究量表(action research arm test，ARAT)、Fuglmyer 上肢功能评定等来完成。详细的评定内容参见本书第二章的内容。

2. *视觉功能障碍* 颅脑损伤经常导致基础视觉和/或视知觉的干扰，损害活动功能。屈光误差的瞬时变化、聚焦能力受损、眼睛的会聚功能受损是常见的。视野缺损多发生在上视野，眼动系统经常受损，固定不良，复视、视觉扫描困难。复杂视觉过程的限制在知觉评价中表现更加明显。尽早发现可能的视觉障碍是很重要的，这样就可以将适当的患者转到专门的验光和/或眼科学评定中去。

（七）行为和情绪评定

脑外伤患者情绪和行为的改变包括：社会性抑制、对挫折或压力的低容忍度、降低的洞察力或判断力，易变性影响、易怒、冲动和抑制。在极端的情况下经历一些精神障碍，如偏执、恐惧、混淆或妄想观念。

1. *神经行为评定量表*(neurobehaxioral rating scale) 该量表包括 27 项临床评分测量项目，评定与脑外伤相关的常见认知、行为及情绪障碍，用于跟踪神经行为的恢复及测量干预后的行为变化。

2. *躁动评定* 一旦脑外伤患者开始定位刺激，他们可能变得异常焦虑不安。创伤后躁动(agitation)在颅脑损伤急性环境中有 33%～50%的比例，可持续数天或数周。躁动是昏迷苏醒后患者的一种谵妄亚型，与额颞损伤、定位障碍、共病医疗并发症及使用抗惊厥药物有关。躁动会导致过度的行为，包括一些组合的攻击性，静坐不能(运动不安定或内心的不安定)，去抑制和情绪的易受性。躁动行为量表(agitation behavior scale)测量躁动水平随时间的变化，包括 14 个项目，总分反映整体的激惹，子量表有抑制、攻击性和易变性。

3. *情绪障碍的评定* 多采用汉密尔顿焦虑量表(Hamilton anxiety scale，HAMA)和汉密尔顿抑郁量表(Hamilton depression scale，HAMD)。

（八）社会心理状况评定

脑损伤本身可能会引起心理社会的变化，如易怒、攻击性或冷漠。当患者变得更警觉时，他或她对情况的意识可能会增加易怒、不合作或情绪波动。因为被工作人员和家人限制了活动，缺乏缺陷意识的患者可能会对工作人员和家人感到沮丧。此外，反复在各种任务上失败的患者可能会变得抑郁或焦虑。作业治疗师了解脑外伤患者在恢复阶段的内部混乱和脆弱性是很重要的。治疗师应避免将患者置于充满挫折和失败的情境中，增强患者仍有潜力完成事情的信心。社会心理状况包括自我控制、冲动控制、抗挫折能力、紧急情况反应、判断和解决问题能力等。

二、活动能力评定

（一）日常生活活动能力评定

日常生活活动(activities of daily living，ADL)一般包括在家里活动、进食、穿衣、洗澡、梳洗、洗漱和个人卫生。颅脑损伤患者由于运动、认知、行为和情绪等功能障碍的存在，会影响患者 ADL 能力的下降。ADL 能力的评定包括以下内容。

1. *基础性 ADL(BADL)评定*

(1) Barthel 指数(Barthel index，BI)：Barthel 指数是对进食、修饰、穿衣、洗澡、转移、如厕、二便控制、平地步行、上下楼梯 10 项活动的可靠性评定，每项项目根据需要帮助的程度为 0、5、10/15 分四个等级。这 10 项活动的总分可以从 0 分到 100

分,60 分是从依赖到辅助独立的过渡点,得分越高,独立性越强。评分可来自患者面谈或直接观察。改良 Barthel 指数(modified Barthel index, MBI)是为了增加患者在康复过程中从一个水平的辅助程度到另一水平的变化的敏感性,与 Barthel 指数有同样的项目,但量表的评分更加细化。

(2) 功能独立性评定(functional independence measure, FIM):该量表由 Grange 和 Hamilton 于 1993 年提出的,是基于护理负担(而非损害)来衡量残疾严重程度的基本指标。FIM 可用于康复期间跟踪 ADL 的变化,并为项目评定提供数据,可以预测出院时的功能状态和康复时间。FIM 包括 18 个项目(13 项运动功能,5 项认知功能),分为 6 个方面:自我照顾、括约肌控制、转移、行走、交流和社会认知。每项计分 1~7 分,1 分表示完全依赖,7 分表示不借助设备的独立,总分为 18~126 分,分数越高,独立水平越好。因为脑外伤患者伴有认知障碍,FIM 不仅评定身体功能,而且还包含了言语、交流及社会认知的评定,相比 BI、MBI 更适合脑外伤患者使用。

2. 工具性 ADL(IADL)评定

(1) 功能性活动问卷(functional activities questionnaire, FAQ):该问卷又称为 Pfeffer 门诊患者功能缺失调查表,是由 Peffer 1982 年提出的,主要用于社区老年人的独立性和轻症老年痴呆患者的评定。1984 年进行了修订。该问卷的主要内容包括 10 项:支票平衡、填写表格、自行购物、技巧性活动、使用炉子、准备饭菜、新鲜事物了解、注意和理解、遵守规则、独自外出等。评分采用 0~3 分的四级评分,0 分表示是最好的程度,3 分表示最差的程度。

(2) 家务活动:Neistadt 等学者修订的 Rabideau 厨房评定(Rabideau kitchen evaluation-revised, RKE-R)是一项针对膳食准备的评定,主要是针对脑损伤的成年人开发的。所有的任务成分都是根据口头提示的数量或安全完成任务所需的身体辅助程度来打分。这个快速的评定能够通过患者在基础厨房活动期间的安全与独立信息帮助患者制订出院计划。RKE-R 能够区分脑卒中患者是否有单侧忽略,并且与言语记忆、简单听觉注意、视空间技能及整体认知功能等神经心理学评定显著相关。

(3) 照顾孩子:如果患者的角色是父亲或者母亲,照顾孩子的能力需要被评定。美国作业治疗协会(2008)指出幼儿照顾和养育活动包括但不限于身体照顾和监督及使用适合年龄的活动、交流和行为来促进儿童的发展。照顾孩子的评定尚没有标准化的评定,作业治疗师必须与患者合作,确定和评定必要的和有价值的儿童护理任务表现需求,同时考虑涉及儿童的年龄和个性。加拿大作业表现测量表(Canadian occupational performance measure, COPM)可以用于评定儿童照顾问题,并确定需要哪些干预措施和适应措施来增强患者在这一领域的能力和满意度。COPM 在下文有详细描述。

(4) 休闲和社会参与评定:恢复患者的休闲和社会参与能力,作业治疗在急性后康复团队中扮演重要的角色,帮助患者恢复以前的休闲活动或确定更符合他们当前能力的新的休闲场所。许多颅脑损伤的患者不仅需要改变自己的休闲内容也要改变休闲方式。颅脑损伤后的休闲活动倾向于久坐不动、以家庭为基础及与社会隔绝。颅脑损伤带来的认知、行为和情绪上的剧变使患者的朋友关系发生变化。休闲活动类型的变化也减少患者与伤前的朋友的联系。作业治疗的干预侧重于帮助患者建立新的社会联系、参与支持小组、重新建立维持和建立社会网络所需的社会技能,促进成功的社会交往。休闲和社会参与的评定包括以下方面。

1) 加拿大作业表现测量表(Canadian occupational performance measure, COPM):COPM 基于加拿大作业表现模式(Canadian model of occupational performance, CMOP)而设计,是体现以患者为中心的作业治疗实践特点的实用量表。它是一个半结构化的面谈过程,在过程中帮助治疗师与患者一起了解患者自身在自理活动、生产性活动及休闲活动中的表现及对自己的满意程度,共同思考造成患者生活不便的原因。

当脑外伤患者有更多的真实环境中的经历及他们的自我意识在持续改善,COPM 适用于确定对患者来说是重要的治疗目标。然而不适用于有明显洞察力问题和自我意识问题的患者,因为这些患者不太可能认为自己有可以在治疗中解决的问题。

2）主观和客观参与评定（Participation Objective，Participation Subjective）（Brown 等，2004）：包括 26 个项目，评定 5 个类别的参与能力：①家庭生活；②主要生活活动；③交通运输；④人际交往与关系；⑤社区娱乐及市民生活。对每个项目询问患者的参与程度（客观），对参与程度的满意度（主观）以及特定的活动对生活满意度的重要程度（主观），主客观反应影响总分。

3）社区融合评定（community integration measure，CIM）：CIM 量表由 Mccoll 等于 1997 年提出，包括 10 个项目，是基于以患者为中心的社区融合模式的定性评定，使用 5 分制对患者对测试项目的同意程度进行打分，测试形式可以使用自我检测或通过访谈的形式进行。该量表快速易行，易评分，易于被患者和家庭所理解。心理学测量的证据只在被诊断为脑外伤的患者身上进行了检测。

4）残疾等级量表（disability rating scale）：量表提供严重的脑损伤患者从昏迷到社区恢复的定量信息，包括 4 个方面的 8 个项目：苏醒和意识、处理自我照顾的认知功能、对他人的身体依赖、对工作、家务或学校的心理社会适应能力。

（三）工作能力评定

当患者重新建立了自我维护的能力之后，他们就准备好了去探索回归工作。颅脑损伤会影响人们的工作能力，因为认知知觉功能、运动功能、情绪行为的改变使得患者在面对工作时具有很多的困难和挑战。

中等到严重程度的颅脑损伤对于伤前是工人的患者会增加伤后失业的可能，对重返工作岗位的患者而言，颅脑损伤会减少回到同样岗位的可能性。研究发现，兼职或全职工作有助于患者的幸福感、社会融合以及对有意义的家庭活动的追求。所以对颅脑损伤患者进行工作能力的评定很重要。

工作能力评定用来决定患者是否有能力执行必要的工作技能，工作技能包括准备就业的工作习惯、工作质量、学习或获得新技能的能力以及作为团队成员、主管或被监督者与他人合作的能力。有两类工作评价：①标准化的评定，如职业康复中使用的评定，标准化的职业评定系统使用职业分析或工作模拟来确定个人执行与工作中遇到的相似任务的能力；②对体力和工作能力的高技术性评价。在工作评定中需要考虑影响患者作业表现的心理和环境因素。

颅脑损伤患者职前工作能力的评定项目侧重于工作行为和习惯，如准时、彻底、对反馈的反应以及记录和使用笔记的能力。详细的工作能力的评定参考本系列丛书《作业治疗评定》的相关章节。

三、环境相关评定

经过医疗和康复阶段，大多数颅脑损伤患者最终在自我照顾技能上获得了独立，恢复了运动功能，但认知、行为和情绪问题是影响颅脑损伤患者生存质量的长期障碍。研究数据显示，中度到重度颅脑损伤后 3～5 年，个人护理和步行受影响最小，其中大约 65％和 50％的患者恢复到伤前水平。然而约有 60％的患者在日常生活中出现认知问题，60％的患者其主要角色活动的表现低于伤前水平，约 25％的患者在经济上完全依赖他人。与受伤前相比，大约 60％的患者在休闲和娱乐方面有更多的限制，40％的患者在家庭管理方面有更多的限制。颅脑损伤带来的改变将持续陪伴患者。

除了认知、行为和情绪问题这些个人因素影响患者的生存质量，仍需要考虑以下环境因素的干扰。在作业治疗评定中需要记录这些环境因素对患者的影响。

（一）家庭支持

在大多数的情况下，患者的家人最终会为患者提供长期的帮助和支持。中度到重度颅脑损伤患者的照顾者报告显示积极和消极的照顾体验与更严重的伤害、更糟糕的神经心理功能和更强的依赖性有关。了解患者的家庭支持情况，包括患者的照顾者是谁；照顾者照顾患者的能力；照顾者对治疗的理解和支持程度；照顾者和/或亲友对待患者功能障碍的态度等。

（二）经济和保险情况

经济的情况直接影响了患者的治疗支持程度。保险的支持，如工伤保险、医疗保险或商业保险能够对患者的治疗给予一定的经费支持以满足治疗需要，而自费的患者则需要面临更多的经济负担。

（三）住房或出院后的环境

康复治疗的最终目标是回归家庭和社会。由于颅脑损伤后带来的身体功能的改变，行为情绪的改变，患者出院后是否能够适应家庭环境？通过与照顾者的面谈或出院前的家访，了解患者的居住环境，提供是否需要进行环境改造的建议，为制订出院计划提供数据。

（何爱群）

第四节 颅脑损伤作业治疗

颅脑损伤后随着患者各身体功能维度的恢复，接触的活动和环境因素不同，以及个人因素的差异，可能展现出不同的功能障碍。作业治疗在不同阶段的干预侧重点存在较大的差别。急性期的作业治疗目标是提升患者的身体功能，恢复期主要关注患者的身体功能和活动，后遗症期主要聚焦患者的参与功能及对环境的适应和辅具的应用。本节主要以患者颅脑损伤后的时间为轴线展开作业治疗干预的描述，包括了急性期、恢复期和后遗症期的作业治疗。

一、急性期作业治疗

早期的颅脑损伤患者一般住在重症监护病房或者神经科病房，病情尚未完全稳定，针对不同意识状态下的颅脑损伤患者，作业治疗师需要与相关临床医师、物理治疗师、言语治疗师等专业人士和家属充分讨论后给予适当的干预。作业治疗在颅脑损伤急性期的主要目标是在保证患者生命体征稳定的前提下，促进患者的觉醒状态，避免长期卧床导致并发症和获得性衰弱，增强患者在床上活动的能力等。

（一）昏迷或者持续性植物状态患者的感觉刺激

颅脑损伤后的持续昏迷时间因损伤程度不同而差别巨大，有些数小时至数天，有些可能数月至数年，甚至终身。长时间的卧床可能给患者带来各种继发性身体损伤，包括关节活动障碍、呼吸道和尿道感染、皮肤压力性损伤、直立性低血压等。感觉刺激和被动活动是此阶段的主要干预方法，其中常用的方法包括了被动关节活动和本体感觉刺激、定时翻身和良肢位摆放、站立斜床、声音刺激、电刺激等。

（二）被动关节活动和本体感觉刺激

患者在重症病房时，被动关节活动和本体感觉刺激主要由治疗师完成。除外伤导致不宜活动的部位，被动活动应涉及全身各关节，且活动形式应该包括关节的生理活动和附属活动，活动范围从小范围缓慢进行逐步增加至正常活动范围。针对肌肉痉挛的患者，活动时应该首先对痉挛肌群进行静态牵伸活动，逐渐痉挛缓解后，再进行动态关节活动。

患者在普通病房时，被动关节活动和本体感觉刺激可以让执行功能比较强的主要照顾者参与执行。主要照顾者进行活动时，应首先接受治疗师的培训，并且仅进行操作较为简单的被动活动，避免超出范围的被动关节运动（图 3-4-1）。

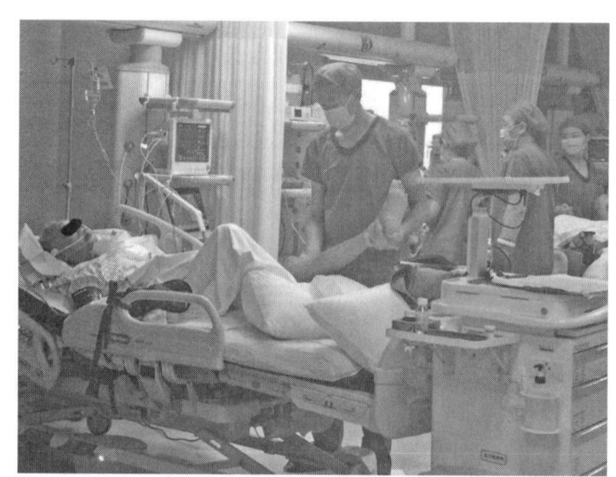

图 3-4-1 重症患者床旁边被动活动

（三）定时翻身和良肢位摆放

无意识患者的良肢位摆放和定时翻身对预防皮肤的压力性损伤、痉挛引起的关节挛缩和活动受限有重要的意义。当患者在重症病房时，翻身和良肢位摆放主要由护理人员完成，而在普通病房时，完成人员包括护理人员和执行能力较好的主要照顾者。翻身后的良肢位摆放包括仰卧位和侧卧位两种。如果患者已经存在姿势异常，如躯干过伸，为避免伸肌刺激，一般认为侧卧位较仰卧位好，除非患者病情要求必须仰卧位。

重症患者侧卧位下的良肢位摆放包括头、躯干、上方肢体和下方肢体的摆放(图 3-4-2)。患者头部所垫枕头应保证头与躯干均处于正中线,躯干前后方可使用枕头固定躯干。下方上肢保持肩胛骨前伸,肩关节外旋,肩前屈,肘屈曲,腕背屈,手内放置软质圆锥物以缓解痉挛和拇内收;上方上肢肩胛骨前伸,肩轻微前屈,放于前方枕头上以免肩内收,肘伸展,腕背屈,手内放置软球以缓解痉挛和维持拇蹼的延展性;下肢的双膝间及小腿间可垫枕头以避免髋关节内收内旋,并保证足的水平面不高于膝,以免出现导致髋内旋的力矩;髋膝关节轻微屈曲,可在膝后方放置枕头,以避免膝关节过度屈曲。

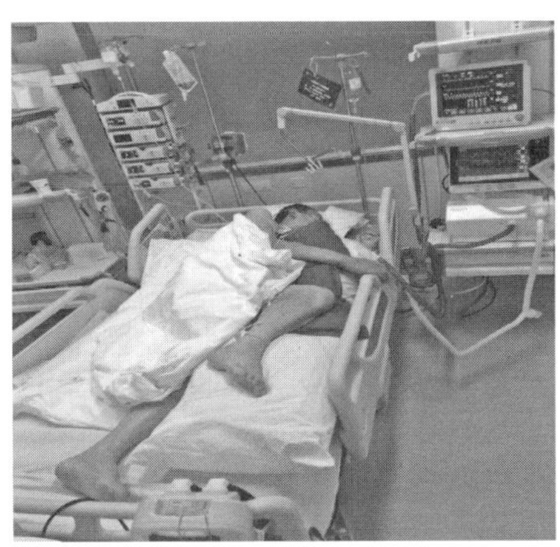

图 3-4-2　重症患者侧卧位良肢位摆放

仰卧位下的良肢位摆放需要维持头和躯干处于正中线,其中颈后可使用小枕头固定头部,肩胛骨后可使用小枕头维持肩部轻微前伸。上肢部分,肩关节轻微外展和外旋,肘部伸展,手掌使用软质圆锥物以维持手指位置;下肢部分,髋关节维持中线,若一侧出现后坠的情况,可使用小毛巾置于髋后方;膝关节轻微屈曲,可在大腿远端的后方使用小毛巾以维持该体位。使用机械通气的患者如果使用了分段式病床,可以将头侧的床倾斜 45°以减少肺炎的风险。

轮椅和斜床协助下进行身体被动直立作为每日的康复干预手段,可以在确保患者生命体征稳定的前提下尽早进行,这样有利于减少因为长期卧床带来的继发症,包括直立性低血压、坠积性肺炎、下肢静脉血栓形成、皮肤压力性损伤、泌尿系统感染等,避免影响患者觉醒后的康复进程。患者在被动直立过程中,应该使用辅助用品保持头和躯干在正中线,使用桌板使上肢舒适地承托在躯干侧前方,呈肩胛骨轻微前伸状态。使用轮椅直立时,最好选择使用靠背可调节斜率的轮椅,以便治疗师根据患者的承受能力调整倾斜角度,骨盆保持中立位或者轻微前倾,双侧上肢关节对称放置,膝和踝关节维持屈曲 90°。使用斜床直立时,维持髋和膝关节处于中立位,双足平踏在支撑板上,治疗师根据患者的承受能力调整斜床的倾斜角度。轮椅和斜床调整斜率主要依据患者的血压表现,在保证患者倾斜后,收缩压下降不超过 20 mmHg,同时舒张压不超过 10 mmHg 的前提下,逐渐调高斜率,在直立过程中,应定期检测患者的血压情况。

(四) 床上活动练习

随着意识状态逐渐恢复,确定患者并非谵妄,能配合执行简单指令后(如:摇头、抬手或者抬脚),依据患者的体力水平,逐渐减少感觉刺激和被动活动,增强患者体力范围内的主动活动,如头控练习、上肢抬举练习、下肢抬举练习等。此阶段患者的身上可能仍然在使用许多生命体征监控和治疗设备,在避免影响这些设备动作的前提下,常使用的活动形式还可以是床上的翻身活动和不同仰卧角度下的上下肢体运动,也可以是翻身坐起至床边的练习。需要注意的是,抬高仰卧位的角度和坐起时,观察患者是否有直立性低血压,经常询问患者的主观感受,如有不适立刻躺回病床(图 3-4-3)。

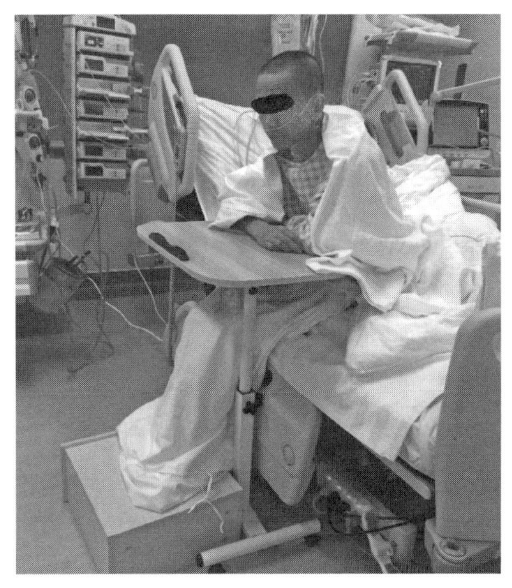

图 3-4-3　床边辅助下坐位练习

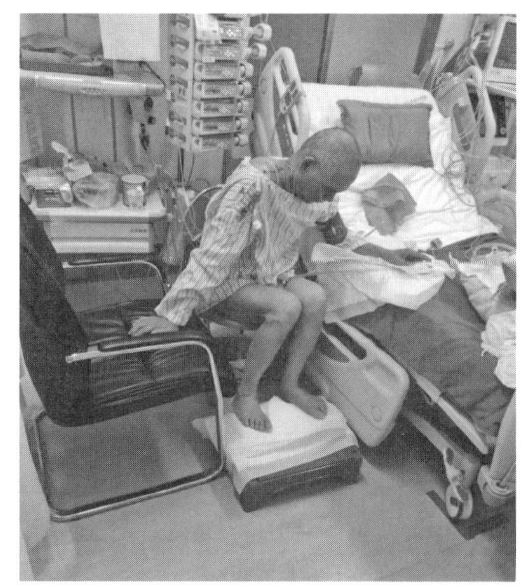

图 3-4-4　床边体位转移练习

（五）床旁活动练习

患者功能逐渐增强后，体能已经可以胜任床上的活动后，可依据患者的个人能力，练习床上的坐位平衡，从坐位平衡练习、坐站体位转移练习（图 3-4-4）、站立位平衡练习、跨步练习逐渐提升至短距离的室内平地步行练习。如果患者仍然不能离开生命体征监控设备，条件允许的情况下，可以将设备替换成无线设备，以方便患者在床边进行功能练习。

二、恢复期作业治疗

恢复期的颅脑损伤患者一般住在神经外科病房或者康复机构，针对患者的不同功能状态，作业治疗师需要与主管病床的医师、物理治疗师、言语治疗师、患者和家属充分讨论后制订相应的干预措施。作业治疗的主要目标是提升患者的运动功能、视觉和视知觉功能、认知功能、自我照料能力和主要照顾者的照顾技巧等。

（一）运动功能

运动功能主要进行坐位平衡练习、站位平衡练习、坐站体位转移练习、室内步行练习、上肢粗大功能练习、精细功能和灵巧功能练习等。

1. 坐位平衡练习　包括静态平衡练习、自动态平衡练习和他动态平衡练习。治疗师可以根据患者的功能水平，选择对应的难度起点进行平衡练习。坐位下静态平衡是患者需要掌握的最基本功能，治疗师可以先引导患者在稳定的坐垫上练习静态坐位时长开始，当患者可以达到无须依靠手支持辅助平衡，且能维持数分钟后逐渐增加患者使用双手进行触碰或者运送物品的练习，需要注意的是，物品的距离应该在患者的稳定极限以内，无须倾斜身体且触手可及的范围，物品放置的方向依据平衡控制的难度，分别在前方、侧方和后方。待患者逐渐熟悉上一步骤的练习后，治疗师可以将物品放置的距离逐渐加远，致使患者在不失去平衡控制的前提下，必须通过倾斜身体才能触及物品。这时，患者已经逐渐从静态平衡练习转换到了自动态平衡练习。患者在掌握上一步骤较牢固之后，治疗师可以逐渐增加他动态平衡练习的元素，形式可以是使用软质的坐垫或者让患者坐在平衡板上进行稳定极限以内的搬运物品练习。站立位平衡练习方式与坐位平衡练习的策略类似。

2. 坐站平衡练习　坐站体位转移练习对患者独立离开床非常重要。治疗师可以首先引导患者在离地高度较高的座椅上练习坐位与站立位之间的体位转移练习，随着患者逐渐掌握转移技能，再将平面逐渐降低至与普通椅子等高。上述步骤掌握比较牢固之后，治疗师可以将坐站体位转移练习与站立位下的自动态平衡练习进行结合，模式从椅子上起身后，进行有目的的基础性日常生活活动的练习，如：不同体位下的如厕活动练习（图 3-4-5）。

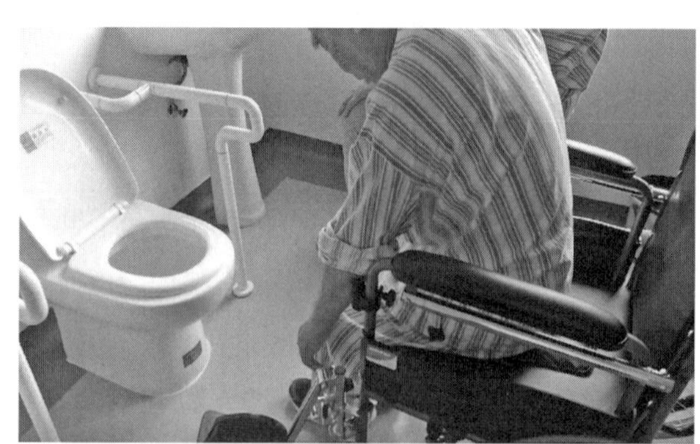

图 3-4-5　如厕活动之体位转移训练

3. 室内步行练习　患者已经具备较好的体位转移能力之后，室内步行练习即可开始。治疗师可以先引导患者在较平整的室内进行步行练习，随着平地步行表现的增强，逐渐增加在非铺装路面、躲避障碍物、跨越障碍物、上下台阶和上下斜坡等环境下的步行练习。步行练习时，治疗师应该根据患者的平衡功能状况选择合适的步行练习辅助工具，依据辅助平衡量的大小，可以使用的工具包括减重步助行架、四脚助行架、四脚手杖、三脚手杖、单脚手杖。使用辅助工具练习步行时，应该使用运动控制能力较好的手进行操控。

4. *上肢功能练习*　上肢功能影响着患者后续进行日常生活活动的表现。上肢功能练习的目的是提升患者活动上肢的肌力和耐力，如果患者存在瘫痪症状，则主要目的是提升患者控制上肢进行功能活动的能力。鉴于颅脑损伤患者常存在不同程度的认知功能障碍，例如记忆力障碍、注意力障碍、执行功能障碍等，治疗师选用的上肢运动形式应该是尽可能简单的重复运动，不需要患者应用过多的认知功能。如：提升上肢肌力和耐力时，可以使用逐渐加重或者增加持续活动时间的抬举哑铃、摇动上肢功率车、捡珠子、使用夹子等；提升上肢运动控制能力时，可以使用磨砂板、套筒、抛接球、使用筷子和系鞋带（图 3-4-6）等。

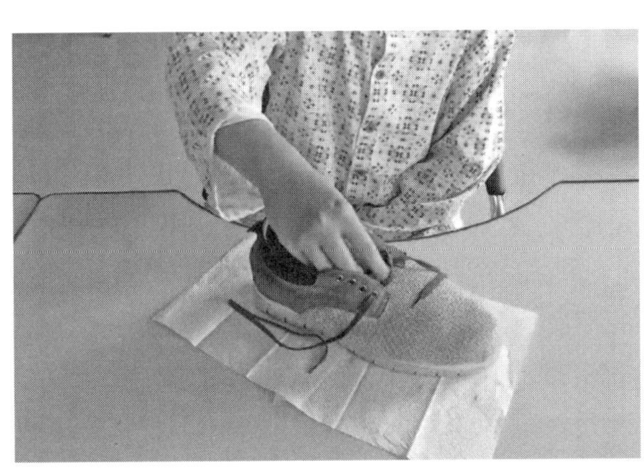

图 3-4-6　系鞋带训练

（二）视觉和视知觉功能

视野受损和眼球控制受限在颅脑损伤患者中非常普遍，这导致患者的视觉扫描能力下降和复视，严重影响着患者的作业活动表现。治疗师干预的方法可以通过视觉扫描策略训练、功能代偿和辅助技术展开。

1. *视觉扫描策略训练*　需要确认患者有视觉障碍的自我意识，否则无法开展，另外，训练的效果不容易出现功能泛化，患者的功能提升仅限于训练的内容，而没有训练的内容无法展现出明显的受益。训练过程中，治疗师需要注意以下几点：首先，患者在练习过程中可以通过旋转身体或者头部，以增加视野范围；其次，扫描目标为实物时，扫描结束后可以通过触碰的方式强化体验；再次，鼓励患者放慢扫描速度，重复检查扫描结果；最后，将扫描策略应用到与患者相关的其他日常生活场景。治疗师使用的扫描任务可以是阅读、描述物品或者场景的特点、删字母等，以阅读为例，难度调节的方法可以通过调整段落两侧的边界提示符号数量实现，如：段落两侧有标记行码和垂线，逐渐难度提升至单侧使用行码和垂线、单侧使用垂线、双侧无任何提示标记。

2. *功能代偿*　指在患者完成任务的环境或者物品上制作标记，使用患者可以较容易发现自己是否扫描完整全部内容，例如：上述阅读扫描训练使用的段落两侧使用起点标记、终点标记和行码。

3. *辅助技术*　主要指使用棱镜眼镜的光折射技术，使更大范围的物品影像可以投射至患者的有效视野范围内，使患者不需要转动身体或者头即可扫描完整目标内容。

（三）认知功能

认知功能障碍是颅脑损伤患者中最常见的功能障碍，主要包括记忆力障碍、注意力障碍和执行功能障碍等。常用的干预方法包括技巧-任务-习惯训练（skill-task-habit training）、策略训练（strategy training）、任务/环境改造（task-environment modification）、认知刺激治疗（cognitive stimulation therapy）和特定程序训练（process-specific training）。

1. *技巧-任务-习惯训练*　技巧-任务-习惯训练方法认为人类在完成活动时认知功能的参与存在两种不同的形式，分别是都有意识参与和无意识参与（后者又叫自动化参与）。有意识参与主要出现在问题解决的过程，人类需要大量的注意力和记忆力等认知功能的投入，以驾驶技能为例：初学驾驶的驾驶员，需要非常专心才能顺利驾驭汽车并通过自己熟悉的道路。而无意识参与经常出现在我们的日常生活活动中，人类进行很少的认知参与即可完成，如：有丰富驾驶经验的驾驶员，无须花费太多注意力即可驱动汽车通过自己并不熟悉的道路。

颅脑损伤后的患者对日常生活活动、工作学习活动和休闲娱乐活动的操控能力也存在上述现象。认知功能障碍导致患者不能再像以前一样顺利操作看起来非常简单的活动，例如：完成独立穿衣流程、为家人完成烹饪活动、与朋友一起棋牌活动等。作业治疗师主要通过教学的方式引导患者重新练习存在障碍的活动，使患者逐渐重新熟悉活动操作，并最终达到活动自动化，成为习惯的目的。

引导患者进行活动练习过程中，根据作业治疗师对患者提示的强度，可以分为四个不同的提示级别，分别为非特指提示、特指提示、外显指引和触体指引。非特指提示是指作业治疗师在观察患者执行活动过程中，发现患者无法继续操作时，作业治疗师向患者提供的、没有特别指明活动内容的提示，如：穿开胸衣服活动过程中，患者把衣服穿上身体后就停止了，这时作业治疗师可以提示患者“你的衣服还没有穿好哦，请继续穿衣服”。特指提示是指作业治疗师发现非特指提示无效时，进一步清晰化，说明活动内容的指令的提示方法，如：作业治疗师告诉患者“你的衣服扣子还没有扣上，请你扣上可以吗”。外显指引是指作业治疗师发现特指提示仍然无法引导患者启动下一步骤活动之后，进一步说明下一步活动具体步骤的提示方法，如：作业治疗师告诉患者“请用左手扶着扣眼，右手拿起扣子并将扣子穿过扣眼”。触体指引是指作业治疗师发现患者无法通过外显指引启动活动之后，通过接触患者身体引导患者进行活动的方法，如：扣纽扣时，作业治疗师将拉起患者的双手，引导患者左手拿扶着扣眼，右手捏着扣子，并尝试将扣子穿过扣眼(图 3-4-7)。

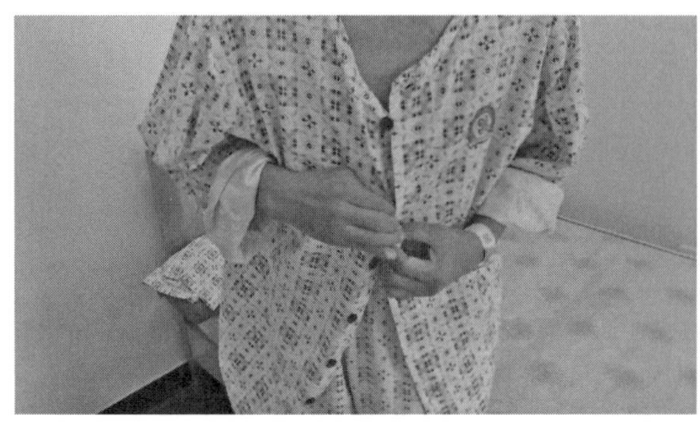

图 3-4-7　扣扣子练习

患者进行操作性活动练习时，存在错误操作(或者叫非标准化的操作)是常见的问题，这些错误的操作可能让患者找到另外一种解决问题的方法，也可能带来操作活动的失败。因此，患者学习活动操作的过程存在两种不同的学习原则，分别是无错学习(errorless learning)和试错学习(trial-and-error learning)。无错学习是指患者在程序性学习过程中，不允许错误操作的出现，作业治疗师应该在错误出现时及时纠正，避免患者体验错误的学习。这种原则适合于严重认知功能障碍或没有认知功能障碍自我意识的患者，因为患者无法通过错误结果的总结发现自己的问题所在。试错学习则相反，允许患者在操作练习中犯错，并引导患者进行自我纠正，通过犯错提升患者的认知功能障碍自我意识。这种原则适合于已经具备一定认知功能障碍自我意识的患者。

2. 策略训练　主要通过代偿的方式提升认知功能表现，适用于具有一定自我洞察力或者自我意识的患者，如：患者能够认识到自己存在某些领域的认知功能障碍。作业治疗师常用的策略训练方法包括记忆相关策略和元认识策略。不论进行哪种策略训练，患者均需要进行以下三个步骤的练习，包括策略获取、策略应用和策略适应，其中策略获取指患者通过重复的练习，习得使用代偿方法或者代偿工具的知识。

为了代偿患者对重要事件的记忆表现，作业治疗师引导患者学习使用手机的日程表设置定时提醒功能；策略应用指患者将习得的代偿方法或者代偿工具的使用方法应用到模拟的活动，策略适应指患者将习得的代偿方法或者代偿工具应用到其他日常生活活动中。作业治疗师引导患者使用手机日程表模拟提醒每日需要而未完成的重要事件(图 3-4-8)；作业治疗师引导患者将习得的手机设置日程提醒方法转化到设置家庭成员的生日、康复机构预约的治疗项目、自己关心的体育直播赛事等。

3. 记忆相关策略　使用记忆相关策略前，作业治疗师应该先确定患者属于记忆策略的被动使用者还是主动发起者。认知功能障碍较严重时，患者的自我意识能力较差，大部分患者偏向被动使用

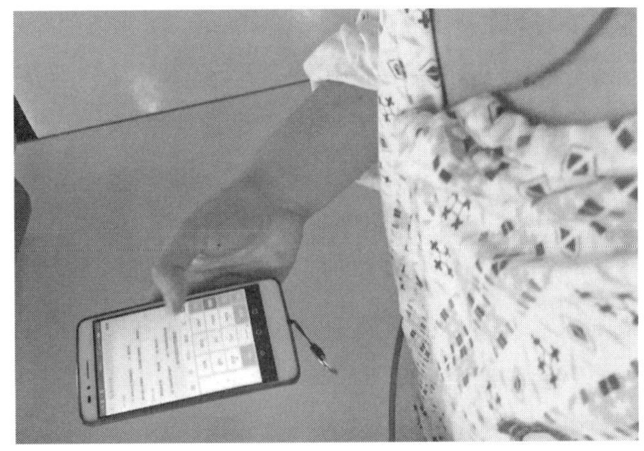

图 3-4-8　使用手机练习

者，如：患者只能根据作业治疗师或者家属制订的清单进行指定的活动任务。自我意识较好的患者较容易主动发起记忆代偿策略，如：患者可以主动记录第二天需要完成的主要任务，以避免遗忘。

记忆策略包括两种不同的方法，分别是内部记忆策略（Internal memory strategy）和外部记忆策略（External memory strategy）。内部记忆策略指患者通过事件相关技术（Association technique，如：通过记忆图片记住第二天需要购买的物品）和组织技术（Organizational technique，如：通过记忆物品简写记住第二天需要购买的物品）。外部记忆策略指患者通过外部设备或物品的记录方式协助记忆，如：患者通过记录购物清单、规划时间表、使用记忆本的方式，让自己记住第二天需要购买的物品、参加的活动、完成的任务。亦可以采用虚拟现实技术（图 3-4-9）和计算机辅助认知训练技术（图 3-4-10）进行记忆策略练习。

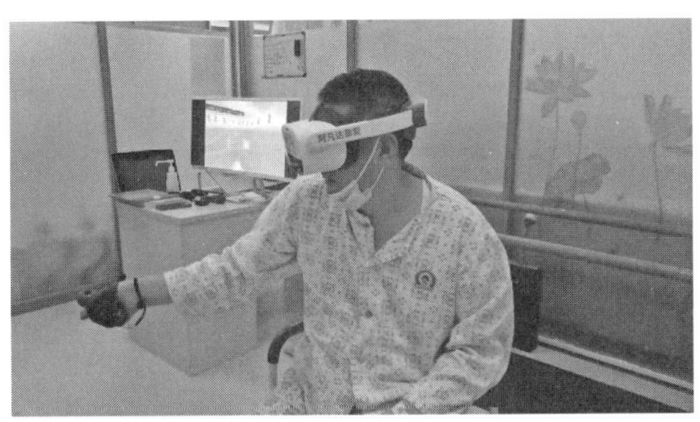

图 3-4-9　虚拟现实技术记忆策略练习

4. 元认知策略　元认知是指意识认知功能活动规律的能力，是一种更高层次的自我意识，如：忘记了第二天需要购买的物品清单，患者除了需要意

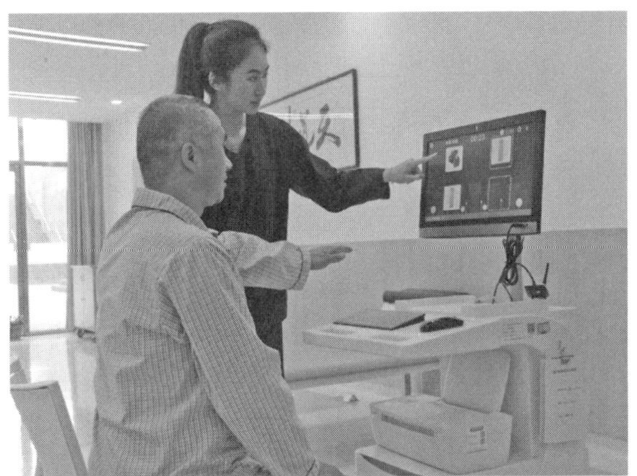

图 3-4-10　计算机辅助技术记忆策略练习

识到自己的记忆力出问题，还要能分析导致忘记清单的可能因素，可能包括考虑记忆的方式是否符合自己的特点，还可能包括自己是否集中注意力进行记忆、难度是否过大，如果更换记忆方式改变应该如何操作等。作业治疗师可以引导患者逐渐学会自我分析，以日常作业活动表现为基础进行认知功能定向，最终发掘出一套更适合自己的认知策略。

（四）任务/环境改造

基于人-环境-作业的理论，对认知活动的内容和环境进行恰当的改造，以降低活动对认知功能水平的要求，可以有效地提升患者的作业表现。如：魔术贴的使用使穿衣过程更为简便，可以让穿衣困难的患者更容易完成任务；居家环境的所有储物柜都加标签，提示柜内存放的物品，可以减轻患者记忆力方面的压力，更容易找到物品。

（五）自我照料能力

考虑患者运动功能和认知功能状况的前提下，首先应该进行合适难度的简单基础性日常生活活动练习，例如：进食、穿衣、个人卫生等，然后根据患者的功能表现逐渐增加其他更为复杂程度更高的日常生活活动（图 3-4-11），可以通过模拟练习或者真实环境练习完成，例如：烹饪活动、居家整理活动、使用智能手机和电脑等电子产品等。练习项目的选择主要考虑患者的个人兴趣和独立完成度。个人兴趣的确定可以通过基于加拿大作业表现测量表对患者及家属的访谈获取，独立完成度主要依赖作业治疗师的主观判断，一般将活动的完成难度控制在 70%～80% 的水平，要求患者需要通过一定程度的努力才能完成。这样做的目的是使患者

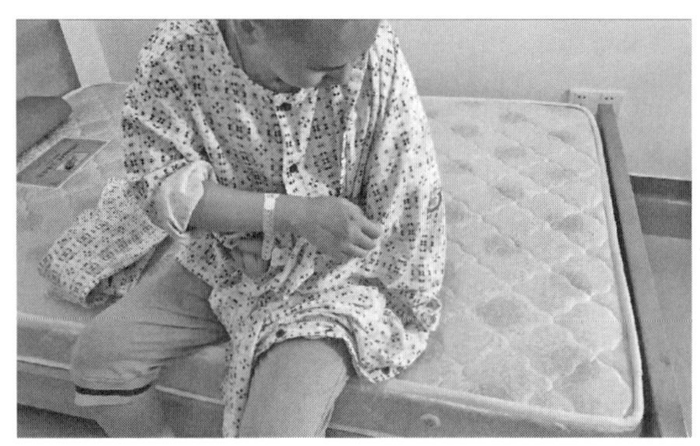

图 3-4-11　自我照料之穿衣练习

在完成活动后，能够体验成功的感觉，激励患者提升，不断接受更高挑战的自我效能。同时，作业治疗师还应该考虑不同患者的个性特质存在较大差异，有些患者的原始自我效能较高，可能难度可以控制得更高，而有些患者可能自我效能较低或者存在许多负面情绪，非常容易形成挫败感，这些患者的活动难度应该适当降低。

另外，作业治疗师可以通过输出不同级别的协助以达到调整日常生活活动水平的目的。协助水平从不同程度的口头提示到触体提示。相关标准与前面“技巧-任务-习惯训练”部分的提示级别类似。

（六）行为和情绪适应

行为和情绪异常在颅脑损伤患者中常见，主要形式包括易怒、攻击别人、冷漠、焦虑、抑郁等。作业治疗师除了需要首先与患者建立互相信任的关系之外，还需要统分利用操作性条件反射技术对患者的正面行为和负面行为进行干预。作业治疗师与家属一起充分挖掘患者的正面行为，如：积极配合康复治疗、情绪正面、完成练习任务、与周围的人打招呼等，细心甄别导致患者负面行为的因素，如：嘈杂的环境使患者更易激惹或者攻击别人；与功能比自己好的病友进行比较容易变得沮丧；家庭关系的紧张导致患者情绪低落等。当患者出现正面行为时，应该及时给予口头和物质的奖励，同时尽量避免导致患者处于容易出现负面情绪的环境。另外，练习任务的选择要特别注意患者的个性特质，选择适合的练习难度，以使患者获得成功感。

（七）家属和主要照顾者教育

患者转入普通神经科病房后，照顾者逐渐接管患者的大部分照护工作，因此，作业治疗师与家属和主要照顾者的联系应该更加紧密。首先作业治疗师应该让家属和主要照顾者了解患者的功能状况和后续恢复的潜力。让家属、主要照顾者和患者有一个更加切合实际的期望值，设置更合理的目标，计划出院后的方向。另外，作业治疗师还应该引导家属和主要照顾者认识患者的长处和短处和充分利用患者的长处，了解可以用于提升患者作业表现的科技和可以利用的社会资源。

三、后遗症期作业治疗

后遗症期患者的各领域功能水平已经比较稳定，一般已经出院或者进入长期照料机构。此阶段的患者可能仍然存在不同程度的功能障碍，包括肢体功能、认知功能、日常生活活动能力、参与家庭和社区事务的能力、工作和休闲娱乐的能力。作业治疗师需要与患者、家属、主要照顾者及相关人士（包括患者的朋友、同事和雇主等）充分讨论后制订相关干预措施。适当的康复干预可以维持患者的功能水平并获得小幅度的作业表现提升。此阶段的主要干预策略包括活动调整、环境改造、功能代偿等。作业治疗的主要目标是提升居家活动能力、社区活动能力、工作能力，减轻家属和主要照顾者的压力和提升照顾技巧。主要照顾者成为后遗症期患者康复干预的主要执行者，需要熟练掌握对患者的协助强度，具体标准可参考前面“技巧-任务-习惯训练”部分的提示级别。

（一）居家活动练习

与住院期间患者接受的大部分活动练习均为模仿不同，居家环境的活动练习均在真实生活场景进行，作业治疗师和家属均应该理解患者在住院期间的功能表现并不可能完全转化至院外环境。因此，作业治疗师定期对患者及家属进行家访，通过观察和访谈了解患者的作业表现和周围可以利用的资源非常重要。

常见的居家活动练习内容包括进食、穿衣、个人卫生、如厕、沐浴、洗衣、整理衣物、清洁环境和家具、烹饪食物等。患者在住院期间没有达到独立完成的活动仍然可以继续强化练习，同时更强调使用辅具、环境改造和活动调整。如：进食活动可以安排在实际的早、午、晚餐时间段练习使用特制筷子或者汤匙进食；穿衣活动可以在安排在早上起床和晚上睡觉进行穿脱衣服时练习使用系扣器和穿衣棍等辅助用具，或练习穿脱经过魔术贴改造后的衣服；个人卫生活动可以练习使用电动牙刷刷牙、使用电动剃须刀刮胡子、使用加粗柄的指甲钳剪指甲、早上练习整理妆容等；如厕活动可以练习使用改造后的马桶和扶手及其他清洁用品；沐浴活动可以练习辨认洗发水和沐浴露、判断合适的水温、使用加长的毛巾擦拭身体、使用沐浴球清洁身体所有部位等；洗衣活动可以练习分类别洗衣服、操作洗衣机、设置定时提醒晾衣服、设置定时提醒收衣服、练习分类整理和收纳衣服；清洁环境和家具活动可以练习清洁不同区域的地板和墙面、擦拭家具上的灰尘、清理浴室和厕所等；烹饪食物活动可以练习计划准备一顿饭需要的食材及购买清单、清洗和准备食材、煮饭或制作简单的甜点、煮菜、炒菜、准备餐具等。

（二）社区活动练习

社区活动是引导患者逐渐扩展参与家庭和社会事物的重要渠道，也是患者练习工具性日常生活活动的重要场所。作业治疗师、家属和主要照顾者都需要清楚，社区活动的环境和周围相关人员可能并不会像康复机构和居家环境般顾及患者的功能恢复水平，甚至对颅脑损伤患者的许多功能表现展现出不理解或者不耐烦。因此，在参与社区活动前，作业治疗师、家属和主要照顾都需要周密地计划每一次社区活动练习，包括明确的活动任务、清晰的活动路径、预期活动成果、可能发生的意外情况及解决预案。

常见的社区活动练习内容包括购物、搭乘公共交通工具、管理钱财、探亲访友、结交新朋友、休闲娱乐活动、复诊等。对于功能水平较高的患者可以将几个相关的社区活动联系在一起进行练习，如：患者拟为家人准备一次晚餐，首先患者应该根据拟制作的菜式，制订详细的计划，包括食材清单、购买途径、烹饪方法等，然后，患者可以从家里通过步行到达附近的公共交通工具站点，通过搭乘合适的公共工具到达附近的购物点，按照购买清单到达指定的区域购买适量食材，到收银台结账，回到公共交通工具站点，搭乘反向线路回到家里，最后按照既定的烹饪方式制作一顿晚餐。

每一项社区活动内容均综合挑战着患者各方面的功能，但各有侧重点，如上述内容提及的成功准备一次晚餐，需要综合应用患者的肢体运动功能、耐力、空间定向力、记忆力、计算力、注意力、交流能力、执行能力等。对于功能水平较差的患者可以减少系列活动的数量，甚至仅进行其中一项活动内容，如患者仅练习从家里到购物点之间的公共交通工具搭乘，这主要挑战了患者的空间定向能力。

传统的理财活动主要通过线下完成，需要抵达不同的地点与不同角色的人物进行交流，对颅脑损伤患者的极具挑战。随着互联网社会的建立和移动支付的普及，作业治疗也可以引导患者逐渐通过线上理财的方式完成许多支付活动，如：通过各种网店购买食材及其他日常生活用品；通过燃气、煤气、电力公司的网站或者移动客户端完成缴费；通过手机绑定银行账号支付日常开销等。这些高科技的应用都极大地降低了作业活动对患者身体功能和认知功能的需求。

许多颅脑损伤后的患者都很难重新回归以前的朋友圈或者从事以前的休闲娱乐活动，但这些作业活动是人类的基本需求。对于重新回归上述活动有困难的患者，作业治疗师、家属和主要照顾者可以协助患者重新建立新的朋友圈和寻找新的兴趣爱好。朋友圈的建立方面，可以鼓励患者参与患者之间的互助组织及合法的社团；发挥自己的特长参与社区服务活动；重新参与家庭和社区事务，扩展自己新的朋友圈。寻找新的兴趣爱好方面，鼓励患者与新朋友圈人员一起参与别人正在进行的或者新的休闲娱乐活动，或者通过活动改造的方式，尝试改良后的休闲娱乐活动。

（三）工作活动练习

对于发病前处于在职状态，且年龄仍然处于工作阶段的颅脑损伤患者来说，工作是一种希望做、需要做或者被期望做的作业活动。作业治疗师与家属、患者经过讨论最终确定回归工作的目标后，需要依据患者的功能状态、持续恢复潜力和工作性质，确定具体目标是回归原来工作岗位还是更换工作岗位。同时，回归工作还受到雇主和同事态度的严重影响。作业治疗师应该协助患者发掘对自己回归工作有利的资源,包括关系较好领导和同事,尽早开始模拟练习与工作相关的活动,以确定回归正常工作的差距。态度较好,且愿意协助患者回归工作的单位,可以制订回归工作的计划,包括重新熟悉工作内容和流程;降低工作强度;安排一位同事监督患者的工作完成质量和效率;逐渐提升工作强度至正常等。自雇人士则需要重新考虑患者在工作过程中是否仍然能够承担原来的角色,替换不同角色的可能性,家人协助经营的可能性或者调整经营领域的可能性等。

(四)家属和主要照顾者教育

经过长时间的接触,家属和主要照顾者对患者的恢复有了更深刻的认识,许多人家属和主要照顾者会存在不同程度的心理压力和负面情绪,特别是患者的功能水平较差时更甚。作业治疗师可以从以下几个方面继续支持家属和主要照顾者,包括颅脑损伤后各领域功能水平持续但缓慢恢复的特点;从患者体验的角度分享功能恢复;根据患者行为和个性变化而调整患者管理方法;介绍可以利用的社区和社会资源;讨论患者居家和社区适应的策略。

(危昔均)

第五节 颅脑损伤并发症的管理

一、颅脑损伤后常见的并发症

颅脑损伤患者,尤其是意识障碍患者长期卧床容易引起以下并发症,包括直立性低血压、坠积性肺炎、下肢深静脉血栓形成,皮肤压力性损伤和泌尿系统感染等,另外,创伤后应激障碍、性功能障碍和睡眠障碍也常常困扰着患者。

二、并发症发生的原因

(一)直立性低血压

指患者站立 3 分钟内,收缩压下降超过 20 mmHg 和舒张压下降超过 10 mmHg 的现象。直立性低血压使头部供血骤减,产生快速的低氧血症状,许多患者会因此产生头晕、头痛、大汗淋漓甚至晕厥,严重影响患者接受康复治疗。颅脑损伤后的长期卧床导致患者的心血管系统产生了卧位下对全身供血的适应性能力变化,身体短时间内的直立远超出了当前的心脏供血能力。

(二)坠积性肺炎

主要发生于意识障碍、长期卧床和翻身困难的患者。意识障碍容易导致呼吸道分泌物难以通过咳嗽排出,长时间卧床容易导致呼吸表浅、肺底充血和抵抗力差,这些因素都容易引发呼吸系统的炎症反应。

(三)下肢深静脉血栓形成

其是一种下肢静脉内血凝块阻塞性疾病。导致颅脑损伤患者下肢静脉血栓形成的因素可能包括长期卧床缺乏运动和药物的作用,如:止血和脱水药物的使用。深静脉血栓形成可能导致下肢肿胀、疼痛和浅静脉曲张等,严重影响患者接受康复治疗,特别是与下肢功能控制相关的康复方案要非常慎重,血栓脱落带来的肺、心和脑栓塞的风险一直威胁着患者的生命。

(四)皮肤压力性损伤

皮肤压力性损伤是指局部组织长期受压,引起血液循环和营养障碍,最终导致组织发红、发白、溃烂、坏死。颅脑损伤患者的皮肤压力性损伤常发生于意识障碍、长期卧床和翻身困难者,好发部位为骨骼粗隆处(容易缺氧缺血)和使用矫形器的肢体(不合适的制作或者没有使用足够的软垫)。

(五)泌尿系统感染

主要是上行感染,是颅脑损伤患者中常见的并发症,常常导致患者夜晚睡眠质量的降低,影响第二天的精神状态及作业活动表现。导致颅脑损伤患者泌尿系统感染的因素可能涉及留置尿管和会阴部的清洁程度。

(六)创伤后应激障碍

颅脑损伤患者的创伤后应激障碍是指患者在颅脑损伤时经历或目睹了自己遭受的创伤和死亡威胁,引起持续存在的精神障碍,常见于战争和暴力导致的颅脑损伤,主要表现为强制记忆、逃避、负面思维和情绪、身体功能和脾气变化等。强制记忆指患者的思维不断重现创伤时的情景，容易触景生情，感觉类似的创伤性事件会再次发生；逃避指患者长期回避接触和谈及任何与创伤相关的事件和环境，甚至出现选择性遗忘；负面思维和情绪指患者容易焦虑和抑郁，对未来失望，与朋友或者家属难相处，对任何事都不感兴趣，甚至有自杀倾向等；身体功能和脾气变化指患者容易疲劳，容易发脾气，容易反应过激等。创伤后应激障碍影响着患者参与家庭活动、社区活动、工作/学习活动和休闲娱乐活动。

（七）性功能障碍

颅脑损伤患者常出现性功能障碍，主要症状包括生理功能障碍导致的性驱动力不足、性活动启动困难、性高潮困难等；身体功能障碍导致的体能不足、姿势保持困难、身体活动困难、感觉障碍等；想象困难导致无法在性生活过程中从观察和触摸性伙伴身体获得性快感；男性患者无法维持阴茎勃起状态；女性患者性启动困难、性疼痛和阴道湿润困难等。性功能障碍影响着患者参与正常的日常生活活动，基本生理需求的满足人类，夫妻关系的协调。

（八）睡眠障碍

颅脑损伤患者常出现睡眠障碍，表现为失眠、睡眠增多、阻塞性睡眠呼吸暂停等，其中失眠最为常见。失眠指患者睡眠时间不足或者质量不高，影响患者日间参与日常生活活动、工作/学习活动和休闲娱乐活动，具体表现可能包括入睡困难和睡眠维持障碍。

三、并发症的处理

（一）直立性低血压

在病情稳定的前提下，可以通过早期被动站立的方式预防直立性低血压。对于直立性低血压较严重的患者可以先尝试在分段式病床上逐渐摇高靠背，通过询问和观察患者的反应，结合血压下降的幅度判断靠背斜率是否最佳，当患者处于无意识状态时，主要通过血压进行判断。血压的判断标准为收缩压下降不超过 20 mmHg，舒张压下降不超过 10 mmHg。当患者可以在分段式的病床上维持在最高斜率达到 30 分钟时，则可以尝试使用站立床的干预方式进行被动站立练习。患者使用站立床干预直立性低血压使用的最佳斜率判断标准与分段式病床类似。

（二）坠积性肺炎

生命体征稳定的前提下，尽早进行主被动坐位和站立位干预，练习床上主被动翻身，经常拍背和使用震动排痰仪协助患者排出肺内分泌物，练习深呼吸以维持或者增加肺容量，维持或者增强呼吸肌力量。

（三）下肢深静脉血栓形成

根据静脉血栓形成的可能因素，早期为了抢救患者生命，止血和脱水药物的使用无法避免，但长期缺乏运动可以进行康复干预。预防性干预对颅脑损伤患者的价值特别高。颅脑损伤早期在病情稳定的前提下进行肢体的被动活动、助力运动和主动活动可以较好地预防血栓形成。而一旦血栓已经形成，特别是血栓尚未附着稳固时，在发病部位进行强烈的主动运动和被动按压都有较高的血栓脱落风险。当血栓表面已经机化，较稳固地附着于血管壁时，才可进行患病部位的主动活动。

（四）皮肤压力性损伤

绝大部分的皮肤压力性损伤都可以通过频繁检查皮肤状况和减压进行预防和治疗。非器械造成的持续压力方面，针对意识障碍或者翻身困难的患者可以通过定时的体位变换解决，器械造成的持续压力方面，作业治疗师应该在给患者制作和佩戴后，频繁检查患者的使用情况，发现接触部位有发红的征兆，应该立刻检查器械是否依然合适，是否需要进行调整，例如：用于缓解肌肉痉挛的低温热塑矫形器可能会随着患者的痉挛加重，而导致局部压力的显著增加，此时作业治疗师可以尝试增加受压部位的垫片厚度、调整牵伸的角度、改变矫形器的设计或者使用其他材质的矫形器。

（五）泌尿系统感染

泌尿系统感染主要通过药物治疗为主，但作业治疗师应该清楚泌尿系统感染可能带来作业活动表现方面的影响。导尿管的管理主要由护理团队跟进，作业治疗师的作用主要在于引导患者及主要照顾者如何更有效地维护会阴部的清洁。

（六）创伤后应激障碍

预防方面，如果发现患者有早期症状，如：不断回想事故是如何发生的，或者恐惧、焦虑、抑郁、自责等，作业治疗师应该及时与康复团队各专业人士一起讨论并邀请临床心理学家进行心理学干预。作业治疗师可以与患者和家属一起分析患者存在参与功能障碍的活动领域，并选择患者希望优先解决的活动为干预目标进行日常生活重整。具体形式可能包括小组讨论和分享、循序渐进地设定活动参与目标、定期回访目标实现情况、分析目标实现的障碍、重新设定可靠的新目标等。

（七）性功能障碍

颅脑损伤患者除了可以咨询男科或者妇科医师外，作业治疗师在性功能障碍方面也可以通过以下三个步骤进行干预。首先，作业治疗师应该与患者一起分析性功能障碍的领域，然后，再分析导致性功能障碍的原因，最后，再针对具体的原因进行作业治疗干预。干预的框架可以使用人-环境-作业模型，内容涉及提升患者的个人能力、性生活的环境改造和性生活的活动方式调整。具体的干预方法可能包括使用肌力和耐力训练，以增强患者在性生活过程中的体能和维持姿势的能力；使用辅助用品协助性唤醒困难患者进行性启动和提升阴道润滑程度；依据患者的功能状态改变性生活姿势等。

（八）睡眠障碍

颅脑损伤患者的睡眠障碍除了可以接受药物治疗外，作业治疗师可以通过认知行为疗法与患者一起分析可能导致睡眠障碍的原因或者影响因素，包括个人因素和环境因素，让患者对自己的失眠障碍有更全面的认识。然后，作业治疗师再与患者一起根据可能的原因和影响进行作业治疗干预。措施可能包括去除影响睡眠的环境因素，例如：噪音的影响；调整睡眠节律，例如：减少白天的睡眠时间，定时上床睡觉和定时起床；改正不良的失眠习惯，例如：避免睡眠之前从事较容易令人兴奋的事等。

（危昔均）

第六节 颅脑损伤作业治疗的循证实践

一、作业治疗宣教

宣教贯穿于颅脑损伤治疗全程，是作业治疗干预的重要形式，对象包括患者、患者家属和主要照顾者。宣教可以让各方更好地理解康复过程，理解患者功能表现背后的原因，积极配合日常生活活动中适当地进行康复嵌入。Lee 等人执笔的临床实践指南推荐，宣教在康复过程至关重要。对患者进行宣教，以提高患者对自身情况的意识以及提高自我管理的能力。宣教可以是一对一的，也可以是以小组的形式进行。宣教内容包括，大脑的基本结构和功能，颅脑损伤对大脑的影响，康复治疗的干预手段，社会支持服务，颅脑损伤的预后，短期和长期可能的恢复情况，正式的多学科交叉及患者和家属共同参与病例讨论会。

二、唤醒和觉醒

多通道感觉刺激是作业治疗针对未有主动意识脑损伤患者经常采用的唤醒干预方法。Padilla 等人系统性回顾了 2008 年至 2013 年期间有关感觉刺激干预昏迷或者持续性植物状态颅脑损伤患者唤醒和觉醒水平的研究，结果显示，多重感觉刺激（包括双重感觉刺激，如声音和触觉）对患者的唤醒具有较强的证据；单纯的声音刺激，例如使用患者熟悉的声音，对短期内患者的唤醒效果呈中等证据；感觉刺激的复杂性与感觉刺激的强度之间的对比缺乏证据支持；没有足够的证据证实正中神经电刺激对唤醒有效。另外，研究证据显示，感觉刺激应该尽可能早、尽可能频繁、持续地进行，每次 20 分钟的感觉刺激可以每日进行 3～5 次，直至患者产生更高级的活动。感觉刺激使用声音方式时，尽可能使用患者最熟悉的声音，如家庭成员和情感关系紧密的人，这非常有利于接近最小意识状态的患者提升觉醒程度。

Zhang 等人系统性回顾了针刺治疗对颅脑损伤患者的唤醒功效，其纳入了 2018 年之前的随机对照试验研究。经荟萃分析的结果显示，针刺治疗可能对颅脑损伤患者的唤醒有效，但是其证据等级很低，未来还需要更多的高质量研究来进行深入的研究。

三、认知功能

认知功能障碍是大部分脑损伤患者面临的主要功能障碍，包括感知力、注意力、记忆力、定向力、计算力、执行力等。Lee 等人执笔的临床指南推荐运用以目标为导向的多学科团队合作的模式，使用综合的神经心理评定方法对颅脑损伤患者进行评定。另外，较强的证据支持使用代偿、内部/外部策略以及学习技巧以促进记忆功能表现；对计划能力和解决问题能力进行训练可促进患者执行功能的恢复；通过反馈的方式干预患者的自我意识呈中等证据水平；使用团队治疗的疗效证据级别偏低。

Fetta 等人回顾了 2011 年至 2016 年颅脑损伤患者认知功能相关研究，发现对于轻度脑损伤患者，基于电脑的认知训练可能有利于工作记忆和认知功能的恢复，但由于各研究的异质性大、样本量小等原因，证据级别较低，未来还需要更多的研究来证实基于电脑的认知训练对于轻度颅脑损伤患者的疗效，以及疗效转移至日常生活活动的效率问题。

对于视空间功能失认的患者来说，扫描策略是证据级别较高的治疗方法，而认知代偿策略的证据等级较低。辅助技术如使用手机、备忘录等来补偿认知功能的障碍是一种有效的手段。

虚拟现实技术常应用于颅脑损伤患者的认知治疗中。Manivannan 等人对 1947 年至 2017 年的研究进行了系统性回顾，发现虚拟现实的干预手段多样，包括基于任务导向、基于游戏和基于日常生活活动等，许多传统方法无法做的干预方式可以通过虚拟技术的加入而变成现实，在医疗机构进行工具性日常生活活动练习，如：银行理财、购物、搭乘公共交通工具、烹饪活动等。虚拟现实技术根据其显示途径，可分为沉浸式和非沉浸式，其中沉浸式指应用头戴式虚拟现实显示装置，使患者实现完全沉浸于虚拟场景进行人机交互，而非沉浸式指虚拟场景主要通过普通显示器进行展示，患者在人机交互过程中需要始终注视前方显示器。两种不同的方式在技术上有巨大的差别，形成的虚拟现实认知训练系统有较大差别。有些研究还结合了其他传感设备，如触感反馈、手势识别、动作捕捉、气味模拟等；有些研究还进行了虚实结合的方式，形成混合现实技术，如模拟驾驶系统训练。

Man 等人应用虚拟现实技术对颅脑损伤患者进行工作技能的训练进行了前瞻性研究，结果发现相较于传统形式的康复治疗（治疗师引导下的康复），接受了虚拟现实技术的患者其执行力有明显的提高。另外，Jacoby 等人对 12 名受试者进行了随机对照试验，接受虚拟现实技术的治疗组，通过在模拟的大型超市中进行各种训练任务，对照组接受传统作业治疗，包括作业治疗师对患者的计划能力、任务表现能力、时间管理能力、自我监督表现能力、应用多种认知策略等能力进行训练，研究结果发现，虚拟现实引导下的作业治疗在执行功能方面更具优势，尤其在执行较复杂的日常生活活动情况下。

四、身体功能

颅脑损伤较严重的患者常出现身体功能障碍，包括上肢功能、精细功能、平衡功能、步行功能，亦常出现肌肉张力增高和痉挛，严重影响了患者进行主动功能活动。Lee 等人执笔的临床指南推荐对中-重度的颅脑损伤患者需要进行针对身体功能的康复治疗。其中中等证据表明，重复的、以任务为导向的训练可提高手的精细功能以及坐站转移的技能。虽然研究者在临床工作中经常采用矫形器和其他辅助用具，但目前并没有足够的证据表明，使用踝足矫形器和助行辅具有利于患者身体功能的恢复，这可能归因于该领域目前仍然较缺乏质量较高的相关研究。

五、视觉

颅脑损伤后根据受损部分不同，常出现复视、视力模糊、聚焦能力下降、眼震、视野丧失、视运动功能下降、追视困难、快速扫视缺陷等。较强的研究证据显示，视觉扫描训练可有效地培养搜索技能。中等证据显示，视觉扫描结合听觉和/或视觉的刺激有利于搜索和阅读技能的提升。

六、日常生活活动能力

日常生活活动能力是作业治疗的核心目标，包括基础性日常生活活动和工具性日常生活活动。颅脑损伤后的患者因为其基础功能存在不同程度的障碍，导致患者完成日常生活活动存在程度不一的挑战，如：执行功能障碍可能影响患者独立完成烹饪活动，移动功能障碍可能影响患者独立完成沐浴活动。传统的康复方法经常单独进行某一基础功能的训练，如：上肢功能训练、记忆力训练、注意力训练、日常生活活动模拟训练等，而这些独立模块的干预是否能有效地转化至相关的日常生活活动，甚至迁移到相关性程度较低、更为广泛的其他日常生活活动、工作学习活动或者休闲娱乐活动，目前缺乏相关研究，如：烹饪活动练习获得的功能进步是否能迁移至独立完成购物活动或者家居整理活动等。

Kumar 等人于 2017 年进行的系统性回顾发现，暂时没有足够的证据来支持认知治疗有利于颅脑损伤患者恢复日常生活活动能力，当前仍然需要更多的研究来探索认知治疗对于日常生活活动能力的影响。该系统性回顾纳入了两篇极具代表性的随机对照试验，均涉及认知治疗组和传统治疗组的对比研究，其中认知治疗组均应用了提高自我意识的干预手段（self-awareness training），治疗内容包括提高对自身功能障碍的意识，在真实环境中实践学到的技能和知识，训练神经心理学层面的功能使患者能够进行自我表现预测，参与康复目标的设定。治疗方法包括参与一些日常生活活动，如：准备一份生日礼物，准备一顿午饭，付电话费，预约看医师的时间，药物管理，准备一个生日蛋糕等。要求患者在进行任务活动前先预测他们的表现，并且在他们完成任务活动后即刻让他们评定自己的活动表现。如果患者能够认识到一些问题的存在，则引导他们思考一种解决方法，使自己能够表现得更好。传统治疗组也进行相似的日常生活活动训练，但是并没有特别针对提高自我意识的干预。研究结果发现，自我意识的加强可以提升工具性日常生活活动的功能表现，亦展现出向其他日常生活活动的功能迁移能力。当然，这些发现目前仍未得到大量研究证实，但至少提醒我们，提升患者的自我意识能力可能是提升颅脑损伤患者日常生活活动能力的途径。

七、工作和学习活动能力

大部分颅脑损伤患者均处于工作和学习的黄金年龄，他们的核心角色使他们被期望尽快回归工作。损伤较轻患者对重返工作岗位的自我驱动力一般都较强，尤其是脑力劳动者，而损伤较重的患者可能由于认知功能状况及回归工作面临的巨大挑战，一般展现出来较弱的自我效能。工作和学习活动的回归面临的挑战不仅限于患者的功能状况及患者家属的态度，还与物理环境、人文环境和法律环境相关。

Lee 等人执笔的临床指南推荐发病早期就应该评定患者与雇佣者之间的态度，积极联系、讨论回归工作的可能性，这样做可以尽早发现患者回归工作可能面临的有利因素和不利因素，也有利于作业治疗师尽早了解职业特点，并安排与之相关的作业活动进行干预。

Kumar 等人在 2017 年进行的系统性回顾发现，暂时没有足够的证据来支持认知治疗有利于颅脑损伤患者回归工作，居家康复和医院康复的回归工作结果并没有显著的区别，不同的干预手段之间也并没有哪个方式显著优于其他方法，这提示我们，未来需要更多的研究来探索认知治疗对于回归工作的影响。

该系统性回顾纳入了两篇随机对照试验。一项研究将患者分成了两个组，两组患者均接受支持性就业，不同的是，认知治疗组还采用了多模式的补偿策略来进行认知训练，强调习惯的培养和使用补偿性的手段来增进记忆力、注意力和执行力，而对照组没有相应的认知治疗；另一研究将患者分为认知治疗组和传统治疗组，认知治疗组接受一对一或团体的认知治疗，该治疗强调在治疗性环境中，综合干预认知问题、情感问题、人际交往行为问题以及技能问题。其传统治疗组主要进行一对一的治疗，包括传统的物理治疗、作业治疗和言语治疗以及心理治疗。

Man等人将虚拟现实技术应用于职业康复中，利用人工智能，对患者的表现进行实时捕捉并且及时给予反馈、调整难易程度，通过让患者感到有成就感来提高自我效能。其对照组接受传统的职业康复，包括模拟工作、问题解决类游戏等，治疗师用言语对患者的表现予以反馈。此研究发现，相比于传统治疗组，虚拟现实组中患者的记忆力以及就业率有显著性的提高，然而目前相关研究证据仍较缺乏，需要更多研究证实这一新兴治疗的疗效。

（秦　萍　危昔均）

第七节 个案分析

一、病情

患者A，男，43岁，颅脑损伤前是建筑工地的扎铁工人。A已婚并育有一子，妻子在电器工厂的装配流水线工作，儿子刚考上大学。家庭租住于城中村三楼的两房一厅，无电梯。受伤当天，A在建筑工地施工时，被高空掉落的砖块砸中头部后昏迷。后经急诊手术并去颅骨瓣减压术后转入重症监护中心，昏迷一周后苏醒，并于两周后转入普通病房。经过三个月的院内康复，患者A仍存在认知功能障碍，大部分基础性日常生活活动可以独立完成，大部分工具性日常生活活动需要在不同程度的协助下完成。目前患者A正在办理出院手续，作业治疗师需要为患者制订出院后的康复方案。

二、作业治疗评定

作为患者A的作业治疗师，我们在第一次见面时，对患者A进行了评定。通过访谈，我们了解并记录了A在家中一天的作业情况。通过加拿大作业表现测量表（Canadian occupational performance measure），分析了患者A的日常作业内容，评定了在日常作业活动中，他对自己作业表现的看法以及对自己作业表现的满意程度。A表示，由于他无法回归工作，他希望家里人能够安心地外出工作，并希望自己能够减轻家里人的负担。因此，他认为，以下几个方面的作业表现是很重要的：在家里独立生活、自己做饭、外出买菜、做简单的家务。在了解了患者A的期望和目标后，我们进行了以下的功能评定。

1. *认知功能评定*　使用简明精神状况量表（MMSE）和蒙特利尔认知评定量表（MOCA）对A进行评定。评定结果发现，A的时间定向力可、日期定向力可、瞬时记忆力可，短时记忆力差，计算力差，执行力差，视时空知觉可。评定过程中发现，A回答问题的速度较慢。

2. *基础性日常生活活动能力评定*　使用改良巴塞尔指数（MBI-Shah version）对A进行评定，发现其进食、二便管理可独立，可独立翻身起床、穿外衣和鞋子，穿脱裤子需要安全监督以策安全，个人卫生需要照顾者将漱口杯、毛巾、牙刷递予他，如厕、床椅转移需要少量辅助，可在安全监督下使用助行器进行室内步行。大部分情况下，A在做日常生活活动时均需要照顾者的言语鼓励或提示，且活动时速度缓慢。

3. *工具性日常生活活动能力评定*　使用Lawton's IADL评定量表进行评定。通过访谈和观察发现，A可使用手机进行拨打电话的操作；A记不清楚服药的时间和剂量；买菜购物时，使用钱币有困难；由于平衡障碍，步行需要使用助行器，因此外出不便。

三、作业问题分析

1. 因患者对自我表现的意识欠佳且执行力差，影响进行日常生活活动的速度和质量，并且在进行复杂的日常生活活动时有困难。

2. 因患者记忆力差、计算力差，影响服药管理、外出购物等工具性日常生活活动能力。

3. 因患者站位平衡能力欠佳，影响独立穿脱裤子、进行室内步行的安全性，影响独立如厕、床椅转移、进行室外步行的能力。

四、作业目标确定

1. 能够对所需要从事的作业活动的作业表现进行预判和反思，使自己能够安全地、顺利地进行居家的日常生活活动，如独立起床、如厕、使用助行器进行室内移动、下一碗面条、饭后进行简单的清洁。

2. 能够独立进行药物管理，以及外出到附近超市进行简单的购物活动。

3. 掌握自理技巧，独立完成简单家务，如准备简单的饭菜和饭后清洁等能力。

五、作业干预

患者A在日间康复中心继续进行康复治疗，一周5次，每次接受2小时的作业治疗。结合A及其家属的目标和需求，作业治疗师为其制订了治疗计划，旨在将A的功能最大化，以尽可能地满足他想要独立从事自理活动以及参与部分家务活动的期望。

（一）治疗计划

1. 以患者为中心、以目标为导向地提高A的自我意识。

2. 使用重塑和补偿的策略来促进记忆力。

3. 培训技能，以能够独立进行居家日常生活活动。

4. 进行身体运动训练来提高A室外步行的能力。

（二）治疗方案

1. 宣教　对A及其家属进行宣教，告知患者需要对自己的作业表现进行事前预判和事后评价，以提高作业表现能力；告知患者有一些治疗性的以及代偿式的方法来提高认知功能和日常生活活动能力；告知短期内的目标是能够安全地独立在家里生活，并能够从事一些简单的家务活动。

2. 使用反馈式的引导治疗　在患者进行日常生活活动时，提高患者对自己作业表现的预判能力以及完成活动后的反思能力，引导患者注意到作业表现的不足之处，并引导他们思考一个解决方法，使自己能够表现得更好。

3. 使用基于电脑的认知训练来着重训练A的短时记忆力、执行力。

4. 使用虚拟现实技术模拟超市的环境，进行模拟购物的活动训练。

5. 使用辅助技术如使用闹钟来提醒服药时间；使用提示贴纸来提醒服药的剂量；使用备忘录来记录需要购买的菜品；使用计算器来处理计算的活动等。

6. 进行重复的、以任务为导向的训练来提高坐站转移的技能。

六、结局

A经过了两个月的日间作业治疗训练，其平衡功能、坐站转移能力、执行力有了一些提升，但短时记忆力和计算力仍然存在一些问题。通过一些代偿的方法，目前A能够安全地独立在家里生活，并能够准备简单的午餐。作业治疗师进行评定后发现，A能够对自身的认知障碍进行自我管理，并使用适当的代偿方式和行为技巧来完成所需要的活动。A及其家属对他的表现比较满意，作业治疗师也认为他目前可以胜任他的角色，可以不需要继续进行日间康复治疗。作业治疗师制订了家居康复训练计划，以帮助A维持和增进其认知功能和进行日常生活活动的能力。

（秦　萍　危昔均）

参考文献

［1］窦祖林. 作业治疗学［M］. 2版. 北京：人民卫生出版社，2013.

［2］CIFU D X，CARUSO D. Traumatic Brain Injury［M］. 周谋望，李晓雯，刘楠，译. 济南：山东科学技术出版社，2015.

［3］胡军. 作业治疗学［M］. 北京：人民卫生出版社，2012.

［4］唐强，张安仁. 临床康复学［M］. 北京：人民卫生出版社，2012.

［5］游潮，黄思庆. 颅脑损伤［M］. 北京：人民卫生出版社，2014.

［6］胡军. 作业治疗学［M］. 北京：中国中医药出版社，2017.

［7］刘璇. 日常生活技能与环境改造［M］. 北京：华夏出版社，2017.

［8］冯珍. 意识障碍的康复评定及其进展. 中华物理医学与康复杂志，2020，42(10)：940-943.

［9］何江弘，谢秋幼，徐如祥，等. 欧洲昏迷和意识障碍诊断指南(2020版)解读［J］. 中华神经创伤外科电

子杂志，2020，6(3)：135-140.

[10] 王玉龙. 康复功能评定学[M]. 2版. 北京：人民卫生出版社，2014.

[11] 倪朝民. 神经康复学[M]. 北京：人民卫生出版社，2008.

[12] RADOMSKI M V，LATHAM C A T. Occupational Therapy for Physical Dysfunction [M]. 7th ed. USA：Wolters Kluwer，2014.

[13] KUMAR K S，SAMUELKAMALESHKUMAR S，VISWANATHAN A，et al. Cognitive Rehabilitation for Adults with Traumatic Brain Injury to Improve Occupational Outcomes [J]. Cochrane Database of Systematic Reviews，2017，6：CD007935.

[14] FETTA J，STARKWEATHER A，GILL J M. Computer-Based Cognitive Rehabilitation Interventions for Traumatic Brain Injury：A Critical Review of the Literature [J]. Journal of Neuroscience Nursing，2017，49(4)：235-240.

[15] MAN D W K，POON W S，LAM C. The Effectiveness of Artificial Intelligent 3-D Virtual Reality Vocational Problem-Solving Training in Enhancing Employment Opportunities for People with Traumatic Brain Injury [J]. Brain Injury，2013，27(9)：1016-1025.

[16] LOPEZ R F，ANTOLI A. Computer-Based Cognitive Interventions in Acquired Brain Injury：A Systematic Review and Meta-Analysis of Randomized Controlled Trials [J]. PLoS One，2020，15(7)：e0235510.

[17] JACOBY M，AVERBUCH S，SACHER Y，et al. Effectiveness of Executive Functions Training within a Virtual Supermarket for Adults with Traumatic Brain Injury：A Pilot Study [J]. IEEE Transactions on Neural Systems and Rehabilitation Engineering，2013，21(2)：182-190.

[18] MANIVANNAN S，ALAMRI M，POSTANS M，et al. The Effectiveness of Virtual Reality Interventions for Improvement of Neurocognitive Performance after Traumatic Brain Injury：A Systematic Review [J]. Journal of Head Trauma Rehabilitation，2019，34(2)：E52-E65.

[19] LEE S Y，AMATYA B，JUDSON R，et al. Clinical Practice Guidelines for Rehabilitation in Traumatic Brain Injury：A Critical Appraisal [J]. Brain Injury，2019，33(10)：1263-1271.

[20] ZHANG Q，LIU J，CAO R，et al. Acupuncture for Patients in Coma after Traumatic Brain Injury：Systematic Review and Meta-Analysis [J]. Alternative Therapies in Health and Medicine，2020，26(4)：50-57.

第四章 脊髓损伤

第一节 概述

脊髓损伤(spinal cord injury, SCI)是由于外伤、疾病或先天性因素,导致神经损伤平面以下的感觉、运动以及自主神经功能部分或全部受损,使患者丧失部分或全部活动能力、生活自理能力和工作能力的神经损伤。该病致残率极高,且伤后有出现一系列合并症及并发症的风险,是康复治疗的主要对象之一。

脊髓损伤的原因在世界范围内受地区、文化习惯或国情的影响而不同,概括起来大概有:外伤性脊髓损伤,非创伤性脊髓炎,多发性硬化,脊椎、脊髓肿瘤及血管畸形,脊髓受压,脊髓结核等。随着医学的进步,脊髓损伤后患者的存活周期得到显著提高,据国际脊髓学会(international spinal cord society, ISCS)2011 年相关统计数据,在亚洲,外伤性脊髓损伤后 1 年内的死亡率为 8%。因此,对于绝大多数脊髓损伤人群来说,他们需要带着脊髓损伤生活,而能否接受及时、高效地康复治疗是影响他们生活质量的重要因素。

一、外伤性脊髓损伤

外伤性脊髓损伤(traumatic spinal cord injury, TSCI)是指因交通事故、高处坠落、重物砸伤、跌倒等外部暴力因素导致的脊髓损伤。以青壮年为主,多见于 20~40 岁,男性约为女性的 4 倍。大部分 TSCI 都伴有脊柱骨折或脱位,但也会出现不伴有脊柱骨折而单纯脊髓损伤的特例,如无骨折脱位型脊髓损伤(spinal cord injury without radiographic abnormality, SCIWORA),SCIWORA 在儿童脊髓损伤中较为常见。大多数发达国家的外伤性脊髓损伤年发病率为 10~80 例/百万人口,我国北京地区发病率为 68 例/百万人口。外伤性脊髓损伤中,颈段损伤占 31.5%,胸段损伤占 28.1%,腰段损伤占 21.3/%,腰骶段和其他损伤占 19.1%。

(一)病因

外伤性脊髓损伤的原因会随时代和社会的发展而不同,过去以战伤、煤矿事故为多,近年来则以交通事故、工地上的高处坠落、重物砸伤为多。值得注意的是,老年人摔倒和运动损伤导致脊髓损伤的发生率也在逐年升高,且这两类损伤多为颈段脊髓损伤。

各椎体由椎间盘、周围韧带连接成脊柱。1983 年,Denis 提出了脊柱可分为前、中、后三柱的概念。前柱包括前纵韧带、椎体前部和椎间盘纤维化的前部;中柱包括椎体后半部、纤维环后部、后纵韧带和椎弓部;后柱包括椎弓、关节突关节和后方韧带复合体(棘上韧带、棘间韧带、黄韧带、关节囊)。三柱理论主要用来辅助判断下颈椎、胸腰椎的稳定性。

脊柱的主要功能之一是容纳脊髓及脊神经并提供保护。当外力作用于脊柱,脊柱出现损伤(骨折、脱位等),脊柱稳定性遭到破坏,失去对脊髓的保护功能,椎管狭窄,脊髓受压或直接损伤是造成外伤性脊髓损伤的机制。

(二)病理生理

脊髓是传递脑和四肢及躯干之间运动和感觉信息的重要通道。脊髓损伤后,立即出现多种病理变化:①脊髓震荡:脊髓内的轻度出血、水肿;②压迫:除脊髓内出血、水肿外,尚有一定程度的挫伤;

③挫伤：脊髓受到广泛挫伤；④脊髓挫伤后无恢复，进而出现坏死、软化、吸收、空洞。脊髓损伤后的病理性进展非常快，神经细胞通常 24～48 小时后即可形成不可逆的坏死。此外，外伤性脊髓损伤还会引起一系列扩大细胞损害的继发性损伤。原发性和继发性损伤虽然表现不同，但实际上这两种病变过程会相互重叠、影响。

（三）临床表现

脊髓损伤后主要表现为运动功能、感觉功能及自主神经功能障碍。具体为出现脊髓损伤后，损伤平面以下肌群瘫痪，无法主动控制，大脑失去对身体的感知，二便控制障碍及自主神经功能紊乱（如皮肤潮红、出汗等）。

脊髓属于中枢神经系统，损伤后会出现肌张力异常（增高或降低），腱反射异常（亢进或消失），病理反射阳性等体征。也可能会出现压力性损伤、异位骨化、直立性低血压、静脉血栓等一系列并发症。

（四）检查及处理

常规进行问诊、视诊及触诊，检查患者是否合并有头、腹、胸部外伤，生命体征是否平稳，初步判断四肢及躯干的感觉及运动情况。根据需要进行 X 线片。CT 及 MRI 检查，对脊髓损伤的水平，脊柱损伤程度进行诊断。

脊髓损伤神经学分类国际标准（international standards for neurological classification of spinal cord injury，ISNCSCI）：该检查标准由美国脊髓损伤协会（American spinal injury association，ASIA）起草并制定，并联合国际脊髓学会发布。检查标准自发布以来不断更新，目前已更新到第八版（2019 年 4 月修订版），其中第八版有两处重要更新，一是关于部分保留区 ZPP 的定义，二是关于“＊”的使用范围。该检查是反映脊髓损伤严重程度及辅助判断预后的重要检查。完整检查包括感觉检查、运动检查、肛肠指检及 ASIA 残损分级（AIS）四个部分。

1. 感觉检查　指对皮节进行轻触觉及针刺觉检查，用于确定感觉平面。单侧身体皮节关节点为 28 个，双侧 56 个，一共可检查 112 个关键点。可记录分值为：0＝消失，1＝减退或过敏，2＝正常，NT＝无法测得，0＊，1＊，NT＊（“＊”表示存在非脊髓损伤的影响因素）。

2. 运动检查　指对肌节进行运动评定，用于确定运动平面。包括关键肌和非关键肌，单侧身体有 10 块关键肌，双侧为 10 对。采用徒手肌力检查，可记录分值为：0，1，2，3，4，5，NT，0＊，1＊，2＊，3＊，4＊，NT＊，具体标准详见表 4-1-1。

表 4-1-1　肌力检查

0 级	完全瘫痪
1 级	触诊或视诊有收缩
2 级	消除重力可完成全范围主动收缩
3 级	抵抗重力可完成全范围主动收缩
4 级	抵抗重力可完成全范围主动收缩，且在特定体位下可抵抗中等阻力
5 级	抵抗重力可完成全范围主动收缩，且在功能性体位下可抵抗最大阻力
NT	制动，ROM 挛缩受限超过 50%，剧烈疼痛，截肢等

3. 肛肠指检　指对肛门深压觉（DAP）和肛门自主收缩（VAC）进行检查，该检查结果是判定患者残损分级的关键指标。

4. AISA 评定　按严重程度对脊髓损伤进行残损分级，分为 A～E 五个级别，具体标准详见表 4-1-2。

表 4-1-2　脊髓损伤 ASIA 分级

A 级	完全性。$S_{4\sim5}$ 无感觉及运动功能保留
B 级	神经平面以下有感觉但无运动功能保留，包括 $S_{4\sim5}$ 节段的轻触觉、针刺觉及肛门深压觉，且身体任意一侧运动平面以下少于 3 个节段运动功能保留
C 级	骶段有肛门自主收缩的运动功能保留，或患者符合运动不完全性损伤条件（$S_{4\sim5}$ 存在轻触觉、针刺觉或肛门深压觉），且单侧运动平面以下超过 3 个以上节段保留运动功能（含非关键肌运动功能）。神经损伤平面以下少于一半关键肌肌力≥3 级
D 级	在以上级别基础上，神经损伤平面以下一半及以上关键肌肌力≥3 级
E 级	运动、感觉检查均同正常人，患者曾经出现过脊髓损伤，则为 E 级

【部分保留区（ZPP）】运动或感觉功能保留的最低平面。运动 ZPPs 指的是在不存在 VAC 的所有脊髓损伤中均存在；感觉 ZPPs 指的是不存在 DAP，$S_{4\sim5}$ 轻触觉及针刺觉消失的那一侧存在，如果 DAP 存在，则无感觉 ZPPs，该检查中的一些缩写：NLI—神经损伤平面，ND—无法记录，NA—不适用。

（五）外伤性SCI急救处理

现场急救首先是判断脊柱受伤患者是否存在脊髓损伤，如疑似脊髓损伤时应立即制动、稳定。制动体位有两种：①保持受伤时的姿势制动、搬运；②使伤者保持平卧位制动、搬运，前者可防止因体位变动而导致脊髓二次损伤。制动固定后立即转运至医院尽早开始救治工作。

1. 早期药物治疗　脊髓损伤早期药物治疗的时间窗很短暂，核心是减轻脊髓损伤后的继发损害，获得较多脊髓功能恢复。目前在临床上常用的方法包括：类固醇激素、啡肽类物质拮抗药、渗透性利尿药、东莨菪碱、神经节苷脂。

2. 脊柱损伤后的早期临床处理　脊柱损伤后的治疗包括保守治疗和手术治疗。如果是保守治疗，患者通常要卧床6～8周。如果是手术治疗，患者通常在伤后不久即可活动。无论是保守还是手术治疗的患者，可能都要在医疗团队的指导下穿戴支具活动。

（六）外伤性SCI康复治疗

1. 早期康复　生命体征平稳后，康复介入越早越好。早期康复主要以维持生命体征平稳，促进及为最大限度恢复功能做好准备，需要多学科、多团队协作管理。具体如呼吸功能管理、关节活动度管理、体位管理、肌力管理、心理支持、预防多种潜在并发症等。

2. 恢复期康复　患者创面及术口愈合、内固定稳定后，进入以最大限度恢复当前神经损伤平面及损伤程度的功能为目标的康复阶段。即全面、系统的功能导向性肌力管理、关节活动度管理、床上移动、轮椅移乘功能重建、肌痉挛管理、疼痛管理、步行功能管理、日常生活活动能力重建、膀胱及肠道功能管理等。

3. 康复教育　外伤性脊髓损伤会带来严重的创伤后应激障碍，从而造成患者及家属不同程度的心理障碍。成体系的康复教育会帮助患者在住院、重返家庭及社会过程中进行适时的调整，积极面对疾病及生活。

二、非外伤性脊髓损伤

非外伤性脊髓损伤是指脊髓遭受非机械创伤所导致的脊髓损伤，常见如非创伤性脊髓炎、脊髓血管病、脊髓肿瘤等。本部分将对以上几种非外伤性脊髓损伤进行合并简要介绍。

（一）病因

1. 非创伤性脊髓炎　由非外伤性因素如感染或毒素侵及脊髓所致的非特异性脊髓炎症，也称横贯性脊髓炎。其病原体主要有流感病毒、带状疱疹病毒、脊髓灰质炎病毒以及细菌等，其病因尚未明了。

2. 脊髓血管病　和脑血管病一样，存在血栓形成、栓塞、畸形、炎症、出血等病变，但由于脊髓内部解剖结构紧密，较小的血管病变会比同等脑血管病变造成更大危害。

3. 脊髓肿瘤　广义的脊髓肿瘤包括由脊髓、脊神经根、脊膜、脂肪组织、血管、先天性残余组织等发生的肿瘤，以及转移到椎管的恶性肿瘤，又称椎管内肿瘤，是脊髓和马尾神经受压的重要原因之一。脊髓肿瘤可能发生于脊髓的任何阶段，以胸段脊髓发生率较高。

（二）临床表现及特征

1. 非创伤性脊髓炎　起病急骤，首发症状常为双下肢麻木、无力，病变相应部位背痛、束带感等。发病2～3天后，病情发展到高峰，出现病变水平以下的完全性瘫痪，感觉消失，少汗或无汗，二便潴留。

2. 脊髓血管疾病　大致可分为三类：①缺血性血管病，多由节段性动脉闭塞引起，如远端主动脉粥样硬化、血栓形成、夹层动脉瘤引起的肋间动脉或腰动脉闭塞，胸腔或脊柱手术等；②出血性疾病，包括脊髓蛛网膜下腔出血、硬膜外、硬膜下和脊髓内出血；③血管畸形，绝大多数为动静脉畸形，多见于胸腰段，其次为中胸段，颈段少见。

3. 脊髓肿瘤　按照病程发展过程分为3个阶段：刺激期主要表现为神经根痛；脊髓部分受压期可出现不同程度的传导束损害征象；脊髓完全受压期可出现脊髓横贯性损害。

综合来说，与外伤性脊髓损伤相比较，非创伤性脊髓损伤造成的相关神经系统损伤较轻，不完全性脊髓损伤的比例较完全性损伤高，截瘫比例较四肢瘫高。

（三）检查及处理

1. 常规及辅助检查　常规进行完整的体格检查和神经系统检查，包括 ISNCSCI 检查（详见相关章节），用来确定当前神经损伤平面和损伤程度。如怀疑脊柱疾病和椎管狭窄是发病原因，X 线和 CT 检查可以显示，MRI 可以进一步显示脊髓受损情况。实验室检查包括血液和脑脊液的细胞学、生化学检查，血管造影等。

2. 临床治疗　三种非创性脊髓损伤临床处理各不相同。

(1) 非创伤性脊髓炎：治疗以减轻脊髓损伤、预防并发症、促进脊髓功能恢复、减少后遗症为治疗原则。常用肾上腺皮质激素、脱水药物、脱水药物、细胞活化剂、维生素等。高压氧疗法可提高血氧张力，增加血氧含量，有利于病变组织的再生和康复。上升性脊髓炎和上颈段脊髓炎患者常因呼吸肌麻痹而出现呼吸功能障碍，危及患者生命，需要进行综合性呼吸功能管理。

(2) 缺血性脊髓血管病：治疗原则与缺血性卒中相似。硬膜外或硬膜下血肿应紧急手术清楚血肿，解除脊髓受压。其他类型椎管内出血硬针对病因治疗，使用脱水药、止血药等。脊髓血管畸形可行血管结扎、切除或介入栓塞治疗。

(3) 脊髓肿瘤：其治疗措施包括手术治疗、放射线治疗、化学疗法等手段。治疗原则是以手术切除病灶为主，术后辅以放疗或化疗。

（四）康复治疗

非创伤性脊髓损伤患者通常不存在脊柱不稳定、内固定术后造成的卧床制动，因此可更早介入全面康复治疗，整体康复流程与外伤性脊髓损伤基本一致。

（熊　愿）

第二节
脊髓损伤功能障碍特点

脊髓损伤（spinal cord injury, SCI）后，根据损伤的平面（如颈段脊髓损伤、胸腰段脊髓损伤），程度（如完全性脊髓损伤、不完全性脊髓损伤）和并发症及合并症不同，脊髓损伤的临床症状及功能障碍有所不同。综合来讲，脊髓损伤功能障碍主要包括运动功能障碍、感觉功能障碍、二便功能障碍及日常生活活动能力受限等。本节基于 ICF 模式阐述 SCI 患者存在身体功能与结构、活动和参与、环境与个人因素三个层面的功能障碍。

一、身体功能与结构水平障碍

脊髓损伤导致的身体与结构水平功能障碍主要包括呼吸功能障碍、运动功能障碍、感觉功能障碍、膀胱功能障碍、直肠控制障碍、自主神经调节功能障碍、性和生殖功能障碍、平衡障碍等。

（一）呼吸功能障碍

高位脊髓损伤患者因呼吸肌的失神经支配可伴有呼吸困难，继而出现呼吸功能障碍，严重者需要行气管切开，机械通气辅助呼吸。呼吸肌包括胸锁乳突肌、膈肌、斜角肌、胸肌、肋间肌、腹肌等。这些肌肉收缩及放松时，胸廓随之扩张、回缩，胸膜腔内压力发生变化，肺出现膨胀或回缩，呼吸动作出现。对于脊髓损伤患者来说，呼吸模式出现异常，肺部并发症，肺通气指标异常均直接或间接来自呼吸肌的部分或完全瘫痪。

呼吸肌的保留情况由神经损伤平面及损伤程度决定，不同损伤平面的脊髓损伤患者呼吸功能大致表现如下。

1. C_1～C_3 平面损伤　膈肌大部分瘫痪，肋间肌及腹肌完全瘫痪，保留有由副神经支配的胸锁乳突肌及部分膈肌。但胸锁乳突肌为辅助呼吸肌，残存的膈肌活动无法满足患者自主呼吸，患者需要持续依赖机械通气，少部分患者可使用膈肌起搏器辅助呼吸。

2. C_4 平面损伤　胸锁乳突肌完好，膈肌及斜角肌部分瘫痪，患者存在自主呼吸可能。但早期需使用气管切开通气，逐步可过渡至自主呼吸。患者通常不能进行有效咳嗽，肺活量（vital capacity, VC）小于正常值的 1/3。

3. C_5～C_8 平面损伤　膈肌完好，斜角肌、胸肌部分瘫痪，肋间肌及腹肌完全瘫痪。患者可自主呼吸，但咳嗽功能较差，需要辅助排痰，VC 为正常值的 1/3～1/2。

4. 胸段脊髓损伤　膈肌、斜角肌、胸肌完好，肋间肌及腹肌不同程度瘫痪。患者可进行有效咳嗽，但力度较正常弱，肺活量不同程度下降。

5. 神经损伤平面在 T_{12} 以下的患者　其呼吸功能具备正常的神经生理学基础。

（二）运动功能障碍

运动功能障碍依据脊髓损伤部位不同主要表现为四肢瘫和截瘫，主要包括以下几个方面。

1. 肌肉瘫痪　肌肉瘫痪是运动功能障碍的主要原因。主要表现为损伤平面以下由于失去神经支配导致肌肉瘫痪或肌力减退。

2. 关节挛缩畸形　长期缺乏活动后由于肌肉纵向萎缩和肌腱弹力纤维的缩短，常导致关节挛缩，甚至骨关节畸形，从而影响患者的步行和活动。

3. 肌肉痉挛　上运动神经元病变往往合并脊髓中枢兴奋性失控，导致肌肉张力过高、活动过度活跃或痉挛。肌肉痉挛一般在损伤后 3～6 周开始发生，6～12 个月达到高峰。常见诱因是膀胱充盈或感染、结石、尿路阻塞、压力性损伤以及机体的其他感染或损伤是诱发痉挛的常见诱因。因此患者反复发生痉挛时要注意是否有并发症。

（三）感觉障碍

感觉障碍主要有感觉丧失、减退、过敏(感觉异常和疼痛)。感觉功能障碍的主要包括以下三方面。

1. 完全性脊髓损伤　完全性脊髓损伤患者损伤平面以下的感觉功能完全消失。

2. 不完全性脊髓损伤　不完全性脊髓损伤患者的感觉障碍表现不同，患者残留的感觉功能各不相同，身体两侧 28 对皮区关键点针刺觉和轻触觉表现为缺失、减退或过敏，至少肛门黏膜皮肤连接处或深部肛门有感觉。

3. 疼痛　脊髓损伤后的疼痛很常见，原因复杂，主要为中枢性和身体性疼痛，影响患者生活质量。中枢性疼痛主要由神经损伤所致。身体性疼痛可以由于感染、压力性损伤、痉挛、膀胱和肠道问题、极度温度变化、吸烟、情绪波动等因素诱发。

（四）平衡功能障碍

从日常生活活动的需求来看，脊髓损伤患者的平衡包括长坐位平衡、端坐位平衡及站立位平衡，平衡又分为静态平衡、自动态平衡、他动态平衡。正常平衡功能是中枢神经系统、运动及感觉相关支配及反馈的结果，不同损伤平面及损伤程度造成的运动功能障碍、感觉功能障碍是影响平衡功能的两大因素。C_6 及以下平面损伤的患者具备维持坐位平衡的解剖学基础，四肢瘫患者常需要使用双上肢前伸，脊柱呈 C 字形来维持坐位平衡，截瘫患者根据损伤平面的高低，维持坐位及站立位平衡时脊柱伸展程度不同。

（五）自主神经功能障碍

自主神经功能障碍包括血压、心率异常，排汗和体温调节异常，肠道、膀胱及性功能障碍等。脊髓损伤患者，由于丧失了脊上交感神经系统的支配，不时会出现心血管功能障碍，而这些功能障碍可影响到全身的健康状况、功能状态和生活质量。主要功能障碍有：心动过缓和静息低血压、直立性低血压、心血管系统对体育锻炼的反应改变、自主神经反射异常。心动过缓会导致头晕、晕厥、疲劳等症状。直立性低血压会导致头晕、晕厥、恶心、疲劳、面色苍白、口面部麻木等症状。体温调节异常会导致持续发热、体温随环境温度而变化等症状。自主神经功能障碍对呼吸功能、运动功能、平衡功能均有一定影响。

（六）膀胱功能障碍

失神经支配性膀胱功能障碍严重影响患者日常生活自理能力，小便潴留与小便失禁给患者沉重的心理压力，影响社交和日常活动。基于膀胱功能状况可分为：脊髓休克膀胱、无抑制性膀胱、反射性膀胱、自主性膀胱、运动麻痹性膀胱、感觉麻痹性膀胱及混合性上运动神经元膀胱和下运动神经元膀胱。

（七）直肠功能障碍

失神经支配性常出现肠蠕动减慢、直肠感觉消失、便秘、腹胀和大便失禁症状，直肠功能障碍严重影响患者日常生活自理能力，便秘与大便失禁给患者沉重的心理压力，影响社交和日常活动。

（八）心理和情感障碍

脊髓损伤后需要患者调节和适应多种生活改变造成的损失，如运动、感觉、肠道功能、膀胱功能、性功能、工作、自我形象及家庭中的角色等。对患者来说，需要重新适应和之前完全不同的生活方式。脊髓损伤是重大致残性疾病，患者除具有一般患者的心理变化外，还有因脊髓功能受损而产生较严重的心理障碍。将对个人的自尊、身份认同及人生目标产生很大的冲击及威胁。直接影响患者的整个康复过程。伤残适应主要经历以下几个时期。

1. 震惊期　对创伤的即刻反应。情感上麻木、惊呆，对意外事件表现沉默或无明显反应。精力主要集中于意外事件本身，反复思考："怎么会发生这样的事情？为什么会是我？"

2. 否认期　早期对疾病不理解、否认。建立心理防御机制；对病情缺乏客观、全面的认识。借助各种媒介，收集所有对自己有利的信息，以此来证明自己可以恢复正常功能。

3. 抑郁反应期　知晓病情预后，开始意识到除了身体的残障外，家庭角色、社会地位的改变。情绪低落、不稳定，经常哭泣，兴趣索然，拒绝康复治疗，不与人交往，自杀的想法与行为可能出现。

4. 对抗独立期　被动地接受伤残，心理和行为的倒退，过度地依赖他人，自卑、自我效能低，康复训练不积极，极少外出，担忧未来的生活，不愿出院。

5. 适应期　情绪总体稳定，积极配合康复治疗，主动与人交往，客观地评价康复效果，完全接受和适应伤残带来的限制，逐步建立起新的社会适应性行为。

（九）特殊综合征的功能障碍特点

1. 中央束综合征(central cord syndrome)　最常见的临床综合征，接近 50%。常见于跌倒、机动车交通事故导致的脊柱骨折脱位，颈椎管狭窄伴有过伸性损伤，脊髓内血肿、肿块或脊髓空洞等。高龄者颈椎的退行性变化比较强，有椎管狭窄，轻微外力亦可出现颈髓损伤而成为中央型颈髓损伤；可伴或不伴骨折和脱位。主要临床特征有：上肢无力重于下肢，骶段感觉保留，膀胱功能障碍、损伤平面以下不同的感觉丧失，ASIA 残损分级常为 D 级。

2. 半切综合征(Brown-Sequard syndrome)　常见于刀伤或枪伤。损伤同侧肢体本体感觉和运动丧失，对侧温度觉、痛觉丧失。单纯脊髓半切导致的典型半切综合征少见，更常见的临床表现是同时具有半切综合征和中央束综合征的特点。

3. 前柱综合征(anterior cord syndrome)　前柱综合征较少见，病史常见脊髓前 2/3 血运减少或缺血。后柱功能保留，但皮质脊髓束和脊髓丘脑束功能受损。临床表现包括损伤平面及以下运动功能、痛觉和温度觉功能丧失，而轻触觉和关节位置觉有所保留。

4. 马尾综合征(cauda equina syndrome)　脊髓圆锥以下(约 L_2 椎体平面)的神经根全部存在于腰椎椎管内，该部位的受损称为马尾综合征。马尾综合征以自发性腰背痛、下肢放射痛、会阴及外阴部疼痛、麻木为初发的特征性症状。下肢深部腱反射减退或消失，病理征(如巴宾斯基征)为阴性。感觉障碍在会阴部、小腿外侧、足部居多。运动障碍表现为足下垂、小腿及臀部肌群萎缩，初期时多不明显。间歇性跛行是马尾综合征的常见步行功能障碍，即步行负荷时出现麻木、无力、疼痛，致使继续步行困难，经短时间休息后可再次步行。马尾综合征亦可出现二便功能障碍。

5. 圆锥综合征(conus medullaris syndrome)　脊髓圆锥位于约 $L_1 \sim L_2$ 椎体平面，临床表现与马尾综合征类似，但属于脊髓损伤。通常以为双侧受损，但可能不对称，可伴有坐骨神经痛，鞍区感觉消失，不同程度的下肢无力，膀胱和肠道反射消失，勃起功能障碍为特点。部分病例会存在圆锥损伤合并马尾神经损伤。

二、活动和参与水平障碍

脊髓损伤患者因身体功能/结构障碍，导致基本的日常生活活动能力受限、家务活动能力受限、工作能力受损、学习能力受限、休闲娱乐活动参与障碍等。

1. 床上移动及转移功能障碍　脊髓损伤患者的床上移动及转移功能(如仰卧位到侧卧位，侧卧位到长坐位、长坐位到端坐位，不同高度差下的轮椅转移等)取决于损伤平面和损伤程度。一般来说，损伤平面越低、残损级别越靠后(A～E 级)，以上功能障碍程度越低。

四肢瘫(tetraplegia)患者因四肢及躯干运动、感觉功能不同程度受损，移动能力较差。C_5 及以上平面完全性损伤患者日常移动基本完全依赖。C_6 平面损伤因保留腕背伸能力,可完成腱固定抓握(tenodesis grip),腕背伸钩状抓等动作,经过长期、系统训练后能独立完成部分辅助或独立进食、床上移动及同一水平面下轮椅转移。C_7、C_8 平面损伤患者保留伸肘功能及部分手功能,可完成伸肘垂直支撑,能较快完成床上移动及转移功能重建。

截瘫(paraplegia)患者双上肢运动功能完好,一旦内固定稳定,即可开始床上移动及转移功能训练。部分截瘫患者可完成地面到轮椅的高难度垂直转移。

外伤性脊髓损伤患者因脊柱骨折内固定部位不同导致床上移动及转移功能障碍有不同特点,治疗时需要考虑个体化因素。

2. *步行功能障碍* 脊髓损伤后下肢不同肌群瘫痪会导致不同的异常步态,绝大部分脊髓损伤患者无法恢复正常步行,需要借助矫形器及辅具达到功能性或治疗性步行。常用的步行矫形器有:往复式铰链步行器(RGO),髋-膝-踝-足矫形器(HKAFO),膝-踝-足矫形器(KAFO),踝-足矫形器(AO)。常用的步行辅具有:助行架(带轮及不带轮)、肘拐、手杖。穿戴不同的步行矫形器,使用不同的步行辅具所形成的脊髓损伤步态都具有其自身特点,以恢复步行功能为目标时,治疗师首先需要熟悉矫形器工作原理,并能分析出患者影响步行功能的关键残损,然后实施强化及代偿措施。

部分患者对脊髓损伤后借助矫形器及辅具实现的步行功能缺乏理解,治疗师在配置前及配置完成后要注意宣教,避免造成医患矛盾。

3. *日常生活活动能力(ADL)受限* SCI 患者因运动、感觉与二便功能障碍常出现 BADL 与 IADL 活动参与受限,自我照顾困难,包括进食、洗漱、穿衣、洗澡、剃须、刷头、做饭、购物、洗衣、理财、清洁房间等活动障碍。

4. *工作与教育活动参与受限* 脊髓损伤患者通常由于身体功能障碍而无法回归社会,参与以前的工作和教育活动,大多数患者需要重新择业,改变工种,从事简单的文书工作。教育活动参与受限的人群,通常由于个人身体功能障碍和环境的限制而无法重返校园继续接受教育。

5. *休闲娱乐活动参与受限* 完全性脊髓损伤患者回归家庭和社会后,由于个人和环境因素影响,通常不能恢复休闲娱乐活动的参与能力。

三、环境和个人因素水平障碍

脊髓损伤患者通常需要借助轮椅、拐杖、助行架等康复辅具参与日常生活与工作活动,无障碍物理环境与支持性社会环境对于 SCI 患者来说至关重要。常见的物理环境障碍包括台阶、楼梯、通道过窄、门宽不足、斜坡太陡峭、路面不平或路面太滑、蹲厕、淋浴、桌子高度不足等。个人因素水平的障碍常与患者的生活习惯、个人价值观、兴趣爱好、活动方式、宗教信仰、职业、社会角色等相关联。

(熊　愿　董安琴)

第三节 脊髓损伤作业治疗评定

开展针对脊髓损伤患者的系统评定,有助于作业治疗师全面了解患者的功能状况及身处情境。根据评定结果,作业治疗师可以找出患者现阶段需要解决的主要问题,并对治疗方案的制订有十分重要的指导意义。下文将参照作业分析模式 P-E-O 模式,从“人”-“环境”-“作业活动”三个层面介绍脊髓损伤患者作业治疗评定内容。

一、“人”层面的作业治疗评定

(一)身体功能评定

1. *肌力评定* 治疗师在进行脊髓损伤神经学分类国际标准评定中,需评定 10 块关键肌以确定脊髓损伤患者的运动平面。然而除了此 10 块关键肌外,作业治疗师仍需要对其他受脊髓损伤影响肌群进行肌力评定,且对于了解患者的功能状况有重要意义。如评定肩胛肌群、肩部水平内收及外展肌群、背阔肌群等肌群力量有助于治疗师了解患者上肢实用功能、姿势维持等能力。临床上常用改良的徒手肌力测试肌力评定。

2. *肌张力评定* 脊髓损伤后,损伤节段以下由于上运动神经传输障碍,常常出现肌张力控制问题。患者常常因为肌张力异常导致坐姿异常、脊柱侧弯、呼吸功能障碍、关节挛缩、平衡障碍等。治疗师了解患者肌张力情况有助于指导患者预防脊髓损伤后的并发症问题。临床上常用改良的Ashworth肌张力评分(MAS)进行肌张力评定。

3. 感觉评定　脊髓损伤患者于损伤节段以下常见深浅感觉障碍。评定患者感觉缺失及减退区域有助于指导患者注意皮肤保护，预防皮肤相关的并发症发生。此外，部分患者还可能存在损伤节段以下的麻木感、紧张感甚至束带感等，严重者还可能影响日常活动及睡眠等。

4. 手上肢实用功能评定　四肢瘫患者由于其手上肢功能不同程度受限，康复治疗师需在训练方案中考虑功能代偿及辅具代偿，以提高四肢瘫患者手功能的实用性，利于其灵活运用到日常生活活动中。欧洲及澳大利亚的研究学者分别发展出针对四肢瘫手功能实用性的标准化评定，将四肢瘫患者的手上肢功能量化以便于观察进展及进一步临床研究。

(1) VLT测试(The Van Lieshout hand function test for Tetraplegia)：该测试于1994年由荷兰Hoensbroeck康复中心研究制定。主要用于量化评定四肢瘫患者的手上肢功能，其分为5个维度19项活动任务执行评定，每项活动任务均有评分细则。2013年该中心发展出10项活动任务的简化版本，见图4-3-1。

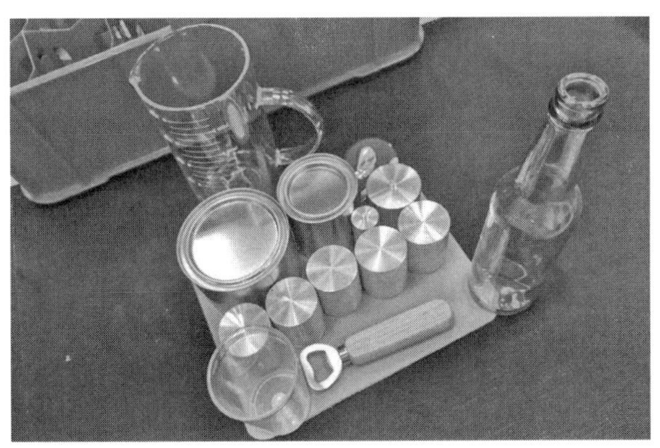

图4-3-1　VLT测试工具

(2) Auspinal测试：该测试由澳大利亚Coates于2010年发展研制。主要用于量化评定四肢瘫患者手功能，其挑选7项手部功能性活动(钥匙开锁任务、螺丝螺母任务、硬币任务、信用卡任务、糖果任务、电话任务、易拉罐任务)，运用活动分析的方式，对7项功能活动分步打分，从而反映四肢瘫患者的手功能实用性及治疗进展，见图4-3-2。

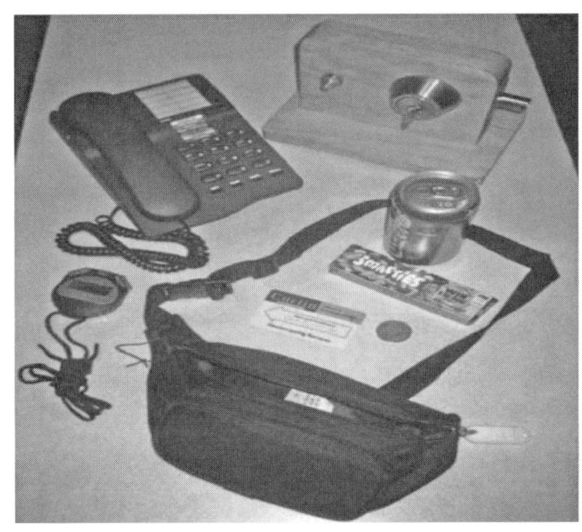

图4-3-2　Auspinal测试工具

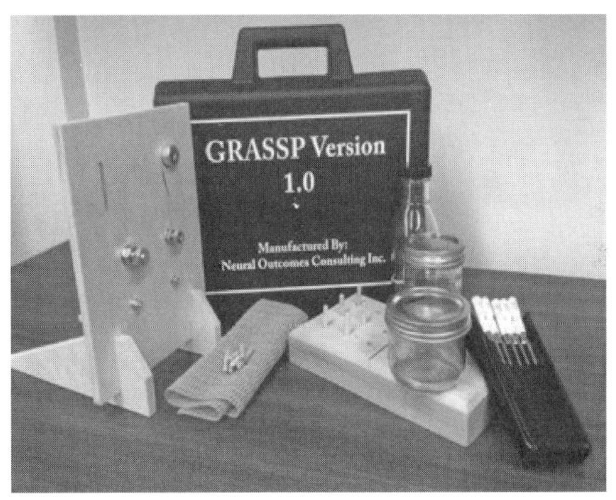

图4-3-3　GRASSP测试工具

(3) GRASSP(Graded Redefined Assessment of Strength, Sensibility and Prehension)系统评定：该项系统评定由加拿大及瑞士学者自2006年起进行的联合研究，目前正在进行纵向研究中。该系统评定试图将四肢瘫患者的手功能进行全面标准化的量化评定，并能反映四肢瘫自急性期以来各康复阶段的手功能情况。由力量、感觉、抓握功能三个评定维度组成，见图4-3-3。

5. 平衡能力评定　作业治疗师了解患者的坐位平衡及站立位平衡有助于判断作业活动完成的及时性及安全性。临床上常采用定性法评定患者平衡能力，或在活动中分析评定患者平衡能力。

（二）心理状态评定

由脊髓损伤的发病特点可见，其常发生于青壮年男性，常以意外方式发生，且致残率较高。患者往往一时间难以接受，临床上常常表现出抑郁、焦虑状态，部分患者甚至萌生轻生的想法。因此针对脊髓损伤患者的系统评定，也需要关注其心理状态。临床上常用贝克抑郁量表(Beck depression inventory，BDI)评定患者抑郁情绪；汉密尔顿焦虑量表(Hamilton anxiety scale，HAMA)评定患者焦虑情绪。

（三）认知行为评定

在关注心理状态的同时，作业治疗师也需要评定及关注患者的认知行为状态。例如患者对于自身疾病状况的了解情况；患者对于疾病引致功能障碍的看法及预期；患者对于现状的判断是否客观、积极；患者对疾病预后情况的了解等认知行为状况均有助于治疗师了解患者需求、分析患者主要问题、制定目标及治疗方案等。

二、"环境"层面的作业治疗评定

（一）辅具适配及使用评定

脊髓损伤存在较高的致残率，患者常常需要使用辅助技术完成日常生活活动及其他作业活动。因此作业治疗师评定中，需了解患者现辅具适配及使用情况，以便给出合适的辅具适配建议及使用训练计划。

1. *四肢瘫患者辅具配置与评定*　常见针对手上肢功能的自助具配置及电动轮椅配置。作业治疗师需评定患者使用该自助具是否完成目标作业活动；是否适合患者的手上肢能力；是否便于携带与获得等。针对电动轮椅的适配评定则变化较多，因市场上存在各式功能性状的电动轮椅种类。作业治疗师可根据患者的实际身体功能情况，对坐姿、操作稳定性、驱动安全性、附加功能适配性等进行相关评定。

电动轮椅使用评定则需要在标准场地内进行(图 4-3-4)。临床上推荐使用 PWST 5.1(powered wheelchair skills test version 5.1)进行电动轮椅使用技能评定，见表 4-3-1。PWST 5.1 共有 25 项。由于电动轮椅种类繁多，规格各样，测试前需测试者及受试者详细了解电动轮椅驱动类型、性能等情况。

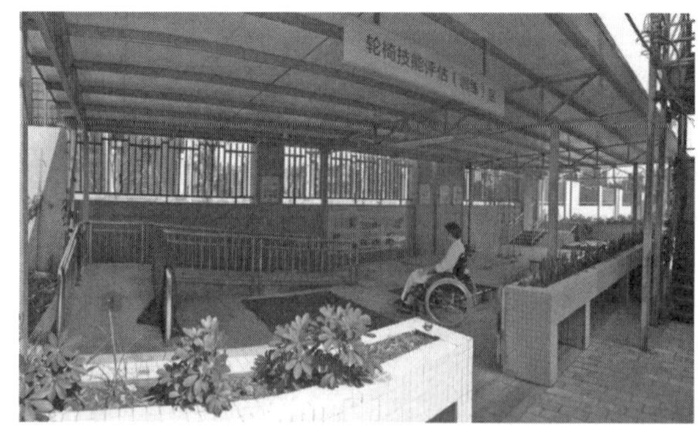

图 4-3-4　轮椅技能评定场地全观

【计分标准】每项测试根据受试者的表现评为 0、1、2、3 分四个打分级别，其中 3 分为受试者高度熟练，以十分有效的方式一次性通过测试，无明显进步空间；2 分为受试者通过尝试可安全有效通过测试，尚有明显进步空间；1 分为受试者安全地通过测试的大部分标准，但仍有欠缺之处；0 分为受试者表现为不安全/受试者描述其方式被判断为不安全/受试者不符合通过标准/受试者不愿意尝试。此外测试中还存在 NP(不能完成)：轮椅无该项技能所需的部件；TE(测试错误)：由于某些原因，测试人员无法对该技能评分。

WST 总分＝测试项目得分总分/[(可测项目数量－NP 数量－TE 数量)×3]×100%。

表 4-3-1　电动轮椅技能测试(PWST 5.1)

序号	单项技能	活动空间	能力(0～3)	评语
1	控制器摆位	室内环境		
2	开关电源	室内环境		
3	更换调节模式	室内环境		
4	更换速度设置	室内环境		
5	操作身体摆位选项	室内环境		
6	操作接口选项	室内环境		
7	向前短距离并刹车	室内环境		
8	驱动长距离	社区环境		
9	向后短距离并刹车	室内环境		
10	原地转弯	室内环境		
11	前进时转弯	室内环境		

（续表）

序号	单项技能	活动空间	能力（0～3）	评语
12	后退时转弯	室内环境		
13	侧方摆位	室内环境		
14	捡起地上的物品	室内环境		
15	臀部减压	室内环境		
16	执行水平转移	室内环境		
17	执行地面轮椅转移	社区环境		
18	通过铰链门	室内环境		
19	上缓斜坡	社区环境		
20	下缓斜坡并刹车	社区环境		
21	上陡斜坡	社区环境		
22	下陡斜坡并刹车	社区环境		
23	通过侧方斜坡	社区环境		
24	通过柔软地面	社区环境		
25	跨越障碍	社区环境		
26	跨越沟	社区环境		
27	上低台阶	社区环境		
28	下低台阶	社区环境		

2. 截瘫患者辅具配置与评定　患者常需进行徒手驱动轮椅的适配和使用评定。适配评定包括轮椅功能与患者能力匹配程度、坐姿评定、坐压测试等。作业治疗师通过对轮椅性能与患者功能的匹配程度判断徒手驱动轮椅是否适合该患者，并可提出适当的改造建议。

通过标准的轮椅技能测试(图 4-3-5)，作业治疗师还可以全面了解患者轮椅使用情况，结合对针对患者的需求评定，有助于明确训练重点，指导下阶段训练计划的制订。目前常用的标准手动轮椅技能测试由加拿大 Dalhousie 大学的轮椅研究团队于 2020 年完成了 WST 5.1(wheelchair skills test version 5.1)的更新，其将常见的手动轮椅操作技能分为 32 项，在标准的测试场地分别进行评定测试，见表 4-3-2。

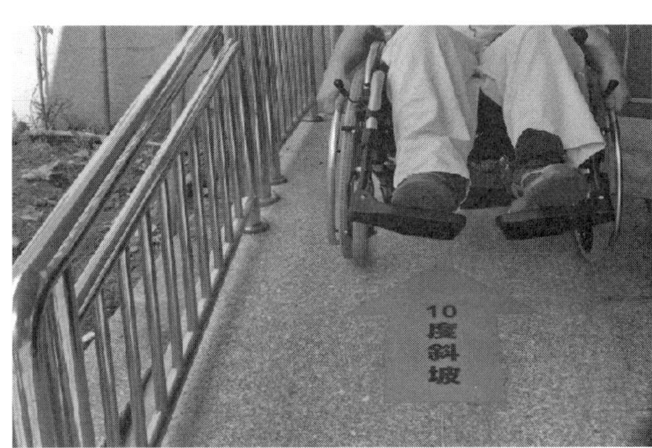

图 4-3-5　轮椅技能测试- 10°斜坡

表 4-3-2　手动轮椅技能测试 5.1(WST 5.1)

序号	测试项目	活动空间	能力（0～3）	评价
1	向前驱动短距离并刹车	室内环境		
2	向前驱动长距离	社区环境		
3	向后驱动短距离并刹车	室内环境		
4	原地转弯	室内环境		
5	前进时转弯	室内环境		
6	后退时转弯	室内环境		
7	侧方摆位	室内环境		
8	拾起地上的物品	室内环境		
9	臀部减压	室内环境		
10	水平转移	室内环境		
11	折叠和打开轮椅	社区环境		
12	地面-轮椅转移	社区环境		
13	通过铰链门	室内环境		
14	上缓斜坡	社区环境		
15	下缓斜坡并刹车	社区环境		
16	上陡斜坡	社区环境		
17	下陡斜坡并刹车	社区环境		
18	穿过侧方斜坡	社区环境		
19	穿过柔软地面	社区环境		
20	跨越障碍物	社区环境		
21	跨越横沟	社区环境		
22	上低台阶	社区环境		
23	下低台阶	社区环境		
24	上高台阶	复杂环境		
25	下高台阶	复杂环境		
26	保持静态大轮平衡	复杂环境		
27	大轮平衡原地转弯	复杂环境		
28	大轮平衡向前及向后驱动	复杂环境		
29	大轮平衡下高台阶	复杂环境		
30	大轮平衡下陡斜坡及刹车	复杂环境		
31	下楼梯	复杂环境		
32	上楼梯	复杂环境		

【计分标准】每项测试根据受试者的表现评为0、1、2、3分4个打分级别，其中3分为受试者高度熟练，以十分有效的方式一次性通过测试，无明显进步空间；2分为受试者通过尝试可安全有效通过测试，尚有明显进步空间；1分为受试者安全地通过测试的大部分标准，但仍有欠缺之处；0分为受试者表现为不安全/受试者描述其方式被判断为不安全/受试者不符合通过标准/受试者不愿意尝试。此外测试中还存在NP(不能完成)：轮椅无该项技能所需的部件，如固定框架轮椅无法完成折叠、打开轮椅项目；TE(测试错误)：由于某些原因，测试人员无法对该技能评分。

WST总分＝测试项目得分总分/[(可测项目数量－NP数量－TE数量)×3]×100%。

（二）家庭支持情况

1. *家庭环境评定* 部分脊髓损伤患者伤后可能需要长期乘坐轮椅。家庭环境评定中需要考量是否便于轮椅通行。如出入口宽度是否合适；是否有门槛；床的高度是否与轮椅坐席等高；家中各走廊过道是否便于轮椅通行；洗手间及厨房空间是否便于轮椅转弯；橱柜及衣柜常用物品摆放是否过高；洗漱台及餐桌是否设置轮椅摆放空间等。临床上部分作业治疗师也可采用家居探访的方式完成详细的家庭环境评定，可采用SAFER-HOME作为量化评定表格。

2. *家庭关系评定* 患者家庭支持情况，除了反映在家庭环境以外，作业治疗师还需要关注患者的家庭关系情况。如照顾者是否稳定；照顾者是否掌握照顾技巧；照顾者的辅助程度是否恰当；患者与照顾者是否关系融洽；患者伤后家庭角色是否改变；与家人关系是否改变；情绪变化后家人的应对策略是否恰当；家人是否承担较大的照顾压力等。了解患者的家庭关系情况，有助于帮助患者了解其自我照顾的必要性，并在一定程度上帮助患者明确自身家庭角色，明确活动需求。

（三）社会支持情况

1. *社区及社会物理环境评定* 与家庭环境评定相同，针对患者所处社区及周边社会物理环境的评定，有助于判断患者是否有条件实现良好的社区融合继而重返社会。如社区必经之路是否存在楼梯；社区公共资源是否有必要的无障碍设施；是否有电梯；电梯间宽度是否合适；电梯间与平台间是否有楼梯；公用交通设施是否考虑轮椅使用者通行需求；社会公共场所是否有无障碍洗手间、无障碍停车位；餐厅是否有轮椅可用餐桌等。若经评定发现患者社区及社会物理环境障碍较多，则患者独立出行困难就会增多，实现社会重返难度增加。

2. *社会资源情况* 作业治疗的社会支持评定中还应包括患者周边社会资源的了解。如患者是否了解残联帮扶政策；是否符合条件申领技术辅助及资金辅助；是否符合条件获得义工团体辅助；是否有兴趣参与当地患者自助计划等。评定患者对其社会资源情况的了解，在一定程度上有助于帮助患者制订重返社会计划。

三、“作业活动”层面的作业治疗评定

（一）日常生活活动能力评定

1. *基础性日常生活活动能力评定*

(1) Barthel指数(Barthel index, BI)：是世界公认的最常用于评定基础性日常生活活动能力的量表，其适用范围较广。但由于其评分细则较为粗略，临床上逐渐由评分细则较为详尽的改良Barthel指数(modified Barthel index, MBI)所代替。评定者需对被评定者的进食、洗漱、穿衣、洗澡、如厕、大便控制、小便控制、床椅转移、步行、上下楼梯等10项，每项根据被评定者完成程度分为5个等级。评分范围为0～100分，分数越高，代表基础性日常生活活动能力越好。100分为基础性日常生活活动能力完全自理。MBI量表中文版信度与效度良好，适用于脊髓损伤患者。

(2) FIM(functional independence measure)：也是适用范围较广的基础性日常生活活动能力评定量表之一。其运动项评定适用于脊髓损伤患者，且敏感度较高，并与MBI有良好的相关性。该量表运动项包括13项日常活动评定，每项根据辅助程度得分，总分为91分。分数越高，代表脊髓损伤患者基础性日常生活活动能力越好。

(3) 脊髓独立性评定量表(spinal cord independence measure SCIM)：是评定创伤性和非创伤

性脊髓损伤患者的功能的专用残疾量表。SCIM主要评定：①自我照料：包括进食、洗澡、穿衣和梳洗（0～20分）；②呼吸和括约肌管理（0～40分）；③活动能力（0～40分）三个核心领域的评定。SCIM-Ⅲ中文版共有3个领域的总计17个评定项目，总分为100分，其中3个领域包括自理能力（0～20分）、呼吸和括约肌检查（0～40分）、活动（0～40分）。

表4-3-3 SCIM-Ⅲ中文版

评分领域	评定项目	分值
自理能力（0～20分）	进食	0,1,2,3
	洗浴（上身）	0,1,2,3
	洗浴（下身）	0,1,2,3
	穿衣（上身）	0,1,2,3,4
	穿衣（下身）	0,1,2,3,4
	整理仪容	0,1,2,3
呼吸和括约肌检查（0～40分）	呼吸	0,2,4,6,8,10
	括约肌管理-膀胱	0,3,6,9,11,13,15
	括约肌管理-肠	0,5,8,10
	使用厕所	0,1,2,4,5
活动（0～40分）	床上活动及预防压力性损伤的活动	0,2,4,6
	转移：床和轮椅	0,1,2
	转移：轮椅-厕所-浴盆	0,1,2
	室内活动	0,1,2,3,4,5,6,7,8
	中等距离活动	0,1,2,3,4,5,6,7,8
	室外活动	0,1,2,3,4,5,6,7,8
	上下楼梯	0,1,2,3
	转移：轮椅到汽车	0,1,2
	转移：地面到轮椅	0,1

2. 工具性日常生活活动能力评定　改良Lawton工具性日常生活活动能力评定（modified Lawton instrumental acitivites of daily living scale）又称改良洛顿IADL，该量表用于评定患者工具性日常生活活动能力，如家务能力、自我管理能力等。改良洛顿IADL共评定上街购物、外出活动、食物烹调、家务维持、洗衣服、使用电话、服用药物、处理财务等8项活动，共计24分。分数越高，代表患者家务及自我管理能力越好，即工具性日常生活活动能力越高。该量表信度与效度良好。

（二）社区融合状况评定

Willer在1993年的研究中定义社区融合（community integration）为在社区环境中通过活动表现实现角色。并由此设计发展社区融合问卷（community integration questionnaire，CIQ）以实现对患者社区融合程度的评定，包括对家庭融合、社会融合、生产活动参与3个领域的总计15条评定项目，总分为29分。分数越高，代表患者社区融合程度越好。该量表经信度与效度检测适用于脊髓损伤患者。

（三）职业状态评定

针对有学习及就业需求的脊髓损伤患者，作业治疗师还应评定患者职业状态。了解患者学习及就业意愿；是否充足准备及计划；学习及就业活动的技能需求；学习及就业活动可能出现的障碍；是否有改造空间；患者体耐力情况是否满足职业需求；是否需要重新进行技能培训；是否需要辅助就业支持等。通过以上评定，有助于作业治疗师与患者一起制订重返学习及就业计划，明确优势及困难，促进其进一步重返职业角色。

（四）休闲娱乐活动评定

对于有运动、休闲娱乐活动需求的脊髓损伤患者，作业治疗师也常常鼓励患者重新尝试其兴趣爱好活动及休闲娱乐活动，以充实日常生活并提高生存质量。由于不同患者之间兴趣爱好差别较大，如游泳、打篮球、旅游摄像、绘画、手工艺制作等。这一阶段的评定常常需要作业治疗师灵活运用作业活动分析方式，判断患者从事休闲娱乐活动的可行性，并提供适当的改良实施建议。

（熊　愿　董安琴）

第四节 脊髓损伤作业治疗

依据脊髓损伤的发病特点可见，不同损伤平面及不同损伤程度的患者其功能差别较大。临床上作业治疗师常常会参考患者的神经平面诊断设置治疗目标及制订治疗方案。本章节根据脊髓损伤不同神经平面分别介绍其作业治疗重点。

一、C_4 及以上水平的四肢瘫

C_4 及更高水平的四肢瘫患者没有上肢的主动运动功能，此节段损伤的患者，其治疗方案的确定多以体位指导及被动运动为主，主要目的用于防止肢体挛缩及肿胀，如图 4-4-1 所示 C_4 脊髓损伤患者的良肢位摆放。预防肢体挛缩是非常重要的，这可能会带来严重的卫生及个人护理问题，同时挛缩的肢体也影响美观，也会对后续可能出现的功能进展造成影响。对于手上肢的良肢位摆放，需由治疗师根据评定后结果确定，并需护理人员每 3～4 个小时更换一次。良肢位摆放的要点如下。

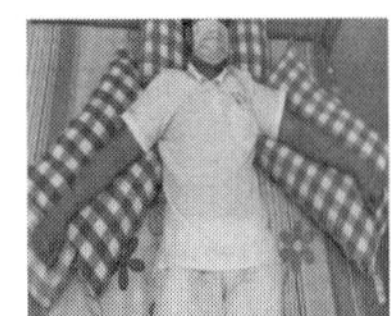
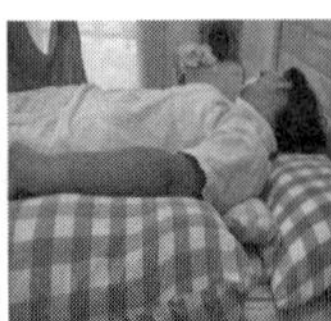
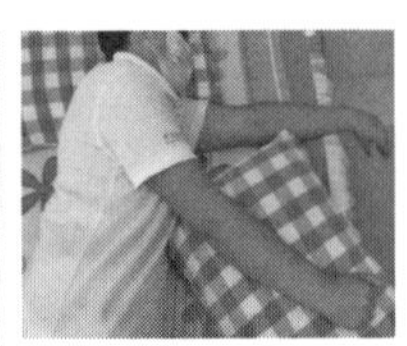

图 4-4-1　四肢瘫患者手上肢良肢位摆放

1. 良肢位摆放，良肢位方案需尽早确定，并定期观察并修正。急性期患者可在术后 24～48 小时内开始良肢位摆放，并在术后 1 个月内动态观察，一般需每周评定 1 次，确定患者功能进展情况，并及时调整良肢位摆放方案和被动活动方案。

2. 为了保证上肢各种不同的生理学姿势均得到更换，良肢位摆放的体位变换顺序为：从内收、外旋、伸肘和旋后，到内收、内旋、伸肘和旋前，再到外展、外旋、伸肘和旋后。从内旋更换到外旋时必需整个上臂旋转，前臂的旋转只是单一的旋前或旋后。

3. 体位更换时，当手臂外展超过 45°或侧卧位时需有肩胛骨的联合运动（向外运动），以减少肌肉的过度旋转。

4. 良肢位需根据个体的挛缩风险调整。例如：如果患者旋前肌群肌力弱则主要放置于旋前位，同时一个没有拮抗肌的强大的肱二头肌形成强烈的旋后倾向，这样会在最短时间内导致肌肉缩短。

5. 为了让肱骨头处于较好的位置，手臂可放置在泡沫塑料的楔形板上。这样肱骨头不会向腹侧偏移，而会保持在中间的位置。肩部个性化的体位转换的目标是减少肌肉的过度牵伸、肱骨头的脱位、挛缩和疼痛及避免畸形放置。

6. 对于已经存在肩部疼痛的患者，侧卧位时在床垫上对负重肩部留出空间。

长期坚持手上肢的伸展以及规律的被动运动，手的挛缩很容易避免。使用手部矫形器可以达到长期的伸展作用，未发生挛缩的患者，其矫形器应该由其可能发生的挛缩类型所决定。例如，上肢张力较低的患者他可能发生的挛缩就是掌指关节过伸以及指间关节的屈曲挛缩。因此患者需要的矫形器就是需预防以上挛缩，即保护位矫形器（图 4-4-2）。手部休息位矫形器是将患手摆在自然体位而不是伸直各个关节，对预防以上挛缩起到的效果较差。当患者手部已经处于挛缩的状态时，此时需要具体问题具体分析，但总体原则就是伸展每个受限的关节。

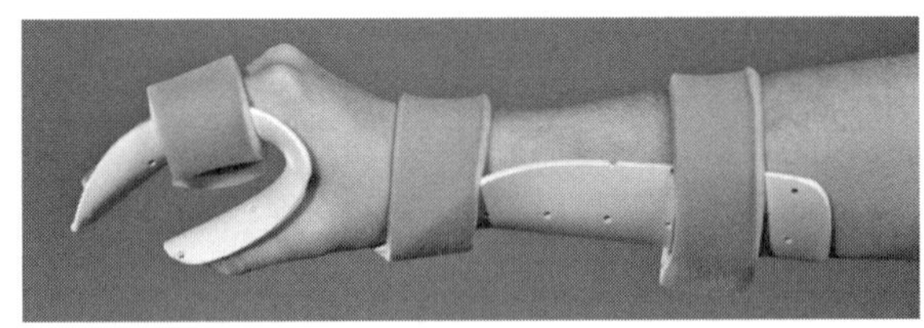

图 4-4-2　手部保护位矫形器

C_4 及以上水平的四肢瘫患者虽没有手上肢功能，但其可利用现有的辅助技术，实现日常生活部分活动的独立，并提高其生存质量。例如：利用下颌控电动轮椅实现独立的移动能力（图 4-4-3），利用头控或口控鼠标实现独立操作电脑能力（图 4-4-4），利用环境控制系统实现部分的家居设备控制等。

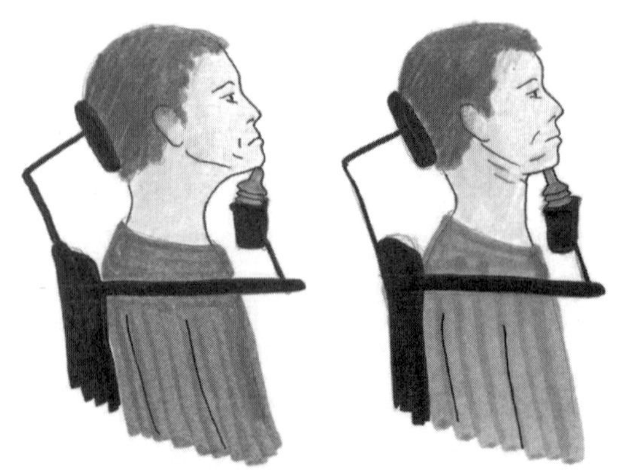

图 4-4-3　C_4 水平的四肢瘫患者驱动下颌控电动轮椅

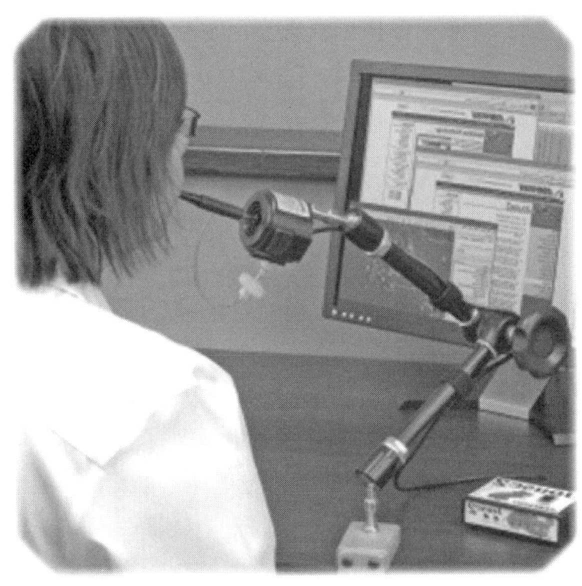

图 4-4-4 C_4 水平的四肢瘫患者利用口控鼠标实现电脑操作

二、C_5 水平的四肢瘫

C_5 水平的四肢瘫患者常保留屈肘功能，大部分患者也保留部分肩部功能，但伸肘功能会缺失。此平面患者在良肢位摆放中，需注意肘部可能出现的屈曲挛缩。因此，C_5 水平患者应尽可能摆放肘部于伸展位置，必要时使用夹板辅助，以避免可能出现的屈肘挛缩。此外，完全的伸肘训练利于患者在后期的康复中实现伸肘被动锁定的功能，从而辅助患者完成坐位支撑和平移。另一个需要特别注意的是腕关节，C_5 水平的四肢瘫患者腕部功能多缺失或腕背伸肌力小于 3 级，腕背伸能力不足。长时间腕下垂易导致腕部损伤或手部水肿，故建议患者佩戴腕部矫形器（图 4-4-5），以保护肌力减退的手腕，并能辅助完成功能性活动。

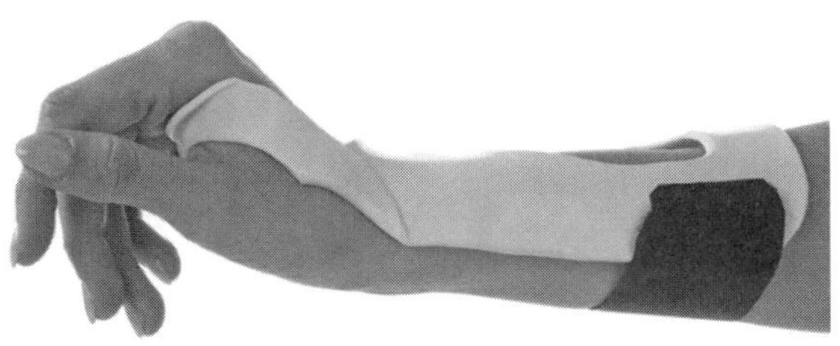

图 4-4-5 腕背伸矫形器

（一）被动功能手的处理

利于手指屈肌腱的短缩及腕的背伸功能实现的代偿式抓握活动被称为“腱效应式抓握”（tendesis grip），该运动模式被称为“功能手”（funcitonal hand）。康复治疗师对于功能手的处理在下一节中将详细讲述。而对于 C_5 水平的四肢瘫患者，虽没有主动的腕背伸功能，仍可形成被动功能手，其模式在于 C_5 水平患者保留前臂旋后功能（肱二头肌），此时在上肢的开链中，腕由于重力作用实现背伸活动，从而出现代偿式抓握活动，称为“被动功能手”（passive functional hand）。这类功能手活动较 C_6 水平控制较差，并需经过系统训练及技巧性训练，要点在于对于前臂旋后的精准控制及屈肌腱挛缩程度的控制。

（二）手部其他功能活动

C_5 水平的四肢瘫患者由于保留了屈肘及肩部部分功能，除被动功能手活动外，还可实现双手腕部的捧握（图 4-4-6）、腕部托住（图 4-4-7）轻质物品等功能活动。

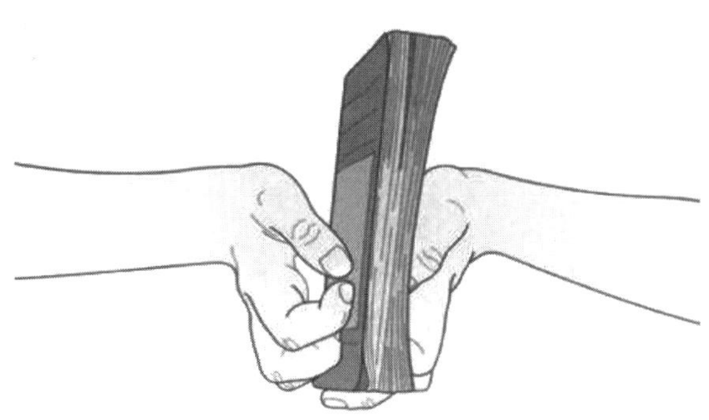

图 4-4-6 C_5 水平的四肢瘫患者手功能活动-双手捧握

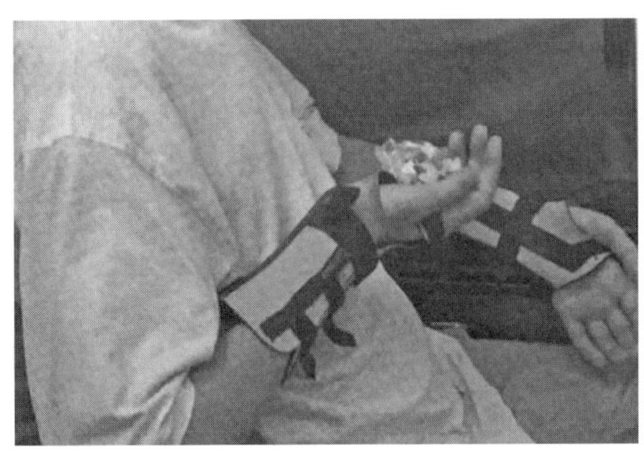

图 4-4-7 C_5 水平的四肢瘫患者手功能活动-腕部托持

（三）日常生活活动

部分 C_5 水平的四肢瘫患者可通过佩戴掌部防滑处理的四肢瘫用轮椅手套（图 4-4-8），实现短距离的轻质轮椅平地驱动；通过腕托及万能袖套结合实现进食及刷牙活动(图 4-4-9)；通过腕托及书写辅具结合实现书写活动等。

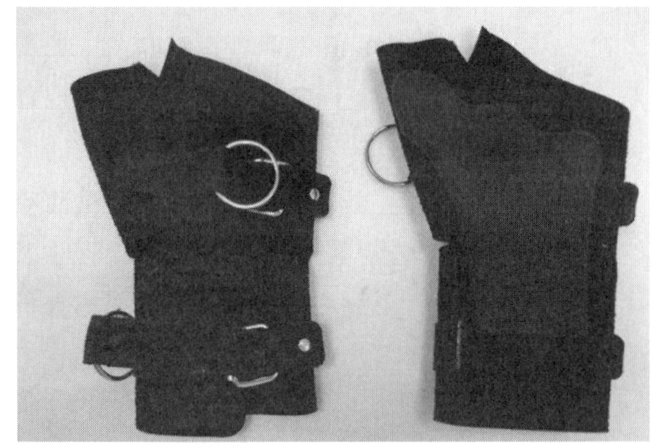

图 4-4-8　四肢瘫用轮椅手套

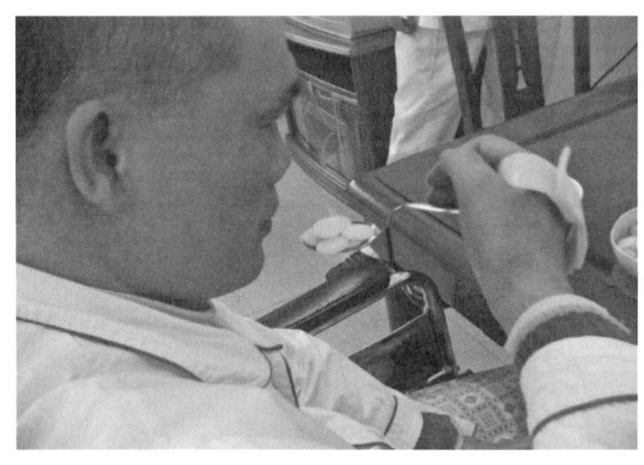

图 4-4-9　四肢瘫患者模拟进食训练

(四) 辅助轮椅驱动技巧宣教

C_5 水平的四肢瘫患者完成中等距离及较长距离的独立轮椅驱动仍存在困难。此时需要作业治疗师针对其照顾者宣教辅助轮椅驱动技巧。包括以下内容。

1. 掌握轮椅结构及性能　作为轮椅使用者的照顾者，需在照顾之前与轮椅使用者一起，了解轮椅的结构、性能以及保养策略。包括轮椅上良肢位摆放及维持、扶手和脚踏拆卸及安装方式、靠背调节方式、刹车操作方式、轮胎快拆方式、轮椅折叠及打开方式、倾倒杆使用方式、轮椅坐垫及其他附录放置及使用方法等；若电动轮椅使用者的照顾者还需要掌握操作手柄的功能、充电操作方式、电源切换方式等。

2. 推轮椅上下台阶　推轮椅上台阶或马路镶边石有两种方法。一种方法是面向台阶，用脚踩下倾倒杆使轮椅向后倾斜，把脚轮放在台阶上，继续向前推动使大轮靠近台阶，再上抬大轮即可(图 4-4-10)；另一种方法是把轮椅背向台阶，推轮椅者抬起脚轮，将轮椅退到台阶下，双手同时用力上提即可。推轮椅下台阶或马路镶边石也有两种方法：一是面朝前方法，先使轮椅后倾，然后边向后拉动轮椅边使大轮缓慢落到地面，再缓慢放下脚轮。另一种方法是面朝后，即推轮椅者自己先下台阶，把轮椅转倒退到台阶边缘，使大轮缓慢倾倒从台阶上落下，再抬起脚轮向后方移动，使脚轮落到地面，然后转向前行。

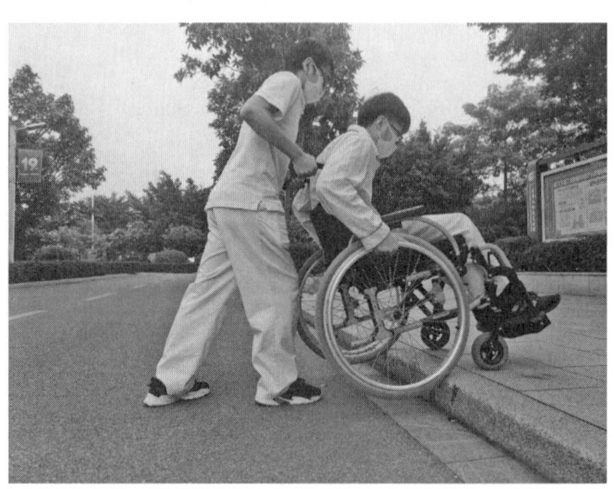

图 4-4-10　推轮椅上台阶

3. 推轮椅通过崎岖路面　推轮椅通过泥泞、石头、凹凸不平等崎岖路面时，由于颠簸等原因，前脚轮的前行可能受阻。照顾者可以选择抬起脚轮的方式推轮椅通过(图 4-4-11)。此外，若抬起脚轮的方式太费力或影响前行视线，照顾者也可以选

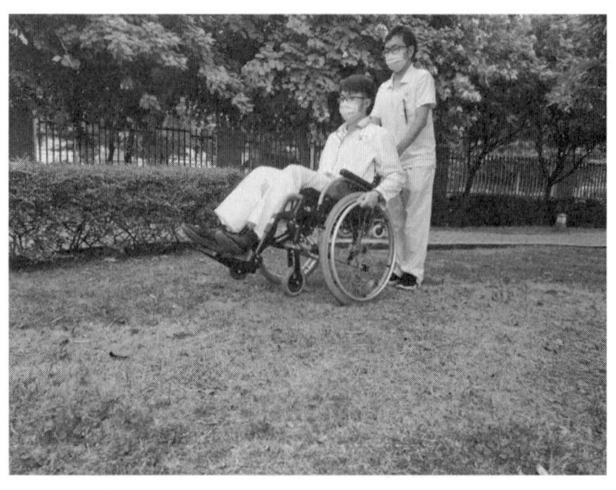

图 4-4-11　推轮椅通过崎岖路面

择反向推轮椅通过，即大轮向前背行通过崎岖路面，以防止脚轮陷入泥泞等障碍中。需要强调的是，建议轮椅使用者全程佩戴轮椅上的安全绑带以防止跌落轮椅等意外事件。

4. 推轮椅上下坡道　在推轮椅上坡时一定要朝前方(图 4-4-12)；下坡时最好让乘坐者面朝后，并控制好大轮的速度，特别是在较陡的坡道。若坡道斜度较小也可以让患者面朝前，此时推轮椅者要握紧轮椅推把，控制轮椅下滑的速度。

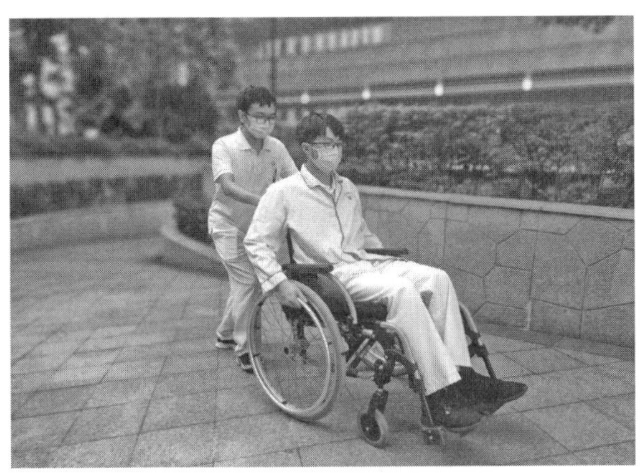

图 4-4-12　推轮椅上坡

5. 推轮椅上下楼梯　推轮椅上下楼梯时最好两人完成。上楼梯时先把轮椅推至楼梯口，并转为背向楼梯(图 4-4-13)；后倾轮椅使大轮接触到第 1 级楼梯，上方的帮助者握紧手推把，另一人面对患者，双手分别握住两侧扶手前部的下方(注意不能抓脚轮和脚托，因二者可能脱落)，两人同时用力使轮椅在楼梯上逐级滚动；下楼梯时将轮椅正对楼梯，后倾轮椅至平衡点并向前推到楼梯边缘，与上楼梯时同样控制轮椅，两人同时用力使轮椅逐级滑落。

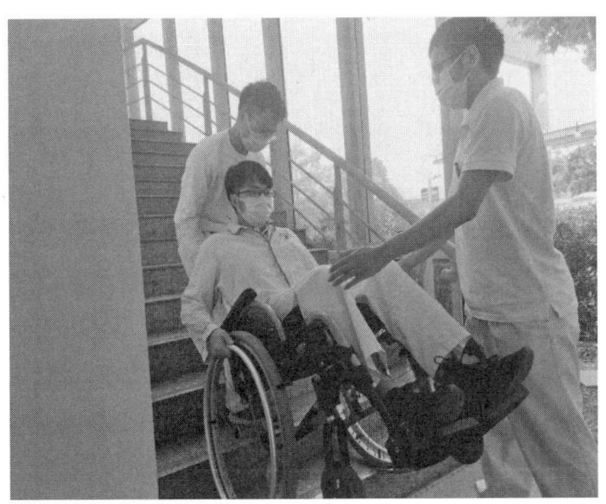

图 4-4-13　推轮椅上楼梯

三、$C_6 \sim C_7$ 水平的四肢瘫

C_6 水平的四肢瘫患者除了保留肩部的部分功能和屈肘功能以外，还保留了良好的伸腕功能，部分患者尚存部分伸肘活动。C_7 水平的四肢瘫患者保留了良好的伸肘功能，伸肘功能的保留有利于患者实现坐位支撑，并在有条件的情况下完成坐位平移。而良好的伸腕功能的保留，使四肢瘫患者能够实现良好的主动功能手(active functional hand)。

(一) 功能手训练

“腱效应式抓握”的方式主要依赖于在腕关节背伸的时带动手指屈曲，其主要是通过腕背伸时对指浅屈肌、指深屈肌与拇长屈肌所形成的张力来实现的。当腕关节屈曲时，手指打开放在目标物品的周围，然后主动完成背伸腕关节，以增加瘫痪手指的屈肌张力，使各手指完成被动的握拳动作。使用这种方法，物品可以被大拇指和示指夹起，或者使用手掌将物品拿起。“腱效应式抓握”提供了一种原始但是有用的手功能抓握方式，治疗师可以通过促进手部屈肌挛缩的方式，以实现四肢瘫患者腕背伸时的抓握能力。

“腱效应式抓握”可以通过大拇指和示指完成侧捏或者指尖捏。大拇指紧紧地靠在示指桡侧可完成侧捏，大拇指的指尖紧紧地靠在示指的指尖上可完成指尖捏。这两种不同的抓握方式主要由拇内收肌的延展性决定的，延展性好的患者可以完成指尖捏，延展性较差的患者只可以完成侧捏。此外，拇指和示指的不同抓捏方式在一定程度上依赖手指的长度以及手外在肌(指屈肌)的延展性。

C_6 与 C_7 四肢瘫患者完成拇指与示指侧捏通常较容易实现，因为此种抓握方式对手指的准确性要求不高，只需要拇指靠在示指桡侧即可。而指尖捏则需要大拇指和示指完成准确的指尖捏，倘若拇收肌稍微长一点点，大拇指就会拿不起来。因此，指尖捏相较侧捏可以更好地控制物品，但是它的稳定性不如侧捏。

(二) 贴布技术

C_6 与 C_7 水平四肢瘫患者有效的“腱效应式抓

握”模式经常受到一些外在因素的影响，例如，当拇指和其余四指屈肌肌腱的延展性过强时，患者背伸腕关节时只会产生大拇指以及其余四指轻微的屈曲。因此，增加“腱效应式抓握”最好的方法就是减小各手指及大拇指屈肌腱的长度(减小延展性)。临床上，贴布技术通常被广泛地应用在四肢瘫患者的功能手训练中，用以减小各手指屈肌的延展性并强化“腱效应抓握模式”。

贴布技术是指治疗师使用特殊亲肤、透气的弹性胶布，将单个手指的平行的粘贴在功能手的位置上，从近端指间关节沿着指骨穿过腕关节内侧粘贴(图 4-4-14)。粘贴带的支撑点不要直接穿过近端指间关节处，因为这样会形成受压点。如果拇指不能自动地紧贴的话，将会从示指处粘贴使拇指紧贴。

当腕背伸肌群肌力超过 4 级时，可采用另一种贴布粘贴方式，该方式中需保证近端指间关节的远端和掌指关节的近端处于固定位置。它需沿尺侧穿过腕横纹，在桡侧穿过示指跟拇指之间穿过腕关节被粘贴(图 4-4-15)。

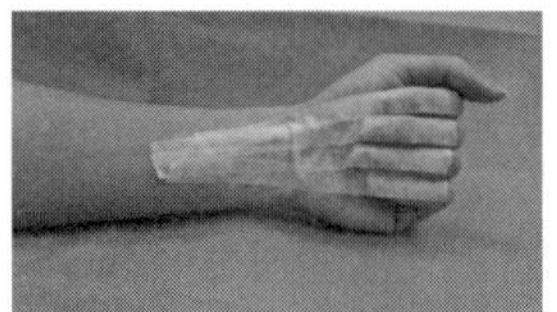

图 4-4-14　贴布技术一

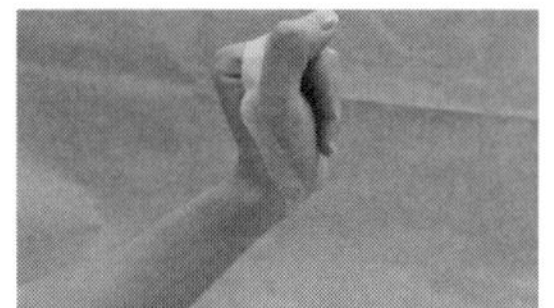

图 4-4-15　贴布技术二

（三）功能手形成的时长

训练成功能手所需的时间受多种因素影响，故不同患者建立“腱效应式抓握”的时间是不同的。功能手的形成与失神经支配、痉挛及水肿状态等因素均有关联，即使是同一患者，其手的肌肉延展性变化速率也是不同的。例如，可能四指出现挛缩后，但大拇指的屈曲肌腱仍未挛缩，而且四指的挛缩程度也有所不同，有研究发现桡侧肌肉较尺侧拥有更高效的挛缩速率，以致示指和中指更好地形成腱效应。此外，同一患者的不同损伤时期，其挛缩速率也有不同。一般来讲，脊髓损伤后 3 个月内，手指挛缩较易形成，而超过 3 个月，挛缩形成的难度则有所增加。因此，在确定贴布方案、矫形器制作及良肢位摆放时，治疗师需要所有影响以及患者的独特性。

当手指屈肌及手指伸肌出现充分的神经支配，即肌力到达 3 级时，手指不再需要贴布技术，此时功能手的训练也需要被终止。

对于新近损伤的不完全的四肢瘫患者来说，治疗的判断和评价会更复杂。当所有的手部和手指肌群最低有 1 级的肌力时，由于可能会出现期待的肌力增加，所以此类患者三周内不能进行功能手训练。

（四）功能手技巧训练

经过强化的功能手训练后，在整个康复训练的时期，功能手在日常生活中需要得到最大限度地使用，并重新学习各种抓握，例如圆柱状抓握(图 4-4-16)、全掌抓握(图 4-4-17)、侧捏(图 4-4-18)、指间抓握、交叉抓握(图 4-4-19)和钩状抓握。在功能手的形成训练中需注意，避免患者没有抓握物品的技巧训练或过度牵伸功能手，以及过度拇指外展。功能手的训练通常选择选择小而轻的物品进行抓握训练。

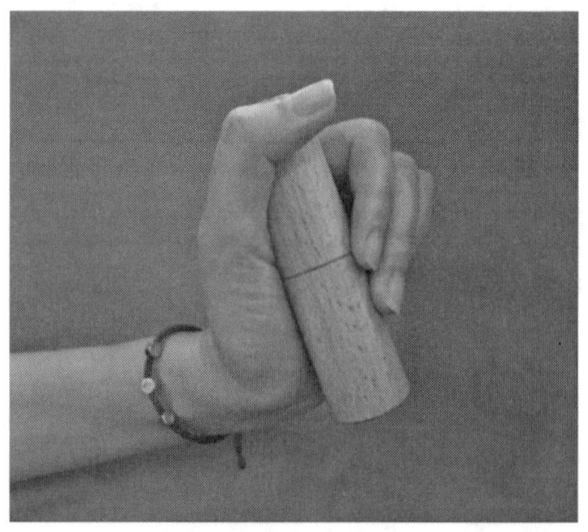

图 4-4-16　功能手技巧训练-圆柱状抓握

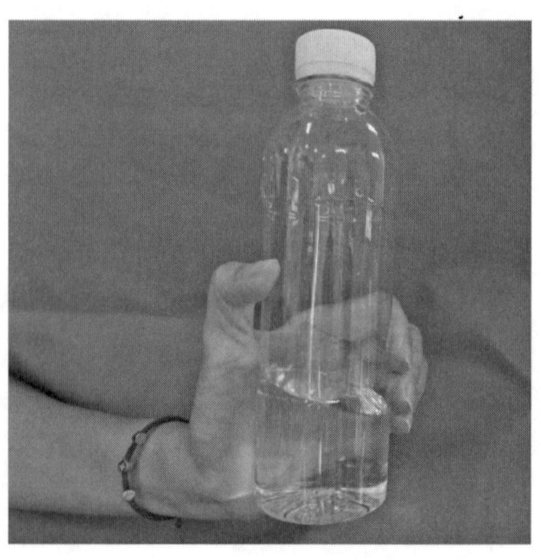

图 4-4-17　功能手技巧训练-全掌抓握

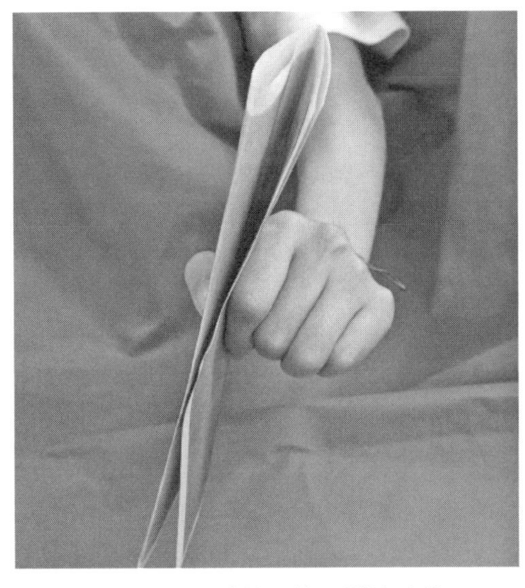

图 4-4-18　功能手技巧训练-侧捏

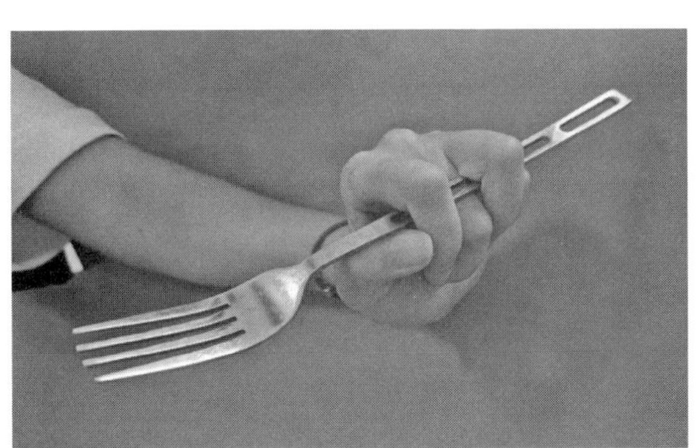

图 4-4-19　功能手技巧训练-交叉抓握

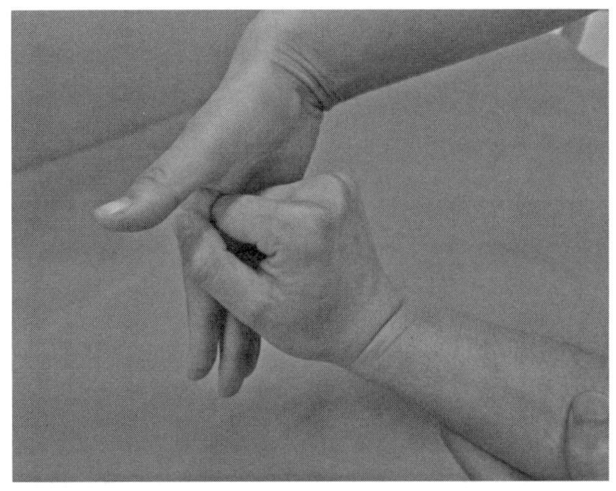

图 4-4-20　功能手维持手法-腕背伸

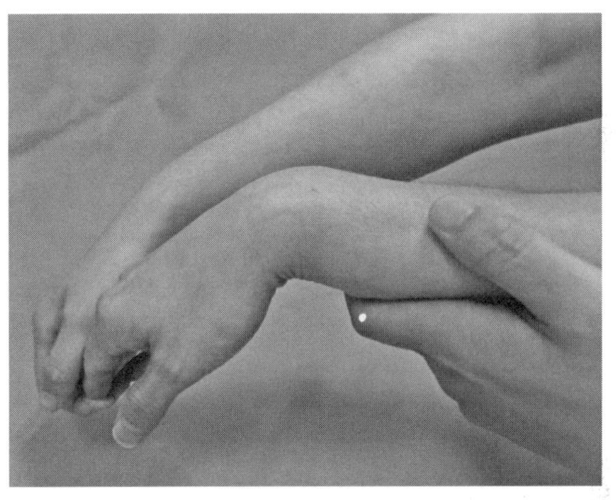

图 4-4-21　功能手维持手法-拇指指间关节桡侧伸展

（五）功能手的维持训练

在功能手形成训练中，治疗师需每日检查功能手的形成情况，以便及时发现神经支配的改变、水肿情况、营养状态、感觉情况的改变及挛缩等，并及时准备相应的治疗方案。在功能手形成的整个过程中，患者每日需进行维持功能手的手法训练，其目的在于维持手部各关节活动度及屈肌腱的短缩。从腕背伸（图 4-4-20）、掌指关节和近端指间关节屈曲、远端指间关节伸展、拇指指间关节桡侧伸展到腕屈曲、掌指关节、近/远端指间关节伸展、拇指指间关节桡侧伸展（图 4-4-21）。

（六）电动轮椅的适配及规范训练

颈髓损伤患者存在上肢功能障碍，可考虑适配适当功能的电动轮椅以代步中等距离及远距离独立移动。作业治疗师需根据患者的实际功能需求并结合患者预算、可配置的电动轮椅种类等制订最大限度满足患者需求的电动轮椅处方。临床上四肢瘫患者行适当电动轮椅适配后，作业治疗师还需根据电动轮椅驱动技能评定结果及患者实际需求行规范的电动轮椅技能训练。

电动轮椅驱动技能训练内容根据不同电动轮椅性能及驱动方式的差异、使用者的个性化需求等，训练内容亦有差异。

1. *直线行驶*　电动轮椅直线行驶根据操作手柄选择的挡位不同，行进速度亦有不同。室内行驶时，建议采用低挡位行驶，行进速度较慢，安全性较高。此外建议驱动者在初学时期谨慎选择较高挡位模式，以免发生坐位不稳等意外事件。

2. *直线后退*　电动轮椅直线后退需注意后方障碍。通常建议电动轮椅设置后视装置或后退警报装置，以提醒电动轮椅后方人群小心避让。建议电动轮椅直线后退时采用低速模式。此外空间允许情况下，尽量操作电动轮椅调头，前方面对障碍，减少后退的风险。

3. 转弯　电动轮椅由于通常体型较手动轮椅大。而且为保证平稳性，前轮常较大，因此转弯半径常常需要较大的空间。电动轮椅训练中，操作者需实践掌握该电动轮椅的转弯半径空间，以保证在狭窄空间如电梯间的顺利进出，如图 4-4-22 所示。

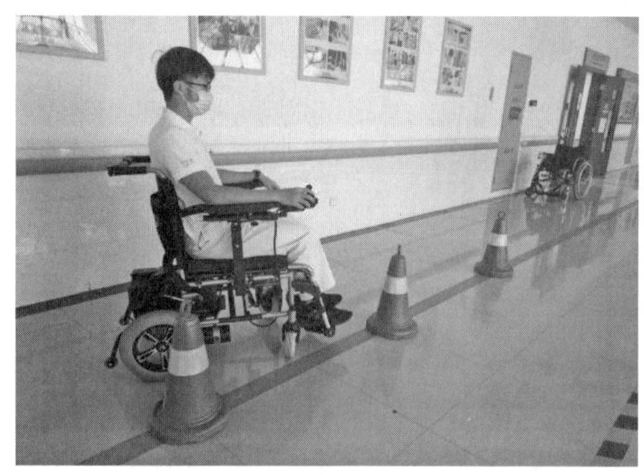

图 4-4-22　电动轮椅转弯训练

4. 上下斜坡　电动轮椅可上下斜坡的能力取决于电动轮椅的动能及制动能力。驱动者在训练中需掌握电动轮椅安全上下斜坡的斜率。具备座席整体升降功能的电动轮椅，可在上坡时调直座席，下坡时调低座席以保证安全的坐位稳定性，如图 4-4-23 所示。

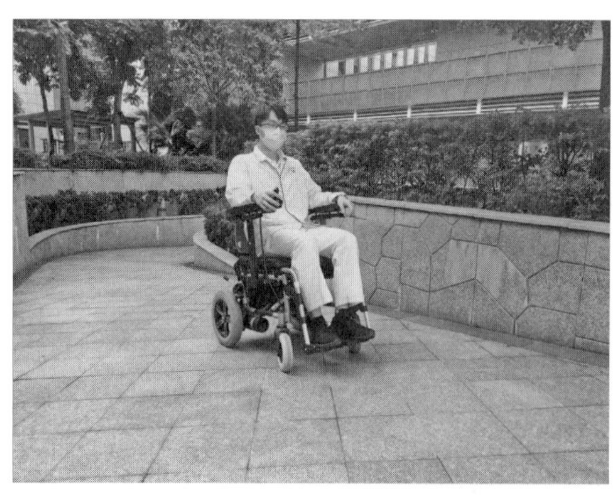

图 4-4-23　电动轮椅上斜坡训练

5. 上下小台阶　部分电动轮椅具备一定程度的跨越障碍的能力，如上下小台阶等（小于 4 cm）。上台阶时，驱动者前轮缓慢行驶到障碍前，再加足马力向前，前轮会在较大的驱动力下越上台阶，及时降低速度，待后轮碰到台阶边缘，加足马力，带动后轮上台阶，待后轮越上台阶及时减速。下台阶时，驱动者缓慢驱动电动轮椅向前，双前轮同时落下，保持缓慢直行，双后轮缓慢落下。需要说明的是，对于电动轮椅来说，上下台阶等越障项目存在一定程度的风险，建议使用者日常谨慎使用。

四、C_8 水平的四肢瘫

该损伤节段的四肢瘫患者保留各手指功能及拇指的伸展功能，但力量较差，因此这类患者不必采用功能手训练，但其存在不同程度的手内在肌失神经支配，缺乏手部精细活动的控制，因此 C_8 水平的四肢瘫患者的训练重点在于加强手指及拇指各肌群肌力训练，防止关节挛缩，增加手指灵活性训练。

五、胸段脊髓损伤

胸段（T_2～T_{12} 节段）的脊髓损伤，即截瘫患者。其保留了良好的头、颈部和手上肢功能，通常可以实现轮椅上的日常生活完全自理、独立的轮椅驱动能力以及健康管理活动等。

日常生活活动能力训练的介入通常由床平面进阶至轮椅坐位。作业治疗可通过代偿性的技巧训练辅助患者完成各项自理活动。如穿脱衣物（下身）、床-轮椅转移、代偿环境下完成洗浴、直肠管理活动等。

截瘫患者还需提高自身上肢肌力、耐力以及轮椅上的坐位平衡能力以实现生活自理的功能目标。肩部的保护策略应纳入脊髓损伤患者家居自我管理内容。此外，压力性损伤预防及皮肤管理、下肢深静脉血栓的预防及管理、轮椅使用安全宣教等也应成为截瘫患者日常健康管理的部分。

作业治疗还应根据需求提供符合患者个性化需求的轮椅处方，协助患者完成良好的轮椅配置。并在配置完成后，进行规范化的轮椅技能训练，以促进截瘫患者克服物理障碍，重返家庭及社会。

徒手轮椅技能训练常见为如下几个步骤。

（一）轮椅安全使用宣教

截瘫患者驱动轮椅过程中，常常会发生摔

倒、侧翻、压力性损伤等意外状况，为确保患者驱动轮椅过程的安全性，在其乘坐轮椅的初期，治疗师需对轮椅使用者进行轮椅安全使用宣教。宣教形式可为宣传册、视频宣教、示范宣教等，其目的是为了减少使用者在轮椅使用过程中可能发生的不良事件，并尽量减少可能造成的伤害。

（二）平地驱动轮椅的技巧

1. *短距离前行* 驱动轮椅的过程分为驱动期和放松期。驱动轮椅时先将车闸松开，身体向后坐直，目视前方。驱动期：双上肢后伸，稍屈肘，双手握紧手轮的后半部分，上身前倾的同时双上肢向前推动手轮并伸直肘关节；放松期：当肘关节完全伸展后松开手轮，上肢自然放松下垂于大轮的轴心位置。上述动作重复进行，完成向前驱动轮椅的过程。为了提高轮椅的行驶速度，应注意在轮椅上的姿势，掌握好躯干、上肢和手指运动的协调。

2. *刹车* 当患者驱动轮椅前方为障碍物时需刹车。刹车前需根据当前速度判断预刹车距离，双手握住手轮圈缓慢摩擦减速。刹车时尽量双肩夹紧、双肘尽量伸直、驱动者躯干向后以保证坐位稳定性，如图 4-4-24 所示。

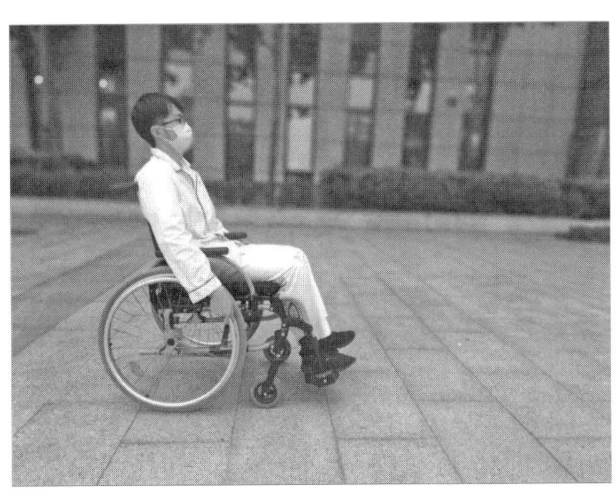

图 4-4-24 刹车技巧

3. *转弯* 平地转弯有以下几种方式：当转弯空间较大时，驱动者可以双手驱动，一侧较快一侧较慢，缓慢实现轮椅转弯；当转弯空间较小时，驱动者可一侧驱动向前一侧驱动向后，实现狭窄空间转弯；此外运动型轮椅使用者还可利用躯干摆动力实现轮椅转向，如图 4-4-25 所示。

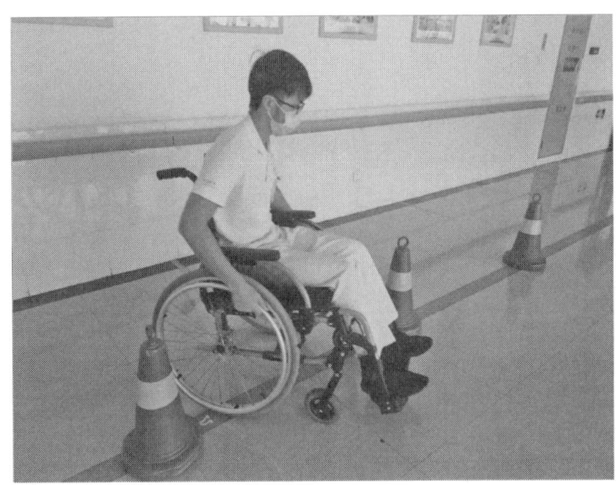

图 4-4-25 转弯技巧

4. *后退* 平地后退通常发生在狭窄空间中，如出入电梯等。后退时宜速度减慢，且驱动者适当躯干向前，以防止突然停止时，可能发生的轮椅后翻情况。

（三）驱动轮椅上下斜坡的技巧

1. 驱动轮椅上斜坡时，驱动者应将身体适当前倾，以防驱动时轮椅后倾并为驱动轮椅提供更多动力；将驱动期肘部发力位置适当向前调节，以避免轮椅后倾（图 4-4-26）。重复上述动作，直到完成轮椅上坡活动。对于坐位平衡不佳或上肢力量不足易发生轮椅后倾的使用者，可安装防倾倒轮以避免发生摔倒。

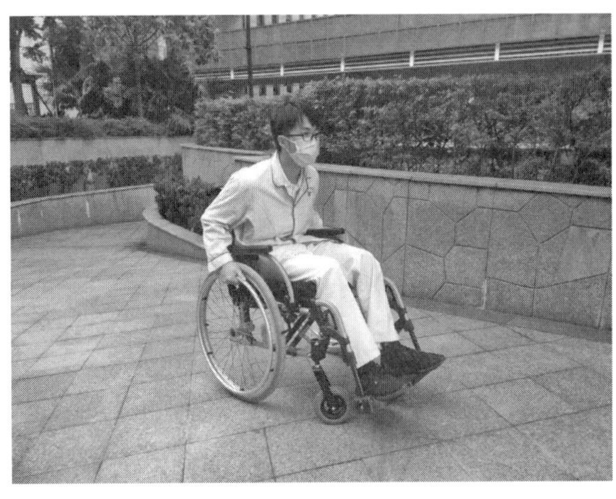

图 4-4-26 轮椅上斜坡

2. 驱动轮椅下斜坡时，驱动者应将身体适当后倾或紧贴椅背，以防止向前倾倒；上肢夹紧，尽量伸直，手握驱动圈，利用轮椅惯性缓慢下滑至下坡结束(图 4-4-27)。对于陡斜坡,使用者可利用大轮平衡技术下斜坡,以减少前倾风险,但需进行专门的轮椅技能训练。

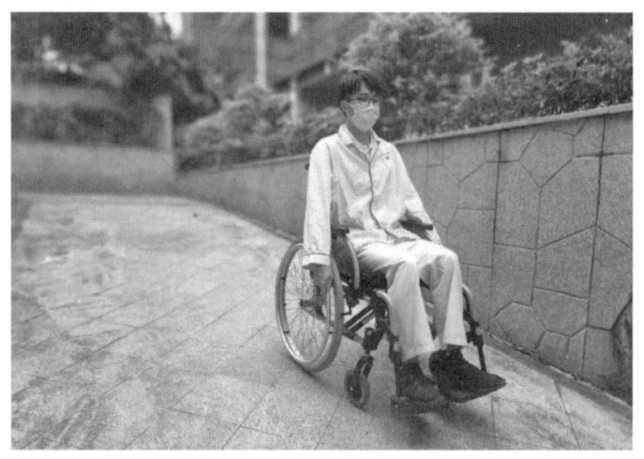

图 4-4-27 轮椅下缓斜坡

(四) 驱动轮椅上下台阶的技巧

1. 轮椅上台阶 驱动轮椅上台阶时,驱动者应在轮椅前轮即将要驶向台阶前,躯干稍后倾,利用前轮抬起技术,驱动前轮上台阶;前轮上台阶后,再调节躯干适度前倾,驱动后轮上台阶(图 4-4-28)。上台阶的技巧需要使用者躯干重心、抬起前轮技巧、上肢力量等能力的协调配合,需在治疗师的指导下进行训练。

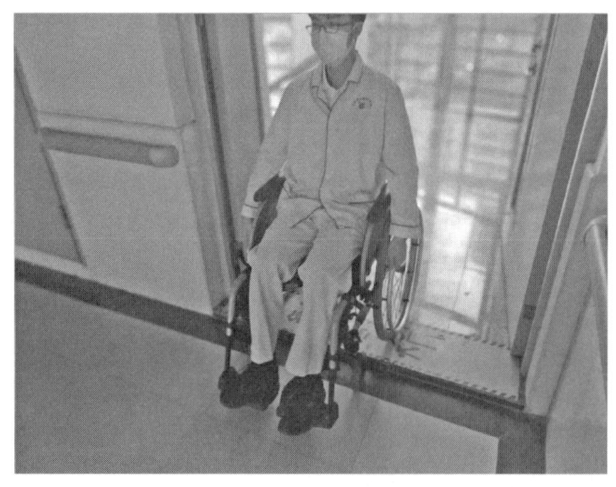

图 4-4-28 轮椅上台阶

2. 轮椅下台阶 驱动轮椅下台阶时,驱动者身体适当后倾或紧贴椅背,上肢夹紧,缓慢推动前轮下台阶,利用轮椅惯性至后轮下台阶(图 4-4-29)。注意应尽量驱动轮椅行进方向垂直于台阶,以减少轮椅侧倾的风险。对于高度差较高的台阶,可利用大轮平衡技巧安全下台阶,但需进行专门的轮椅技能训练。

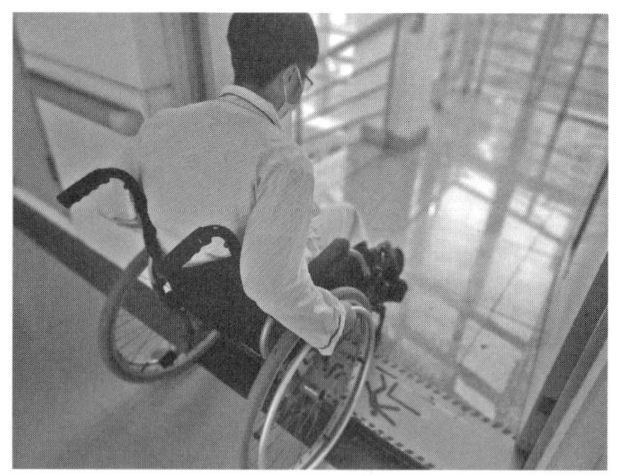

图 4-4-29 轮椅下矮台阶

(五) 大轮平衡技术

大轮平衡技术是指由轮椅大轮支持,脚轮抬起悬空并保持平衡的一种技巧,是轮椅使用者完成上下坡路、上下台阶、越过障碍物、在不平衡的路面通行等技能操作的基础,也是使用轮椅在社区通行的基本技能。

大轮平衡技术分为准备、启动、保持平衡 3 个步骤(图 4-4-30):①准备动作:头稍后仰,上身挺直双臂后伸,肘微屈,手抓紧驱动手轮;②启动:将驱动手轮在驱动起始点快速前推,脚轮离地;③保持平衡:调整身体和驱动手轮以维持平衡,即当轮椅前倾时上身后仰,同时向前推手轮;当轮椅后仰时上身前倾,同时向后拉手轮。训练时注意保护,以免向后翻倒造成危险。

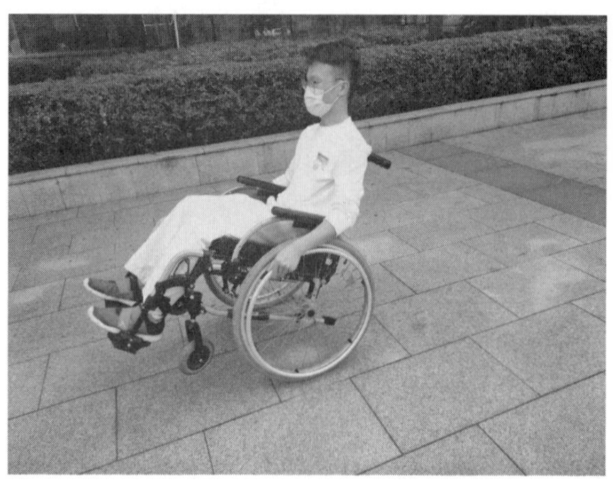

图 4-4-30 轮椅大轮平衡技术

截瘫患者重返社区的过程中,作业治疗还应给予患者支持，进行必要的家居环境改造建议，并在可能的情况下行社区探访，促进患者进一步社区融合。青壮年截瘫患者还可在作业治疗支持下进一步探索职业回归。

六、不完全性脊髓损伤

对于不完全性脊髓损伤患者，由于其功能程度难以预测。临床上常常根据其作业活动需求及表现，进行作业治疗评定和分析，从而进一步实现功能提高。不完全性脊髓损伤的恢复空间较完全性大，潜力较多，因此临床治疗常常需要优先考虑功能的恢复。

（王　杨）

第五节
脊髓损伤并发症的管理

脊髓损伤（spinal cord injury，SCI）患者易伴发各种内外科并发症，其并发症具有易发性、难治性，并易严重化，甚至变为致命性。因而，了解脊髓损伤后个体可能会出现的并发症以及对作业治疗表现的影响具有重要意义。在每次治疗期间，治疗师必须警惕并监测这些并发症的征兆，积极防止并发症的发生，做好个案和陪护人员的宣教工作。

一、神经源性膀胱和直肠

脊髓损伤常导致膀胱和直肠功能失神经支配，神经源性膀胱的症状包括尿潴留、尿失禁、尿频和尿路感染。神经源性直肠的症状包括肠失禁、便秘与肠梗阻。膀胱和肠道功能障碍的严重程度通常取决于脊髓损伤的部位和范围。

痉挛性（反射）膀胱通常发生在骶髓排尿中枢以上的SCI个案，这些个案无法控制膀胱的排空时间及尿量。骶髓排尿中枢及以下的SCI个案通常会出现膀胱逼尿肌松弛，并且失去感知膀胱是否充盈的能力，这类个案存在膀胱壁过度膨胀，并在极端情况下有膀胱破裂的危险。治疗神经源性膀胱的主要目标及优先顺序是保护上尿路、改善控尿功能、提高患者的生活质量、修复或部分修复下尿路功能。管理神经源性膀胱最常见的方法是间歇性清洁导尿。

反射性或上运动神经元性直肠发生在骶髓以上的SCI个案中。肛门括约肌保持关闭，但在直肠充盈时以反射方式打开。反射性肠道的治疗通常涉及使用手指直肠刺激技术和兴奋性药物。下运动神经源性直肠出现在涉及脊髓圆锥或马尾神经损伤的SCI个案，表现为肛门括约肌反射控制减弱或消失，个案容易意外排便。典型的下运动神经源性直肠通常采用手指直肠刺激技术排便。

作业治疗师经常参与协助C_5以下SCI个案实现膀胱和直肠控制的自理能力。脊髓医学联盟的临床实践指南：《成人脊髓损伤的膀胱管理——医疗卫生人员的临床实践指南》和《成人脊髓损伤神经源性肠管理》为SCI后膀胱和直肠管理提供了综合性的宝贵资源。

二、压力性损伤

压力性损伤是皮肤和肌肉下层组织由于压力、剪切力或摩擦力而导致的皮肤、肌肉和皮下组织的局限性损伤。脊髓损伤后感觉障碍导致疼痛或不适感无法传递到大脑，从而增加了压力性损伤的风险。有很多相关因素或影响因素与压力性损伤有关，但这些因素对压力性损伤发生的重要性仍有待于探索。最有可能发生皮肤受损的部位是骶骨、坐骨、股骨大转子、肘和足跟的骨突部位，髂嵴、肩胛骨、脚趾、枕骨和肋骨部的突起也存在形成压力性损伤的风险。

压力性损伤可危及生命，但大多数是可以预防的。所有康复人员都必须注意产生皮肤问题的征兆。表4-5-1介绍了压力性损伤的分期。可以实施以下措施预防压力性损伤：定期减压（也称为重力转移、减压或压力重新分配）、全面的皮肤检查、按时翻身和变换体位、保持皮肤清洁和干燥、保证充足的营养和水分、穿合适的衣服和鞋子、使用专用床垫和轮椅坐垫、合理的转移方法，以及使用不同类型的填充物保护骨突部位。

表 4-5-1　压力性损伤的分期

分期	内容
一期	皮肤出现色素沉着，按压苍白
二期	皮肤有色素沉着，按压无苍白改变
三期	皮肤出现创面
四期	皮肤暴露，可看到潜在筋膜(肌肉、肌腱、骨)
无法分期	压力性损伤的深度和大小无法判断

作业治疗师在压力性损伤的预防方面发挥着重要作用。在 ADL 训练期间，作业治疗师将指导个案如何使用日常用品(如镜子)来检查皮肤，并将皮肤检查列入每日的日程中。也可采用其他方法，例如指导他人关注皮肤变化的迹象，或使用智能手机应用程序等技术来提醒定时减压。使用支具如手部夹板、包覆式胸部支架时可能会造成个案皮肤破损，所以必须提醒使用者及时进行皮肤检查，尤其是穿戴保护性支具的部位感觉缺失时。

三、直立性低血压

脊髓损伤个案由仰卧位变为坐位或站立位时易发生直立性低血压(postural hypotension)，此时收缩压降低＞20 mmHg 和/或舒张压降低＞10 mmHg，常见于 SCI 康复早期首次坐起或站立时。由于 SCI 个案腹部和下肢肌肉张力下降导致肢体远端的血液回流障碍，从而导致血压下降(低血压)。直立性低血压的风险因素包括长时间卧床、体位转换过快、脱水及暴饮暴食，其症状包括头晕、恶心和意识丧失。随着时间的推移，以及个案的坐位耐受能力和运动功能的改善，直立性低血压会逐渐减少或消失，但部分个案仍会持续出现低血压症状。

在协助个案首次坐起时，如个案出现直立性低血压症状，必须帮助个案迅速躺下。如果坐在轮椅上，应该放低轮椅靠背，抬起个案双腿，直到症状消退。腹围、压力衣、预防血栓的长袜和药物有助于缓解症状。治疗师在实施康复干预之前，可通过逐渐抬高床头使个案身体逐渐适应直立位，将有助于缓解或避免相关症状。

四、深静脉血栓

脊髓损伤后由于肢体瘫痪，卧床制动，血流速度减慢，患者容易发生深静脉血栓(deep vein thrombosis，DVT)。DVT 的急性期主要表现有肿胀、疼痛及浅静脉扩张，可伴有不同程度的全身反应，如体温升高和脉率加速。临床上需要在脊髓损伤后常规采取 DVT 预防措施，如穿预防 DVT 的压力袜，尽早活动等。DVT 不仅影响 SCI 个案的康复进程，且如果 DVT 脱落，转移至肺部将引起肺栓塞(PE)，有可能导致患者死亡。值得注意的是，SCI 个案由于运动及感觉障碍，个案自己常无法觉察到 DVT 的相关症状，治疗师亦可能是最先观察到个案发生了 DVT 的。因此，治疗师必须注意了解 DVT 及 PE 的相关体征，因为在进行部分作业治疗时，DVT 或 PE 可能是禁忌证。

五、自主神经反射异常

自主神经反射异常(autonomic dysreflexia，AD)是一种脊髓损伤后，对于伤害性刺激作出反应的不平衡的反射性交感神经释放。常见于 T_6 以上 SCI 的个案，很少在 T_6 以下损伤的个案出现，不完全性损伤的个案症状少见。AD 是自主神经系统对于特定刺激作出反射反应，例如膀胱膨胀、腹部膨胀、便秘或肠梗阻、感染、压力性损伤、嵌甲、温度或疼痛刺激、深静脉血栓、骨折、紧身的衣物等。AD 最危险的征兆是收缩压以 20～40 mmHg 的幅度快速上升。AD 的其他症状包括突发性搏动性头痛、视物模糊、损伤平面以上大量出汗、面部潮红、心动过缓等。

如果怀疑个案出现自主神经反射异常，应将个案置于直立位，移除任何束缚物品，如腹围或弹力袜，以降低血压。应导出膀胱中的尿液，或检查尿袋是否堵塞。应监测血压和其他症状，直至以上症状恢复正常。自主神经反射异常可能发生在任何时候，作业治疗师必须熟悉 AD 的症状和处理措施。由于许多急诊部门和医务人员可能不熟悉自主神经反射异常，因此提倡容易出现 AD 的个案随身携带附有病情描述和处理方法的紧急处理卡片。

六、肺活量降低

肺活量降低是颈段损伤和高位胸段损伤个案会面临的问题，常见于 C_4 及以上 SCI 个案，由于膈肌、肋间肌和腹肌的完全或部分瘫痪导致，严重者需要机械通气辅助呼吸。此类个案需要护理人员协助保持呼吸通道通畅（无分泌物），由于 C_4～T_6 之间损伤的个案可能需要行气管切开术，虽然个案可以自己呼吸，但由于肋间肌和腹肌无力，胸腔扩张能力有限，咳痰能力下降，故自主呼吸的四肢瘫痪个案可能仍需要照顾者辅助咳痰。呼吸功能受损的后遗症主要有呼吸道感染风险增加和活动耐力下降，T_6～T_{12} 损伤个案由于肋间肌和腹肌无力导致咳痰能力下降，加强胸锁乳突肌和膈肌肌力，徒手辅助咳嗽及深呼吸训练对维持最佳肺活量是至关重要的。

七、痉挛

痉挛（spasticity）是一种损伤平面以下由于脊髓和大脑之间信号传递中断导致的不自主的肌肉收缩。痉挛的状况在伤后第一年中会改变，前 6 个月逐渐增加，受伤 1 年后达到稳定状态。适当的肌肉张力有助于维持肌纤维数量、促进血液循环以避免压力性损伤、维持关节活动范围（ROM）和床边移动。痉挛的突然增加常提示个案出现其他医疗状况，如泌尿系统感染、便秘、皮肤破损及损伤平面以下的骨折或其他损伤。

严重的痉挛可能会使个案受挫，因为痉挛会导致疼痛、关节挛缩、睡眠障碍，并且影响个案独立进食、轮椅转移等活动。干预措施包括维持 ROM 练习、牵伸训练以保持关节灵活性，采用夹板、支架或石膏固定对肌肉进行持续性牵伸。严重痉挛可能需要进行药物治疗（如巴氯芬、丹曲林、苯二氮䓬类药物）或用神经或运动神经阻滞剂（例如苯酚、肉毒杆菌毒素菌株）治疗，痉挛极为严重者可选用鞘内药物治疗（如巴氯芬泵）或神经外科手术治疗（例如脊髓切开术、神经根切断术、肌腱延长术）。

八、异位骨化

异位骨化（heterotopic ossification，HO）是指在骨骼以外部位出现骨组织。HO 在 SCI 个案的发生率为 16%～53%，髋关节是脊髓损伤后最常见的行程异位骨化的部位，然后是膝关节、肩关节和肘关节。HO 通常发生在伤后 1～4 个月，1.5～2 年达到成熟。临床特征是局部组织肿胀、皮温增高和关节活动度受限，其多在物理治疗（PT）、作业治疗或放射检查时被发现。早期诊断和治疗可以减少并发症。治疗包括药物和早期维持关节活动度训练，以维持必要的功能性关节活动度，保持良好的轮椅坐姿、骨盆的对称性，以及最大限度功能性移动能力。

九、疼痛

对许多 SCI 个案来说，疼痛是一个严重的问题，可能会对个案进行有意义的作业训练时产生潜在或直接的负面影响。突发性急性疼痛通常较为剧烈，通常在疼痛的根本原因治疗或痊愈后消失。对于脊髓损伤个案，急性疼痛可能由于骨折、手术、受压区域或溃疡、烫伤、肌肉撕裂造成。慢性疼痛是一种持续性疼痛，不会消失，可持续数月至数年。通常是由于 SCI 导致的神经损伤，但原因尚未完全明了。

SCI 个案的疼痛类型可进一步区分为肌肉骨骼疼痛、神经性疼痛（或神经源性）疼痛和脏器疼痛。肌肉骨骼疼痛是由于肌肉、关节或骨骼损伤造成，通常在活动时加重，休息时缓解。神经性疼痛是由神经纤维损伤造成，这种损伤导致脊髓和大脑之间异常沟通，干扰大脑从受伤区域接收到的信号强度。神经性疼痛通常表现为灼痛、刺痛或针扎样痛。脏器疼痛通常表现为腹部痉挛或疼痛，可能由于便秘、肾结石、溃疡、胆结石或阑尾炎等疾病导致。

SCI 个案经常出现颈部和背部疼痛。颈部和背部疼痛的原因主要有脊柱融合术后，软组织损伤（如肌肉拉伤、淤血），脊柱融合部位上方和下方的椎体活动增加，以及过度使用嘴或下巴操作操纵杆来控制电动轮椅的个案。

肩部疼痛是 SCI 后最常见的疼痛部位，脊髓损伤时间越长肩痛发病率和严重程度也会随之增加。在急性期和急性期后的康复治疗期间，肩部疼痛在 C_4～C_7 四肢瘫的个案中极为常见，导致肩关节和肩胛骨活动范围缩小，影响功能性活动的参与程度，其可能的原因包括长时间卧床导致肩胛区被制动、神经根受到压迫及盂肱关节半脱位。在门诊康复期间，肩部疼痛在 C_5～C_8 四肢瘫和所有截瘫个案中均很常见，包括重复性运动（如驱动轮椅、减压和转移）可能导致肌肉过度使用和劳损、慢性撞击综合征、肩袖撕裂和肩周炎所致。应全面评定和诊断肩部疼痛的原因，以便进行恰当的干预措施和日常活动，或者可以在发生不适感和功能丧失前更改治疗方案。

（熊　愿）

第六节 脊髓损伤作业治疗的循证实践

一、基于循证医学的脊髓损伤作业治疗评定

（一）步行能力评定

腰骶部位脊髓损伤患者或颈胸部位损伤的SCI穿戴行走辅具的患者均需要进行步行能力评定，以便治疗师为其制订个性化的训练方案，以下4项评定常用于SCI患者步行能力测试，且研究报道其临床心度与效度。

1. 6分钟步行测试　受试者自主选择一种喜欢的辅助设备（如两轮助行器和拐杖）以舒适的步速步行6分钟，但不予提供手动辅助。实验人员记录并评定2分钟、4分钟和6分钟步行的距离。

2. 10米步行测试　受试者需要在相隔十米的预设线之间以其最快的步行速度行走，实验允许使用任何可用的辅助设备但不予提供手动辅助。评定者记录受试者行走十米的时间以评定其最大步行速度。

3. 脊髓损伤步行指数（walking index for spinal cord injury，WISCI）　是一个19级分级量表，其等级从1（患者在双杠、支架辅助和两人辅助下步行不到10米）到19（患者可以在无设备、支架和物理辅助的情况下行走至少10米）。目前，新修订的WISCI Ⅱ则采用21级的分级标准，评分范围从0（患者无法走路）到20（患者可以在没有支具和/或装置且没有物理辅助的情况下行走至少10米）。

4. 站起行走测试（timed up-and-go test，TUG）　TUG是一种用于评定患者在执行功能任务期间的动态平衡的测试。实验要求受试者从坐位起，步行3米后转身往回走并原位坐下。实验人员对该过程进行计时，患者所用的时间越长，表明其平衡和步行功能越差。

（二）痉挛评定

改良Ashworth评定量表（modified Ashworth scale，MAS）：MAS是临床上评定痉挛状态最常用的主观量表，主要用于运动诱发的痉挛肌肉阻力的评定。该量表要求检查者移动患者肢体并使其在全关节范围内进行运动，并据量表（0、1、1^+、2、3、4）对感觉到的阻力大小进行评级。测试的肌肉主要包括髋内收肌、屈膝肌、伸膝肌、踝背屈肌和足底屈肌。

（三）强度、敏感性和理解力分级评定

强度、敏感性和理解力分级评定（graded redefined assessment of strength，sensibility and prehension，GRASSP）　GRASSP是基于KalsiRyan等人前期的工作最近开发的一种新测试，测试项目包括：使用Semmes Weinstein单丝对手背和手掌表面进行感觉评定，对10块上肢肌肉进行手动肌肉测试。GRAPPS评定双上肢一次大约用时45～60分钟，主要用于评定SCI损伤后不同阶段神经状态的细微变化。

GRASSP测试的抓取部分包括：①拿起瓶子并将水倒入杯子，大约四分之三满；②将9个钉子1×1地从块中拉出并将它们放回相对一侧的标记中；③拧开2个罐子的盖子并将它们放在桌子上；④从桌子上拿出钥匙，将其插入锁中，并将其旋转90°；⑤从桌子上拿起4枚硬币，一枚一枚地从桌子上捡起，并将它们从狭缝中扔出；⑥从桌子上一枚一枚地拿起4枚坚果，并将它们拧到匹配的螺丝上。GRASSP测试常用于评定颈段SCI患者手部侧捏、抓握功能，以判断治疗效果及手功能康复的情况。

（四）基于作业活动的评定

1. 脊髓独立性评定（spinal cord independence measure，SCIM）　SCIM是评定创伤性和非创伤性脊髓损伤患者的功能的专用残疾量表。SCIM主要评定：①自我照料，包括进食、洗澡、穿衣和梳洗（0～20分）；②呼吸和括约肌管理（0～40分）；③活动能力（0～40分）三个核心领域的评定。SCIM是由以色列Loewenstein康复医院的Catz等人于1997年设计发表的专门针对脊髓损伤患者日

常生活活动能力的评定量表，随后分别于2001年及2006年发表逐步改进的SCIM-Ⅱ及SCIM-Ⅲ。近年来由各国学者分别对SCIM-Ⅲ进行不同语言版本的信度及效度研究。我国于2007年由王于领等人进行SCIM-Ⅱ中文版的信度和效度研究，SCIM-Ⅲ中文版的信度和效度研究由叶超群于2012年完成。

2. *功能独立性评定*（functional independence measure，FIM） FIM量表由18个项目组成，主要包括自我照顾、括约肌控制、活动能力、运动功能、沟通交流、心理社会适应和认知功能几方面的内容。按照完全辅助到完全独立分为7个等级，得分范围为0～126分，得分越高表明患者的独立性越好。得分越低表明患者的状态越差。FIM操作简便，常用于各类患者的日常生活独立能力评定。

3. *四肢瘫功能指数*（quadriplegia index of function，QIF） 该量表由十个项目组成，主要对患者的转移、修饰、洗澡、进食、穿衣、轮椅活动、床上活动、膀胱管理、肠道管理和自我照顾能力进行评定，单项得分为0～10分，满分100分。常用于颈段脊髓损伤患者的整体功能评定，具有较高的信度与临床效度。

4. *世界卫生组织《残疾评定方案2.0》*（WHO disability assessment schedule 2.0，WHO-DAS 2.0） WHO-DAS 2.0对从6个维度SCI患者活动和参与功能进行整体功能评定。该量表由认知、活动、自我照护、与他人相处、与生活相关的各项活动以及社会参与共6个维度组成，采用5点计分法，由“无”到“极度严重或无法执行”分别给予1～5分的评定。每个维度内计算各题目总分，然后除以题目数，得到每个维度的平均分，作为该维度的得分。得分越高，表示患者障碍程度越重，≤2分为轻度障碍；>2～3分为中度障碍；>3分为重度或极重度障碍。该量表重测信度为0.95～0.989，具有良好信度。

二、基于循证医学的脊髓损伤作业治疗

（一）分期康复治疗

脊髓损伤患者生命体征平稳，脊柱稳定性好，便可早期开始康复治疗。临床上需要根据脊髓损伤患者的神经病变部位和临床分期，制订不同的康复方案，采取不同的康复策略。参照脊柱脊髓损伤康复指南推荐的脊髓损伤作业治疗，每日1次，每周5次，至少4周。不同时期康复治疗内容不同。

1. *急性不稳定期*（2～4周） 进行床边康复治疗，主要措施包括良肢位摆放、轴向翻身、床上被动和主动关节活动度训练、呼吸锻炼、功能性电刺激、膀胱和肠道功能训练、力量训练等。

2. *急性稳定期*（5～8周） 进行身体功能训练，主要康复措施包括关节活动度训练、力量训练、坐位平衡训练、体位转换训练、床上进食与洗漱训练。

3. *恢复期*（8～12周） 当骨折部位、损伤神经、压迫症状和呼吸稳定后，康复治疗重点是进行自我照顾活动训练，包括床椅转移、轮椅与坐厕转移、轮椅操作训练、进食、洗漱、洗澡、如厕、个人卫生、穿衣等训练，颈段损伤患者需要加强手功能训练，包括手部肌力、感觉、灵活性与协调性训练。进一步提高上肢与躯干肌力及残存肌力，需要对所需的辅助设备进行配置与使用的评定，同时为患者配置必要的站立与行走辅具，加强室内和室外的行走训练。

4. *康复后期*（>12周） 评定患者目前的功能状况和环境实地评定，进行必要的居家环境改造和日常活动调整，以提高患者家庭生活的独立水平和自我照顾能力。为其制订出院计划与居家康复方案，将康复治疗延伸至社区和家庭。同时进行健康（身心健康）与安全宣教（并发症的预防）。安排心理治疗师对患者及其照顾者进行心理干预，帮助患者顺利地由住院康复转为居家康复阶段。联系当地社区资源中心和患者的单位，为患者提供更多的服务资源，为重新再就业做好准备。

（二）作业疗法

作业治疗是SCI患者康复的重点，SCI康复的目的是通过提高自身的身体功能或使用代偿技术提高患者的生活自理能力。研究发现，常规日常生活活动能力训练是促进患者恢复生活独立性的最有效的康复治疗技术。此外，研究强调使用神

经发育治疗方法、特定任务的重复功能训练、抗阻运动及运动控制训练等也是SCI康复的有效手段。

（三）功能性电刺激

功能性电刺激（functional electrical stimulation，FES）常用于脊髓损伤后肌肉收缩障碍的治疗，作业治疗师通常将FES于任务导向性训练联合运用，例如在腕伸肌群部位使用FES，配合手部抓放训练，提高患者抓取水瓶、杯子，辅助患者完成喝水的作业活动。通常选择刺激的肌肉腕屈肌（桡侧腕屈肌和尺侧腕屈肌）、腕伸肌（桡侧腕长伸肌和尺侧腕伸肌）、指屈肌（指浅屈肌和指深屈肌）、指伸肌（指伸肌群）、拇指外展肌（拇短外展肌和拇长外展肌）。

研究表明，多通道FES系统可以产生协调的肌肉激活，即按照正确的行走顺序激活下肢肌肉以帮助患者恢复步行功能。FES采用两个非侵入性的4通道电刺激器，将表面自粘电极放到受试者特定肌群的皮肤表面，如双侧股四头肌、腘绳肌、背屈肌和跖屈肌的顺序激活，由FES系统自行控制肌肉激活的顺序。在进行45 min/次，1次/天，3天/周，为期16周的治疗后，SCI患者的步行功能有所改善。

（四）呼吸训练

有报道指出，脊髓损伤后呼吸训练应尽早开始，尤其是颈段与上胸段SCI患者，早期呼吸功能训练可以有效预防肺部感染，提高患者全身耐力。呼吸训练包括主动呼吸训练和被动呼吸训练。主动呼吸训练包括咳嗽训练、缩唇呼吸训练、腹式呼吸训练。

1. *咳嗽训练*　患者半仰卧位缓慢深吸气，闭合声门，屏气3～5 s。身体稍前倾，两臂屈曲两肘部轻轻向下肋部加压并连续咳嗽2～3次，停止咳嗽后缩唇将余气尽量吐尽，休息3～5 s后进行下组动作。共做5组，5 min/组。

2. *缩唇式呼吸*　患者半仰卧位，鼻深吸气后，缩唇状态下用口呼气，呼气时将口形缩小似口哨状并发生轻微声响，吸呼比为1∶2，且以达到1∶5为目标。呼气较短的患者可练习吹纸巾，尽量把纸巾吹成直角不掉落，维持2～5 s。共做5组，5 min/组。

3. *腹式呼吸训练*　患者取半仰卧位，操作者一只手放置于胸前，另一只手放在上腹部。嘱患者吸气时隆起上腹部，屏气1～2 s，呼气时缩唇将气流缓慢呼出，腹部尽量回收，同时操作者用手向上向内轻轻按压腹部，帮助膈肌上升，并嘱患者做深长呼气。维持呼吸比1∶3，最低为1∶2。共做5组，5 min/组。

被动呼吸训练适用于颈段完全性脊髓损伤患者，通常采用神经生理刺激法和局部扩张训练，以提高膈肌、肋间肌的功能。

1. *神经生理促进刺激法*　包括腹部联合收缩法、持续徒手压迫法，各做5组，约10～20 min。①腹部联合收缩法：患者取仰卧位，操作者对患者下外侧肋骨和髂骨实施垂直下压，鼓励患者吸气时尽力顶开操作者的手，在患者吸气末时操作者的手突然放开，并嘱患者微张嘴、深吸气。②持续徒手压迫法：患者取仰卧位，操作者双手掌置于下端肋骨处，朝胸廓方向给予轻度挤压，并鼓励患者吸气时尽量撑开操作者的手，持续2～3 s。

2. *局部扩张训练*　患者侧卧位，操作者将手置于上侧肺实质体表投影处，在患者主动吸气时给予10%～20%的阻力，并在患者呼气末端给予引起胸廓形变的等同瞬间阻力。共做5组，约10 min。

（五）耐力训练

在进行穿衣、洗澡、轮椅转移和其他坐位日常生活活动之前，耐力训练是不可或缺的。有研究表明，在引入辅助技术之前，加强耐力训练（阻力训练、移动式手臂支架等）可提高患者日常功能性活动和运动质量的总体表现。例如：移动式手臂支架用于支撑手臂远端的重量以增强上肢的力量，提高了活动耐力和粗大运动的控制。步行耐力训练则要求受试者在水平跑步机上尽可能长时间、快速行走，必要时给予体重支持（BWS）和手动踏步辅助。跑步机的初始速度应该高于地面步行速度的基线水平，随训练的进展，可逐步减少体重支持、进行手动步态辅助、增加步行速度和距离等。

（董安琴）

第七节
个案分析

由于四肢瘫患者与截瘫患者在作业治疗评定及治疗中存在较大内容差异，本节计划选取有代表性的一例四肢瘫患者及一例截瘫患者作为典型个案，阐明脊髓损伤作业治疗的具体流程。

一、四肢瘫患者案例分析

（一）基本情况

姓名：林某　　性别：女　　年龄：27 岁

家庭住址：广东省清远市

受伤时间：2018 年 7 月　接诊时间：2018 年 9 月

临床诊断：颈髓损伤（C_6 AIS A 级）。

辅助检查：颈椎 MRI 检查示，C_5 椎体向前滑脱并脊髓挫伤，C_5 椎体前脱位复位术后。

（二）初次评定记录

1. 主诉　颈部外伤致四肢感觉、运动及二便障碍 2 月余。

2. 治疗史　患者于 2018 年 5 月外出游玩不慎，致颈髓损伤，后转入广州某医院全麻下行“前路颈椎脱位切开复位/植骨融合/内固定（取右髂骨）”术，术后予以抗感染、祛痰、神经营养、促进骨愈合等对症治疗，病情渐稳定。现 ADL 完全依赖，为求进一步康复转入我院。

3. 既往史　否认既往病史，预防接种史不详。

4. 社会生活史

（1）生活方式：职业为设计师，爱好是画画、旅游。

（2）个人状况：大学文化水平，未婚未孕。

（3）居住情况：与父母一起住，家住电梯楼。

5. 治疗目标　日常生活能部分独立。

6. 情感或态度　积极配合。

7. ADL 评定　患者暂处于卧床阶段；MBI 评分为 4 分，为日常生活完全依赖；SCIM-Ⅲ评分为 5 分，其中自理能力项为 1 分，呼吸以及括约肌检查项为 4 分，活动项为 0 分。患者可配合完成穿脱上衣，通过气管插管完成呼吸活动，SCIM-Ⅲ余项为完全依赖。

8. 手上肢功能

（1）ROM：双上肢各关节被动活动度均未见明显异常。

（2）MMT：肩前屈肌群 L/R：3－/3＋级，肩水平内收肌群 L/R：2－/2 级，肩水平外展肌群 L/R：4－/4－级，屈肘肌群 L/R：4＋/4＋级，腕背伸肌群 L/R：3－/3＋级，伸肘肌群 L/R：1/1＋级，中指屈肌 L/R：0/0 级，小指外展 L/R：0/0 级。

（3）手部实用功能：双手未形成代偿功能手。

9. 辅具适配及使用评定　患者现配置费城颈托，于床头摇高坐起时佩戴；配置双下肢成品压力袜，以防止双下肢静脉血栓。以上辅具照顾者均知悉佩戴方法。

10. 主要问题

（1）患者暂卧床，移动方式限制。

（2）ADL 完全依赖。

（3）双上肢残余肌力不同程度的下降，双上肢无实用功能。

11. 长期目标

（1）室内支持环境下实现轮椅上日常生活部分自理。　6M

（2）驱动电动轮椅实现社区通行。　4M

12. 短期目标

（1）照顾者及患者掌握手上肢良肢位的摆放策略。　1W

（2）直立坐位佩戴万能袖套完成进食活动。　2W

（3）完成直径 1 cm 小物件桌面任务（病情适宜轮椅坐位）。　4W

13. 治疗计划

（1）手上肢的良肢位摆放宣教，30 min/次，2 次。

（2）ADL 训练：佩戴免握式辅具模拟进食、洗漱训练，15 min/次，4 次/周。

（3）手上肢功能训练：双上肢被动活动＋残余肌群主动协助活动；功能手手法＋引导式桌面插件任务，30 min/次，6 次/周。

作业治疗师：王某

记录时间：2018 年 9 月 20 日

（三）出院记录

患者于一周后出院，行出院前评定。

1. ADL评定　SCIM-Ⅲ评分为33分，其中自理能力项为8分，呼吸以及括约肌检查项为16分，活动项为9分。患者使用普通勺子进食；支持环境下完成独立洗漱；长坐位完成穿脱宽松上衣；帮助下完成洗浴上身；患者可自主呼吸；小便由他人辅助间歇导尿；大便规律但需要他人辅助使用开塞露；室内移动及中等距离移动可独立驱动普通轮椅；室外移动可驱动电动轮椅；SCIM-Ⅲ余项为完全依赖。

2. 手上肢功能

（1）MMT：同上。

（2）手部实用功能：双侧功能手代偿技巧较熟练。使用轨迹球鼠标可完成电脑操作；使用功能手三指捏代偿实现流畅笔书写及水彩绘画。

3. 家居环境及家庭支持评定　患者居住电梯楼，出入口及电梯基本可满足轮椅及电动轮椅通行；家中通道基本可满足轮椅通行；洗手间空间较小，无扶手；书桌及餐台下有轮椅空间。家中由母亲全职照顾；父亲及母亲共同完成床椅转移及轮椅-浴室转移活动。

4. 尚存问题

（1）家庭及社会角色重返准备不足。

（2）并发症预防及功能维持方案的家庭宣教不足。

（3）家居环境障碍。

5. 家庭训练目标

（1）建立职业准备及规划，适当增加家庭收入。

（2）家庭成员及患者本人均知悉并执行并发症预防及功能维持方案。

（3）洗手间家居改造以便轮椅进入及洗浴活动。

6. 家庭训练方案

（1）利用网络新媒体渠道，发挥自身绘画及电脑绘图优势，建立职业规划，增加家庭收入。

（2）适当社交活动，促进伤残适应。

（3）执行并发症预防及功能维持计划；各突发情况应对策略。

（4）洗手间加装扶手；洗手台拆除改装计划。

作业治疗师：王某

记录时间：2019年3月20日

二、截瘫患者案例分析

（一）基本情况

姓名：王某　　性别：男　　年龄：28岁

家庭住址：广东省广州市

发病时间：2018年10月23日

临床诊断：①脊髓损伤（T_7 AIS A级）；②T_7椎体骨折后路减压内固定术后。

（二）S（主观资料）

1. 主诉　双下肢运动、感觉丧失。

2. 现病史　2018年10月23日车祸致T_7椎体爆裂性骨折，于就近医院行“T_7椎体骨折后路减压内固定术”，术后诊断为“T_7脊髓损伤A级”。于该院行部分康复治疗项目。后于2019年3月5日为求进一步康复入院。

3. 既往史　否认既往病史。

4. 社会生活史

（1）生活方式：职业为武警，爱好是旅游、运动。

（2）个人状况：大学文化水平，未婚未育。

（3）居住情况：与父母一起住，家住楼梯房4楼，家中厕所为蹲厕、无扶手，浴室为淋浴。

5. 治疗目标　独立完成自我照顾，寻找合适的工作岗位。

6. 情感或态度　积极配合。

7. 家属配合度　积极配合。

（三）O（客观资料）

1. 肢体功能

（1）ROM：被动活动未见明显异常。

（2）肌力：双上肢各主要肌群肌力4+级，双下肢各肌群肌力0级。

（3）MAS肌张力评分：髋内收肌群L/R：1/1级，腘绳肌L/R：1/1级，小腿三头肌L/R：2/2级。

（4）平衡：轮椅上坐位平衡未达Ⅰ级。

（5）疼痛：患者无主诉疼痛。

（6）步行：无法完成步行功能，移动活动受限；轮椅代步，双上肢耐力不足，仅可完成缓慢室内平地驱动。

（7）感觉：双侧针刺觉及轻触觉自T_8平面开始减退，T_{10}平面以下轻触觉消失。

（8）轮椅操作技能：患者目前轮椅技能不足，

仅可独立缓慢完成无障碍设施内的平地轮椅驱动(如:平地前进、后退及转弯),其他轮椅技能均未掌握;WST 评分 16.7%。

(9) 辅具适配及使用评定:患者自配高靠背轮椅入院,轮椅宽度较宽,脚踏板及扶手拆装较为不便;且轮椅驱动圈设置较后,患者独立驱动不便。

2. ADL 评定

(1) 改良 Barthel 指数:总得分 22/100 分,为日常生活完全依赖。

(2) SCIM-Ⅲ:评分为 30 分,其中自理能力 11/20 分,呼吸和括约肌检查 10/40 分,活动项 9/40 分。

(四) A(评定与分析)

1. 作业治疗诊断　双下肢截瘫,致 ADL 完全依赖。

2. 主要问题

(1) 日常生活完全依赖。

(2) 轮椅操作熟练度欠佳,外出移动活动受限。

(3) 轮椅上坐位平衡未达 1 级。

(4) 家居环境及社区环境通行障碍较多。

3. 个人/环境因素的优势

(1) 患者年轻学习能力较强,技能掌握较快。

(2) 患者和家属态度积极,依从性好。

(3) 患者自理意愿强。

4. 长期目标

(1) 轮椅上基础性日常生活活动完全自理。　2M

(2) 轮椅适配后,实现复杂环境的轮椅通行。　3M

5. 短期目标

(1) 独立的床椅转移活动。　4W

(2) 独立穿脱衣物。　4W

(3) 独立且安全驱动轮椅实现室内及社区简易障碍的轮椅通行。　6W

(五) P(干预计划)

1. 床椅转移训练　平面—5～10 cm 高度差循序渐进,30 分钟/次,2 次/周。

2. 模拟穿衣训练　30 分钟/次,1 次/周。

3. 轮椅上坐位平衡训练　15 分钟/天。

4. 轮椅使用技能训练　驱动适配轮椅行初级及中级规范的轮椅技能训练,包括平地加速、刹车、转弯、开关门、跨越减速带、上下斜坡、上下 3 cm 台阶等。30 分钟/次,2 次/周。

5. 康复宣教　预防压力性损伤的宣教;适配轮椅的宣教;轮椅使用注意事项的宣教等。

作业治疗师:宋某某

评定时间:2019 年 3 月 7 日

(六) 出院记录

患者于一周后出院,行出院前评定。

1. 运动功能

(1) 双上肢各肌群肌力提升至 5 级,双下肢各肌群 0 级。

(2) 端坐位平衡Ⅲ级。

2. ADL

(1) 独立完成轮椅—椅子、轮椅—汽车、轮椅—地面转移活动。

(2) 少量辅助完成复杂环境的轮椅。

(3) 独立完成轮椅上穿脱裤子活动。

3. 轮椅技能　监护完成大轮平衡下三级台阶、大轮平衡下陡坡;辅助完成上下多级楼梯、扶手电梯;少量帮助完成复杂环境的轮椅通行;WST 评分 92.7%。

4. 仍存在的问题

(1) 家居环境障碍:楼梯、蹲厕、洗手间空间不足等不利于轮椅驱动环境。

(2) 驱动轮椅外出活动存在自我效能不高,依赖他人辅助较多。

(3) 家庭及社会角色重返准备不足。

5. 家庭训练目标

(1) 实现家庭环境及出入口的轮椅通行无障碍。　4W

(2) 独立完成社区购物活动。　6W

(3) 建立初步的职业准备及规划。　12W

6. 家庭训练计划

(1) 家居改造计划:租住电梯楼或一楼;出入口台阶或门槛铺设缓斜坡;洗手间加装马桶及扶手;走廊宽度、门宽等适宜轮椅通行;餐桌、书台、厨房操作台设置轮椅空间等。

(2) 社区适应性训练:规划熟悉路线-辅助出行-监护出行-独立出行的适应性训练。

(3) 职业探索及规划：利用积极社会资源，分析自身优势、兴趣及特长，重新探索职业方向并初步规划。

作业治疗师：宋某某

记录时间：2019 年 9 月 10 日

（王　杨）

参考文献

[1] KAPADIA N, MASANI K, CATHARINE C B, et al. A randomized trial of functional electrical stimulation for walking in incomplete spinal cord injury: Effects on walking competency [J]. J Spinal Cord Med, 2014, 37(5): 511-524. doi: 10.1179/2045772314Y.0000000263

[2] XI J, JIANG H, ZHANG N, et al. Respiratory muscle endurance training with normo-capnic hyperpnoea for patients with chronic spinal cord injury: A pilot short-term randomized controlled trial [J]. J Rehabil Med, 2019, 51(8): 616-620. doi: 10.2340/16501977-2572.

[3] KAPADIA N, ZIVANOVIC V, VERRIER M, et al. Toronto re-habilitation institute hand function test: assessment of gross motor function in individuals with spinal cord injury [J]. Top Spinal Cord Injure Rehabilation, 2012, 18(2): 167-186. doi: 10.1310/sci1802-167.

[4] KHAN A S, PATRICK S K, ROY F D, et al. Training-Specific Neural Plasticity in Spinal Reflexes after Incomplete Spinal Cord Injury [J]. Neural Plast, 2016: 6718763. doi: 10.1155/2016/6718763.

[5] CAIZHONG X, CHUNLEI S, BEIBEI L, et al. The application of somatosensory evoked potentials in spinal cord injury rehabi-litation [J]. Neuro Rehabilitation, 2014, 35(4): 835-840. doi: 10.3233/NRE-141158.

[6] KAPADIA N M, BAGHER S, POPOVIC M R. Influence of different rehabilitation therapy models on patient outcomes: hand function therapy in individuals with incomplete SCI. J Spinal Cord Med, 2014, 37(6): 734-743. doi: 10.1179/2045772314Y.0000000203.

[7] 张美英，谭志洪，任兰芬. 观察反馈式抗阻吸气肌训练对脊髓损伤患者呼吸功能的影响[J]. 湖北民族学院学报(医学版)，2020，37(1)：46-49.

[8] FOY T, PERRITT G, THIMMAIAH D, et al. The SCI Rehab project: treatment time spent in SCI rehabilitation. Occupational therapy treatment time during inpatient spinal cord injury rehabilitation [J]. J Spinal Cord Med, 2011, 34(2): 162-175.

[9] DITUNNO J F Jr, BARBEAU H, DOBKIN B H, et al. Validity of the walking scale for spinal cord injury and other domains of function in a multicenter clinical trial [J]. Neuro-rehabil Neural Repair, 2007, 21(6): 539-550.

[10] PATIL S, RAZA W A, JAMIL F, et al. Functional electrical stimulation for the upper limb in tetraplegic spinal cord injury: a systematic review. J Med Eng Technol, 2014, 39(7): 419-423. doi: 10.3109/030 9190 2.2015. 1088095. Epub 2015 Sep 28. PMID: 26414202.

[11] CORTES M, MEDEIROS A H, GANDHI A, et al. Improved grasp function with transcranial direct current stimulation in chronic spinal cord injury [J]. Neuro Rehabilitation, 2017: 1-9.

[12] YOUNG M, MCKAY C, WILLIAMS S, et al. Time-related changes in quality of life in persons with lower limb amputation or spinal cord injury: protocol for a systematic review [J]. Systematic Reviews, 2019, 8: 191.

[13] PACHECO N, MOLLAYEVA S, JACOB B, et al. Interventions and cognitive functioning in adults with traumatic spinal cord injuries: a systematic review and meta-analysis [J]. Disability and Rehabilitation, 2019: 1-17.

[14] NIGHTINGALE T E, ROUSE P C, JEANPHILIPPE W, et al. Home-based exercise enhances health-related quality of life in persons with spinal cord injury: A randomized controlled trial [J]. Archives of Physical Medicine & Rehabilitation, 2018: S000399931830354X.

第五章 帕金森病

第一节 概述

帕金森病(Parkinson's disease，PD)，又名震颤麻痹，是一种常见于中老年的神经系统变性疾病，隐匿起病、缓慢进展。临床上以静止性震颤、运动迟缓、肌强直和姿势平衡障碍为主要特征。我国65岁人群患病率为1 700/10万，男性稍高于女性。

一、病因与发病机制

帕金森病病因尚未完全明了，可能与如下因素相关。

1. 遗传因素　目前至少发现17个单基因是家族性帕金森病连锁的基因位点，其中最受关注的是α-突触核蛋白基因突变，其表达产物是路易小体的主要成分。

2. 环境因素　环境中与嗜神经毒MPTP结构相似的物质，如某些杀虫剂、除草剂等可引起多巴胺能神经元变性死亡而出现症状。

3. 神经系统老化　黑质多巴胺能神经元随年龄增长退行性变，因此神经系统老化可能是帕金森病的促发因素。

所以，帕金森病被认为是多因素交互作用下致病。

二、病理

1. 基本病变　主要有两大病理特征，一是多巴胺能神经元及其他含色素的神经元大量变性丢失，尤其是黑质致密区丢失最为严重。其二是残留神经元胞质内出现路易小体，首先发于延髓，在明显累及中脑黑质时出现典型临床症状。

2. 生化改变　纹状体中多巴胺与乙酰胆碱两大递质正常处于平衡状态。多巴胺递质水平下降70%以上时出现临床症状，多巴胺递质水平降低与临床表现出的严重程度呈正相关，同时边缘系统和皮质多巴胺缺乏表现为高级神经功能减退。多巴胺的降低造成乙酰胆碱功能相对亢进，临床治疗的开展基于纠正递质失衡。

三、临床表现

(一) 运动症状

常始于一侧上肢，渐累及同侧下肢及对侧肢体。

1. 静止性震颤　常为首发症状，静止时出现或明显，紧张或激动时加剧，意向性动作时减轻，入睡时停止。典型震颤为“搓丸样”，频率为4～6 Hz，多由一侧上肢远端开始，头面部累及较少。

2. 肌强直　被动活动时主动肌及拮抗肌张力均升高，亦称“铅管样强直”，合并有震颤时则为齿轮样强直，在病程早期即可出现。四肢、躯干及颈部的肌强直，患者可呈现特殊的屈曲体姿。

3. 动作迟缓　随意运动减少，动作缓慢、笨拙。可因表情和瞬目减少而形成“面具脸”；累及口、咽、颚肌时语速慢、语音低、吞咽困难；书写时“小写征”。

4. 姿势平衡障碍　疾病早期上肢伴随运动减少，随病情进展患者行走时可呈前冲或慌张步态，时有“冻结”现象；可出现启动困难，小碎步，转弯时明显。

临床使用Hoehn-Yahr分级法(分5级)记录病

情轻重，使用统一帕金森病评分量表 UPDRS 评价运动功能障碍程度和对治疗的反应。

（二）非运动症状

可早于或伴随运动症状发生，部分症状可发生于患病多年之后。

1. 感觉障碍　早期即可出现嗅觉减退，中晚期常有肢体麻木、疼痛。

2. 睡眠障碍　多为快动眼睡眠行为异常，有些为不宁腿综合征，睡眠破碎化最为常见。

3. 自主神经功能障碍　常见便秘、多汗、流涎等，后期可出现性功能障碍、排尿障碍或直立性低血压。

4. 认知功能障碍　PD 合并轻度认知功能障碍以致痴呆发生率较高，主要表现为记忆力减退，信息处理速度慢和额叶执行功能障碍。

5. 精神情绪障碍　近半数患者有抑郁，并常伴有焦虑。中晚期可出现精神错乱和幻觉，幻觉是 PD 精神障碍中最具特征的症状，以幻视为主。

6. 其他　疼痛和疲劳也是 PD 的临床表现。

四、辅助检查

1. 影像学检查　常规头颅 CT、MRI 无特殊改变，18 氟-多巴 PET 显像显示多巴胺递质合成明显减少；^{125}I-β-CIT 或 ^{99m}Tc-TRODAT-1 PET/SPECT 示多巴胺转运体显著降低。

2. 超声　经颅超声可发现黑质回声增强。

五、诊断及鉴别诊断

（一）诊断

目前国际通用帕金森协会脑库诊断标准，中国帕金森病诊断标准是在此脑库基础上制定的，主要依据中老年发病，缓慢进展病程，必须具备运动迟缓及至少具备静止性震颤、肌强直或姿势平衡障碍中的一项，偏侧起病，对左旋多巴治疗敏感即可诊断。

（二）鉴别诊断

主要与其他因素导致的帕金森综合征进行鉴别。

1. 继发帕金森综合征　可引发帕金森样症状的原因有脑血管疾病、脑外伤、感染后以及正压性脑积水等。另外一些药物，如神经安定剂（吩噻嗪类及丁酰苯类）、锂盐、利血平、氟桂利嗪等以及部分杀虫剂和除草剂都可诱发帕金森样症状。应仔细询问病史有明确相关疾病病因，查体可见相关症状，辅助检查有助于排除其他继发因素。

2. 伴发其他神经变性疾病的帕金森综合征　一些神经系统变性疾病具有帕金森样症状，但此类疾病常双侧起病，强直少动为主，影像学可有特殊表现，对左旋多巴治疗不敏感。不同疾病往往伴有特殊征象：如进行性核上性麻痹可见垂直性眼球凝视障碍；Shy-Drager 综合征以自主神经系统功能障碍（直立性低血压）为主；皮质基底节变性有皮质复合感觉缺失及锥体束征；橄榄体脑桥小脑萎缩伴有小脑性共济失调；路易体痴呆早期既有严重的痴呆和幻视；肝豆状核变性有角膜色素环等。

3. 其他　PD 早期常需与原发性震颤鉴别，此病常有家族史，为对称性，姿势性/动作性震颤是唯一表现，主要影响头部和发音，使用酒精和 β 受体阻滞剂可有改善。

六、治疗

PD 的治疗包括对运动症状和非运动症状的治疗，应采取药物、手术和康复治疗相结合的综合方法。但所有治疗均是改善症状，不能治愈，因此提倡“早期诊断、早期治疗”。药物治疗强调个体化，尽量以小剂量达到临床满意效果，避免运动并发症。

（一）药物治疗

1. 运动症状治疗

（1）左旋多巴（加周围脱羧酶抑制剂）：是最基本、最有效的药物。可有效改善震颤、强直和运动迟缓，但蜜月期（3 ～5 年）过后可出现较严重的不良反应，可发生异动症、运动波动和“开-关现象”及精神异常。故应“细水长流，不求全效，小量开始，缓慢滴定”。左旋多巴对 PD 患者整个病程均有一定疗效，但其疗效随着病程进展以及多巴胺神经元细胞的丢失而逐步降低。

（2）多巴胺受体及激动剂：直接作用于突触后膜上的多巴胺受体，早期可单药治疗或辅助左旋多巴控制运动并发症，目前麦角类因不良反应停用。

(3) 单胺氧化酶B抑制剂:能通过阻止脑内多巴胺降解而改变递质浓度。早期可单药治疗或辅助左旋多巴控制运动并发症,有改善姿势僵直的作用。

(4) 儿茶酚胺邻甲基转移酶抑制剂:对纹状体突触后膜多巴胺受体持续刺激,可预防或延迟运动并发症"开-关现象",并增加左旋多巴的疗效。

(5) 抗胆碱能药物:主要用于以肢体震颤为主要表现,且认知功能正常的年轻PD患者。

(6) 金刚烷胺:单用金刚烷胺可改善早期PD运动症状,对异动症可能有效。

2. *非运动症状治疗*

(1) 感觉障碍:尚无措施改善嗅觉障碍。对于疼痛及麻木应寻找病因,如果与"开期"及"关期"有关,则应调整PD用药。对于不宁腿综合征在入睡前给予多巴胺受体激动剂或复方左旋多巴。

(2) 睡眠障碍:如果与夜间PD症状相关,可加用左旋多巴控释剂、多巴胺激动剂或COMT;可调整药物服用时间,如无效可与短效镇静安眠药物;对于快动眼睡眠行为障碍使用氯硝西泮。

(3) 自主神经功能障碍:便秘是常见障碍,可进食增加胃肠蠕动食物及药物等对症治疗,增加运动,必要时停用抗胆碱能药物;排尿障碍患者使用行为管理,外周抗胆碱药物;直立性低血压患者适当增加水盐摄入,慢速改变体位,首选α-肾上腺素能激动剂等,屈昔多巴可改善帕金森病患者的直立性低血压症状,升高站立位血压。

(4) 精神情绪障碍:普拉克索、三环类抗抑郁药、五羟色胺再摄取抑制剂及文拉法辛可以用于治疗帕金森病抑郁,卡巴拉汀用于治疗帕金森病淡漠;帕金森病精神病性症状最常用的治疗药物是氯氮平和喹硫平。

(5) 认知功能障碍:胆碱酯酶抑制剂是帕金森痴呆的一线治疗药物,但它仅能轻度改善症状,卡巴拉汀是在过去10年里唯一被证实治疗有效的药物。

(二) 手术治疗

1. *深部脑刺激* 手术靶点包括苍白球内侧部、丘脑腹中间核和丘脑底核。是治疗中晚期PD的有效方法,以改善运动症状从而提高生活质量。适应证为原发性PD,服用复方左旋多巴曾经有良好疗效,疗效已明显下降或出现严重的运动波动或异动症,影响生活质量,除外痴呆和严重的精神疾病(中国帕金森病脑深部电刺激疗法专家共识)。但手术不能根治疾病,术后仍需药物治疗。

2. *干细胞治疗* 仍处于探索阶段。

(三) 康复和特殊治疗

PD患者存在多种障碍,如步态、姿势平衡、言语、吞咽、认知及情绪等障碍,根据不同障碍制订相应的康复训练方案,并通过改造生活环境等方法来提高患者生存质量。另外太极拳、舞蹈及瑜伽等也可以应用在不同疾病阶段。认知行为疗法对帕金森病伴有的抑郁、焦虑也具有一定的疗效。轻度认知功能障碍的非药物治疗备受关注,主要包括认知功能训练、音乐治疗、物理治疗(经颅磁刺激)、体能锻炼等治疗手段。

(芦海涛)

第二节 帕金森病功能障碍特点

一、静止性震颤

多数患者震颤是首发症状,而15%的患者在病程中可无震颤,虽然静止性震颤是帕金森病较特有的表现,多数患者在活动中也有震颤。应激状态下或情绪紧张时加重,随意运动或疲劳时减轻,睡眠或麻醉状态时消失。开始发生在手和足,以后扩散到整个肢体,并随着肢体的运动而减少,典型的震颤是"搓丸样"动作,远端较近端重,震颤节律为4~6 Hz,幅度稍粗大。

二、运动障碍

1. *主动运动减少* 最主要的运动障碍是主动运动减少,各种动作缓慢及运动困难。出现躯干的旋转、分节转动的困难、执行连续性运动时发生困难,并且不能随意控制运动速度。由于各种动作缓慢及运动困难加上肌张力增高,常产生帕金森病特有的征象。

2. 面具脸 面部运动的减少使患者表情刻板，双眼常凝视，瞬目少。

3. 手指精细动作困难 如扣纽、穿衣等。

4. 小字征 因手指、腕、臂强直，产生写字强直，落笔不直，字行不整，字越写越小。

5. 冻结足 起步困难，足底似乎被冻结在地面上，不能迅速跨步向前。特殊的站立姿势，类似于“猿人”站姿。

三、肌肉强直

强直引起主观上的全身僵硬和紧张，限制了帕金森病患者的活动程度，在早期即出现明显的笨拙。

四、步态异常

1. 站立时呈屈曲姿势。

2. 慌张步态 行走时患者身体不自主的前倾，为了保持重心在两脚之间而出现的快速且细小的步伐。

3. 难以停步及拐弯。

五、平衡功能障碍

主要表现为易跌倒。

六、言语障碍

主要表现为音量降低、语调衰减，出现音调、音质变化、语速快、难以控制的重复、发音模糊、吐字不清等症状。

七、吞咽功能障碍

帕金森病患者喉部肌肉运动障碍，舌头回缩运动减少，导致不能很快吞咽，进食速度减慢，食物在口腔和喉部堆积，停留时间延长，唾液分泌功能紊乱而出现吞咽功能障碍。药物左旋多巴可使吞咽困难加重。

八、认知功能障碍

帕金森病患者会出现记忆力障碍、空间定向力障碍、注意力和执行能力障碍等。

九、神经心理障碍

主要表现为丧失自信，表达无用和无望感，以及因为逐渐增加的功能障碍而出现抑郁、对社会活动缺乏兴趣，甚至有自杀倾向。

十、自主神经功能障碍

可以表现为多汗、皮肤油腻、皮肤发红及膀胱括约肌功能异常。患者还可出现直立性低血压、心动过速及便秘、失禁等自主神经功能障碍的症状而影响日常生活活动能力及质量。

十一、睡眠障碍

1. 失眠 失眠是帕金森病患者最常见睡眠障碍类型，包括入睡困难、易醒、睡眠持续障碍(如：片状睡眠)等，是早期睡眠异常的表现。入睡困难常见于有焦虑、抑郁等精神症状的帕金森病患者。肌张力增高、运动能力降低、严重震颤、智力减退等，均会进一步加重入睡困难。断续睡眠是帕金森病患者出现最早、持续最久的睡眠异常，其特点是每晚醒2～5次(常规步态是1～2次)，并有30%～40%的时间处于清醒状态，发病可能与夜尿过多、运动障碍(如：床上翻身困难)、梦魇、肢体疼痛、精神抑郁以及抗帕金森病药物使用不当等有关。

2. 快速动眼睡眠行为障碍(REM behavior disorder，RBD) 指发生在REM睡眠中的异常行为，发作时患者似乎经历可怕梦境，出现多种粗暴行为，危害自身和他人。症状特点为睡梦中出现各种复杂的行为异常，多为猛烈粗暴动作，男性多于女性，往往会伤及床伴或者自伤。

3. 日间睡眠过多(excessive daytime sleepiness，EDS) 因患者夜间睡眠障碍所致，特点是夜间清醒、白天瞌睡。存在EDS的PD患者认知和运动障碍多于无EDS的PD患者。帕金森病症状较重、长期服用多巴胺能药物以及伴有抑郁的PD患者EDS发生率明显增加。

4. 睡眠发作(sleep attacks) 突然发生的不可克制的睡眠，是EDS的一种形式，表现为无先兆的、发作性的、不可抗拒的睡眠，一般持续几秒钟。有11% PD患者在过去的5年中有至少一次交通事故，1%～4%的患者经历了至少1次驾车时突然入睡，非常危险。

十二、活动和参与受限

1. 帕金森病的早期(临床分期的1～2级)，仅表现为手足震颤，姿势的改变，并不影响患者的日常生活活动能力。

2. 临床分期3级以上的患者出现活动受限。

3. 帕金森病运动障碍的一大特点是易产生疲劳，患者表现为难以持久性活动，活动时间一长就出现全身无力、无精神，如反复活动，开始运动很有力，多次以后力量逐渐降低。

十三、继发性功能障碍

1. 肌肉萎缩、无力。
2. 关节缺乏柔软性及挛缩。
3. 骨质疏松。
4. 直立性低血压。
5. 压力性损伤。
6. 营养不良。
7. 下肢静脉回流不畅。
8. 循环障碍。
9. 心排血量减少及心动过速。
10. 肺活量明显降低或运动时呼吸急促。

(朱　琳**)

第三节 帕金森病作业治疗评定

从作业治疗的角度出发，1956年就有学者对这类患者进行ADL评定，以后又出现了许多类似的评定方法。如Schwab and England评分法、Northwestern University评分法、Co-lumbia评分法、New York University评分法等。这里介绍几种反映患者活动能力和残疾状态的评定方法。帕金森病是慢性进行性疾病，一般情况下，不是所有的日常生活动作都不能完成，综合考虑患者的障碍程度和症状决定治疗的原则，作业疗法中的日常生活方面的评定更多着眼于患者生活的环境、ADL训练和环境的调整、姿势调整障碍的探讨、上肢-手指粗大运动和灵巧性动作的训练等。另外还需要对精神、心理症状和智能低下等问题进行探讨。

一、基于"人"的作业治疗评定

(一) 运动功能的评定

1. *原发性运动功能障碍的评定*

(1) 主要应用：MDS-UPDRS第三部分运动功能检查分量表(MDS-UPDRS Ⅲ)相应的条目，对运动迟缓、僵硬、姿势平衡障碍、步态异常和手功能活动障碍等进行评定。

此外，姿势平衡障碍还可选择改良的帕金森病活动量表(modified Parkinson activity scale，M-PAS)、Berg平衡量表(Berg balance scale，BBS)、简易平衡评定系统测试(mini-balance evaluation systems test，Mini-BES Test)、功能性前伸试验(functional reach test，FRT)、5次坐立试验(five times sit to stand performance，FTSTS)、起立-行走计时试验(timed up & go，TUG)进行评定，也可用动静态平衡测试系统等进行检测。步态障碍可选择10米步行试验(10-m walk test，10MWT)、6分钟步行试验(6-minute walking Test，6MWT)、新冻结步态问卷(new freezing of gait questionnaire，NFOG-Q)进行评定；也可应用三维步态分析进行定量评定。手功能活动障碍还可选择简易上肢功能检查(simple test for evaluating hand function，STEF)和九孔柱测试(nine-hole peg test，NHPT)。

上述评定应在"开"期和"关"期分别进行。

(2) 改良的帕金森病活动量表(M-PAS)：该量表特点是明确评分选项，M-PAS无上限效应，同时效度好，评分者间一致性好，专家与非专家之间无差异。

(3) 功能性前伸测试(FRT)：用于评定站立位完成一项任务时的动态平衡。受试者一侧上肢前屈90°，脚不移动，尽力前伸到最远处。记录受试者站立时所能伸到的最远的距离(cm)。

(4) 5次坐立测试(FTSTS)：受试者坐在椅子上，双手交叉在胸前，尽可能快、稳地完成5次站起坐下。记录完成测试所用的时间(秒)。

(5) 起立-行走计时试验(TUG)：受试者起始

背靠在椅子上坐着，指令受试者独自站起，以舒适的速度行走3米后返回，再坐下背靠在椅子上。记录全部过程中所用的时间。

(6) 10米步行测试(10MWT)：受试者以他们觉得舒适、快的速度行走10米，记录完成测试所用的时间(秒)。

(7) 6分钟步行测试(6MWT)：指令受试者在6分钟内行走最大的距离。受试者如在中途需要休息，可以靠墙休息一会儿，但休息时间需计算在6分钟之内。

(8) 新冻结步态问卷(NFOG-Q)：NFOG-Q是一份可自我报告的问卷，由9个测量步态冻结(FOG)的项目组成。NFOG-Q是FOG-Q的更新版本，最初由6个项目组成。

(9) 九孔柱测试(NHPT)：9孔插板为一块13 cm×13 cm的木板，上有9个孔，孔深1.3 cm，孔与孔之间间隔3.2 cm，每孔直径0.71 cm，插棒为长3.2 cm、直径为0.64 cm的圆柱形棒，共9根。在板旁测试手的一侧放一浅皿，将9根插棒放入其中，让受试者用测试手一次一根地将木棒放入洞中，插完9根再每次一根地拔出放回浅皿内，计算共需的时间，测定时先利手后非利手。

(10) 简易上肢功能检查(STEF)：全套检测共分10项活动，依次为：拿大球、拿中球、拿大方块、拿中方块、拿木圆片、拿小方块、拿人造革片、拿金属片、拿小球、拿金属小棍。检查要采取标准动作，物品从一处拿起，经过标准距离，放在指定位置。从动作开始到结束，同时记录时间，根据完成动作的时间长短来获取分数，每项分数为0～10分，最高为10分。花费时间越短，得分越高。每项检查限定时间为30 s，即在30 s内仍不能完成该动作，得0分。检测完毕，得出总分后可与不同年龄组正常人的分值进行比较以判定正常与否，也可患侧与健侧对比判定结果。

(11) 韦氏帕金森病评定法：评分标准为0～3分，0为正常，1为轻度，2为中度，3为重度，总分为每项累加分。总分1～9分为早期，10～18分为中度残损，19～27为严重进展阶段。

2. 继发性运动功能障碍的评定

失用性肌肉萎缩无力常发生于腹肌和腰背肌等躯干核心肌群，以及四肢近端大肌群，可用徒手肌力检查法(manual muscle test, MMT)进行肌力评定，或用等速和等长肌力测试仪进行定量评定；关节活动度(range of motion, ROM)受限可用目测法和量角器测定；体力下降可选择6MWT、Borg主观体力感觉等级量表(Borg scale 6～20)和FT-STS评定。

(二) 认知功能的评定

常使用简易智力状态检查量表(mini-mental state examination, MMSE)和蒙特利尔认知测试(Montreal cognitive assessment, MoCA)进行筛查。可选择帕金森病认知结局量表(scales for outcomes in Parkinson's disease-cognition, SCOPA-COG)和帕金森病认知评定量表(Parkinson's disease-cognitive rating scale, PD-CRS)进行综合评定。

1. SCOPA-COG　SCOPA-COG由Marinus等于2003年设计，是用于PD临床研究而非筛查或诊断工具，用时10～15 min，总分43分。在首次信效度检测中，SCOPA-COG显示良好的重测信度、内部一致性和结构信度，能较好区分疾病的严重程度。Verbaan等以MDS发表的PDD诊断标准作为"金标准"，发现"金标准"与SCOPA-COG密切相关临界值在22/23分具有最佳准确性，灵敏度0.80、特异度0.87，PPV(阴性预测值)和NPV(阳性预测值)分别为0.43和0.97。建议筛查临界值为24/25分，诊断临界值为17/18分。SCOPA-COG的局限在于皮质下功能的项目较多(定向、注意力、记忆学习能力、执行功能、视空间功能、推理等)，而皮质功能项目较少，缺乏评定后部皮质功能障碍的敏感性。另外，PD病程、文化程度和年龄都是SCOPA-COG独立影响因素，使用过程中需先分层再行评定。

2. PD-CRS　PD-CRS是Pagonabarraga等于2008年专为全面评定PD认知功能而设计的新工具，能较好甄别PD病程中认知功能损害从轻度到重度的各个阶段。PDCRS包括7个评定额叶-皮质下功能的项目(注意力、工作记忆、交替性语言流畅性、画钟试验以及即刻和延时回忆)和2个评定皮质功能的项目(命名和临摹画钟)。根据患者病情，用时在 15～26 min 不等。

在 92 例 PD 患者中进行的 PD-CRS 信效度研究表明，以≤64 分为临界值检出 PD 灵敏度和特异度均达 94％，阳性预测值（positive predictive value，PPV）91％，（negative predictive value，NPV）96％。以≤81 分为临界值检出 PDMCI，灵敏度和特异度分别为 79％和 80％，PPV 和 NPV 分别为 59％和 91％。PDCRS 的设计符合 PD 认知障碍的特点，同时包括了额叶、皮质下和后部皮质功能的检测项目，但是测试时间略长，目前尚无经过信效度评定的汉化版 PD-CRS。SCOPA-COG 用时短，敏感性较好，可用于临床上的快速筛查，或不以认知作为主要观察对象的临床研究；PDCR 则更详细准确，适用于诊断和鉴别诊断。

（三）情绪障碍的评定

应用贝克抑郁量表（Beck depression inventory，BDI）、贝克焦虑量表（Beck anxiety inventory，BAI）以及汉密尔顿抑郁量表（Hamilton depression scale，HAMD）和汉密尔顿焦虑量表（Hamilton anxiety scale，HAMA）进行严重程度评定。

（四）睡眠障碍的评定

可选择 Epworth 睡眠量表（Epworth sleeping scale，ESS）、匹兹堡睡眠质量指数（Pittsburgh sleep quality index，PSQI）、帕金森病睡眠量表（Parkinson's disease sleep scale，PDSS）。建议使用 PDSS 作为一个简单的床边筛查用于识别帕金森病睡眠问题的工具。患者得分不佳的某些项目，如 1、3、14 和 15 可能值得转介正式实验室为基础睡眠研究和睡眠体系结构的测量。通过识别导致睡眠不安的个体症状，PDSS 为治疗帕金森病夜间症状的靶向治疗方法提供了客观的方法。有条件时应行多导睡眠图（polysomnography，PSG）监测。

（五）二便障碍的评定

可用导尿法和膀胱超声检查对尿潴留患者的残余尿量进行测量。建议行尿流动力学检查明确下尿路功能障碍情况。

（六）疲劳的评定

首选疲劳严重度量表（fatigue severity scale，FSS），也可以选用帕金森病疲劳量表（Parkinson's disease fatigue scale，PFS）。PFS-16 量表的设计是针对一个单一的结构，包括生理方面的疲劳及其对患者日常功能的影响。该量表故意排除了情绪和认知特征，这些特征可能作为疲劳体验的一部分出现，但也可能在帕金森综合征中独立出现。该量表具有良好的内在特性和良好的重测信度。它显示了与其他疲劳指标的合理关联，能够识别自我报告存在疲劳的患者，尤其是那些存在疲劳问题的患者。在这两种情况下都提供了临界分数，具有良好的特异性和敏感性。

二、基于“活动”的作业治疗评定

（一）ADL 评定

1. 改良的 Hoehn-Yahr（HY）分期量表　这是目前国际上较通用的帕金森病情程度分级法，它评定的是患者功能障碍和能力障碍的综合水平。日本学者认为，该评定法仅对患者的运动功能及与移动能力有关的日常生活活动能力进行评定，没有对日常生活活动能力做全面评定。主要评定帕金森病的严重程度，共分为五个级别，级别越高程度越重。其中 PD 早期指 HY 1～2 期，中期指 HY 3～4 期，晚期指 HY 5 期。

0 期＝无症状。

1 期＝单侧疾病。

1.5 期＝单侧＋躯干受累。

2 期＝双侧疾病，无平衡障碍。

2.5 期＝轻微双侧疾病，后拉试验可恢复。

3 期＝轻-中度双侧疾病，某种姿势不稳，独立生活。

4 期＝严重残疾，仍可独自行走或站立。

5 期＝无帮助时只能坐轮椅或卧床。

2. 常用改良 Barthel 指数（modified Barthel index，MBI）对基础性日常生活活动能力（basic activities of daily living，BADL），如洗漱、洗澡、穿衣、如厕、转移、大小便控制、进食等进行评定；常选用功能独立性评定量表（functional independence measure，FIM）对 BADL 及认知功能进行评定；常用功能活动问卷（functional activities questionary，FAQ）对工具性日常生活活动能力（instrumental activities of daily living，IADL），如乘车、购物、烹饪、家务等进行评定。

（二）生活质量评定

可选择39项帕金森病生活质量问卷（Parkinson's disease questionnaire，PDQ-39）。PDQ-39是第一个特异且一致的专门用于PD患者生活质量评价工具，其是自评量表，较易操作实施，目前已有多种语言版本被验证并表明具有良好的信度和效度，2010年研究表明，PDQ-39量表中文版在中国大陆的应用具有良好的信度和效度。还有大家比较熟知的健康状况调查简表（medical outcomes study health survey short form-36 item，SF-36）进行健康相关的生活质量评定。

三、基于"环境"的作业治疗评定

1. *家居环境的评定* 家居环境的评定对于每一位期望在一定程度上保持功能独立的人十分必要。家居环境的评定通常在开始计划出院时进行。评定可以根据调查问卷和患者及其家属交谈，必要时进行家访，家访时患者及家属应在现场。观察的主要内容包括两大部分，即住宅的外部结构和内部结构，主要考察入口、楼梯、地面、家用电器的安全性、浴室安全性、电源插座的位置、电话及紧急出口等。评定的顺序也可按照患者的日常生活规律顺序进行，如住宅内部环境的评定从床边、卧室开始，然后洗手间等。评价过程中应记录哪些活动不能完成，为什么不能完成。住宅内外环境的评定包括住宅类型、入口、进入住宅的通道、户内入口和通道、客厅、卧室、餐厅、盥洗室、厨房、洗衣、打扫卫生、应付紧急情况等12项内容。

2. *工作环境的评定* 对工作环境进行考察是环境评定的重要组成部分，而评价患者工作环境的最有效方法是进行实地考察。在工作环境中评定患者的功能水平时，节省能量和符合人体工程学是治疗师考察时所遵循的主要原则。

3. *社区环境的评定* 社区环境包括各种社区资源和社区服务。对于期望回归和参与社区生活的患者来说社区环境的评定十分必要，通过评定，使治疗师、患者以及家属了解可以利用哪些社区资源和社区服务，为提出改进意见提供依据。在社区环境评定中，患者能否利用交通工具，能否享受各种社区服务是两个关注重点。工作环境评价的许多要点同样适用于社区各种服务设施，无论在商店、剧院、餐馆、会馆、学校、体育场馆等都需要考虑入口是否有无障碍通道、走廊的宽度、患者是否能进入并使用洗手间、能否使用公用电话等。

四、其他

国际运动障碍协会（movement disorder society，MDS）统一帕金森病评定量表（MDS unified-Parkinson disease rating scale，MDS-UPDRS）可对疾病严重程度进行全面和详细的评定，内容包括日常生活非运动症状、日常生活运动症状、运动功能检查和运动并发症四大部分。详细内容可见附录中表16统一帕金森病评定量表。

（刘　璇　朱　琳**）

第四节 帕金森病作业治疗

对于帕金森病患者的治疗，作业治疗基本上与药物同时进行，但是要注意药物的作用。帕金森病患者因为在身体、心理方面有较大的变化，所以要详细地了解服药的种类和剂量的变化。对药物作用的理解是顺利完成作业疗法的关键。在药物治疗的基础上，加强自我管理和参与，最大限度地延缓疾病进展，改善各种功能障碍，提高功能独立性和整体适应性，尽可能减少继发性障碍和各种并发症，改善ADL，最终改善PD患者的生活质量。作业治疗应因人而异，需根据PD患者疾病严重程度及存在的各种功能障碍类型和程度，制定个体化康复目标和针对性作业治疗措施。

一、帕金森病患者康复训练的原则

1. *PD早期指HY 1～2期* 以帕金森病体操为主进行训练。

2. *中期指HY 3～4期* 主要是预防关节挛缩的关节活动范围训练、步行训练、纠正前屈位的姿势矫正训练、针对姿势反射障碍的平衡训练，为预防因胸廓活动受限而引起肺功能障碍进行的呼吸训练也极为重要。ADL方面一边从日常生活辅具着手，一边进行 ADL 指导。

3. *晚期指 HY 5 期* 主要以护理为主，预防废用综合征，努力维持残存的日常生活活动（例如进食动作等），努力减轻借助者的借助量。防止压力性损伤、误咽、窒息、脱水、营养障碍、感染等情况发生。

二、帕金森病早期的作业治疗

发病早期的帕金森病患者的特征是动作缓慢，和病前相比完成 ADL 需要更多的时间，因为努力程度的增加，以至于经常会出现疲劳感。在手灵巧性方面出现困难。如不能系上和解开小纽扣，不能完成用笔书写、使用筷子进食、刷牙和剪指甲等动作完成困难。另外，由于帕金森病患者一侧肢体出现症状，所以另一侧肢体的使用率相对增加，有些轻度症状的患者从这个阶段就开始出现废用综合征。这个时期的患者以自我管理和促进积极主动的生活方式为主，鼓励参加体育运动，如健走、太极拳、瑜伽和舞蹈等，适度进行有氧训练（如活动平板等）、抗阻训练以及双重任务训练，改善体能，减少白天静坐，推迟活动受限的发生。

（一）基于“人”的作业治疗

1. *帕金森病体操* 可以防止体力低下，使得肌肉和关节变得柔软，让动作顺畅的体操。没有必要必须按照顺序进行，进行适合自己的运动便可。最初，进行 1 个运动反复 2～3 次，逐渐增加，最终 8～10 次重复。帕金森病体操没有特别的禁忌，站立、座位都可以进行。

（1）脸的运动：脸部肌肉改善可以缓解说话困难。①大的张嘴闭嘴运动；②脸挤在一起放松的运动；③鼓腮运动；④缩唇吐气运动。

（2）颈部和头的运动：颈部运动以无痛范围下进行。①头左右缓慢倾倒；②头左右缓慢回旋。

（3）肩腕手指的运动：提高关节的柔软性，变得容易活动。①双手交叉，缓慢上抬；②手在身后相握，上下运动；③双手胸前合十，腕关节向左右倾倒；④上抬腕，手指张开抓握动作。

（4）立位下的运动：两足张开 10～20 cm，身体稳定。①站立位下身体缓慢前屈；②站立位下，身体缓慢的左右回旋；③靠着墙壁站立，后背尽量贴近墙壁；④面向墙壁，双手放在墙壁之上，胸部靠近墙壁拉伸背部肌肉。

（5）坐位下进行的运动：坐位下尽量与椅子靠近，身体尽量前倾，缓慢牵拉腰部。①坐在椅子或者床的边缘，双手交叉放于头后，缓慢前后弯曲躯干；②双手交叉放于头后，身体缓慢左右回旋；③收着下颌，身体前屈站立，身体前屈坐下。

2. *双重任务训练* 通常为步行的同时进行另一项运动或认知任务训练，如行走时举着一个盛满水的杯子（步行与携带双重任务），或边走边说出以“发”字开头的词语（行走与言语流畅性双重任务）。在疾病早期，帕金森病患者在双重任务中仅有轻微障碍，应鼓励进行双重任务训练，通过逐渐增加训练难度，提高同时执行双重或若干任务的技能。

3. 要求将注意力有意识地集中于当前任务，以改善运动表现。如要求患者学会步行时要想着迈大步，转弯时要转大弯，写作时写大字。

4. 利用视觉、听觉、本体觉或触觉等外部提示，可帮助患者启动运动或促使运动继续进行，有助于改善起步困难和冻结步态。听觉提示可以是节奏感强的进行曲、节拍器或口令等；视觉提示主要为类似斑马线的线条、人行道的瓷砖或地板图案等；本体觉训练通常用有节奏振动的腕带，让患者集中注意力按顺序逐步完成这些动作，以改善复杂动作的执行困难，尤其是转移能力。通过指导和示范进行针对性训练，鼓励患者在开始运动或完成任务前，通过运动想象和内心演练来预演这些步骤。

（二）基于“活动”的作业治疗

1. *倡导积极的生活方式* 应根据患者的功能障碍程度和运动喜好，制订家庭训练计划，使其参加自己喜欢的体育运动，可明显提高运动功能和生活自理能力，改善情绪和睡眠质量，改善生活质量和社会交往能力。

2. *缓解紧张和时间压力* 通过压力管理、学习放松技巧和时间管理的原则，在计划和组织活动时减少时间压力，指导 PD 患者以一种轻松的方式进行活动。

3. *优化日常活动* 选择的活动应与患者的兴趣和动机相匹配，与患者的功能和体能水平相适应。确定活动的优先次序，制订结构化的日或周活动计划，这个计划可起到外部指导和提示作用。让患者尽可能在最小的辅助下生活自理。

4. 积极采取能量保存技术 减少患者的疲劳和功能损害，最大限度地保留患者原有的功能。使用辅具、适应性工具和环境改造可以弥补患者认知和运动方面的困难，减少跌倒次数，提高完成各种操作和任务的质量，使家庭生活更独立、更安全，也可以减轻照料者的负担，使护理工作变得省力。

通过对PD患者提供具体、科学和实用的健康教育指导，可以明显改善PD患者的生活质量，使患者以积极健康的心态主动配合治疗，减少失控行为的发生。

（三）基于“环境”的作业治疗

1. 提高患者的交往能力，并鼓励家属参与治疗工作，并对家属提供必要的支持，包括指导家属更好地与患者合作，完成治疗活动。还可以通过小组活动和训练，调整患者的情绪，增加其社交能力。鼓励患者发挥自身在家庭与工作单位中所起的作用，尽可能多地保留原有的工作和活动，但要放弃不安全的活动。

2. 保持患者的娱乐活动能力，在体能许可的情况下，鼓励患者继续保持原有的娱乐爱好。如不能安全地继续原有的兴趣爱好，可鼓励和支持患者发展新的娱乐，以改善身心功能，促进健康恢复。常用的文娱项目包括划船、钓鱼、养鱼、养鸟、棋艺、看电影、唱歌、跳舞、操琴、书画、球类活动等。

3. 维持就业能力，鼓励患者尽可能长时间地保持工作。如不能再继续从事以前的工作，要对患者进行再就业能力的培养和训练。

三、帕金森病中期的作业治疗

中度帕金森病患者的特征是两侧肢体出现症状，废用症状明显，平衡反应显著低下，跌倒的危险增高。为此，患者的行动范围变得狭窄，ADL处于需要监视或者需要辅助。对于这个时期的患者，以进行主动功能训练，维持或提高活动能力和预防跌倒为主，尤其是平衡、步态和上肢功能活动训练，可采用心理提示、外部提示和认知运动策略。

（一）基于“人”的作业治疗

1. 提高身体活动能力的训练

(1) 关节活动范围训练

1）患者俯卧在垫子上，用肘支撑的情况下，另一只手向前上方伸手取物（图5-4-1）。

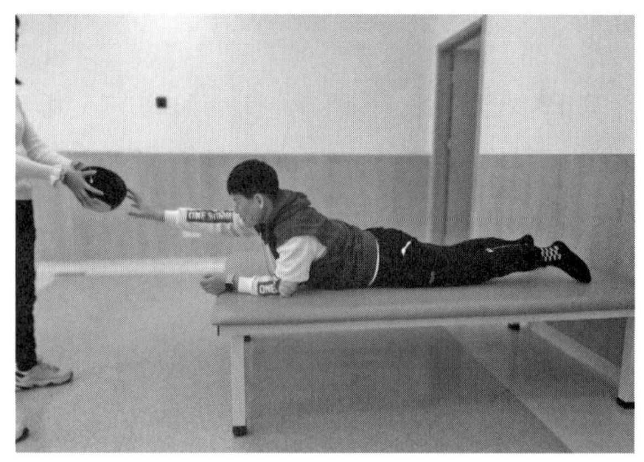

图5-4-1 单手向前上方取物

2）患者坐位，使其外展肩部，屈肘用手掌触摸后脑勺，再弯腰伸肘尽力触摸对侧足尖，左右交替进行（图5-4-2）。

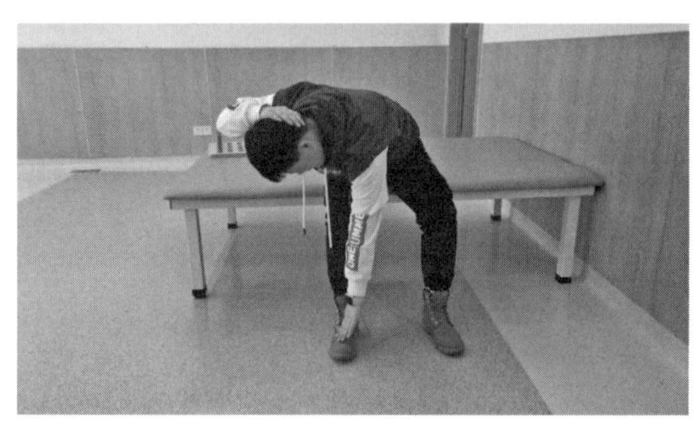

图5-4-2 双手非对称动作

3）患者站立位，面对墙，身体尽力紧贴墙壁，双上肢沿着墙壁向上摸高，可用刻度标记，以逐渐增高高度（图5-4-3）。

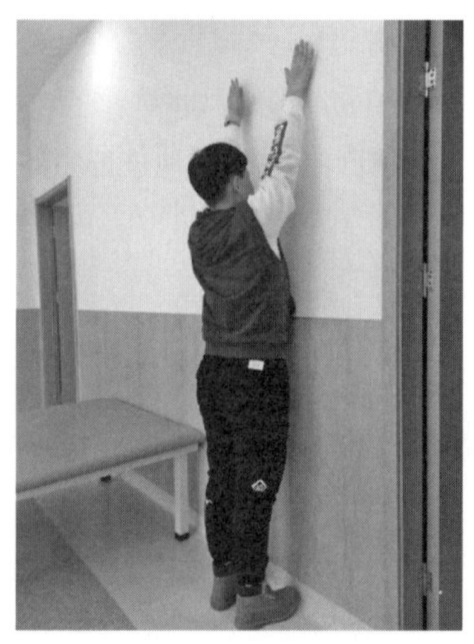

图5-4-3 双手向上爬墙

(2) 肌力训练

1) 患者向远处用力投出实心球或沙包(图 5-4-4)。

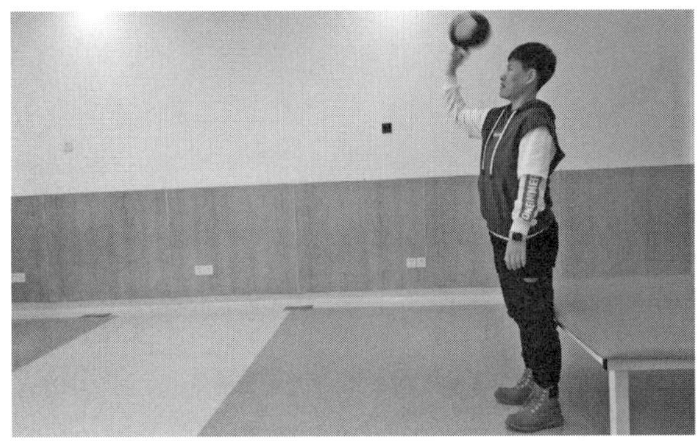

图 5-4-4 单手投掷沙包

2) 患者可用块状不同硬度的黏土或橡皮泥，捏出不同的形状，然后再重新揉出初始的块状图(图 5-4-5)。

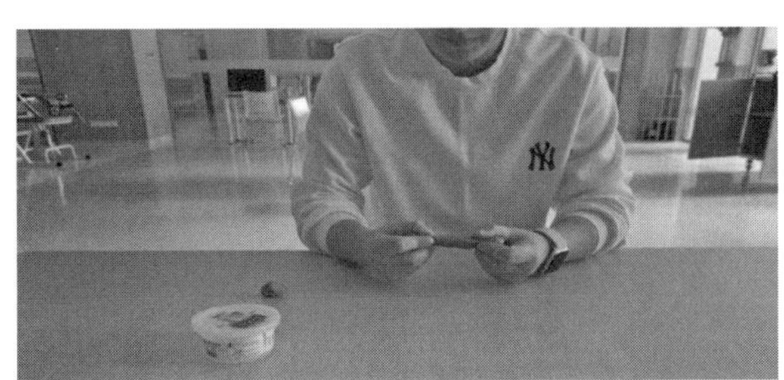

图 5-4-5 捏橡皮泥

3) 患者可以利用功率自行车，设定适合的强度，进行力量训练。

(3) 维持及改善姿势的训练

1) 患者坐位或站立位，将头缓慢地向前后左右转动，然后练习头部绕环。需要保护老年人的安全。

2) 患者背部靠墙站立 5 分钟，尽量帮助老年人能够挺胸抬头，并配合自如呼吸。

3) 老年人听口令稍快速地进行姿势的转换练习，比如站起-坐下-站起，原地踏步-停止-原地踏步等(图 5-4-6)。

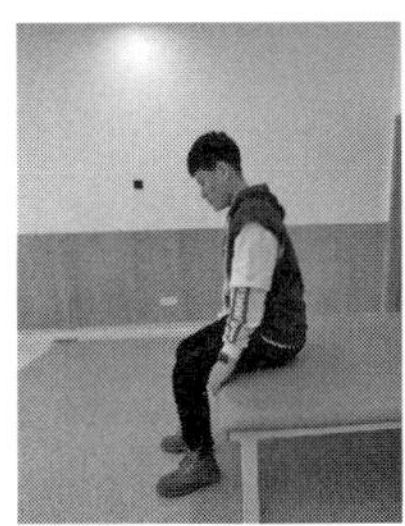
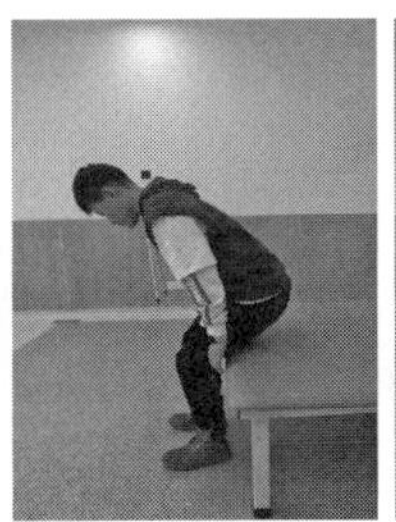
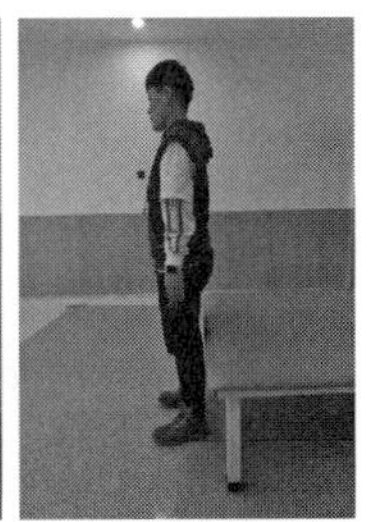

图 5-4-6 原地踏步

(4) 上肢机能的训练

1) 要求患者按照节律将小木块上下翻动(图 5-4-7)。

2) 患者听口令或节拍器，进行挂圈动作(图 5-4-8)。

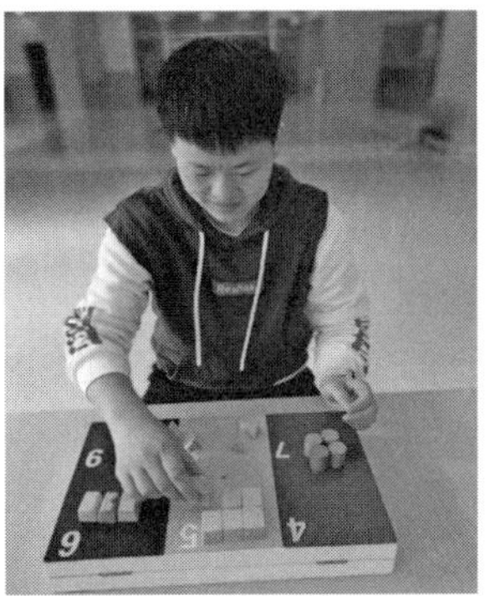

图 5-4-7 节律性翻转积木

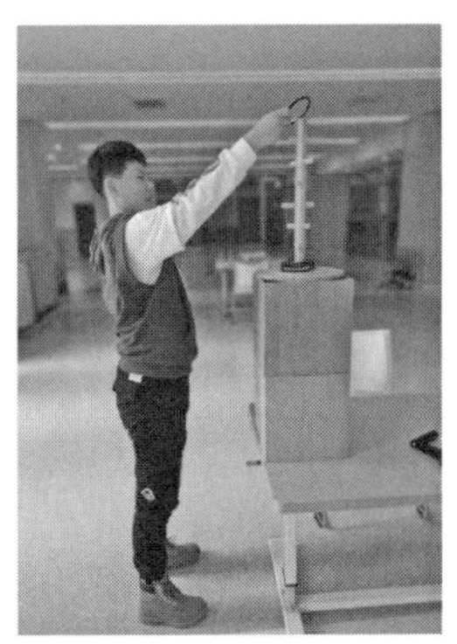

图 5-4-8 挂圈

3) 带领患者进行双手合作完成纸贴画或者编绳活动。

4) 患者用两只手合夹，将面向下的照片一一翻起。

5) 患者训练将玻璃球，蚕豆，米粒，纽扣等小物体捡拾到不同的盒子里。

6) 患者训练打字，写字，折纸等活动。

2. 平衡训练

(1) 与患者手拉手，单腿站立，做身体前后摇动的动作。

(2) 患者练习走“一”字步(图 5-4-9)。

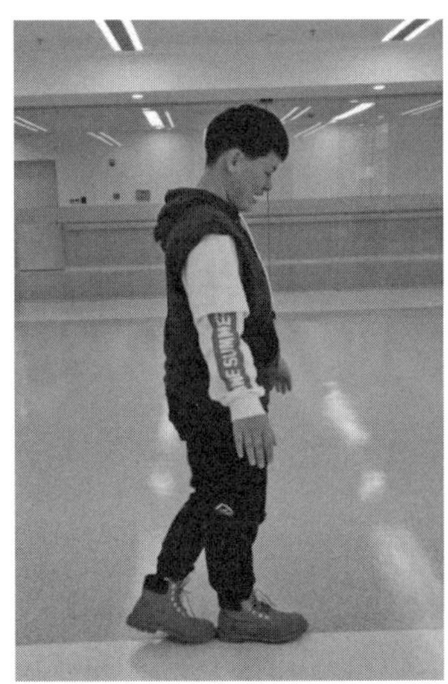

图 5-4-9 走“一”字步

(3) 坐位或站立位下，患者将身体一侧的物体侧身摆放到身体另一侧，双侧交替练习(图 5-4-10)。

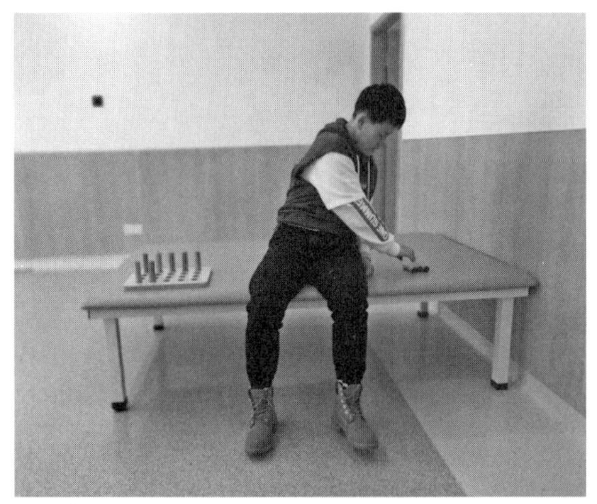

图 5-4-10 左右转移木条

(4) 坐位下，患者可跟着音乐节拍向左右同时挥动双手或同时晃动双下肢。

(5) 带领老年人放风筝，要求老年人视觉跟踪，通过上身活动控制风筝。

3. 步行能力训练　在治疗师指导与帮助下，进行实地步行练习。在步行练习过程中，治疗师不时发出停止步行、转身等口令，治疗师语气坚定的“抬腿”、“大脚趾朝上”、“迈大步”、步行中配合节拍或口哨等，都有助于患者预防或打破冻结状态，向前迈大步。在地面上画线，通过视觉提示帮助患者克服步行中突然冻结，这样做还可以帮助患者增加步幅(图 5-4-11)。

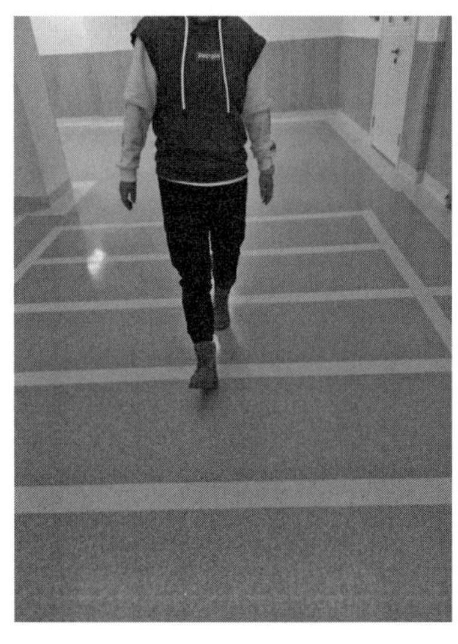

图 5-4-11 步行练习

4. 面部动作锻炼　皱眉动作：用力睁闭眼，鼓腮锻炼；露齿和吹哨动作：对着镜子，让面部表现出微笑、大笑、露齿而笑、噘嘴、吹口哨等。

(二) 基于“活动”的作业治疗

治疗内容是以增强 ADL 自立和减轻辅助量为目的，提高各种动作的效率，活动过程中要注意安全。

1. 进食　选用粗把的勺子或者叉子，让患者尽可能自己进食，餐具适当调整，要易于操作，配合必要的辅具。与言语治疗师合作，帮助减轻患者早期的吞咽困难。

2. 穿脱衣服　帕金森病患者由于动作的灵巧性低下和关节挛缩造成难以拿取远处物品，在进行穿脱衣服指导时要注意以下几点：①确保安全；②在跌倒危险性少的体位状态下进行；③防止向后方跌倒，使用有椅背的椅子；④移乘时防止事故的发生，可以使用防滑的椅子或者把椅背紧靠墙边，指导患者增强稳定性；⑤在立位下进行穿脱衣服动作时，指导患者背靠墙壁，或者利用扶手确保稳定性。总之，要尽量鼓励患者自己完成穿脱衣服动作。当疾病影响到患者以往的穿衣习惯和能力时，应选择穿脱相对方便的衣服(如重量轻、舒适、保暖耐寒、易伸缩)，穿衣服的层数以不影响关节活动范围、协调活动、坐站转移和精细活动为度，防止服饰太沉重造成患者的疲劳。鞋子应选择穿脱方便(如松紧鞋等)、舒适、支撑好、鞋底有弹性的。穿鞋底摩擦力大的鞋，以增加步行的稳定性。治疗中要指导患者选择安全、省力、舒适的体位(一般为坐位)和技巧动作完成衣服的穿脱动作。

3. 床上转移　患者床的高度要适当，床垫硬度适中。首先向翻身的方向转动头部，然后屈曲下肢用足底支撑床面，手伸向躯干对侧抓住床沿，随着骨盆的转动完成翻身动作。从卧位到坐位的转换，可按照图 5-4-12 所示完成动作，即一手抓住床沿；双下肢移向坐起侧的床边；双小腿自然垂于床边；同侧肘关节用力撑起上身；对侧手用力拉住床边保持身体稳定坐起。从坐位到卧位的变换与上述动作相反即可。还可以抬高床头或在床尾结一根绳子供患者牵拉，以便减轻难度。

4. 家务劳动　应用能量节约技术，尽量取坐

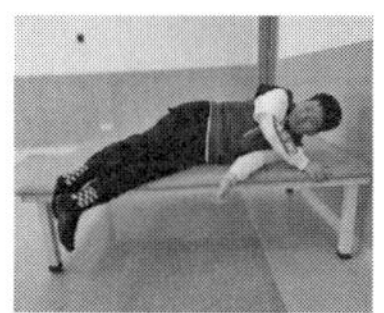
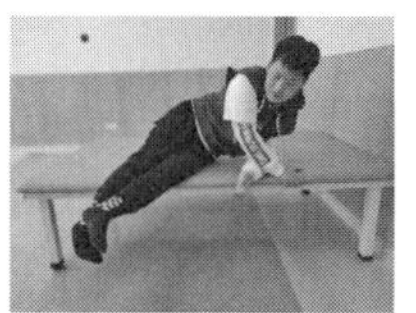
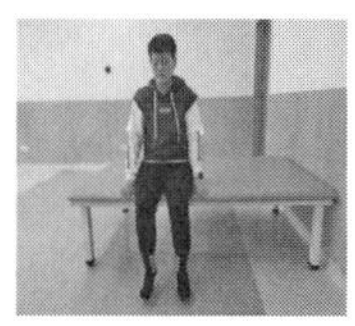

图 5-4-12　卧位到坐位的转换

位等放松体位完成家务活动，充分利用家用电器和辅助装置减少患者家务负担。如果患者手颤抖影响食材准备时，可以使用食物固定器、防滑垫或夹子等。

（三）基于“环境”的作业治疗

中期的帕金森病患者进行有效地辅助装置的应用和环境改造。为预防畸形，需让患者穿戴必要的矫形支具；穿衣困难时可以借助穿衣辅助器；为防止患者跌倒，给患者配备合适的助行稳定用具，注意调整助行器的高度，避免出现驼背现象；鼓励患者坐位时尽量保持腰部挺直，不要长时间团坐在软沙发内；睡硬板床；写字、打字桌面高度要适中，使患者在腰部伸直和保持头颈部稍屈曲（10°）位下工作；尽量去除房间内的地毯和垫子，防止患者被绊倒；卫生间尽量安装无障碍设备，比如在墙壁上安装把手。对居家环境和家具等进行适当的改造，能够有效地提高患者的自我照顾能力。例如，采用可调节床边扶架，可方便患者从床上转移。使用腿支撑架可方便患者保持舒适的坐位。用旋转盘为患者躯干旋转提供便利。加强对家人和照料者的宣传和指导，让他们与患者之间能够默契地合作。

四、帕金森病晚期的作业治疗

PD 晚期患者的特征是由于症状加重，患者的自发性活动受到限制，多见痴呆等精神症状加重，废用症状持续发展、ADL 能力低下、生活环境狭窄、与人交流继续减少、常见于不得已而卧床的患者。对于这个时期的患者，以维持心肺等重要器官功能为主，同时避免压力性损伤、关节挛缩和静脉血栓等并发症，及时进行床上或轮椅上的体位变换，以及辅助下的主动运动训练。

（一）基于“人”的作业治疗

对于这个时期的患者，以维持心肺等重要器官功能为主，同时避免压力性损伤、关节挛缩和静脉血栓等并发症，及时进行床上或轮椅上的体位变换，以及辅助下的主动运动训练。治疗目标是保护重要脏器功能，预防并发症及废用综合征，尽量提高生活质量。锻炼和运动策略可能仍然有效，应积极支持锻炼，以尽量避免体能进一步降低；在床或轮椅上保持正确的身体姿势，尽可能离床坐轮椅或椅子。

（二）基于“活动”的作业治疗

帕金森病患者的特征是由于症状加重，患者的自发性活动受到限制，多见痴呆等精神症状加重，废用症状持续发展、ADL 能力低下、生活环境狭窄、与人交流继续减少、常见有不得已而卧床的患者。在疾病的这个阶段，PD 患者可能被限制在轮椅或床上，这个阶段治疗目标是保护重要功能、预防并发症，例如压力性损伤和挛缩。锻炼和运动策略可能仍然有效，但是缺乏对这一组 PD 患者的科学评定。基于共识，在这个阶段通过以下方法实现目标，如果 PD 患者同意，照料人员和护理人员参与干预，积极地支持锻炼，以尽量避免体力进一步地减少在床或轮椅上正确的身体姿势，支持频繁变换体位，建议和培训照料和护理人员，支持 PD 患者执行转移，如果可能的话，可以使用代偿性策略和有效的提示。

（三）基于“环境”的作业治疗

患者到了疾病的晚期，步行会相当困难，这时要重视步行的安全性，尽可能保留患者活动的空间，让患者逐渐适应所处环境，加强照顾者和家人对患者的保护，必要时轮椅代步进行户外活动，尽量消除环境中妨碍步行或轮椅活动的障碍物。

五、其他作业治疗技术

（一）神经调控治疗

1. 无创性神经调控技术　主要包括重复经颅磁刺激（repeated transcranial magnetic stimulation，rTMS）和经颅直流电刺激（transcranial direct current stimulation，tDCS），可改善运动迟缓和冻结步态，改善异动症，改善言语清晰度；改善工作记忆和执行功能等认知障碍；缓解抑郁等情绪障碍、疼痛和失眠等。

2. 生物反馈训练　包括肌电、呼吸、皮阻、心率变异性等多项生理指标的生物反馈训练，可改善肌肉僵硬、失眠、情绪障碍等；盆底肌生物反馈训练可改善二便障碍和性功能。

（二）虚拟现实

虚拟现实（virtual reality，VR）技术通过多种不同沉浸程度的情景交互，对患者的步态、平衡、情绪、睡眠、认知等功能障碍均有改善作用。

六、PD 患者康复的注意事项

患者应在一天状态较好的时期（“开期”）锻炼体能和学习新的运动技能；在功能受限的时间和环境中（如“关期”，或家里），在保证安全的前提下，运用和实践已掌握的运动策略和技能改善活动受限。

康复训练应遵循个体化和针对性原则，给予适当强度训练，每次训练 30～60 min 为宜，每日 1～2 次，每周 5 次以上。

运动中感到疲劳和出汗可能是正常现象，但如果发生以下情况要停止训练并及时就医：恶心、胸闷、胸痛，呼吸急促（如每分钟超过 40 次），头晕或眩晕，心动过速，疼痛，冷汗或严重疲劳感等。

（陆晓曦　刘　璇）

第五节 帕金森病并发症的管理

一、肌肉萎缩、无力

帕金森病患者躯干和四肢屈肌频繁地强点性收缩容易导致挛缩的发生，因此，在注意关节活动的同时应注意加强紧张肌肉的牵伸，针对肌肉无力和肌力低下的患者维持及增强肌力的方法是采用粗大动作，要达到肌力增强的目的，需要较长时间的训练。

二、关节缺乏柔软性及挛缩

作业治疗最直接的治疗目的是预防上肢、手指的挛缩和改善手指抓握范围。在无痛、允许的范围内缓慢地进行运动。

三、骨质疏松

骨质疏松的防治措施主要是加强营养及选择合适的运动，并服用合适的抗骨质疏松药物，帕金森病患者在日常活动时要缓慢进行，注意安全，防止跌倒造成骨折等不良后果。

四、直立性低血压

直立性低血压的治疗，关键是在于预防，同时积极寻找导致直立性低血压的原因，找到病因，祛除病因，往往能预防直立性低血压的发生，避免各种诱发因素，慎用或者不用容易引起直立性低血压的药物。在症状严重时，可增加氯化钠的摄入或口服醋酸氢化可的松升高血压。帕金森病患者在床上坐起或站立时注意动作不要过快过猛，还要注意避免久坐，预防直立性低血压的发生。

五、压力性损伤

对于帕金森病患者预防压力性损伤要做到教育患者认识压力性损伤发病机制、进行系统的防压训练、养成防压习惯、运用防压、减压辅具、经常检查，早期发现。预防压力性损伤归纳为以下四句话：认识病因，自觉防治；减少压迫，身不离垫；定时翻身，变换体位；天天检查，早期发现。

六、营养不良

营养不良大多是由于慢性消耗性疾病引起，帕金森病患者因咀嚼和吞咽困难易引起营养不良，应选择易消化、高热量、高蛋白质的食物，尽可能供给足够的蛋白质，以及足够热量和各种维生素、电解质和微量元素如铁、锌等，必要时选择肠内营养制剂。

七、下肢静脉回流不畅

帕金森病患者随着病情的加重，活动减少已引起下肢静脉回流不畅，利用压力治疗法，穿弹力袜或利用弹力绷带包扎压迫以减少静脉逆流及淤血现象。

八、循环障碍

帕金森病患者因为活动减少已引起下肢静脉

回流不畅引起循环障碍，首先要患者夜间抬高下肢，促进静脉回流；其次利用空气压力波气压式循环治疗，如果有严重下肢水肿的患者可以口服威力坦。

九、心排血量减少及心动过速

首先应尽量避免应用兴奋心脏加快心率的药物，保持心情愉快，防止过度激动与焦虑。起居有常，饮食适宜，勿过劳；适当体育锻炼，防止感冒。

十、肺活量明显降低或运动时呼吸急促

鼓励患者尽量做深而缓慢的呼吸，教会患者正确的呼吸，可以通过扩胸运动，伸展运动等增大胸廓扩张度，增加肺活量；同时训练膈肌及肋间肌等呼吸机以增强呼吸功能。

（刘　璇）

第六节
帕金森病作业治疗的循证实践

2014 年 Erin R. Foster 等人发表作业治疗相关的介入方法对帕金森病的疗效的综述中提出了三大类的介入方法：①运动或健身；②环境提示、刺激和目标；③自我管理和认知-行为策略。中等至强的循证支持：有具体目标的肢体活动训练，比如运动表现、姿势稳定性和平衡保持。低等至中等的循证支持：更加复杂、多样化的活动训练能够提高功能性活动的能力。中等的循证支持：在功能性移动或其他运动活动中使用外部支持能够帮助患者的运动控制。另外，中等循证支持，应用认知行为策略鼓励患者参与到健康活动，以及自我管理的个性化的治疗能够有效提高患者的生活质量（quality of life，QOL）中特定的部分。我们也对该综述在临床、教学和研究中的应用进行了讨论。

Erin R. Foster 还在 2014 年对非痴呆帕金森病患者在完成需要认知功能的 IADL 时的表现进行了研究。77 名帕金森病患者和 57 名非帕金森病患者参与了实验，使用标准化的 IADL 表现量表：自理能力表现评价（performance assessment of self-care skills）。表现评价主要对三方面进行打分：独立性、熟练性及安全性。结果显示帕金森病组在大多数活动中的独立性、熟练性评分都低于非帕金森病组。药物管理、购物和刀叉餐具使用是两组人群差异最大的活动。对于帕金森病组来说，更高的年龄、更低的 MMSE 分数和更低的运动功能都与更差的 IADL 表现有关。结论是患有相对轻微和早期的帕金森病患者，在完成需要认知能力的 IADL 时存在能够检测到的表现障碍。本研究强调了使用客观 IADL 功能评价在发现帕金森病早期功能改变中的重要性。

2015 年美国 Tiffany Chen 等人发表帕金森病患者如何管理日常症状一文中研究介绍帕金森病患者和其照顾者需参与到多种户外活动中，并应用不同的策略来参与日常作业活动。对于这一人群，应用非药物方法来管理帕金森病症状是十分必要的。

2015 年 Linda Tickle-Degnen 等人发表帕金森症状的患者在日常活动中的体验一文中提出帕金森病患者对其症状和日常活动间的关联有着特殊的体验，比如在基础性日常生活活动（BADL）中遇到的运动控制障碍，以及在工具性日常生活活动（IADL）中遇到的疲劳症状。因此十分有必要针对这种关联进行评价和介入。

2016 年 Liliana Alverez 等人对于帕金森病患者身体状况是否能够满足驾驶能力进行评价，并在文章中提出能够早期识别患有帕金森病的高危驾驶者是十分重要的，帕金森病患者照顾者填写的驾驶者身体功能检查（fitness-to-drive）结合顺序测验是一种针对高危驾驶者的精准筛查工具（注：顺序测验是一种认知能力测试）。

2017 年 Kayoko 等人发表帕金森病患者疲劳症状对生活质量（QOL）的影响一文中提出独立于帕金森病的其他运动功能相关症状，帕金森病患者的疲劳症状被证实为对其生活质量的影响因素。建议针对疲劳的一些特定方面进行介入，以提高帕金森病患者的生活质量。

（钱李果　刘　璇）

第七节 个案分析

本节内容通过一个案例，以SOAP格式记录，向大家展示帕金森病患者的作业治疗评定与介入方法。

病例概要：患者60岁，女性，有7年PD史，最近其症状日益严重，被转介到作业治疗。

一、基本情况

姓名：唐某　　性别：女　　年龄：60岁

民族：蒙古族

主要语言：汉语、蒙古语　教育程度：硕士

职业：退休干部

社会状况：医保，家庭支持，社会支持

生活环境：家庭障碍

利手：右利手　出生地：北京

家庭住址：北京丰台

发病时间：2011年7月4日

接诊时间：2018年7月16日

临床诊断：迟发性帕金森病

康复相关药物治疗：信尼麦和溴隐亭

二、初次评定记录

（一）S（主观资料）

1. *病史*　7年前患者首先出现左手震颤，逐渐进展到左上肢和下肢强直、运动笨拙。社区医师建议她去北京某医院神经内科就诊，检查发现她左侧身体中度震颤和肌强直，诊断为“迟发性帕金森病”。服用处方药苯海索在一段时间内有效。最终震颤加重，特别是当她处于无法使用左上肢的压力下，她开始服用信尼麦，作为门诊患者开始接受物理治疗。信尼麦起作用时，她的症状明显减轻，因而停止物理治疗和家庭运动。在接下来的几年里，随着症状加重，药物剂量也随着增加。

2. *功能情况*　患者正在服用信尼麦和溴隐亭。她在服药45分钟后，运动障碍发作，包括左上肢的不自主地扭动。她的主诉如下：

（1）行走困难：尤其是穿过狭窄的门道或走在拥挤的地方时。

（2）发作性步态障碍（冻结步态）：她步行时试着做某些事情，例如在步行时从口袋中拿出纸巾，就会突然停止脚步，她越努力试着移动，就越糟糕。冻结发作可持续至20分钟。

（3）姿势不稳：在过去的几年里，她经历了几次不受控或不稳定平衡的发作。这些情况格外引起了她的不安，因为一旦在步行时发生，就会导致跌倒。在过去的几个月里，她跌倒了7次。因此造成恐惧感逐渐增加，她停止了独自外出。

（3）床上翻身、起床、独立地从椅子上站起来等动作困难逐渐增加。她的丈夫现在需要在她活动的90%的时间里提供辅助来完成这些活动。

（4）晚上入睡困难：尽管她已经停止了喝茶，但是还是难以入睡。她一晚上醒4～5次，晚上去洗手间时需要丈夫的帮助。她经常在晚上产生错觉，声称自己看到墙上的虫子。在这期间她非常害怕。

（5）抱怨药物所起的作用似乎越来越少：如果她打算出去，她需要服用一片额外的信尼麦。她希望医师会增加她的药物剂量，但医师告诉她症状很可能是药物过量的结果。医师嘱咐她不要服用额外的信尼麦，并调整剂量。

（二）O（客观资料）

1. *认知功能*　注意力、定向力检测3次；显示她在短期记忆方面存在轻度障碍。

2. *社会心理功能*　她具有抑郁症的迹象，不太喜欢外出参加社交活动，她称“这需要太多的努力”。汉密尔顿抑郁量表20分，中度抑郁。

3. *语言和吞咽功能*　轻微的构音障碍，声音过弱；吞咽偶有呛咳。

4. *感觉功能*　双侧踝关节本体感觉轻微减退，其他完整无损。

5. *肌肉张力*　四肢存在中度齿轮样肌强直，左侧重于右侧，颈部和躯干明显肌强直，面具脸。

6. *关节活动度*　由于中度肌强直，关节活动度受限，受限关节如下。

（1）双侧肘关节伸展（10°～140°）。

（2）双侧髋关节伸展（0°～10°）。

（3）双侧膝关节伸展（10°～120°）。

(4) 双侧踝关节背屈(右下肢 0°～15°;左下肢 0°～10°)。

7. 肌力　中度(3/5)到较好的肌力($4^-/5$),双侧踝关节背屈肌肌力较差(2/5 级)。

8. 运动功能

(1) 中到重度静止性震颤,左手重于右手。

(2) 运动迟缓:运动明显缓慢,运动减少。

(3) 运动起始犹豫;在运动中频发停止。

(4) 左上肢运动障碍。

9. 姿势　头前倾位、屈曲,脊柱后凸,站立时肘关节、髋关节、膝关节屈曲。

10. 平衡功能

(1) 稳定极限降低。

(2) 患者步行时躯干过度前倾姿势增加了向前摔倒的风险。

(3) 静态坐位平衡的控制:好(在没有抓握下能够维持平衡)。

(4) 动态坐位平衡:较好(接受最小的挑战;能举起双手)。

(5) 静态站立平衡:好(在没有抓握下能够维持平衡)。

(6) 动态站立平衡:差(在没有抓握的情况下不能接受小的挑战)。

(7) 因为头与躯干的旋转运动受限及无效的迈步,她已经对失衡的反应减慢。

(8) 起立-行走计时(TUG)时间是 36 秒。

(9) 患者害怕摔倒,功能性运动降低。

11. 功能性运动

(1) 需要中度的协助:床上翻身,仰卧位至坐位,坐位至站位转移。

(2) 由于髋关节屈曲挛缩,不能做桥式动作。

(3) 患者有良好的安全意识。

12. 步行功能　独立行走,表现为慌张步态模式,步长缩短,上肢、躯干、髋、膝关节的运动的幅度降低;前冲步态趋势。害怕摔倒不敢单独出门,频繁发作的冻结步态。

13. 心肺功能与耐力　一般功能活动能力下降,估计功能性工作能力(FWC)为 6 个代谢当量(METs),表浅(上呼吸)呼吸模式。患者容易疲劳,需要频繁的休息。

14. 双侧踝关节轻度水肿。

15. 皮肤完整,没有破损的区域。

16. 发作性泌汗增加。

17. BADL　改良 Barthel 指数总得分 60/100 分(详见附录),生活基本自理。进食、转移、上厕所、洗澡、行走、穿衣、上下楼梯时,需要小至中度的辅助。

18. 辅具　未适配轮椅、助行器等辅具。

19. 家居与社区环境　患者居住小区内无障碍设施完备;家居环境影响患者起居。

20. 睡眠/休息　匹兹堡睡眠质量指数 18 分,提示睡眠质量差。

21. 社会参与　社会活动功能量表(FAQ)15 分,提示存在社会活动功能障碍;家庭功能评定量表(FAD)40%未被回答,不予计分。

22. 生活质量　SF-36 量表,未能完成。

(三) A(评定与分析)

1. 作业治疗诊断　帕金森病中期,生活基本自理,社会活动功能障碍。

2. 主要问题点

(1) 认知:短期记忆存在轻度障碍。

(2) 社会心理:中度抑郁。

(3) 语言:构音障碍,声音过弱。

(4) 感觉:双侧踝关节本体感觉轻微减退。

(5) 肌肉张力:四肢中度齿轮样肌强直,左侧重于右侧;颈部和躯干明显肌强直;面具脸。

(6) 关节活动度:关节活动度受限,包括双侧肘关节伸展,双侧髋关节伸展,双侧膝关节伸展,双侧踝关节背屈。

(7) 肌力:双侧踝关节背屈肌肌力较差(2/5 级)。

(8) 运动功能:中到重度静止性震颤,左手重于右手。运动迟缓,运动起始犹豫,左上肢运动障碍。

(9) 姿势:头前倾位;屈曲;脊柱后凸;站立时肘关节、髋关节、膝关节屈曲。

(10) 平衡:较差,患者害怕摔倒。

(11) 功能性运动:普遍降低。

(12) 步行:冻结步态。

(13) 心肺功能与耐力:较差,上呼吸模式,易疲劳。

(14) BADL:生活基本自理,进食、转移、上厕所、洗澡、行走、穿衣、上下楼梯时,需要小至中度的辅助。

(15) 辅具:未适配,活动和参与受到影响。

(16) 环境:家居环境影响患者起居。

(17) 睡眠/休息:失眠,睡眠质量差。

(18) 社会参与:家庭、社会活动功能障碍。

(19) 生活质量:总体较差。

3. 问题点相关性分析

(1) 平衡不稳、冻结步态直接导致患者易摔倒,并且7次摔倒的负面体验导致患者不敢出门,社会参与严重受限,同时也影响家庭内功能性活动,需要丈夫辅助。平衡不稳与躯干核心控制弱、本体感觉减弱、未适配辅具、易疲劳等相关。

(2) 部分日常生活活动需小到中度辅助,与左上肢运动障碍、冻结步态、肌强直、无适配辅具、无家庭无障碍环境相关。

(3) 失眠影响体力耐力、情绪、认知等,面具脸影响社交等。

4. 个人/环境因素的优势

(1) 患者和家属态度积极,依从性好。

(2) 医保报销,社会经济支持。

(3) 小区及周边有无障碍环境,北京地铁等公交系统有无障碍支持。

5. 目标　维持或改善肌力、关节活动度、上肢功能、灵活性、平衡功能、活动、参与和生活质量;对患者、家庭成员、陪护人员宣教以提供心理支持;维持或改善家庭、社会参与,促进积极的世界观与生活方式。

(四) P(干预计划)

1. 预防和恢复性计划　常规训练维持或改善肌力、关节活动度、上肢功能、灵活性、平衡功能等。

(1) 手及上肢功能训练

1) 上肢机器人训练:左上肢为主,20分钟/天。

2) E-link训练:左手,30分钟/天。

3) 肩部推拉器训练:左上肢,负重,增强肌力,10分钟/天。

4) 滚筒训练:左上肢,牵伸缓解肌肉僵硬,10分钟/天。

(2) 八段锦、瑜伽、太极等教学训练,以核心控制和腹式呼吸法为主。

(3) ADL指导与教育:帮助患者制订自我照顾及家事活动的速度与顺序计划,对进食、转移、上厕所、洗澡、行走、穿衣、上下楼梯等指导。

1) 进食方面进行口肌训练,教导口腔运动、食物质地的选择,以减少吞咽困难。

2) 教导有效利用体耐力策略方法,提供协助个案购物或外出的区运输服务资讯,以减少家人的负担。

3) 教导脸部运动以维持适当表情,改良休闲活动,改良与照顾者间的沟通方式以减少孤立与沟通问题。

4) 教育患者配合药效时间参与重要活动。

5) 教育患者处理冻结现象,避免去拥挤、空间狭窄的地方,避免分心、一次只做一件事,改变移行方向时需专注等。

2. 代偿性措施

(1) 适配辅助设施来维持功能,如使用轮椅来实现社区活动,使用手辅具弥补手灵活度的不足,使用吸水内衣裤等。

(2) 家庭中的环境调适,建议加强照明、使用安全扶手、加高马桶座、浴椅、助行辅具、轮椅,防滑条、避免家具拥挤等,以增加生活安全。建议适当配置家庭环境控制系统,如白色家电等。

(3) 患者/家庭/陪护人员的教育和训练,对患者、家庭成员、陪护人员提供心理支持。

(刘　璇　顾　斌)

参考文献

[1] GOUGEON M A, ZHOU L, NANTEL J. Nordic Walking improves trunk stability and gait spatial-temporal characteristics in people with Parkinson disease [J]. Neuro Rehabilitation, 2017, 41 (1): 205-210.

[2] WARLOP T, DETREMBLEUR C, BUXES LOPEZ M, et al. Does Nordic Walking restore the temporal organization of gait variability in Parkinson's disease? [J]. J Neuroeng Rehabil, 2017, 14(1): 17.

[3] YANG Y, LI X Y, GONG L, et al. Tai Chi for improvement of mo-tor function, balance and gait in Parkinson's disease: a systematic review and meta analysis [J]. PLoS One, 2014, 9(7): e102942.

[4] LI F, HARMER P, FITZGERALD K, et al. Tai Chi and postural stability in patients with Parkinson's disease [J]. N Engl J Med, 2012, 366(6): 511-519.

[5] NI X, LIU S, LU F, et al. Efficacy and safety of Tai Chi for Par-kinson's disease: a systematic review and meta-analysis of ran-domized controlled trials [J]. PLoS One, 2014, 9(6): e99377.

[6] NI M, MOONEY K, SIGNORILE J F. Controlled pilot study of the effects of power Yoga in Parkinson's disease [J]. Complement Ther Med, 2016, 25: 126-131.

[7] NI M, SIGNORILE J F, MOONEY K, et al. Comparative effect of power training and high-speed Yoga on motor function in older patients with Parkinson disease [J]. Arch Phys Med Rehabil, 2016, 97(3): 345-354.

[8] DUNCAN R P, EARHART G M. Randomized controlled trial of com-munity based dancing to modify disease progression in Parkin-son disease [J]. Neurorehabil Neural Repair, 2012, 26(2): 132-143.

[9] DUNCAN R P, EARHART G M. Are the effects of community-based dance on Parkinson disease severity, balance, and functional mobility reduced with time? A 2-year prospective pilot study [J]. J Altern Complement Med, 2014, 20(10): 757-763.

[10] SHARP K, HEWITT J. Dance as an intervention for people with Parkinson's disease: a systematic review and meta-analysis [J]. Neurosci Biobehav Rev, 2014, 47: 445-456.

[11] OLIVEIRA R M, GURD J M, NIXON P, et al. Micrographia in Parkinson's disease: the effect of providing external cues [J]. J Neuro Neurosurg Psychiatry, 1997, 63(4): 429-433.

[12] SEPPI K, WEINTRAUB D, COELHO M, et al. The movement disorder society evidence-based medicine review update: treatments for the non-motor symptoms of Parkinson's disease [J]. Mov Disord, 2011, 26(Suppl 3): S42-S80.

[13] FASOTTI L, KOVAC F, ELING P, et al. Time pressure management as a compensatory strategy training after closed head inju-ry [J]. Neuropsychological Rehab, 2000, 10(1): 47-65.

[14] GILLESPIE L D, GILLESPIE W J, ROBERTSON M C, et al. Interven-tions for preventing falls in elderly people [J]. Cochrane Data-base Syst Rev, 2003, 4: CD 000340.

[15] GITLIN L N, WINTER L, DENNIS M P, et al. A randomized trial of a multicomponent home intervention to reduce functional difficulties in older adults [J]. J Am Geriatr Soc, 2006, 54(5): 809-816.

[16] TIFFANY C, PETER C, LAURA C, et al. How People Living With Parkinson's Disease Manage Daily Symptoms. Am J Occup Ther, 2015, 69 (Supplement_1): 6911505125p1. doi: 10.5014/ajot.2015.69S1-PO5089.

[17] LINDA T, SHIH Y L, JESSICA P. Experience of Parkinson's Disease Symptoms During Daily Life Activities. Am J Occup Ther, 2015, 69 (Supplement_1): 6911505111p1. doi: 10.5014/ajot.2015.69S1-PO3087.

[18] ERIN R F, MAYURI B, LINDA T. Systematic Review of the Effectiveness of Occupational Therapy-Related Interventions for People With Parkinson's Disease. Am J Occup Ther, 2014, 68(1): 39-49. doi:10.5014/ajot.2014.008706.

[19] LILIANA A, SHERRILENE C. Driving and Parkinson's Disease: What Only Caregivers Can Tell Us. Am J Occup Ther, 2016, 70 (4_Supplement_1): 7011500005p1. doi: 10.5014/ajot.2016.70 S1-RP302A.

[20] ERIN R F. Instrumental Activities of Daily Living Performance Among People With Parkinson's Disease Without Dementia. Am J Occup Ther, 2014, 68(3): 353-362. doi: 10.5014/ajot.2014.010330.

[21] KAYOKO T, NAOTO K, MICHINARI F. Im-

pact of Fatigue on Quality of Life in People With Parkinson's Disease. Am J Occup Ther，2017，71(4_Supplement_1)：7111500019p1. doi：10.5014/ajot.2017.71S1-PO1134.

[22] KEUS S H，NIEUWBOER A，BLOEM B R，et al. Clinimetric analyses of the Modified Parkinson Activity Scale. Parkinsonism Relat Disord，2009，15(4)：263-269. doi：10.1016/j.parkreldis.2008.06.003. Epub 2008 Aug 8. PMID：18691929.

[23] HULZINGA F，NIEUWBOER A，DIJKSTRA B W，et al. The New Freezing of Gait Questionnaire：Unsuitable as an Outcome in Clinical Trials? Mov Disord Clin Pract，2020，7(2)：199-205.

[24] LITVAN I，AARSLAND D，ADLER C H，et al. MDS Task Force onmild cognitive impairment in Parkinson's disease：critical review of PD-MCI [J]. Mov Disord，2011，26(10)：1814-1824.

[25] BROWN R G，DITTNER A，FINDLEY L，et al. The Parkinson fatigue scale. Parkinsonism Relat Disord，2005，11(1)：49-55.

[26] CHAUDHURI K R，PAL S，DIMARCO A，et al. The Parkinson's disease sleep scale：a new instrument for assessing sleep and nocturnal disability in Parkinson's disease. J Neurol Neurosurg Psychiatry，2002，73(6)：629-635. doi：10.1136/jnnp.73.6.629. PMID：12438461；PMCID：PMC1757333.

[27] ZHANG J L，CHAN P. Reliability and validity of PDQ-39：a quality-of-life measure for patients with PD in China. Qual Life Res，2012，21(7)：1217-1221. doi：10.1007/s11136-011-0026-1. Epub 2011 Oct 9. PMID：21983714.

[28] 中华医学会神经病学分会神经康复学组，中国微循环学会神经变性病专业委员会康复学组，中国康复医学会帕金森病与运动障碍康复专业委员会. 帕金森病康复中国专家共识[J]. 中国康复理论与实践，2018，24(0).

第六章 阿尔茨海默病

第一节 概述

阿尔茨海默病(Alzheimer disease，AD)是发生于老年和老年前期、以进行性认知功能障碍和行为损害为特征的中枢神经系统退行性病变，占老年痴呆的50%～70%，并随年龄增长而增多。我国65岁以上老人患病率3%～7%，85岁以上老人，每3～4人就有一位患者。根据流行病学数据预测，到2050年全球可能有超过1.3亿AD患者。

一、病因与发病机制

AD是与人体衰老密切相关的脑变性疾病，其发病多与遗传有关，但AD发病是多种因素相互影响、共同作用的结果。AD分为家族性和散发性，家族性AD为常染色体显性遗传，最常见的是淀粉样前体蛋白(amyloid precursor protein，APP)、早老素1(presenilin 1，PSEN1)和早老素2(presenilin 2，PSEN2)基因突变；散发性AD占绝大多数，载脂蛋白E(apolipoprotein E，APOE)ε4等位基因携带者是最为明确的高危人群。较为公认的发病机制是Aβ瀑布学说，尚有细胞周期调节蛋白障碍、氧化应激、炎性机制和线粒体功能障碍等多种假说。AD患者脑体积缩小，脑回萎缩，颞叶海马区明显。组织病理学改变包括神经炎性斑、神经元纤维缠结、神经元缺失和胶质增生，其主要病理特征是细胞外p淀粉样蛋白(At3)沉积，形成老年斑和细胞内Tau蛋白过度磷酸化而形成神经纤维缠结。

二、临床表现

常隐匿起病，持续进展，主要表现为认知功能减退和非认知神经精神症状。临床上分为痴呆前阶段和痴呆阶段。

(一) 痴呆前阶段

包括轻度认知功能障碍发生前期(pre-mild cognitive impairment，pre-MCI)和轻度认知功能障碍期(MCI)。在pre-MCI期仅有轻微记忆力减退。MCI期表现为记忆力轻度受损，学习能力减退，其他认知域可能受损，但不影响日常生活活动能力，客观神经心理学检查未见异常。

(二) 痴呆阶段

AD患者痴呆症的发展一般可分为3期。

1. 轻度痴呆期(1～3年)　表现为记忆减退，对近事遗忘突出；判断能力下降，患者不能对事件进行分析、思考、判断，难以处理复杂的问题；工作或家务劳动漫不经心，不能独立进行购物、经济事务等，社交困难；尽管仍能做些已熟悉的日常工作，但对新的事物却表现出茫然难解，情感淡漠，偶尔激惹，常有多疑；出现时间定向障碍，对所处的场所和人物能作出定向，对所处地理位置定向困难，复杂结构的视空间能力差；言语词汇少，命名困难。

2. 中度痴呆期(2～10年)　表现为远近记忆严重受损，简单结构的视空间能力下降，时间、地点定向障碍；在处理问题、辨别事物的相似点和差异点方面有严重损害；不能独立进行室外活动，在穿衣、个人卫生以及保持个人仪表方面需要帮助；计算不能；出现各种神经症状，可见失语、失用和失认；情感由淡漠变为急躁不安，常走动不停，可见尿失禁。

3. *重度痴呆期(8～12 年)* 患者已经完全依赖照护者,严重记忆力丧失,仅存片段的记忆;日常生活不能自理,大小便失禁,呈现缄默、肢体僵直,查体可见锥体束征阳性,有强握、摸索和吸吮等原始反射。最终昏迷,一般死于感染等并发症。据研究发现,在 AD 临床症状出现前 15～20 年脑内已经出现 Aβ 和 Tau 蛋白的异常沉积,一旦出现认知功能减退时脑内已有显著的神经元退行性改变和缺失。

三、辅助检查

1. *实验室检查* 脑脊液可发现 Aβ42 降低,Tau 蛋白升高。

2. *脑电图* 早期改变为波幅降低和 α 节律减慢、减少或消失,随病情进展出现弥漫性慢波,以额顶叶明显。

3. *影像学* CT/MRI 可见脑萎缩,双侧颞叶海马明显;SPECT/PET 可见额颞顶叶,尤其颞叶血流及代谢降低,脑内 Aβ 沉积。

4. *神经心理学检查* 包括 7 个认知评定领域:记忆、语言、定向力、运用、注意、直觉和执行功能。临床常用评定量表包括:

(1) 总体认知功能评定量表:如简易智能状态检查量表、蒙特利尔认知评定量表、7 分钟筛查量表、AD 认知功能评价量表、长谷川痴呆量表、Mattis 痴呆量表、认知能力筛查量表、Lewenstein 认知功能评定表(LOTCA)等。

(2) 分级量表:如临床痴呆评定量表和总体衰退量表。

(3) 精神行为评定量表:如痴呆行为障碍量表、汉密尔顿抑郁量表、神经精神问卷。

(4) 用于鉴别的量表:Hachinski 缺血量表。AD 早期主要表现为情景记忆障碍,测试的量表有逻辑记忆测试、加州语言学习测试、雷伊听觉语言学习测试等。改良 Barthel 指数评定患者的日常生活活动能力,提供患者残疾严重程度的评分。

5. *基因检查* 有家族史的患者可进行 APP、PSEN1 和 PSEN2 基因检测,有助于确诊。

6. *生物标志物检测* 生物标志物在 AD 诊断中的价值越来越受到广泛关注。

(1) 诊断标志物:脑脊液 Aβ42,Aβ42/Aβ40 比率的检测能提高 AD 诊断的敏感性及特异性;总 Tau 蛋白和磷酸化 Tau 蛋白;使用 Aβ 标记配体的 PET 检查以及基因检测,可用于 AD 的早期诊断和确诊。

(2) 疾病进展标志物:MRI 检测海马体积缩小或内侧颞叶萎缩和氟脱氧葡萄糖 PET 检查。

四、诊断及鉴别诊断

(一) 诊断

针对阿尔茨海默病的诊断,国际上新近的较权威的诊断标准有:2011 年美国国家衰老研究所和阿尔茨海默病学会(National Institute on Aging-Alzheimer's Association, NIA-AA)发布的新诊断指南以及 2014 年国际工作组(IWG)推出的新版阿尔茨海默病(Alzheimer's disease, AD)科研诊断标准(IWG-2)。两个诊断标准都认为 AD 是一个连续的过程,其诊断标准能覆盖 AD 的全程,即从无症状期到疾病的终末期,所以两者有很多共同点。其中很可能的 AD 痴呆需要符合以下特点。

1. 隐匿起病。

2. 有明确的认知功能恶化史。

3. 在询问病史和体检中发现的早期和最显著的认知损害属于遗忘表现或非遗忘表现(如语言障碍或视空间障碍或执行功能障碍)中的 1 种,以及至少 1 项其他认知功能缺损的证据。

4. 同时要排除出现以下证据:严重的脑血管病、路易体痴呆、额颞叶痴呆、原发性进行性语义型失语以及有其他活动性神经疾病并发症等证据。若存在 AD 痴呆伴有 AD 病理生理过程的证据,可根据生物标记物的检测结果将其分为以下 3 类:明确的阳性(核心诊断标准与 AD 相关生物标志物均阳性)、明确的阴性(核心诊断标准与 AD 相关生物标志物均阴性)以及不确定(核心诊断标准与 AD 相关生物标志物有 1 项阳性)。

(二) 鉴别诊断

AD 需与其他原因导致的痴呆鉴别。

1. *血管性痴呆(vascular dementia, VD)* VD 起病相对突然,呈波动性进程、阶梯样发展,Hachinski 缺血评分表≥7 分,影像学检查有助于鉴别。

2. 额颞叶痴呆（frontotemporral dementia，FTD） 是以人格和行为改变为特征，影像学表现为进行性额极/颞极萎缩，病理特征是额颞叶变性。人格、情感及行为改变出现早且突出。

3. 路易体痴呆 特征性的波动性认知障碍、帕金森综合征和反复出现的视幻觉有助于鉴别。

4. 帕金森病痴呆 帕金森病痴呆多在运动症状出现 10 年或更长时间以后出现，对左旋多巴反应好，也有人认为两组疾病是同一疾病谱的不同表现。

5. 其他 可通过详细询问病史、查体及辅助检查寻找疾病特征性表现以资鉴别。

五、治疗

可使用改善神经递质药物治疗或者其他方式减轻病情并延缓发展。

（一）药物治疗

1. 改善认知功能

(1) 胆碱酯酶抑制剂：改善轻中度认知功能障碍。

(2) N-甲基-D-天冬氨酸（NMDA）受体拮抗剂：如美金刚，可调节谷氨酸活性，用于中晚期 AD 患者，尤其是激越和攻击行为。

(3) 其他脑代谢赋活剂。

2. 控制精神症状 可给予选择性五羟色胺再摄取抑制剂或不典型抗精神病药物以改善抑郁焦虑、幻觉妄想等症状，改善患者及陪护人员生活质量。但注意小剂量开始，缓慢加量，个体化治疗。

（二）非药物治疗

1. 生活护理 可防止或延缓全身系统并发症的发生，延长生命、改善生活质量。

2. 营养及支持治疗。

3. 康复治疗 能改善症状、延缓病情进展、改善生存质量。

（芦海涛）

第二节 阿尔茨海默病功能障碍特点

阿尔茨海默病在不同的痴呆期出现的功能障碍严重程度不一，最常见的障碍包括认知功能障碍、情感障碍和精神行为异常、日常生活活动能力障碍等。

一、认知功能障碍

1. 记忆障碍 记忆障碍是 AD 患者最主要的表现。核心症状包括记忆减退，早期出现近期记忆障碍，学习新事物的能力明显减退，严重者甚至找不到回家的路。随着病情的进一步发展，远期记忆也受损。

2. 注意力障碍 注意是记忆的基础，也是一切认知活动的基础。AD 患者注意障碍的表现有觉醒状态低下、注意范围缩小、保持注意障碍，选择、分配、转移注意障碍等。

3. 定向力障碍 最主要表现在时间定向及地点定向方面的障碍。

4. 逻辑思维能力障碍 不能系统思考，不能作出相应的判断，最主要表现为患者执行功能下降。

5. 言语障碍 AD 患者最初可能表现为自发性言语空洞，找词困难，用词不当，其后命名不能，对少见物品的命名能力丧失，随后对常见物品命名亦困难，继而出现感觉性失语，不能进行交谈，可有重复语言、模仿语言、刻板语言，最后仅能发出不可理解的声音，或者缄默不语。

二、情感障碍和精神行为异常

情绪方面的变化也是症状之一。患者早期可出现情绪不稳，在疾病演进中逐渐变为淡漠及迟钝。有时情感失去控制能力，变得浮浅而多变，表现为焦虑不安，抑郁消极，或无动于衷，或勃然大怒，易哭易笑，不能自制。

1. 情感障碍 患者常表现为易受激惹、兴奋、无目的徘徊。

2. 人格行为异常 AD 患者可能出现偏执型人格障碍，坚持己见，不听别人劝告，因而常出现自以为是的行为，随地大小便，随地吐痰等不文明现象。

3. 精神症状 AD 患者有可能会出现各种幻觉、被害妄想，有精神分裂的表现。

4. 睡眠障碍　AD患者常出现睡眠障碍，表现为夜间不睡，到处乱走，白天精神萎靡、嗜睡。

三、日常生活活动能力障碍

1. 基础性日常生活活动能力　表现为患者自理能力下降，如如厕、吃饭、穿衣、个人卫生、洗澡等方面障碍。

2. 工具性日常生活活动能力　使用日常工具进行日常生活活动的能力下降，如打电话、购物、管理钱财、烹调、使用交通工具等方面。

（朱　琳[**]）

第三节　阿尔茨海默病作业治疗评定

在实施评定之前，为明确诊断，作业治疗师可先详细询问患者病史，了解患者的基本信息，如性别、年龄、职业等，掌握患者发病时间、病程等主要病史，这样可以帮助作业治疗师大致判断患者存在哪些影响作业活动表现的个体因素，从而选择合适的评定工具。因目前可用于阿尔茨海默病患者的评定方法很多，在选择评定工具时，作业治疗师需要根据临床实践和循证医学证据选择适用于患者的评定工具。本节详细总结了痴呆症相关的各项评定方法，从认知筛查、认知水平、功能水平、痴呆的行为和心理症状、看护者责任及生活质量六大方面进行归纳，对各项测试、问卷及量表的内容和应用进行简单的概括。

接下来，本章节将从基于“人”、“活动”以及“环境”这三个方面的评定来阐述适用于阿尔茨海默病的评定工具。

一、基于“人”的作业治疗评定

（一）认知功能筛查

在进行认知功能筛查时，可以从下列筛查方法中选择至少一项进行评定。

1. 简易精神状态检查量表（mini-mental state examination，MMSE）　被广泛应用于老年人群整体认知功能的筛查。该量表由9个部分组成：时间和空间定向、短时和即刻记忆、注意力、计算、延迟回忆、语言和空间结构。见表6-3-1。

表6-3-1　简易精神状态检查量表

最高分	内　容
	1. 定向
5	今年是公元哪一年？现在是什么季节？现在是哪一月？今天星期几？今天几号
5	现在在哪个城市？现在在哪个区？现在在什么街？现在在哪个医院？这是第几层楼
	2. 记忆
3	为3种东西命名（如：柠檬/钥匙/球），然后要求患者复述
	3. 注意力和计算力
	请连续计算100－7＝？－7＝？－7＝？－7＝？－7＝？（93/86/79/72/65）
5	每一个正确的答案得1分，5个正确答案后停止
	4. 回忆
3	要求回忆刚才所说的三个物体的名字（每个一分）
	5. 语言
1	这个东西叫什么（出示铅笔）
1	这个东西叫什么（出示手表）
1	请跟着我说“如果，而且，但是”
	6. 听从3个系列的指令
3	请用右手拿这张纸，对折，然后放在地板上（每一步正确得一分）
	7. 跟我读并照话的意义去做（准备一张单独的纸）
1	跟我读并照做：“闭上你的眼睛”（两个步骤都完成得1分）
	8. 书写
1	写一个句子（不要指导/必须要在没有提示的情况下完成）
	9. 复制（构图练习）
1	照着画下来

2. 蒙特利尔认知评定（Montreal cognitive assessment，MoCA）　其是一个20分钟的认知筛查测试，针对MMSE中的一些不足而设计，灵敏度高，涵盖了更全面的认知领域评定，包括视空间/执行功能、命名、语言、记忆力、注意力、抽象思维、延时回忆，以及定向力。能发现MMSE测试结果为正常的轻度认知障碍患者，具体评定见图6-3-1。

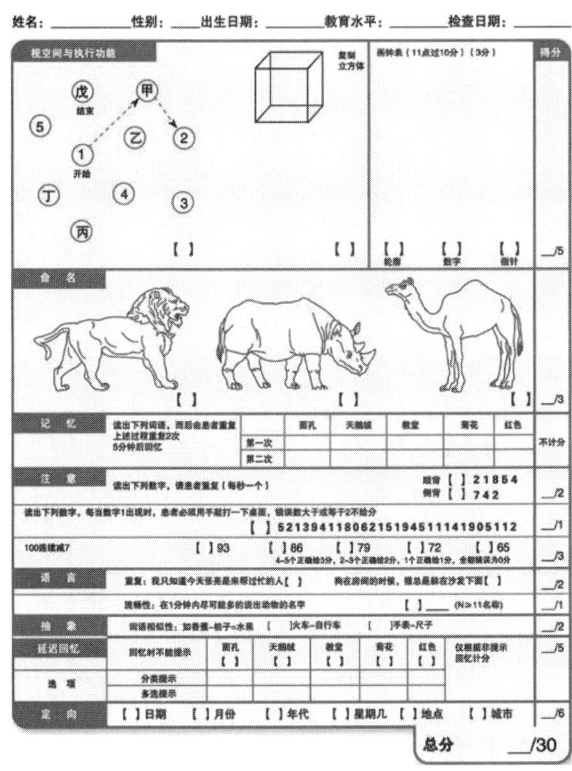

姓名：________性别：____出生日期：________教育水平：________检查日期：________

视空间与执行功能
戊 结束
甲
5
乙
2
1 开始
丁
4
3
丙
复制立方体
画钟表（11点过10分）（3分）
【 】 【 】
【 】轮廓 【 】数字 【 】指针
得分 __/5

命名
【 】 【 】 【 】 __/3

记忆
读出下列词语，而后由患者重复上述过程重复2次 5分钟后回忆

	面孔	天鹅绒	教堂	菊花	红色
第一次					
第二次					

不计分

注意
读出下列数字，请患者重复（每秒一个）
顺背【 】21854
倒背【 】742 __/2
读出下列数字，每当数字1出现时，患者必须用手敲打一下桌面，错误数大于或等于2不给分
【 】52139411806215194511141905112 __/1
100连续减7 【 】93 【 】86 【 】79 【 】72 【 】65
4-5个正确给3分，2-3个正确给2分，1个正确给1分，全部错误为0分 __/3

语言
重复：我只知道今天张亮是来帮过忙的人【 】 狗在房间的时候，猫总是躲在沙发下面【 】 __/2
流畅性：在1分钟内尽可能多的说出动物的名字 【 】____（N≥11名称） __/1

抽象
词语相似性：如香蕉-桔子=水果 【 】火车-自行车 【 】手表-尺子 __/2

延迟回忆

	面孔	天鹅绒	教堂	菊花	红色	
回忆时不能提示	【 】	【 】	【 】	【 】	【 】	仅根据非提示回忆计分
选项 分类提示						
多选提示						

__/5

定向
【 】日期 【 】月份 【 】年代 【 】星期几 【 】地点 【 】城市 __/6

总分 __/30

图 6-3-1 蒙特利尔认知评定

3. 绘钟测试 此测试被认为是用于老年痴呆的一种简单认知筛查工具，在测试的操作和打分过程中体现差异性。由 Lam 等(1998)提出的绘钟测试不仅要求患者填写钟表图像中的数字并指认给出的时间，也要能够读出和设定时间。

4. 中文版痴呆分级量表 此量表用于测评老年人群的痴呆严重度。其 6 个子测试涵盖 9 个主要的能力范围：定向、记忆、观察、认知和运动功能(额前功能)。该量表中包含了 20 个亚量表，每个亚量表按照难度水平等级性地排列了 5 或 10 个项目。此测试可在 15～30 分钟内完成。

5. 中文版科恩-曼斯菲尔德激惹评测 此评测用于评定机构或社区中的痴呆人群不同的激惹行为。激惹行为包括无目的的漫步、进攻、不正当言语、性别意识模糊以及消极情绪，需 10～15 分钟完成。

6. 中文版神经精神病学问卷 这是一个简易测试，评定 10 个领域：错觉、幻觉、烦躁、焦虑、激惹/攻击、欣快症、去抑制、易怒/变化无常、冷漠，以及异常动作行为。可用于辨别痴呆的不同起因，分别记录严重程度和频率，需 10～15 分钟进行。

7. 克里夫顿老年人评定 该评定用于评测老年人心理和行为上是否存在损伤及其严重程度。由认知评定量表和行为评级量表两部分组成。认知评定量表包括 12 个问题，涵盖信息及定向相关的亚测试。行为评级量表包含身体残疾、冷漠、交流困难和社交障碍。分数越高说明行为上存在的问题越严重。该评定需 15～30 分钟完成。

(二) 特异性认知功能评定

根据患者的具体情况，可以选择性地采用下列评定方法对患者的认知功能进行整体评定。

1. 神经行为认知状态检查(neurobehavioral cognitive state examination，NCSE) 由 10 个子量表组成，评定的认知领域包括意识和注意力、定向力、语言能力、结构能力、记忆力、计算力、推理能力。需 10～30 分钟执行。

2. Rivermead 行为记忆测试 此测试用于判定和量化日常生活中的记忆功能缺陷。共包含 11 项内容，要求受试者去执行予以范例的日常任务，或记住日常功能相关的关键性信息。具体见表 6-3-2。

表 6-3-2 Rivermead 行为记忆测试

检查项目	操作方法	评分标准			
1. 记住姓和名	让患者看一张人像照片，并告知他照片上人的姓和名。延迟一段时间后让他回答照片上人的姓和名，延迟期间让他看一些其他东西	姓和名均答对，2 分；仅答出姓或名 1 分；否则 0 分			
2. 记住藏起的物品	向患者借一些属于他个人的梳子、铅笔、手帕、治疗时间表等不贵重的物品，当着他的面藏在抽屉或柜橱内，然后让他进行一些与此无关的活动，结束前问患者上述物品放于何处	正确指出所藏的地点，1 分；否则 0 分			
3. 记住预约的申请	告诉患者，医师将闹钟定于 20 min 后闹响，让他 20 min 后听到闹钟响时提出一次预约的申请，如向医师问“您能告诉我什么时候再来就诊吗”	钟响当时能提出正确问题，1 分；否则 0 分			

（续表）

检查项目	操作方法	评分标准			
4. 记住一段短的路线	让患者看着医师手拿一信封在屋内走一条分5段的路线：椅子→门→窗前→书桌，并在书桌上放下信封→椅子→从书桌上拿信封放到患者前面。让患者照样做	5段全记住，1分；否则0分			
5. 延迟后记住一段短路线	方法同4，但不立刻让患者重复，而是延迟一段时间再让他重复，延迟期间和他谈一些其他事	评分：全记住，1分；否则0分			
6. 记住一项任务	即观察4中放信封的地点是否对	立即和延迟后都对，1分；否则0分			
7. 学一种新技能	找一个可设定时间、月、日的计算器或大一些的电子表，让患者学习确定月、日、时和分(操作顺序可依所用工具的要求而定)。①按下设定扭(set)；②输入月份，如为3月，输入3；③输入日，如为16，输入16；④接仪器上的日期(date)扭，通知仪器这是日期⑤输入时间，如为1时54分，输入1—5—4；按下时刻(time)扭，告诉仪器这是时刻。然后按复位扭，消除一切输入，让患者尝试3次	3次内成功，1分；否则0分			
8. 定向	问患者下列问题：①今年是哪一年？②本月是哪个月？③今日是星期几？④今日是本月的几号？⑤现在我们在哪里？⑥现在我们在哪个城市？⑦您多大年纪？⑧您何年出生？⑨现在总理的名字是什么？⑩谁是现届的国家主席	②③④⑤⑥⑦全对，1分；否则0分			
9. 日期	问题8中的第④题时记下错、对	正确给1分，否则0分			
10. 辨认面孔	让患者细看一些面部照片，每张看5 s，一共看5张。然后逐张问他这是男的还是女的？是不到40岁，还是大于40岁？然后给他10张面部照片，其中有5张是刚看过的，让他挑出来	全对1分；否则0分			
11. 认识图画	让患者看10张用线条图绘的物体画，每次一张，每张看5 s，让他叫出每图中的物体的名字。在延迟后让患者从20张图画中找出刚刚看过的10张	全对1分；否则0分			
		总分			

3. 中文版麦提思痴呆评级量表　此量表包含36项任务，分布在针对5个认知功能的亚量表中，可对痴呆进行一个全面的评测，5个认知领域分别是注意力、启动/保留、结构、概念和记忆。

4. 阿尔茨海默病评定量表（Alzheimer's disease assessment scale，ADAS）　是评定认知功能和非认知功能的标准化评定工具，认知亚量表（Alzheimer's disease assessment scale-cognitive subscale，ADAS-Cog）针对认知功能，可评测不同认知领域，包括语言、记忆、操作能力和注意力。

5. 洛文斯顿认知评定量表（Loewenstein occupational therapy cognitive assessment，LOTCA）　其是洛文斯顿康复医院的Katz等积累多年的临床实践经验制定。内容分为定向力、知觉功能、视运动组织能力以及思维运作检查4大类，全套测试由20项分测验组成。该量表问世后首先在土耳其和美国等多个国家应用，由中国康复研究中心于1998年将其引入国内，可评定患者定向力、注意力、思维运作、视空间组织推理能力、空间失认、颜色失认、单侧忽略等多个认知领域的损害程度。具体评定项目见表6-3-3。

表6-3-3　洛文斯顿认知评定量表（LOTCA）

	项目	结果（得分/总分）	备注
定向	地点定向	/8	
	时间定向	/8	
视知觉	物体识别	/4	
	几何图形识别	/4	
	图形重叠识别	/4	
	物品一致性识别	/4	
空间知觉	身体方向	/4	
	与周围物体的空间关系	/4	
	图片中的空间关系	/4	
动作运用	动作模仿	/4	
	使用物品	/4	
	象征性动作	/4	

（续表）

	项目	结果 （得分/总分）	备注
视运动组合	临摹几何图形	/4	
	插孔拼图	/4	
	彩色方块拼图	/4	
	无色方块拼图	/4	
	碎图复原	/4	
	画钟面	/4	
思维操作	物品分类	/5	
	Riska 无组织图形分类	/5	
	Riska 有组织图形分类	/5	
	图片排序 A	/4	
	几何图形排序推理	/4	
	逻辑问题	/4	
注意力及专注力		/4	

二、基于“活动”的作业治疗评定

1. 改良 Barthel 指数（modified Barthel index，MBI） 该量表用于评定个人的 10 个日常生活功能，包括二便控制、梳洗、如厕、进食、床椅转移、穿衣、步行（或使用轮椅）、上下楼梯、洗澡。根据患者独立性和所需的辅助程度进行评分。

2. 工具性日常生活活动量表（Lawton IADL 量表） 此量表包括了上街购物、外出活动、食物烹调、家务维持、洗衣服、使用电话等方面的活动（表 6-3-4），评定患者是否可以安全独立地回归社区生活。

表 6-3-4 工具性日常生活活动量表（IADL）

1. 上街购物【□不适用（勾选“不适用”者，此项分数视为满分）】 □3. 独立完成所有购物需求 □2. 独立购买日常生活用品 □1. 每一次上街购物都需要有人陪 □0. 完全不会上街购物
2. 外出活动【□不适用（勾选“不适用”者，此项分数视为满分）】 □4. 能够自己开车、骑车 □3. 能够自己搭乘大众运输工具 □2. 能够自己搭乘计程车但不会搭乘大众运输工具 □1. 当有人陪同可搭计程车或大众运输工具 □0. 完全不能出门
3. 食物烹调【□不适用（勾选“不适用”者，此项分数视为满分）】 □3. 能独立计划、烹煮和摆设一顿适当的饭菜 □2. 如果准备好一切佐料，会做一顿适当的饭菜 □1. 会将已做好的饭菜加热 □0. 需要别人把饭菜煮好、摆好

（续表）

4. 家务维持【□不适用（勾选“不适用”者，此项分数视为满分）】 □4. 能做较繁重的家事或需偶尔家事协助（如搬动沙发、擦地板、洗窗户） □3. 能做较简单的家事，如洗碗、铺床、叠被 □2. 能做家事，但不能达到可被接受的整洁程度 □1. 所有的家事都需要别人协助 □0. 完全不会做家事
5. 洗衣服【□不适用（勾选“不适用”者，此项分数视为满分）】 □2. 自己清洗所有衣物 □1. 只清洗小件衣物 □0. 完全依赖他人
6. 使用电话的能力【□不适用（勾选“不适用”者，此项分数视为满分）】 □3. 独立使用电话，含查电话簿、拨号等 □2. 仅可拨熟悉的电话号码 □1. 仅会接电话，不会拨电话 □0. 完全不会使用电话
7. 服用药物【□不适用（勾选“不适用”者，此项分数视为满分）】 □3. 能自己负责在正确的时间用正确的药物 □2. 需要提醒或少许协助 □1. 如果事先准备好服用的药物分量，可自行服用 □0. 不能自己服用药物
8. 处理财务能力【□不适用（勾选“不适用”者，此项分数视为满分）】 □2. 可以独立处理财务 □1. 可以处理日常的购买，但需要别人协助与银行往来或大宗买卖 □0. 不能处理钱财

3. 中文版痴呆残障评定 该评定是一个基于看护人员信息反馈的，用于评测痴呆人群功能残障的工具，共含 47 项条目。在面谈过程中，看护人员需对痴呆患者在两分式表中进行基础性日常生活和工具性日常生活表现评分。由受训观察者评分，需在 20 分钟内完成。

4. 中文版日常生活活动问卷调查 该问卷调查由看护者评测，含 6 个功能活动领域共计 23 个项目，包括自我照料、房屋维护、娱乐、购物及理财、旅行和交流。平均耗时为 7～10 分钟。

5. 运动和信息处理技能评定 这是一个同时评定运动能力和信息处理能力，及其对工具性日常生活和基础性日常生活影响的观察性评定工具。该评定是一个兼具任务简易性和评测者严格性的功能性评定工具，由 16 个运动技能和 20 个处理技能组成。

6. 功能性独立测量（functional independence measure，FIM） 是对患者残疾严重程度和医疗康复结果的统一记录。内容包括自理能力、括约肌控制、转移、行走、交流和社会认知等 6 个领域共

18项活动。18项活动又可分为两个基本范畴：运动功能（13项）和认知功能（5项），两个范畴可分开使用，单独计分。评分采用7分制，每一项最低分为1分、最高分为7分，总分范围18～126分。但此量表需要培训及获得认证后才可使用。具体量表参考见表6-3-5。

表6-3-5 功能性独立测量（FIM）

项目				评定日期		
运动功能	自理能力	1	进食			
		2	梳洗修饰			
		3	洗澡			
		4	穿裤子			
		5	穿上衣			
		6	上厕所			
	括约肌控制	7	膀胱管理			
		8	直肠管理			
	转移	9	床、椅、轮椅间			
		10	如厕			
		11	盆浴或淋浴			
	行走	12	步行/轮椅			
		13	上下楼梯			
	运动功能评分					
认知功能	交流	14	理解			
		15	表达			
	社会认知	16	社会交往			
		17	解决问题			
		18	记忆			
	认知功能评分					
FIM总分						
评定人						

三、基于"环境"的作业治疗评定

阿尔茨海默病患者因认知能力特别是记忆力、注意力等减退，在日常生活中对家属的照顾等环境的要求极高，因此对于作业治疗师，对患者周围环境的评定也阿尔茨海默病患者的常规评定。

（一）看护人员责任

针对看护人员的评定，目前量表也有许多，作业治疗师可根据量表的难易程度以及适用性选择相应的量表。

1. 中文版蔡瑞德责任面谈　该评测由22个项目组成，涵盖看护人员健康、心理健康、收入情况、社交生活以及和患者的关系几个方面。

2. 亲属压力量表　该量表用来评定患者行为缺陷以及对其亲属的影响。由患者亲属评级。有中文版本可用，但尚未发现其有效性研究。

（二）生活质量评定

1. 世界卫生组织生活质量简明调查问卷　该问卷主要用于了解最近两星期内患者对自己的生存质量、健康情况以及日常活动的感觉情况（表17），共含28项条目，测评生活质量相关的4个领域：身体健康、心理健康、社会关系以及环境。另外还有2个条目测评整体生活质量和健康水平，共同得出最终生活质量分数。

2. 中文版阿尔茨海默病生活质量量表　该量表包括13个条目，评测受试者身心健康、人际关系、完成日常家务的能力及工具性任务的能力、经济和整体的生活质量。量表分两个版本：患者版和看护者版，需大约10分钟完成。

（朱　琳**）

第四节 阿尔茨海默病作业治疗

在完成评定的基础上，作业治疗师会根据患者的需求和功能水平制订治疗计划。本章节详细总结了目前应用于AD的主要作业治疗策略，针对其不同方面的损伤和需求，如记忆相关训练、认知训练、日常生活活动训练、环境调适、感官刺激等。对各个治疗或训练方法的概念、目的、实践和临床循证进行概述，为临床应用提供一定的参考。

一、记忆应对策略

记忆应对策略指的是一系列协助记忆的特定技巧，以补偿记忆方面的缺失。记忆是我们基本的认知功能，是完成更高层认知功能的前提。这不是一个单一的概念，而是由一系列不同的部分组成的。根据记忆的信息处理模型，分3个不同类型的记忆存储系统：感觉-感知记忆，短时记忆和长时记忆。每一个阶段都包括编码，存储和提取三个步骤。

从这些理论中，有多个技术发展出来，包括视觉想象、无错误学习、互动法、间隔提取技巧、认知辅助下的特征编码(提取时)、外界记忆辅助、线索去除技术等。这些技术可以分为恢复性策略和代偿性技术两种。恢复性策略包括计算机化视觉空间训练，侧重重复的记忆训练，整体认知刺激，如促进遥远记忆的回忆、练习对话技能、问题解决、阅读以及参与创意性活动。代偿性技术指的是形象化，记忆程式化训练，及外界辅助工具。有研究提出，最好的记忆训练方法是无错误学习、间隔提取技巧以及线索去除技术与互动法相结合。

二、认知训练

认知训练一般是在指导下完成一系列标准化任务，以反应某项认知功能，如记忆力、注意力或问题解决能力。理想的结果是通过不断练习，受训的特定功能可以被维持或提高，并且脱离即时的训练环境后也可以适应于其他环境中。认知训练可以通过个人或小组形式，使用不同难度分级的纸笔任务或计算机化活动。

三、痴呆的行为和心理症状的处理

痴呆的行为和心理症状包括各种非认知症状，可以分为抑郁型和精神病型。前者包括焦虑、冷漠、情绪失控、恍惚、睡眠和胃口变化，而后者包括幻觉、错觉、精神运动激惹、进攻、辨别错误、欣快症和去抑制。这些行为和心理上的症状严重增加看护者的负担，降低痴呆患者的生活质量。

对于这些症状的处理包括多感觉刺激、音乐疗法、认知刺激治疗、环境干预、对看护者的教育等。研究证实某些行为处理技巧、特定类型的看护者教育以及认知刺激治疗对减少痴呆人群的行为有长期的效果。

四、日常生活活动训练

日常生活活动(ADL)是痴呆作业治疗中的一个核心关注点。ADL分为两种，即基础性日常生活活动(BADL)以及工具性日常生活活动(IADL)。BADL训练包括自我照料活动比如进食、梳洗、穿衣、如厕、洗澡等。IADL训练包括家庭和社会生活中的活动比如洗衣、清洁、准备餐食、购物、旅游、理财和药物管理。

五、环境调适

在痴呆的治疗中，对患者自身的评定固然重要，周围环境的测评也同样关键。一个有利的家庭环境和社会环境可以提高生活质量，让患者保持更愉悦舒适的心情，维护个人尊严。

一个好的环境设计指的是可以促进痴呆人群健康和功能的治疗性资源。采用一些中性的设计，柔和色彩的框架，消除环境中不必要的刺激以及增添符合日常生活习惯的设计可降低行为障碍。多感觉系统环境也被证实可减少痴呆患者的焦虑和激惹。另外，家居安全评测对于痴呆人群也扮演重要角色，可以帮助减少安全隐患，无论是对减轻看护者负担还是提高痴呆患者功能都有好处。

六、回忆疗法

回忆疗法被定义为对个人生活有声或无声的回忆，独自或与他人小组进行。生活回顾指的是回顾、组织和评测一个人的一生，意在使其意识到自己一生的独特故事性。回忆一般是对过去简短的半随意的、自发的回顾，而生活回顾是组织性的回顾，根据人们设定的期望和目标，帮助人们形成其人生故事。

回忆活动触发条件的存在帮助促进记忆回顾，可以是在活动中引发某个特定记忆的任何形式的刺激。回忆在小组活动中更有效而生活回顾更多是1对1的形式。回忆对于有记忆损伤的人群是一种有效的治疗活动方法，重点一般放在长时记忆(一般来说病程晚期才衰退)。

七、记忆再激发治疗

记忆再激发治疗是一个较温和的治疗方法，适用于各个年龄段有精神或慢性症状的，想要在基本情感需求上寻求满足感的人群。其特征是“无伤害性”、“不具威胁性”、“简单的”、“小组性”和“治疗性”。5个帮助重返现实的基本步骤是“被接受”、

"与现实接轨"、"我们生活的世界"、"世界工作"以及"感恩"。该治疗方法的目的是帮助重返现实，刺激其增强意识、互动、言语表达、兴趣、自尊和自我效能。记忆再激发治疗自1949年已经发展了70余年，被成功应用于医院、机构、养老中心和社区机构，面向患有心理疾病、痴呆、戒断、抑郁、亨廷顿病和功能低下的人群。各个年龄段的人群都能从中获益。

八、蒙特梭利痴呆计划

蒙特梭利痴呆计划的康复原则包括指导下的重复、任务分解、由易到难，以及患者需求和自身能力的匹配。除此之外，痴呆症的治疗原则比如依赖外界提示和内隐性记忆（程序性记忆）也被使用。蒙特梭利材料包括与参与者能力和兴趣相匹配的"学习性游戏"（比如记忆游戏）、家庭器具、书籍等。

研究有清晰的证据表明蒙特梭利痴呆计划可以提高参与者的活动参与度，患者积极性作业的平均时间显著增加。与常规单元活动相比，蒙特梭利计划下受试者愉悦指数显著增高，焦虑分数下降，但这些积极变化在受试者对活动熟悉后减退，有待进一步研究。

九、感官刺激

感官刺激，又称多感官治疗，意在提供感觉刺激，刺激基本感官-视、听、触、尝、闻及运动，无须脑力活动。当痴呆患者与组织性差的环境互动时，会出现感觉匮乏或刺激过剩，导致情绪受扰，定向障碍以及不恰当的行为。感官刺激活动常用于应对痴呆患者的不恰当行为，提升他们的情绪和交流。

感官刺激包括个人或小组活动，适用于与周围环境互动有障碍的，有认知损伤的老年人群。参与者会被系统性地提供感觉刺激，以探索环境并做出合适应答。刺激时长取决于参与者的反应，当其有厌烦情绪时应终止。由于这种治疗方法不关注认知技能，所以更适合于认知功能低下的人群。无论是多种感觉刺激活动的治疗环节还是24小时多感官整合护理，对中重度痴呆患者的行为和情绪都有即时效果。

（朱　琳**）

第五节 阿尔茨海默病并发症的管理

阿尔茨海默病患者除常见的认知和情绪方法面的障碍以外，常常并发许多其他障碍，这些并发症严重影响患者的日常生活活动、功能活动以及休闲娱乐活动，给患者带来极大的痛苦，同时给家庭和社会带来严重的负担。

一、阿尔茨海默病患者常见的并发症

1. 睡眠障碍　痴呆患者常有睡眠障碍的症状伴随，随着疾病的进展，患者快动眼睡眠、睡眠效率等将发生明显的改变，睡眠障碍会严重影响患者的学习能力，导致患者的注意力以及记忆力的下降，并进一步加快痴呆的进程。

2. 肺部感染　阿尔茨海默病的患者由于认知功能障碍等不能及时地处理日常生活上的事宜，对冷热交替不敏感，气温发生改变时不懂得添、减衣服，因而很容易受凉而造成呼吸道感染，加上自身机体抵抗力低下，很容易引起肺炎。由于老年人咳嗽反射功能减退，分泌物不能及时有效排出，炎症难以控制并且容易反复感染。肺部感染严重危及患者生命，是导致阿尔茨海默病患者死亡的一大重要因素。

3. 压力性损伤　压力性损伤也是阿尔茨海默病患者常见的并发症之一。由于生理功能衰退，皮肤营养和弹性降低，一旦身体局部长时间受压，会造成局部血液循环障碍，很容易发生压力性损伤。一旦出现压力性损伤，则不易治愈，甚至危及生命，给患者带来极大痛苦。

4. 营养不良　阿尔茨海默病患者营养不良的比例较高，可达29%甚至是61%，约有48.5%的患者存在营养风险。患者由于认知功能障碍及身体功能的衰退，吞咽障碍并发症的发生率较其他老年人多见，由于摄食-吞咽障碍和需要他人喂食，常常因误吸、误咽、呛咳引起呼吸道感染，加剧机体营养的消耗和脑氧的消耗，使营养状况不断恶化。

5. 走失　阿尔茨海默病患者尤其是中晚期患

者由于认知功能改变，表现为反应迟钝、无目的地闲逛、烦躁性游走、幻听或幻视等，极易发生走失、夜游现象。据美国老年痴呆协会报道，有60%的老年痴呆患者发生过走失，走失的发生给患者的生命安全带来很大风险

6. *其他* 阿尔茨海默病患者除并发上述常见并发症以外，还常常伴有其他如泌尿系统感染、吞咽障碍、骨折等并发症，也严重危及患者安全。

二、阿尔茨海默病患者并发症的处理

针对常见的并发症，作为一名作业治疗师，在日常工作中，需要与康复医师、康复护士、照顾者一起，共同努力，减少并发症的发生，最大限度地帮助患者减轻痛苦，提高日常生活活动能力，提高生存质量。

1. *作业宣教* 主要针对阿尔茨海默病的患者及家属进行运用适合患者的语言和方式，为患者及家属提供详细的指导和建议。主要涉及疾病的发生、发展情况；患者伴随的跌倒、走失、感染、压力性损伤等常见并发症的预防、处理等。

2. *家居环境调适* 作业治疗师需要针对患者的家居环境，作出有益于患者日常生活活动的环境调适，如保持室内整洁、安全、舒适，移除开水壶、电板等可能引起患者烫伤、电击伤等危险物体，移除容易引起患者跌倒的障碍物，增加卫生间及浴室的防滑垫、扶手、防撞条等无障碍设施。

3. *辅具制作* 作业治疗师可以根据患者情况制作有利于患者日常生活活动的各种辅助设施，如安全小卡片，卡片上要标注好患者的姓名、家庭住址、家人的联系电话，安全手环，穿鞋袜辅具，进食辅具等。

（徐 丽）

第六节 阿尔茨海默病作业治疗的循证实践

阿尔茨海默病是老年人常见的一种疾病，是一类慢性进行性精神衰退疾病，其病程隐蔽，缓慢进展，目前对阿尔茨海默病的治疗尚无有效的方法。随着近十年来阿尔茨海默病发病率的猛增，寻找早期诊断、有效治疗方法的议题成为当今医学界讨论的热点之一。

随着科技的发展和生活水平的提高，人们对生活质量的要求也越来越高，作为连接医院、家庭和社会的纽带，以恢复患者功能为重点的作业治疗（occupational therapy，OT）在阿尔茨海默病患者中的治疗也正逐渐受到重视。

为证实作业治疗对阿尔茨海默病的治疗效果，编者以“阿尔茨海默病/老年痴呆、作业治疗、认知治疗、日常生活活动能力”为检索词，检索中文期刊全文数据库（CNKI）、中国生物医学文献数据库（CBM）、万方数据库、维普期刊资源整合服务平台（VIP），英文以“Alzheimer's disease”、“cognition”、“occupational therapy”、“activities of daily life”为检索词，检索Cochrane图书馆、Medline、Pubmed等数据库中相关文献，并对所检文献进一步地分析总结。

根据循证医学证据分级，对检索到的文献中提到的治疗方法进行分类，包括以下几点。

1. *认知刺激治疗* 认知刺激治疗被认为对痴呆人群整体认知功能有积极作用，尤其在语言和生活质量方面，属于Ⅰ级A等证据。英国国家卫生与临床优化研究所（National institute for health and care excellence，NICE）指导大纲（2007）也建议应用认知刺激治疗痴呆人群。研究证实，认知训练对痴呆人群的认知和功能水平的益处。除了即时治疗效应，其长期影响也是未来研究方向的一个关注点。

2. *作业宣教* 作业宣教特别是特定类型的照顾者教育以及行为处理技巧被证实对减少痴呆人群特殊行为能力有持续效果。属于Ⅰ级A等证据。

3. *记忆训练* 记忆训练特别是无错性学习记忆，对患者的记忆进行恢复性训练，对患者记忆力的改善有明显改善，属于Ⅰ级A等证据。

4. *日常生活活动训练* BADL和IADL在痴呆的不同阶段分别受到不同程度的影响。痴呆的出现与BADL和IADL的能力下降，无论是现有的还是随后发生的，都有紧密的联系。随着疾病的进展，由于痴呆患者执行功能和认知功能的损伤，他们的依赖性一般会增高。有研究表明，有认知损伤

的患者比没有认知损害的患者高出3倍的可能性经历后续的功能减退。这些功能减退使患者对看护者的依赖性加大，最终导致其健康护理开销增加，给患者自身、看护者乃至社会形成潜在的负担。痴呆患者会逐渐丧失认知能力和日常生活活动能力，日常生活活动训练在延缓疾病进展，提高部分认知功能和日常生活活动上有很大的意义。

功能性训练被证实在延缓疾病进程和提高认知功能上有效，属于Ⅱb级B等证据。

5. 环境调适　环境调适的方法无论是对减轻看护者负担还是提高痴呆患者功能都有好处，有研究表明，如果环境设施的水平符合患者个人能力和需求，问题行为的发生频率和严重度就会降低。因此，一个良好的环境调适设计可以促进痴呆患者健康状态和功能，以及减轻照顾者负担，属于Ⅰ级A等证据。

目前，作业治疗介入阿尔茨海默病患者更多集中在认知功能及日常生活活动方面。研究显示，对老年痴呆患者进行认知功能训练和日常生活活动能力训练对恢复患者部分智力水平、日常生活活动能力及改善患者生活质量具有一定的临床意义，采用作业治疗后患者的MMSE评分、NCSE评分、Barthel指数等均有显著的改善，患者在智力、日常生活活动能力、记忆、推理、语言能力、社会适应、社会兴趣等方面均有不同程度的提高。而其他类型的作业治疗介入如功能性作业治疗等研究依然很少，需要更多的学者专家投入研究。

（徐　丽）

第七节 个案分析

为了更好地理解阿尔茨海默病患者作业治疗的整体思维，本节内容通过一个真实个案，以SOAP格式治疗记录的方式，向大家展示AD患者的作业治疗评定与治疗。

一、基本情况

姓名：陆某　性别：女　年龄：75岁

出生地：四川成都　家庭住址：成都市一环路西二段

发病时间：2015年8月　接诊时间：2018年7月

临床诊断：老年痴呆。

辅助检查：血常规，肝肾功能正常，头颅CT未见异常。

二、评定记录

（一）S（主观资料）

1. 主诉　记忆力减退3十年，加重3个月。

2. 治疗史　无。

3. 既往史　高血糖、冠心病。

4. 社会生活史

（1）生活方式：退休20年，爱好是：看书、喝茶。

（2）个人状况：高中文化水平，已婚育有3子，医疗费用类型为省医保。

（3）居住情况：与丈夫一起住，家住电梯楼，家中厕所为坐便无扶手，浴室为淋浴。

5. 治疗目标

（1）改善注意力及记忆力，延缓记忆衰退速度。

（2）生活自理，能独自到室外行走及安全返回。

（3）改善患者生存质量。

6. 情感或态度　积极配合。

7. 家属配合度　积极配合。

8. 疼痛　目前无述有疼痛症状。

（二）O（客观资料）

1. 认知评定

（1）认知筛查-MMSE：该患者的MMSE得分15分，评定结果见表6-7-1。

表6-7-1　该患者MMSE得分

项目	结果（正确数/总题数）
地点定向力	2/5
时间定向力	2/5
记忆力	1/3
注意力和计算力	1/5
回忆力	0/3
言语力	9/9

	项目	结果（得分/总分）	备注
定向	地点定向	2/8	该患者存在记忆障碍，是在给予选项的情况下回答
	时间定向	2/8	
	物体识别	4/4	
视知觉	几何图形识别	3/4	
	图形重叠识别	3/4	
	物品一致性识别	3/4	
空间知觉	身体方向	4/4	
	与周围物体的空间关系	4/4	
	图片中的空间关系	4/4	
动作运用	动作模仿	4/4	
	使用物品	4/4	
	象征性动作	4/4	
视运动组合	临摹几何图形	4/4	
	临摹几何图形	4/4	
	插孔拼图	4/4	
	彩色方块拼图	4/4	
	无色方块拼图	3/4	
	碎图复原	3/4	
	画钟面	4/4	
思维操作	物品分类	2/5	
	Riska 无组织图形分类	2/5	
	Riska 有组织图形分类	3/5	
	图片排序 A	3/4	
	几何图形排序推理	2/4	
	逻辑问题	1/4	
注意力及专注力		1/4	

（2）认知成套测试-LOCTA：总分 81 分。

2．肢体功能

（1）坐位平衡：3 级。

（2）站立平衡：3 级。

（3）跌倒风险：低。

（4）利手：右手。

（5）上肢肌力、肌张力评定：正常。

（6）上肢 PROM：正常。

（7）协调性：指鼻试验无法完成，检查过程中未发现震颤。

（8）感觉：触觉、痛觉、本体觉均正常。

（9）其他：无肩关节半脱位，无关节畸形或挛缩，无肿胀。

3．ADL 评定

（1）改良 Barthel 指数总得分 75/100 分（表 6-7-2）。

表 6-7-2 该患者的改良 Barthel 指数评定表（MBI）得分

项目	评分标准	得分
1．大便	0 分：完全大便失禁 2 分：每个月超过一半时间出现大便失禁 5 分：每个月有一半或以下时间出现大便失禁 8 分：每个月不多于一次的大便失禁 10 分：没有大便失禁	10
2．小便	0 分：完全小便失禁 2 分：经常小便失禁 5 分：日间保持干爽但晚上小便失禁 8 分：整天保持干爽但期间出现失禁 10 分：没有小便失禁	10
3．修饰	0 分：完全依赖 1 分：需最大帮助 3 分：能参与大部分活动 4 分：在准备和收拾时需协助 5 分：独立洗脸、梳头、刷牙、剃须/化妆	3
4．用厕	0 分：完全依赖 2 分：需最大帮助 5 分：能参与大部分活动 8 分：需有人从旁监督或提示 10 分：自行如厕	8
5．吃饭	0 分：完全依赖 2 分：某种程度上能运用餐具，整个过程需别人协助 5 分：能使用餐具，在某些过程中需协助 8 分：在准备和收拾时需协助 10 分：自行进食	8
6．转移（床—椅）	0 分：完全依赖 3 分：整个过程中需别人协助 8 分：能参与大部分活动，在某些过程中需协助 12 分：需有人提示 15 分：完全独立	12
7．行走	0 分：完全不能 3 分：整个过程中需别人协助 8 分：能参与大部分活动，在某些过程中需协助 12 分：可步行一段距离（＜50 m）或需监督或提示 15 分：可步行 50 m	12
* 轮椅操作（仅在不能行走时才评定此项）	0 分：完全不能 1 分：可在平地上移动短距离，整个过程中需协助 3 分：能参与大部分轮椅活动，某些过程仍需协助 4 分：能操控轮椅，但在准备和收拾时需协助或需监督或提示 5 分：自行移动至少 50 m	

（续表）

项目	评分标准	得分
8. 穿衣	0 分：完全依赖 2 分：某种程度上能参与，整个过程需协助 5 分：能参与大部分活动，在某些过程仍需协助 8 分：在准备和收拾时需协助或需监督或提示 10 分：自行穿衣	8
9. 上下楼梯	0 分：完全依赖 2 分：整个过程中需别人协助 5 分：能参与大部分活动，在某些过程仍需协助 8 分：在准备和收拾时需协助或需监督或提示 10 分：可上下楼梯两段（可用扶手或/及助行器）	8
10. 洗澡	0 分：完全依赖 1 分：整个过程中需别人协助 3 分：能参与大部分活动，但在某些过程需别人协助 4 分：在准备和收拾时需协助或需监督或提示 5 分：自行洗澡	3
总分		82
ADL 能力缺陷程度	正常 100 分 ≥60 分生活基本自理 41～59 分中度功能障碍，生活需要帮助 21～40 分重度功能障碍，生活依赖明显 ≤20 分生活完全依赖	生活基本自理

（2）IADL 评定：Lawton 量表评分：9/24 分（表 6-7-3）。

表 6-7-3　该患者 Lawton 量表得分

1. 上街购物【□不适用（勾选“不适用”者，此项分数视为满分）】 □3. 独立完成所有购物需求 □2. 独立购买日常生活用品 ☑1. 每一次上街购物都需要有人陪 □0. 完全不会上街购物
2. 外出活动【□不适用（勾选“不适用”者，此项分数视为满分）】 □4. 能够自己开车、骑车 □3. 能够自己搭乘大众运输工具 □2. 能够自己搭乘计程车但不会搭乘大众运输工具 ☑1. 当有人陪同可搭计程车或大众运输工具 □0. 完全不能出门
3. 食物烹调【□不适用（勾选“不适用”者，此项分数视为满分）】 □3. 能独立计划、烹煮和摆设一顿适当的饭菜 □2. 如果准备好一切佐料，会做一顿适当的饭菜 ☑1. 会将已做好的饭菜加热 □0. 需要别人把饭菜煮好、摆好
4. 家务维持【□不适用（勾选“不适用”者，此项分数视为满分）】 □4. 能做较繁重的家事或需偶尔家事协助（如搬动沙发、擦地板、洗窗户） ☑3. 能做较简单的家事，如洗碗、铺床、叠被 □2. 能做家事，但不能达到可被接受的整洁程度 □1. 所有的家事都需要别人协助 □0. 完全不会做家事

（续表）

5. 洗衣服【□不适用（勾选“不适用”者，此项分数视为满分）】 □2. 自己清洗所有衣物 ☑1. 只清洗小件衣物 □0. 完全依赖他人
6. 使用电话的能力【□不适用（勾选“不适用”者，此项分数视为满分）】 □3. 独立使用电话，含查电话簿、拨号等 □2. 仅可拨熟悉的电话号码 ☑1. 仅会接电话，不会拨电话 □0. 完全不会使用电话
7. 服用药物【□不适用（勾选“不适用”者，此项分数视为满分）】 □3. 能自己负责在正确的时间用正确的药物 □2. 需要提醒或少许协助 ☑1. 如果事先准备好服用的药物分量，可自行服用 □0. 不能自己服用药物
8. 处理财务能力【□不适用（勾选“不适用”者，此项分数视为满分）】 □2. 可以独立处理财务 □1. 可以处理日常的购买，但需要别人协助与银行往来或大宗买卖 ☑0. 不能处理钱财

（三）A（评定与分析）

1. 作业治疗诊断　AD 致患者认知功能障碍，以记忆、注意障碍明显。

2. 主要问题

（1）注意力障碍：患者表现为注意力广度变窄及注意力持续时间缩短。

（2）记忆力障碍：患者主要表现以短时记忆及延时记忆障碍为主。

（3）日常生活活动障碍：患者 BADL 基本正常，但 IADL 表现出一定障碍，特别是外出活动、食物烹调、财务管理等方面。

3. 个人/环境因素的优势　患者和家属态度积极，依从性好。

4. 长期目标　延缓记忆减退进程，提高生存质量。

5. 短期目标

（1）2 周内，改善注意能力，提高注意力持续时间。

（2）2 周内，改善记忆能力，提高短时记忆及延时记忆。

（3）2 周内，改善患者外出活动、食物烹调等 IADL 能力。

（四）P（干预计划）

1. 注意力训练　选择计算机认知训练系统，

进行注意力训练。

2. 记忆力训练

(1) 选择图片记忆方法，结合无错性学习，选择日常生活常见的图片，如交通工具、衣物、食物等训练患者记忆图片的能力。

(2) 选择文字记忆方法，选择报纸、书籍等工具，训练患者总结段落大意，细节记忆等能力。

3. 逻辑思维能力训练。

4. 作业宣教　对患者及家属进行作业宣教，主要包括以下几项。

(1) 疾病的发生、发展情况。

(2) 注意力及记忆力训练的家庭延续训练方法。

(3) 患者伴随的跌倒、走失等常见并发症的预防、处理等。

5. 日常生活活动能力训练　重点训练患者IADL能力。

(1) 拿患者常用的移动电话，训练患者翻找电话簿、拨打电话、记忆常用的紧急电话。

(2) 训练患者的计算能力，选择常用的人民币100元、50元、10元、5元、1元，模拟购物场景，训练患者上街购物及财务管理的能力。

（徐　丽）

参考文献

[1] 梁兵，袁芳. 国际新近阿尔茨海默病痴呆诊断标准解读[J]. 重庆医科大学学报，2017，42(6)：682-683.

[2] 周媛媛，周香莲，王杰，等. 轻度认知功能障碍向痴呆进展的危险因素及保护因素研究[J]. 中国全科医学，2018，21(33)：4149-4156.

[3] 中国微循环学会神经变性病专委会，中华医学会神经病学分会神经心理与行为神经病学学组，中华医学会神经病学分会神经康复学组. 阿尔茨海默病康复管理中国专家共识(2019). 中华老年医学杂志，2020，39(01)：9-19.

[4] SPERLING R A, AISEN P S, BECKETT L A, et al. Toward Defining the Preclinical Stages of Alzheimefs Disease: Recommendations from the National Institute on Aging-Alzheimef's Association Workgroups on Diagnostic Guidelines for Alzheimer's Disease [J], Alzheimer's and Dementia, 2011, 7(3): 280-292.

[5] BAUMGART M, SNYDER H M, CARRILLO M C, et al. Summary of the Evidence on Modifiable Risk Factors for Cognitive Decline and Dementia: A Population-based Perspective [J]. Alzheimer's and Dementia, 2015, 11(6): 718-726.

[6] VAN CAUWENBERGHE C, VAN BROECKHOVEN C, SLEEGERS K. The Genetic Landscape of Alzheimer Disease: Clinical Implications and Perspectives [J]. Genetics in Medicine, 2016, 18(5): 421-430.

[7] 中国痴呆与认知障碍诊治指南写作组，中国医师协会神经内科医师分会认知障碍疾病专业委员会. 2018中国痴呆与认知障碍诊治指南(七)：阿尔茨海默病的危险因素及其干预[J]. 中华医学杂志，2018，98(19)：1461-1466.

[8] 王雪莹，李明，卢志明. 阿尔茨海默病生物标志物应用指南及研究进展. 中华预防医学杂志，2022，56(03)：262-269.

[9] 蒋小娟，吴越，刘晓伟，等. 临床痴呆评定量表早期社区筛查阿尔茨海默病的效度. 中华行为医学与脑科学杂志，2021，30(06)：554-559.

[10] 张英，杨颖华，武士勇等. 轻度认知障碍认知训练的研究进展[J]. 中国康复医学杂志，2018，33(2)：249-253.

[11] 赵春善，高玲，孟繁明. 认知训练对老年轻度认知障碍认知功能影响Meta分析[J]. 中国老年学杂志，2018，38(22)：5487-5492.

[12] 田金洲，解恒革，王鲁宁，等. 中国阿尔茨海默病痴呆诊疗指南(2020年版). 中华老年医学杂志，2021，40(03)：269-283.

第七章 多发性硬化

第一节 概述

多发性硬化(multiple sclerosis，MS)是一种以中枢神经系统白质炎性脱髓鞘为主要病理特点的自身免疫病。大多数患者表现为反复发作的神经功能障碍，多次缓解复发，病情每况愈下。最常累及的部位为脑室周围白质、视神经、脊髓、脑干和小脑。主要临床特点为症状体征的时间和空间多发性。MS多见于20～40岁，男女比例为1∶2，呈全球性分布，发病率与地区的纬度密切相关，离赤道愈远，其发病率愈高。

一、病因与发病机制

与病毒感染、自身免疫反应、环境及遗传等多种因素有关。目前认为，可能是一些携带有遗传易感性基因的个体在某些外因如病毒感染、外伤等的作用下，引发对中枢髓鞘成分的异常自身免疫应答而致病。

二、病理

急性期软脑膜轻度充血、脑水肿和脊髓局限性不平整，慢性期软脑膜增厚，脑和脊髓萎缩。镜下所见：急性期新鲜病灶有充血、水肿或少量环形出血，静脉血管周围可见大量炎性细胞呈套袖样浸润，以淋巴细胞为主，病灶内绝大多数神经纤维被破坏，神经元损伤程度不同，严重病灶中轴索可能破坏。随着病情好转，充血、水肿消退，髓鞘再生，新生神经胶质组织，构成晚期硬化斑或瘢痕。

三、临床表现

多亚急性起病，绝大多数MS患者在临床上表现为空间和时间的多发性，空间多发指病变部位多发，时间多发指缓解-复发的病程，整个病程可复发数次或十余次，缓解期可长可短，最长可达20年，每次复发通常都残留部分症状和体征。少数病例在整个病程中仅发现单个病灶，单相病程多见于以脊髓病变起病的缓慢进展型MS和临床少见的病情凶险的急性MS。

1. *视觉障碍* 可为MS的首发症状，表现为急性视神经炎或球后视神经炎，多为数天内单眼视力急剧下降，常伴眼球疼痛。约30%的病例有眼肌麻痹及复视，核间性眼肌麻痹是MS特征性症状之一。视束或视交叉脱髓鞘能够导致不同类型的视野缺损。

2. *肢体无力* 大约50%的患者首发症状为单肢或多个肢体的无力。运动障碍一般下肢比上肢明显，可为四肢瘫、偏瘫、截瘫或单瘫，其中以不对称瘫痪最常见。另一常见症状是疲劳，程度可重可轻，可为MS的首发症状。

3. *感觉异常* 常见的浅感觉障碍表现为肢体、躯干或面部针刺麻木感，异常的肢体发冷、蚁走感、瘙痒感或尖锐、灼烧样疼痛及定位不明确的感觉异常。亦可有深感觉障碍。此外被动屈颈是会诱发出由颈部放射至背部的刺痛感或闪电样感觉，称为Lhermitte征，是MS的特征性症状之一。

4. *共济失调* 部分患者有不同程度的共济运动障碍，以四肢为主，伴轻度意向性震颤，也有躯干性共济失调，可伴有或不伴有构音障碍。部分MS晚期患者可见到典型的Charcot三主征：眼球震颤、意向性震颤、吟诗样语言。

5. 精神症状和认知功能障碍 表现为抑郁、易怒和脾气暴躁，部分患者出现欣快、兴奋，也可表现为淡漠、嗜睡、强哭强笑、重复语言、猜疑和被害妄想等。约半数患者可出现认知功能减退。

6. 自主神经功能障碍 常见症状有尿频、尿失禁、便秘或便秘与腹泻交替出现、性欲减退，此外还可出现半身多汗和流涎。

7. 发作性症状 较常见的发作性症状是构音障碍、共济失调、单肢痛性发作及感觉迟钝、面肌痉挛、闪光、阵发性瘙痒和强制性发作、痛性痉挛等。

8. 其他症状 MS可伴有周围神经损害和多种其他自身免疫性疾病，如风湿病、类风湿综合征、干燥综合征、重症肌无力等。

四、临床分型

1. 复发缓解型 MS(relapsing-remitting MS, RRMS) 疾病表现为明显的复发和缓解过程，每次发作后均基本恢复，不留或仅留下轻微后遗症。大部分MS患者最初为本型。

2. 继发进展型 MS(secondary-progressive MS, SPMS) 约50%的RRMS患者在患病10～15年后疾病不再有复发缓解，呈缓慢进行性加重过程。

3. 原发进展型 MS(primary-progressive MS, PPMS) 病程大于1年，疾病呈缓慢进行性加重，无缓解复发过程。约10%的MS患者表现为本类型。

4. 进展复发型 MS(primary-relapsing MS, PRMS) 疾病最初呈缓慢进行性加重，病程中偶尔出现较明显的复发及部分缓解过程。

五、辅助检查

1. 脑脊液检查 脑脊液细胞数增多是衡量疾病活动的指标，部分患者脑脊液蛋白升高，以免疫球蛋白为主。细胞学可见免疫活性细胞。IgG鞘内合成及IgG指数升高，这是重要诊断指标，IgG寡克隆带也是IgG鞘内合成的重要指标。

2. 电生理检查 视觉诱发电位可出现潜伏期延长、波幅降低等异常，听诱发电位常表现为Ⅲ～Ⅴ峰潜伏期延长，可提供亚临床诊断，帮助早期诊断。

3. 影像学检查

①CT：急性期表现为双侧脑室周围白质内对称分布的低密度灶；②MRI：是检测MS最有效的辅助方法，特征表现为白质内多发长T1、长T2信号，多在0.3～1.0 cm，散在于脑室周围、胼胝体、脑干与小脑及灰白质交界处，脑室旁病灶为椭圆形或线条型，垂直于脑室长轴。磁化传递成像(MTI)可检测脑内髓鞘脱失。

六、诊断及鉴别诊断

诊断根据病史和临床体征为基本依据，结合辅助检查特别是MRI特点，寻找病变时间及空间多发的证据，在需排除其他可能疾病的基础上尽可能寻找免疫学(如脑脊液寡克隆区带、IgG合成率、血清髓鞘碱性蛋白抗体、髓鞘少突胶质细胞糖蛋白抗体)、电生理等辅助证据。MS的诊断标准，推荐使用2010年的McDonald MS诊断标准。

MS应与其他中枢神经系统脱髓鞘疾病相鉴别；另外应与多发性腔隙性脑梗死相鉴别，MS的病灶都位于室管膜下区，而腔梗灶多分布于侧脑室体部侧方；皮质下硬化性白质脑病病灶特点是多发缺血灶和脑萎缩，而MS只有在反复发作多年后才出现脑萎缩。

七、治疗

1. 急性期治疗 以减轻恶化期症状、缩短病程、改善残疾程度和防止并发症为主要目标。主要药物包括：①糖皮质激素，一线治疗；②血浆置换，二线治疗；③静脉大剂量免疫球蛋白治疗(IVIG)：仅作为一种可选择的治疗手段，用于妊娠或哺乳期妇女不能应用糖皮质激素的成人患者或对激素治疗无效的儿童患者。

2. 缓解期治疗 MS为终身性疾病，缓解期治疗主要目标是控制疾病进展，推荐使用疾病修正治疗，一线药物为β-干扰素和醋酸格拉默。

3. 对症支持治疗。

4. 康复治疗及生活指导 早期在专业医师指导下进行功能康复训练及ADL指导，提高患者的独立性，改善MS患者的生活质量。

第二节 多发性硬化功能障碍特点

一、运动功能障碍

1. *痉挛* 痉挛是MS最主要的症状之一，轻者肢体活动尤其抗重力活动时感到肌肉发僵、不灵活，重者夜间出现痉挛，肌肉疼痛，由于制动可有关节挛缩、异位骨化、压力性损伤倾向以及尿便障碍。痉挛的产生是由于下行运动通路的脱髓鞘，使正常的下行运动控制减弱，而节段性脊髓反射亢进，使网状脊髓束和红核脊髓束的活动增强，由于MS病变多灶性的特点，患者下行运动传导通路变异也较大，患者麻痹重、痉挛可能很轻或麻痹很轻，但痉挛很重。常见的痉挛有两种形式：①Ⅰ型：抗重力肌收缩而引起的痉挛或称伸肌痉挛；②Ⅱ型：屈肌收缩所致快速、持续时间短的痉挛。

2. *肌无力* 大约50%的患者首发症状为一个或多个肢体无力，运动障碍一般下肢比上肢明显，以不对称瘫痪最常见，腱反射早期正常，以后发展为亢进，腹壁反射减弱或消失，严重者可有重症肌无力。

3. *共济失调和震颤* 半数患者有，部分晚期患者有Charcot三主征：眼震、意向性震颤和吟诗样言语。除肌肉痉挛影响行走能力外，震颤和共济失调也给步行和日常生活带来极大不便。共济失调是多发性硬化最复杂、最顽固的症状，常与其他残疾并存。意向性震颤导致越接近目标指向越不稳准。躯干性共济失调可以影响站位和坐位平衡。

二、感觉功能障碍

1. *浅感觉* 肢体、躯干或面部针刺感，异常的肢体发冷、蚁走感、瘙痒感以及尖锐、烧灼样疼痛及定位不明确的感觉异常。

2. *深感觉* 位置觉、震动觉、运动觉减退甚至消失。

3. *特殊感觉* ①视觉：由于此病的临床表现引起单眼急性视力下降，因此双眼同时受累少见，一侧受累后2～3周出现另一侧受累。出现眼肌麻痹和复视；②听力：听力减退。

三、认知功能障碍

MS患者记忆力、注意力、信息处理速度和执行功能均有损害，但在记忆和语言理解能力未受损。

1. *记忆障碍* MS患者瞬时记忆、短时记忆、长时记忆，长时记忆延迟线索回忆均有损害，而延迟再认均正常，这表明多发性硬化的认知损害有局限性。记忆障碍不仅发生在脑脊髓型患者，单纯脊髓型多发性硬化患者也有记忆障碍，提示脊髓型患者可能具有常规头颅MRI未能发现的微小病变。MS患者的顶叶视-空间功能损害，显示复杂图形记忆有障碍。

2. *执行功能障碍* MS患者的信息处理速度明显下降，脑脊髓型执行功能严重受损，主要表现为抽象思维、注意-抑制力、工作记忆等方面下降，MS患者整体认知功能损害不明显，这表明MS认知功能损害并不是均衡的，有些认知功能在多发性硬化并未损害。

四、言语及吞咽功能障碍

1. *构音障碍* 主要表现为某些单词发生困难和严重的发音器官运动失用，刺耳音质、发音清晰度缺陷、鼻音过重。

2. *吞咽困难* 占MS患者的10%～33%，所能见到的吞咽异常程度是多种多样的。早期的典型症状呈现为偶尔主诉被食物或液体哽住，特别是稀的液体。当大量食物摄入或进食时患者注意力分散或疏忽时，这些事件可频繁发生。症状恶化时导致轻、中、重度损害，需要改变饮食、教导吞咽预防措施和防止误吸技术或选择进食方式。吞咽困难患者不能正确运用唇、舌、软骨等，不能协调完成吞咽动作，由于舌肌控制能力较差、活动范围较小、动作不协调，使吞咽动作不能在正常位置进行，咽反射迟钝，食物进入咽部时不能引起咽反射，从而导致呛咳。

五、自主神经功能障碍

1. *膀胱功能障碍* 大多数MS患者都会有

正常膀胱功能被破坏的体验，在这一人群中有泌尿学方面问题的高达 79%。虽然不是很多，但膀胱功能紊乱却是疾病开始时的首发症状，其中有 2% 的患者是唯一的症状。许多关于 MS 患者膀胱功能障碍的研究表明，尿频、尿急和尿失禁是 MS 患者最普遍的膀胱功能问题。根据患者症状表现的不同，可以把膀胱功能紊乱分为两类，即刺激性和闭塞性。尿急、尿频、夜尿增加、排尿困难、尿失禁属于刺激性症状，而排尿延迟、尿潴留、尿无力是闭塞性症状。

2. *性功能障碍* 可以发生于男性或女性患者，包括勃起障碍、阴道干涩、大小便失禁或体位困难。

六、疼痛

疼痛在多发性硬化中较为常见，有文献报道，疼痛发生率为 79%。多发性硬化引起的疼痛可以分为以下几种类型：神经性疼痛、感觉迟钝性疼痛、痉挛性疼痛、过劳相关骨骼-肌肉疼痛。

七、疲劳

疲劳是 MS 的常见症状。有文献报道，约 90% 患者病程中可以出现疲劳现象，超过 2/3 患者每日或几乎每日经历疲劳症状。其临床特点：①缺乏活动，精力不充沛，清晨醒来即感觉疲劳，可持续整天，有时傍晚可能好转；②易疲劳，无论精神和体力均表现为精力不足；③不可抗拒的睡眠，与发作性睡病类似。这种压倒一切的疲劳感应注意与抑郁症相鉴别，二者可以并存。

八、精神和心理障碍

MS 患者的精神症状包括病态哭笑、欣快感、躁狂、幻觉和抑郁，尤其抑郁常见，终身患病率高达 50%。

第三节 多发性硬化作业治疗评定

WHO 将障碍分为残损(impairment)、残疾(disability)和残障(handicap)三个层次，以分别对应组织器官水平的功能形态改变、个人水平的生活能力障碍及社会水平的能力障碍。MS 是中枢神经系统慢性炎症性退行性病变，其复杂、慢性、多变且不可预测的病程是患者神经功能及情感的沉重负担。作业治疗评定有助于在 MS 疾病早期帮助明确诊断(或者识别其核心问题)，观察、评定患者的行为和生活方式的改变情况并及时作出针对性调整，长期、连贯、全面地了解患者的功能障碍情况，从而更好地制订或修订患者的康复干预计划，辅助患者提高对疾病的接受性和适应性，提高生活质量。因此，通常着重于患者的需要、想要或期望做的事情，并分析哪些因素有可能会影响期望的作业表现。以作业为重点的评定开始，依据 WHO 障碍层次将病史和诊治经历整合 MS 独特特征，再具体评定 MS 对作业表现的潜在影响，其中如无力、疼痛、痉挛、震颤与共济失调、吞咽困难等通常可采用其他疾病的通用评价，或是采用针对 MS 作出修订的评定版本。

一、评定思路

MS 作业治疗评定始于作业表现访谈，了解患者病情发展以及其过去的应对方式，以及自患者诊断以来的症状和治疗概况。由于该病可急性、亚急性或慢性发病，具有多病灶及病程中复发缓解的特点，症状多变且易受外界因素(如温度、疲劳的不良反应)的影响，功能障碍复杂程度较高。因此，在 MS 诊断时就应进行比较完善的基线评定、运动教育、健康问题的宣教、认知和工作问题要提供早期支持、管理，积极管理患者的原发症状(由疾病本身引起的运动障碍、感觉异常、眼部症状、认知障碍和以情感改变为主的精神障碍及括约肌功能障碍等)和继发症状(由原发症状所引起的压力性损伤、泌尿系统感染、肺部感染等)。此外，还应对认知、疲劳、睡眠模式等方面进行更详细或多样化的综合评定和/或系列评定。

MS 患者最常见和衰弱的症状是疲劳，也是最致残的症状之一。通常包括周围型疲劳和中枢型疲劳。前者与易疲劳性有关，即广义的疲惫感觉，通常几分钟身体活动后即感疲劳，但通过休息即可缓解;后者是主观的,与兴奋性和注意力障碍有关,休息不会对其有影响,因而对生活品质、人际关系甚至职业维护等功能性活动的影响显著。MS 患者常用的疲劳量表有疲劳强度量表、疲劳影响量表及改良疲劳影响量表等自评量表。疲劳也分主次,应予积极筛查、治疗。主要疲劳是由于 MS 的疾病进展所致,次要疲劳是由于其他原因所致,后者的原因筛查包括代谢、内分泌、血液和药物不良反应,应重视警觉触发因素,如热、压力或过度运动等,同时减少自身能耗和训练。

MS 患者约 1/3 存在一定程度的认知功能障碍,患者抽象推理和问题解决能力、言语流畅性、视空间能力、信息处理速度、注意力和集中,尤其是持久注意力和记忆力受影响明显,执行功能障碍,但整体认知功能及语言功能相对保存。此外,抑郁、疲劳和焦虑也会影响患者的注意力。因此,访谈过程中治疗师应了解患者是否存在相应的认知功能障碍(认知、计划和判断障碍)。虽然多数认知功能障碍为轻、中度,对日常生活略有影响,但并不影响患者继续工作。如果发现患者存在认知功能问题,应鼓励其家庭成员或其他重要人员在患者知情同意的情况下共同参与对其认知功能的评定。为准确评定患者的认知功能障碍,通常要进行全套的神经心理学量表测试。

约半数的 MS 患者存在情绪障碍,包括抑郁、自杀观念、悲伤、情绪不稳、快感、反社会行为、性不当和精神病性状态,其中抑郁症最为常见,和 MS 的症状重叠(疲劳、注意力不集中、嗜睡、食欲障碍),且抑郁的某些症状(如缺少动机、缺乏快感等)也常被误认为疲劳,因此临床辨别是抑郁还是疲劳存在一定困难。研究显示 MS 患者的疲劳和抑郁之间存在密切关联,严重的疲劳是抑郁症状的最强预测指标之一。某些 MS 的治疗药物也会导致患者抑郁和轻度躁狂状态,干扰素、生活环境改变和疾病进展也会导致患者抑郁,女性患者常经期抑郁加重。因此,MS 患者情绪障碍的评定非常复杂。

此外,OT 还提供系列综合评定,对患者的个人能力进行更为详细或更多样化的评定,但需要治疗师根据服务对象的个体情况及功能性挑战和症状之间复杂的相互关系来准确地解释评定发现。

二、MS 常用作业治疗评定方法

(一)基于"活动"的作业治疗评定

1. *作业治疗访谈* 了解患者病情发展以及其过去的应对方式。

2. *加拿大作业表现测量表*(Canadian occupational performance measure, COPM)评定。

3. *作业自评*(occupational self-assessment, OSA) 患者表现、习惯、角色、志向和兴趣。

4. *功能状态评定* 可使用功能性运动技能、家务技能,基础性日常生活活动能力/功能水平评定(MBI、FIM)和工具性日常生活活动能力量表(IADL 评定)并结合社会功能和社区及工作适应能力来共同评定。此外,MS 影响量表(multiple sclerosis impact scale, MSIS-29)是近年新建的 MS 患者评定量表,包括身体影响(20 项)、心理影响(9 项)两大类共 29 项。

5. *疲劳评定* 改良疲劳影响量表(modified fatigue impact scale)或疲劳严重程度量表(fatigue severity scale, FSS),6 分钟步行试验(2/6-minute walk test)(评定 MS 患者的耐力和疲劳情况)。评定疲劳的量表很多,有些量表评定疲劳本身,有些量表评定疲劳对各种功能的影响,但不是所有量表都具有相关性,且多数量表并非针对 MS 患者的特异性来设计。

6. *复合功能表现评定*(MS functional composite, MSFC) 包括节奏听觉系列加法测验(paced auditory serial addition test, PASAT)、25 英尺(7.6 米)步行时间测试(T25-FW)、九孔测试(nine-hole peg test)等三大模块。

7. *生活质量评定* SF-36 健康调查简表(the MOS 36-item short-form health survey, SF-36)、MS 患者生活质量指数(quality of life index, QLI)、MS 生活质量 54 项评分量表(multiple sclerosis quality of life, MSQOL-54)、MS 功能评定量表(functional assessment of multiple sclerosis, FAMS)、MS 汉堡生活质量调查问卷(hamburg quality of life questionnaire in MS, HAQUAMS)、MS 生活质量量表(multiple sclerosis quality of life inventory, MSQLI)等。

（二）基于“人”的作业治疗评定

1. *姿势控制及平衡* 姿势稳定程度、平衡策略、安全性和前庭功能评定，包括感知互动平衡临床测定（clinical test for sensory interaction in balance）、动态摄影技术、Berg平衡量表、Tinetti平衡和步态评定量表（Tinetti performance oriented mobility examination，POMA）、平衡评定系统检测（balance evaluation systems test），此外还包括计时起立步行试验（timed up and go，TUG）、功能性伸展试验（functional reach，FR）和活动特异性平衡自信量表（activities balance confidence scale，ABC）。

2. *感觉与疼痛* 评定疼痛对日常活动的影响的Dallas疼痛问卷；此外还包括疼痛强度及部位，姿势、步态、关节活动度等评定，皮肤状态、压力敏感区域，运动、位置及减压姿势，感觉统合等。

3. *认知功能* 检查患者的记忆力、注意力、专注力、概念推理、解决问题和信息处理速度，以及疲劳对认知表现的影响；其中全面认知功能筛查量表包括MS认知损害筛查测验（screening examination for cognitive impairment，SEFCI）、简明精神状态检查法（mini-mental state examination，MMSE）、简易MS认知功能评定量表（minimal assessment of cognitive function in MS，MACFIMS）等。此外还有节奏听觉系列加法测验（PASAT）和MS国际认知评定简表（brief international cognitive assessment for multiple sclerosis，BICAMS）等；记忆力评定包括Rey听觉词语学习测验（auditory verbal learning test，AVLT）、韦氏记忆量表（wechsler memory scale-revision WMS-R）等。成人行为评级量表或执行功能评定（behavioral rating inventory or executive function for adults，BRIEF-A），执行功能的服务对象和照顾者的自我报告。

4. *运动功能* 肌肉功能评定包括徒手肌力测试（MMT）、抓捏-握力测试（dynamometry）；关节的完整性评定、对线及运动评定（包括主被动ROM、肌肉长度及软组织延展性）；肌张力与痉挛评定可采用痉挛频率评定量表（spasm frequency scale，SFS）或改良Ashworth痉挛评定量表（modified Ashworth scale，MAS）或Tardieu量表。SFS测量的是MS患者每小时出现痉挛的频率，MAS则是对被动活动时的阻力进行评定，虽然后者应用非常广泛，但无法区分肌肉张力增高的痉挛和挛缩成分。改良Tardieu量表（modified Tardieu scale，MTS）根据肌肉在特定速度下牵伸的反应进行定量评定，特定速度的肌肉反应品质以及肌反应时所处的关节角度的差异可以用来辅助鉴别痉挛和软组织限制，但检查测试时采用特定的肢体摆放、对线以及流程规范。此外，还有88项MS痉挛评定量表（88-item multiple sclerosis spasticity scale，MSSS-88）。

5. *步态和转移能力* 评定步行模式及速度、安全性，可采用FIM中的活动部分与MS步行量表（multiple sclerosis walking scale），2/6分钟步行试验（2/6-minute walk test）。

6. *睡眠* 睡眠问卷或睡眠日记（sleep history questionnaire or diary）。

7. *情绪筛查与评定* 评定采用自评量表和他评量表两类量表。自评量表包括神经心理学筛查问卷（MS neuropsychological screening questionnaire），PHQ-9项健康问卷（patient health questionnaire-9 items，PHQ-9）或PHQ-2、PHQ-8，此外还有明尼苏达多相人格调查表（Minnesota multiphasic personality inventory，MMPI）、流行病学调查中心抑郁量表（the center for epidemiologic studies-depression scale，CES-D）、贝克抑郁快速筛查量表（Beck depression inventory-fast screen，BDI）、芝加哥多量表抑郁调查表（Chicago multiscale depression inventory，CMDI）等。他评量表则包括汉密尔顿抑郁量表（Hamilton depression scale，HAMD）、情感障碍及精神分裂症一览表（schedule for affective disorders and schizophrenia，SADS）、研究诊断标准（research diagnostic criteria）等。

8. *吞咽困难评定* 侧重吞咽障碍临床评定，包括主观评定、客观评定和摄食评定。

9. *家庭与支持评定* 家庭关怀度指数问卷（family APGAR index），领悟社会支持多维度量表（multidimensional scale of perceived social support，MSPSS）和中文版MSPSS，即领悟社会支持

量表(perceived social support scale, PSSS)的家庭内支持部分。

MS国际联盟协会(IFMSS)于1985年推出对MS患者提供认知、疲劳、睡眠模式等方面更详细或多样化的综合临床评价量表,多发性硬化残疾简易记录(minimal record of disability, MRD)见附录中表18,该量表由扩展残疾状况评分(expanded disability status scale, EDSS/FSS)(残损评定),功能缺陷状况表(the incapacity status scale, ISS)(残疾评定)和环境状况评定表(environment status scale, ESS)(残障评定)三个亚表组成。其中,EDSS量表包括功能状态评分和扩展残疾状况评分两部分;ISS包括16项对日常生活活动能力相关的功能障碍评定;ESS侧重评定社会功能,包括工作状况、金融状况、经济状况、居住状况、交通状况、交流能力、社会活动能力等。EDSS是目前MS临床和研究中最为广泛使用的量表之一,功能状态评分由7大功能系统(锥体系、小脑、脑干、感知觉、二便控制、视觉、大脑/精神)和其他系统功能评分组成,可供临床有序评定MS患者在某一时间其疾病状况的即时印象,以及随时间改变的病变严重程度的整体变化,并详细评定患者的功能障碍及个体能力;扩展残疾状况评分范围从0(无损伤)到10(死亡),≤4.0意味着最小残疾,无步行受限;≥6.0表示步行需使用辅助装置;≥8.0表示活动半径基本受限在床上。许多早期临床特征,通常可以预测疾病的结果。发作次数多,初次发作间隔短,达到中度状态的时间短的患者,通过EDSS测得的残疾程度较高;最能预测长期残疾的特征是从出现第一种症状起5年内的残疾程度。

第四节 多发性硬化作业治疗

MS是一种严重、终身、进行性、致残性的中枢神经系统自身免疫性疾病,MRI研究提示MS既是一种白质病变,也是灰质病变,其确诊周期长、诊断相对困难。虽然根据病程及治疗决策可将MS分为复发缓解型、继发进展型、原发进展型和进展复发型四种亚型,但亚型与潜在生物学机制或临床结局几乎无任何相关。MS的治疗包括急性发作期治疗、缓解期治疗即疾病调节治疗(disease-modifying therapy, DMT)和对症治疗,三类治疗依序进行,但并不互斥。急性期治疗以减轻症状、尽快减轻残疾程度为主;DMT至关重要,以减少复发、减少脑和脊髓病灶数、延缓残疾累积及提高生存质量为主;对症治疗主要采用康复策略,包括疲劳控制、行为和环境调适以及辅具应用、锻炼计划、痉挛处理、认知补偿、疼痛干预、震颤和共济失调的作业治疗、就业调整等,旨在最大化患者的功能及舒适程度的治疗。

MS康复结局主要取决于病情严重程度,以及是否采取了科学、系统的康复治疗措施,过于关注孤立症状的治疗往往不太可能有效。虽然MS疾病或中枢神经系统的直接损害无法改变,但最新的证据显示,尽早采用包括作业治疗在内的综合性措施,适当对症治疗,并采用恢复性康复干预措施可减轻患者因活动减少或不动所致的多系统功能障碍等间接损害、提高其活动和参与水平。通常,预防性治疗旨在提高患者的身体健康、体能和适应性以达到最理想的功能保留;代偿性治疗旨在重新获得或保持现有损伤和限制范围内最理想的功能;维持性治疗旨在通过系列暂时的临床、教育和管理服务来维持患者当前的功能水平。MS早期症状比较复杂、多变且易受外界因素(温度、疲劳及DMT的不良反应)的影响。为全面提高患者的生活质量,建立适合MS患者发挥功能的环境或康复平台就显得尤为重要了,OT必须和医师及其他转诊源沟通早期干预的需求和益处,把握干预时机,而患者也应认识并接受事实并随着疾病的进展调整应对策略、保持适度康复训练以维持运动功能。作业治疗的干预重点是减轻MS患者功能障碍、改善和提高残存功能、恢复功能独立性,同时促进患者自我管理技能的提升,活动策略、设备和环境改造、锻炼计划、症状管理、工作与家庭的平衡问题等特殊注意事项提供服务。目标设定和计划实施应立足于MS患者的优先关注问题及其兴趣所在,即便是MS老年患者也应使其对未来有一定的管理能力;干预计划也要考虑到MS患者的个体化问题,与受

MS影响的家庭一起协作应对，同时提倡社区的支持与参与。

一、基于疲劳控制和能量管理的活动策略

疲劳是MS患者最常见和导致衰弱的症状之一，包括周围型疲劳和中枢型疲劳，前者与易疲劳性有关，休息可缓解；后者为主观性疲劳，与兴奋性和注意力障碍有关，伴动力下降和对休息的渴望。疲劳虽是与客观神经功能缺损类似的致残症状，但与疾病进程无关，因此尽早诊断MS相关疲劳并尽快开始适当治疗的意义重大。临床上，由OT和神经专科医师、护士及PT组成的多学科团队对MS患者的疲劳进行筛选、评定和干预、管理。排除或采取适当干预措施减轻泌尿功能障碍、疼痛或导致睡眠障碍的肌肉痉挛，或周围环境和体温升高等MS疲劳相关的潜在诱因或原因后，才能真正识别并有效管理导致MS疲劳的主要因素。

除了提供作业治疗评定外，OT还提供相应作业干预并给予书面建议来改善MS患者的BADL与IADL功能表现，管理疲劳和认知症状，并支持患者有效参与其所需的角色。OT通过MS相关疲劳的知识宣教，使得患者了解每种疲劳的基本类型和影响个人的因素；然后，由患者完成详细的活动日记，列出目标和优先等级，通过对日记系统地分析日常工作、家庭和休闲活动，了解休息与活动的比率，确定需调整的活动和环境、设备和技术，以解决疲劳问题。通过最适能量管理策略来帮助个体进行有价值的作业和活动，使MS患者能够将有限的能量用于有益、有意义的活动，并在日常工作中行使选择和控制权。现有的证据显示，结合了物理治疗和心理干预的疲劳管理效果最佳。MS相关疲劳的锻炼治疗除上述的能量节约管理策略外，通常还包括有氧训练、认知行为疗法，小组作业治疗团体干预效率最高，此外，电话会议形式和网络在线管理也有一定的干预效果。通过适当的有氧运动程序以及功能性的治疗活动锻炼提高耐力来治疗疲劳，持续时间约2～3个月。患者随访期间若出现症状变化或干预治疗困难，就应尽快再就诊。

二、行为和环境的调适以及辅具应用

通过行为和环境调适以及适当的辅具应用可以帮助MS患者弥补无力、痉挛、震颤、疲劳、共济失调和认知障碍所导致的问题，具体应用主要取决于个体需求、资源的可获取情况和个人的喜好程度。通常由PT指导运动功能锻炼，OT重点指导工具性日常生活活动，必要时进行家庭访问和/或工作访问。根据活动分析，基于疲劳控制和能量管理活动策略，最大限度地利用个体能量、提高生产力和工作效率，并在合适的时间锻炼身体，如严格区分工作时候使用电梯、锻炼时候上下楼梯，使用电动轮椅等动力辅助代步设备，适时且足够的午休时间来减少体能消耗、减轻疲劳影响。许多辅助设备(如电动轮椅、浴室辅具、淋浴椅和起床辅助装置等及语音辅助或具备运动传感器或智能设备)都有助于减轻患者的疲劳并减少因无力和/或痉挛所致的功能受限。因此选择合适的辅助设备也是让患者充分认识到自己缺失能力的重要的一环，应鼓励患者多尝试不同设备以选择最适合自己的设备。此外，调适后还需进行后续的跟踪调查，并确定患者是否还需要重新进行调整或者做更进一步的调整，以确保患者能够保持ADL的独立性，继续就业和社区活动的持续参与。

三、合理安排锻炼计划

虽然锻炼并不能逆转由MS引起的神经系统虚弱，但可以增强肌力、耐力及灵活性，并改善患者的情绪，减少因虚弱而导致的多种功能失调。由于MS患者对锻炼的反应相去甚远，OT应根据患者当前的特定功能水平和需求来制订个性化的锻炼计划并合理、有序组织锻炼内容，评定干预前后的功能(含疼痛症状)和生活质量改善情况，及时再评定并调整计划。定期、规律性的锻炼计划可有效帮助MS患者减少痉挛、减轻疲劳症状的影响，远较从未执行过的理想计划更为可取。锻炼不应加重疲劳及感觉障碍。复发缓解型MS患者(relapsing-remitting MS，RR-MS)应在好转后处于稳定期且没有新的症状出现才能开始锻炼计划。

教育MS患者自我监测锻炼计划对疲劳及其他高优先级活动能力的影响。其中，痉挛的适当干预措施取决于其严重程度以及其对功能的干扰和生活质量的影响程度。在明确痉挛和挛缩成分后，可针对性地进行药物治疗干预(例如巴氯芬和替扎尼定，可能会存在不同程度的嗜睡或疲劳感增加的不良反应；局灶性的痉挛则采用肉毒毒素注射治疗)，非药物治疗除肌肉能量技术外，还可采用包括程序性牵伸锻炼，合适的辅具应用(休息夹板、牵伸斜板等长时间、低负荷的姿势固定或系列连续固定)及姿势和体位管理，有组织的有氧训练程序和有节奏的锻炼(例如步行或功率车锻炼、NuStep或Schwinn Airdyne四肢联动锻炼等)来控制痉挛、减少疲劳、增加耐力，如采用固定功率车锻炼或四肢联动锻炼同时结合重复次数较少但维持时间更长的程序性牵伸锻炼来更好地减轻痉挛。OT工作重在协助患者将锻炼计划融入每周的例行活动中并有效发挥作用，避免因为锻炼计划而使患者完成其他活动的能力受到影响，并为每项锻炼程序提供患者易于理解的、清晰的插图和书面说明。

运动测试通常在清晨进行，症状急症恶化时不作测试。测试应兼顾平衡和协调问题，根据残疾和体适能水平，选择合适的测试设备、测试程序(持续或间歇)，同时评定患者的关节活动度、柔韧性、肌肉功能和体能。锻炼计划应基于患者的工作、家庭和休闲等多种场景和需求的综合考量：轻度功能障碍(EDSS 0～2.5)的MS患者可采用接近健康成人的锻炼水平；症状和功能水平较差者，需要做出针对性的调整(表7-4-1)。ACSM建议锻炼采用FITT方式：运动频率(frequency)、运动强度(intensity)、持续时间[time(duration)]和运动类型(type)。以有氧训练为例，有效的有氧训练必须产生体能锻炼或心血管反应，产生心血管和/或肌肉适应改变，并提升个体的活动耐力。运动中监测RPE(自觉用力程度分级)，对于明显局部瘫痪的个体，可考虑使用6～20分级量表或0～10 OMNI量表来分别评价各肢体的RPE以评价局部肌肉疲劳对运动耐受程度的影响。在MS患者的症状加重期，可降低运动处方的频率、强度、时间和方式标准以达到能耐受的程度；若症状明显加重，则重点维持功能活动和/或有氧运动和柔韧性练习。

表7-4-1　多发性硬化的推荐运动处方

	有氧运动	抗阻练习	柔韧性练习
频率(F)	2～5日/周	2日/周	5～7日/周，1～2次/日
强度(I)	40%～70% $\dot{V}O_2R$或HRR，RPE 12～15	60%～80% 1-RM	牵伸至肌肉拉紧或轻度不适的位置
时间(T)	增加强度前先延长运动时间至少至10 min，最长可增至30～60 min	10～15次重复1～2组；易疲劳者增加组间休息时间以确保肌肉完全恢复	保持30～60 s重复2～4次
类型(T)	持续一定时间的大肌群、周期性运动训练(如步行、踏车、游泳等)	多关节及单关节器械训练、自由重物(free weights)、弹力带或自重(body weight)训练	静态牵伸

注：$\dot{V}O_2R$指摄氧储备；1-RM指1次重复最大力量；HRR指储备心率；RPE指主观用力程度或自感劳累分级。

四、疼痛管理

疼痛管理包括直接源自MS的疼痛、继发于MS其他症状的疼痛、MS药物治疗后并发症引起的疼痛和与MS无关的疼痛。治疗主要取决于病因，虽然物理治疗(理疗、运动及手法治疗)对疼痛的干预较为有效，但心理减压、放松训练和生物反馈训练等非药物干预也可有效减轻焦虑、抑郁情绪和疼痛。需关注MS患者DMT注射部位的疼痛反应与药物治疗依从性。与肌内注射相比，皮下药物制剂会增加注射部位的反应，因此建议鼓励使用自动注射器，必要时使用局麻药物、手法按摩、中频电疗、超声波治疗和冷敷治疗，也可以变换注射部位、避免敏感部位。无力或痉挛的相关疼痛干预通常采用个体化的符合人体工效学的辅具(如颈托、扶手支持、鼠标键盘托架等)，姿势训练(坐姿训练矫正、站姿和核心控制练习)，牵伸、支撑夹板和扳机点理疗或手法处理，弹力袜或手套(压力或保温作用)。在疾病早期就每日坚持活动关节并维持活动度、控制并维持合适的体重。此外，步态纠正和步行辅助设备的使用也可以有效帮助MS患者提高能量效率和安全性，减轻疼痛。

五、认知与精神情感障碍的处理

认知障碍可以是MS的孤立症状也可以与身体症状或体征相伴,多表现为情景记忆丧失、注意力缺陷、处理速度延迟和执行功能困难等方面的障碍,但整体智力水平和语言能力相对较好。虽然MS任何阶段均可出现认知障碍,但疾病持续时间、MS亚型、残疾水平和发病前言语能力水平均对认知与精神情感有一定影响。由于MS的不确定性患者往往容易产生不可控制及不确定感的认知及情绪压力。此外,症状波动、ADL障碍、依赖感、环境障碍等每日面临压力的累积效应也会影响MS患者对待疾病的态度。临床上,认知障碍者也常伴有抑郁症状。此外,类固醇类药物、抗痉挛药物的使用等也可引起抑郁,从而使得MS症状加重、病程延长,并且自杀倾向增高,因此应加大情绪障碍的筛查力度。研究发现,患者的自我管理干预能够改善与健康相关的生活质量,有证据表明,抑郁和焦虑症状也有所改善。

认知的干预远较身体干预重要,认知与精神情感问题的作业治疗干预重点在于树立正确应对疾病的态度、弥补缺陷和提升效率以有效管理日常生活。应激处理能力也是治疗计划的重要组成部分,在轻微刺激环境中患者可以集中精力控制运动。MS患者神经肌肉疲劳或其他神经原因导致的感觉反馈、注意力、记忆力和专注力缺陷,常会使其在训练过程中遭遇一些限制,因此有效控制疲劳通常能改善患者自我报告认知能力。此外还应使患者及其家庭成员认识到认知与精神情感障碍是由MS引起的,但进行认知相关教育、向其披露认知问题时应慎重,并考虑可能的多种情况。新兴的基于MS患者视角的自我管理模式,包括个体策略和环境相关策略。前者包括调整观点、管理压力、管理症状、健康的生活方式、有效的沟通、设置优先级和活动计划;后者包括物理环境、个人社交网络、社区服务和资源。OT应仔细评定MS患者的能力、分析其可以动用的资源和经济,提高患者的自我管理技能、提升心理适应能力和控制感,最大程度增强其作业表现力。

1. 关注患者的工作、生活和社交活动中的安全与困难,并给予适当的评定和干预措施,注意记录患者认知和疲劳问题发生时间及发生时的情境。

2. 为患者提供个体照护和家庭支持辅导,采用解决问题的决策策略,不专注于情绪的策略。

3. 合理安排工作计划和有较高认知要求任务的时间,减少计划或进行的活动数量,并为单项活动适当增加时间,以减少认知、精神情感问题的影响。例如,在早上或休息后做工作计划或任务规划,并减少环境干扰。

4. 活动或学习可重复进行,但一般一次只进行一项活动,避免多任务或对于患者目前状态而言过于艰巨的任务。活动计划或家庭指导采用分步编写的方式,可利用家庭及社交关系来协助解决问题。

5. 进行智能工作/家居基础物联改造,设备联动和场景互动,个性化定制场景。

6. 使用可穿戴式智能设备(如智能手表、智能手环)、智能手机语音助理或其他个人数字助理(如打车、购物软件)、记忆辅助(如手机日程提醒、便笺)或其他辅助技术。

六、震颤和共济失调的作业治疗

小脑不发起随意运动,但对随意运动的协调以及对肌紧张、姿势和平衡的控制至关重要。小脑功能缺陷(震颤和共济失调)在MS患者中较为常见,它们的综合作用常导致维持直立姿势和其他功能活动困难,跌倒风险增加。MS患者在应激、焦虑、兴奋时不自主运动也会加重,觉醒的增加造成功能下降、兴奋性震颤进一步加重。轻微刺激环境中,患者专注力提升,运动控制较好;递增的反馈(结果和表现的言语提示、生物反馈)和反复练习也常用来提高运动能力。因此,基于各种专业的、有效的物理治疗技术干预的结果,作业治疗的重点主要在于获得近端稳定或有效支撑以维持姿势和提高其他功能活动的能力,促进安全的平衡功能、减少跌倒风险,改进工作方式及使用合适的设备或矫形器,提高能量效率和安全性。

MS患者意向性震颤的治疗,在使用辅助装置前引入行为策略(如稳定和手拉手技术),此外,也常同时使用多种策略。近端稳定包括躯干支持以及上下肢大关节的支撑稳定,远端稳定使用桌子或折叠托盘。例如,进餐时选择合适坐姿,躯干靠于桌子、手臂置于桌上,这样身体的各个部位都获得了有效的支持。如果一侧受震颤影响严重,也可以考虑对未患病的另一手进行训练以完成 ADL 活动;若震颤不太严重也可以采用另一手固定或定制手腕夹板或手腕负以一定重量的重物来减轻震颤,但要注意控制疲劳;冷敷前臂也可以减少震颤幅度和频率,效果最长可维持 30 min。此外,矫形器如颈托等常用以减少头颈的不必要的活动。

七、工作、家庭和社会参与活动的综合考量

在人类的需求层次中,工作的需求、爱和被爱的需求仅次于生存需求。工作可以获取经济回报和实现自我价值感,因此,确诊 MS 后的最重要决定就是选择继续工作还是离职。虽然,少数 MS 患者在发病后数月或数年内死亡,但平均病程可长达 20～30 年,一旦患者适应了 MS 给生活带来的变化时,就更需要考虑工作的重要性了。只要重新评定并确定如何就业以适应生活,即便症状严重或有许多障碍,也是可以持续工作许多年,甚至工作至正常退休年龄。由于 MS 患者的症状和功能表现均会对其工作、家庭和社会参与等活动造成影响,病情加重时人们往往选择直接退出工作,但这个决定缺乏足够的专业知识支持。现实中即使许多患者无慢性衰弱性症状的,确诊后的 10～15 年内仅 1/4 患者仍在工作。家庭成员、朋友、同事和医师虽然都报以极大的善意,但对 MS 患者该如何继续工作以及他们可能面临的问题可能所知有限。因此,OT 需要与患者深入沟通并了解其继续就业或离职后的活动需求。

继续工作,还是兼顾生活,需要患者根据自己的价值观和兴趣选择,并与医师、OT 等对工作及需求进行分析、职业评定,制订兼顾财务、身体、情感、智力刺激和精神需求的生活规划和财务计划,以保持健康的生活质量。临床表现的间歇性(疾病在一系列发作中进展,每次都可以缓解)可能是大多数 MS 病例最重要的临床特征,但复发并未显著影响不可逆性残疾的进展。有可能一开始症状并不明显,但若继续工作,则需要考虑症状对个体的工作职责影响程度及披露罹患 MS 的消息是否最符合患者自己的最大利益。及时公布病情,获取他人的理解和帮助,调整岗位角色,合理安排工作量、设置优先级并调整工作时间和锻炼程序、定期休息,减轻工作压力。继续就业或再就业应建立在确保工作安全,患者症状管理良好,疲劳控制,生活方式健康,通过行为和环境调适以及适当的辅具应用来最大限度地减少体力消耗(例如将工具放在使用的附近,或将工作空间更靠近马桶)。

第五节 多发性硬化并发症的管理

一、膀胱功能障碍的管理

在 MS 的不同阶段,如果双侧锥体束受损,很容易带来膀胱功能障碍。早期,神经功能突然受损,尿便不能顺利排出,造成尿便潴留。后期,形成神经源性膀胱,出现尿急、尿频、尿溢出、膀胱内残余尿增加。两种情况下,均容易引发尿路感染。

当前临床对神经源性膀胱患者实施常规护理方法,常规康复护理形式单一,无法针对不同患者情况制定个性化康复训练与护理方案,临床康复效果不佳。根据患者实际情况制订个性化康复训练与护理方案,严格执行实施相关手段,增加患者膀胱容量,降低患者残余尿量。具体管理措施如下。

1. *膀胱排尿指导*　对护理人员进行相关疾病知识强化培训,进行常规宣传教育。对患者严格控制饮水量,并根据患者排尿量、导尿频率及残留量对其进行导尿训练,嘱咐患者在拔出导管后对膀胱进行按摩及挤压,并控制患者饮食。

2. *间歇导尿*　可加快膀胱周期性扩张,增加膀胱反射性功能恢复,当患者挤压膀胱无显著效果时使用间歇导尿操作,可促使患者当日排除超过 2 000 mL 尿液。

3. *膀胱功能控制训练*　根据不同患者实际情况制定个性化膀胱功能训练,具体训练方法有:①盆底训练:指导训练患者收缩盆底肌,放松肛门周边肌肉,吸气时收缩,10 s/次,1 天 3 次;②行为训

练:为患者制订个性化导尿计划,定时提醒其排尿,建立排尿习惯,尽量防止患者不在计划时间排尿。

4. 电针治疗　针灸治疗神经源性膀胱功能障碍有良好疗效。电针长 50～100 mm,消毒后刺入患者八髎穴与会阳穴,深度保持在 30～60 mm,可行气血、恢复排尿功能,有调节功能。

同时还应正确指导患者进食,严禁烟酒,降低患者发生尿路感染等并发症概率。关注患者心理状态,及时对患者进行疏导沟通,防止患者出现不良情绪,增强患者康复信心,为患者制订最佳康复训练及护理方案。

二、痉挛性瘫痪的管理

痉挛是 MS 患者中枢神经系统受损的突出特征,由于失去上运动神经元的控制,下神经元功能亢进,肌肉张力增高,往往伴有肌肉无力,使得患者活动受限,咽喉部位肌肉痉挛形成假性延髓性麻痹,出现吞咽困难,饮水呛咳,说话不流利。双上肢痉挛的存在,使得手活动不灵活。双下肢痉挛,患者多有平衡障碍,步态不稳,容易跌倒致伤。

发病早期即采用运动疗法,维持患者的运动功能和运动控制能力来改善痉挛;关节的被动活动、对痉挛肌进行持续牵拉;水疗;药物治疗;支具或矫形器;让患者了解导致痉挛加重的因素。

三、发作性症状的管理

痛性强直性痉挛、皮肤灼热痛等多被认为是髓鞘脱失致神经间传导短路造成。病灶发生在上颈段脊髓,交感神经中枢受刺激可出现手脚多汗,受破坏时手脚干燥无汗。

卡马西平对发作性感觉异常,发作性疼痛有效。肉毒素对严重内收肌痉挛患者有效。神经源性膀胱使用去氨加压素有效。

四、抑郁的管理

MS 病理过程可以引起心理问题,疾病的致残性使患者存在运动障碍,限制了自身活动,与社会隔离,逐渐出现神经心理缺陷,发生抑郁。

建议:正确对待生病,早期复发,神经功能受影响不重,患者应尽早下床活动,积极参与社会活动和家庭劳动。活动受限的患者,如有肢体功能残存,也应积极进行功能锻炼,增强自信。影响较明显的患者,可以在医师的指导下,使用抗抑郁药物。

一项 Cochrane 综述指出,抗抑郁药对 MS 相关抑郁仅具有轻微疗效,但不良反应显著。该综述指出,认知行为疗法前景更好。对于进展型 MS,鉴于其认知功能障碍更广泛严重,实行认知行为疗法是否存在障碍目前尚不清楚。

五、压力性损伤的管理

如果发生脊髓横断性损害,患者出现病灶水平以下截瘫,长期卧床,神经功能障碍血液循环不良,营养缺乏,皮肤受压后,容易破溃形成压力性损伤,难以愈合。

压力性损伤的管理要求重视基础护理。实行床边翻身卡,表明患者的卧位及翻身时间以便检查;实行压力性损伤报告制度,便于质控小组管理。要积极评定患者的情况,对患者发生压力性损伤的危险因素作定性、定量的综合分析,常用 Braden 压力性损伤评分法,分值越低,发生压力性损伤的危险性越高。避免局部组织长期受压,经常更换体位,使骨骼突出部位交替地减轻压迫。根据患者具体情况进行全身综合治疗及局部受压组织的保护治疗。采取定时翻身、补充营养,促进血液循环,使用保护用具等方法进行综合处理,才能得到比较理想的康复疗效。

第六节 多发性硬化作业治疗的循证实践

循证实践(evidence-based practice, EBP)是指在给每一位患者做临床治疗决定时有意识地明确地合理地利用现有的最有力证据将个人临床经验和最可靠的临床证据融合起来。循证实践包括方法和思维过程两方面,其方法由如下七个步骤构成:①提出临床问题;②收集最佳证据(包括评价过程中发现的文献和基础研究中的系统回顾的证据);③评定所收集证据的效度和临床可行性;④整合所发现的证据;⑤和患者及家属就评价和治疗中发现的证据进行交流;⑥将证据应用到实践中去;⑦监督评定并记录结果。

MS 患者可引起严重的持续的功能障碍,可以持续很多年,严重影响日常生活活动和生活质量。大约 20.3%和 18.0%的患者在 4 周和 6 个月的发病期不能独立行走。因此改善和恢复独立行走能力是 MS 康复的主要目标之一。对于症状较为严重的 MS 患者,使用传统疗法的步态训练由于动力不足和平衡问题,在技术上难以达到理想的效果。机器人辅助步态训练的开发正用于克服这些困难,它增加了患者独立行走的可能性,在活动能力、步态参数、平衡能力、神经电生理表现、周围神经的超声检查等方面,验证了机器人辅助步态训练在 MS 患者中的有效性。

MS 引发的神经功能缺失几乎是随处可见的,不仅仅表现为肢体感觉运动功能的损害,更多的表现是复杂的多器官重叠性损害,所以在康复阶段的处理中,仅仅依靠单一方法、单一学科努力的结果是很差的。目前在康复治疗中倡导的多学科小组的协调、联合工作方法是可取的,征寻和采纳患者对治疗的意见也是一种积极的措施。目前大多认为康复干预的内容主要包含以下几方面的内容:一是要考虑到 MS 病变的易复发性、多灶性原因,在康复阶段固定时间进行阶段性评定是重要的。这些评定不仅可以及时发现和处理新的症候群。作业治疗要注意保持正确坐姿和卧姿,直立和启动时也应该保持很好的顺序和姿势。作业治疗师在教育中起到至关重要的作用,其要点是通过教育尽量避免那些能引起痉挛和疲劳的日常活动的发生。在 MS 康复的发展中,联合方法和多学科协作可能是两个最重要的遵循原则,这种过程要通过医院—社区—门诊—住院的链接来完成。在今后的处理中一方面要求有复合的多学科专家对其症状进行专业化处理,另一方面由于症状的多变性,还要求处理时具备快速的应变性。在患者的自身教育中,除对症处理的相关教育外,学会对自身情况的分析,获取 MS 相关的对照资料,培养独立的处理能力等方面都是要兼顾的。康复作业治疗教育主要包括患者教育和自身处置两方面,对复杂和重症患者尤其如此。对这部分患者来说,知晓 MS 病变的发生发展过程是重要的,这对于制订适当的康复要点是必需的。通常的康复要点要包含有多学科的参与、适当目标的确定、对客观结果进行一致的评定方法等内容。

第七节 个案分析

为更好地理解 MS 患者作业治疗的整体思维,本节内容通过一个真实个案,以 SOAP 格式治疗记录的方式,向大家展示 MS 患者的作业治疗评定与分析方法。

一、基本情况

姓名:沈某富　　性别:男　　年龄:38 岁

出生地:浙江杭州

家庭住址:浙江杭州

发病时间:2003 年 12 月 25 日

康复会诊时间:2004 年 8 月 11 日

临床诊断:多发性硬化(R-R 型)、左侧中枢型面瘫、平衡协调障碍、吞咽困难。

辅助检查:

(1) 实验室检查:自身抗体、免疫球蛋白未见明显异常。

(2) 影像学检查:①脑干听觉诱发电位(BAEP)、视觉诱发电位(VEP)异常;②头颅 MRI:右侧基底节、两侧侧脑室、半卵圆中心多发异常灶。考虑为多发 MS。

二、初次评定记录

(一) S(主观资料)

1. 主诉　左侧肢体无力 8 个月。

2. 现病史　患者 2003 年 12 月 25 日感冒寒战后开始出现左侧肢体无力,伴嘴角歪斜,无发热,无意识障碍,无头痛,当地医院诊为“右侧脑梗”,具体治疗不详。2 天后症状无明显好转,转至浙江大学医学院附属邵逸夫医院神经内科就诊,诊断为“多发性硬化”,入院后予大剂量激素冲击疗法,并予对症支持治疗,约 2 周后左侧肢体麻木无力缓解,走路不稳，但行走不需要人扶，后予干扰素预防性治疗。2004年1月29日患者症状再次发作，程度较前减轻，走路不稳，但记忆力下降、反应减慢，吞咽略有困难，给予激素治疗后症状好转，左侧肢体肌力恢复可。患病以来患者精神可，胃纳可，睡眠质量一般，曾发生过3次小便失禁，体重无明显下降。发病至今患者未曾接受过任何康复治疗。

3. 既往史

(1) 高血压病史1年余，自服“施慧达”，血压控制在140/90 mmHg左右；否认糖尿病等病史。既往饮白酒100 mL/天，有吸烟史20支/天，约20年。

(2) 发病前：ADL和IADL独立，认知功能正常。

4. 社会生活史

(1) 生活方式：职业为司机，爱好是酒吧唱歌。

(2) 个人状况：中学文化水平，已婚，育有一子，医疗费用类型为萧山医保。

(3) 居住情况：与妻子和孩子同住，电梯15楼，家中坐厕、无扶手，浴室为淋浴。

5. 治疗目标　能独自室外行走，小区散步。

6. 情感或态度　积极配合。

7. 家属配合度　积极配合。

8. 疲劳感　患者睡眠质量一般，轻度疲劳感。

9. 疼痛　目前无述有疼痛症状。

（二）O（客观资料）

1. 认知评定　患者神志清楚，回答切题，定时定向力可，反应略迟钝，计算能力减退，推理能力下降，查体合作，可完成三步指令，简易智能精神状态检查(MMSE)25/30分。

2. 肢体功能

(1) 姿势控制及平衡：坐位平衡3级；站立平衡2级；Tinetti平衡和步态评定：13＋6＝19，中等程度的跌倒风险。

(2) 利手：右手。

(3) PROM：正常。无肩关节半脱位，无关节畸形或挛缩。

(4) 徒手肌力评定：右侧正常；左侧肢体3级，左踝背屈稍差，左手抓握力弱。

(5) 肌张力评定(MAS)：左侧肢体肌张力稍增高，肘屈1＋，前臂旋前1＋，踝跖屈1＋。

(6) 协调性：右侧指鼻试验、轮替试验、跟膝胫试验阴性；左侧共济检查阳性，检查过程中未发现震颤。

(7) 感觉：双侧触觉、痛觉、本体觉均正常。肢体无肿胀。

(8) 反射及病理征：双侧浅反射正常、腱反射＋＋，左侧巴氏征阳性，右侧巴氏征阴性。

(9) 疲劳(6～20分制Borg量表)：13～14/20(较累)。

(10) 临床扩展致残量表评分(EDSS)：5.0(独立步行，约走200米即需休息；一天中多数时间起床活动，但障碍严重到影响了全天的活动，有强度的限制)。

3. ADL评定　改良Barthel指数总得分81/100分(轻度功能缺陷，生活基本自理)。

（三）A（评定与分析）

1. 作业治疗诊断　MS左侧肢体瘫痪致ADL轻度功能缺陷。

2. 主要问题

(1) 左侧肢体肌力下降，肌张力稍增高。

(2) 洗澡、修饰、更衣、上下楼梯需少量帮助完成。

(3) 用厕：和平地步行需监督提示。

3. 个人/环境因素的优势

(1) MS-RR期，左侧肢体肌力3级，左手抓握力弱，左踝背屈稍差，但能监护下步行。

(2) 患者较年轻，学习能力可，体能可，虽然有强度限制，但一天中多数时间离床运动。

(3) 患者和家属态度较为积极，家庭经济支持较强，治疗依从性较好。

4. 长期目标　1个月内，能够用左手配合右手，在监护下完成修饰、穿衣、洗澡等自我照顾项目；降低跌倒风险，提高平地行走的安全稳定性；在监护下完成上下家庭楼梯。

5. 短期目标

(1) 1周内，能学习用左手固定牙刷等物件，辅助右手完成ADL中的自理项目。学习自己佩戴AFO，提高平衡能力，适应改善体能的锻炼计划。

(2) 两周内，完成相应的功能训练计划，提高平衡能力和耐力，改善体能。

（四）P（干预计划）

1. 手及上肢功能训练，每日 2 次

（1）ROM 维持和自我牵伸锻炼：左上肢屈-伸肘、前臂旋前-旋后训练，20 分钟/次。

（2）磨砂板＋锻炼：砂袋增重或弹力带阻力抗阻的磨砂板＋训练，20 分钟/次。

（3）木插板和小砂袋抛接训练：插接木插板和抛接小砂袋训练，20 分钟/次。

2. 躯干、下肢功能训练，每日 2 次

（1）不同高度平面及场景转移训练，改善下肢负重及躯干旋转灵活性，20 分钟/次。

（2）平行杠内步态训练及不同场景的上下台阶训练，20 分钟/次。

（3）四肢联动协调及有氧训练，特别是改善双下肢的节律运动、提升体能，训练至少 10 分钟/次，最长不超过 30 分钟。练习采用 HIIT 间歇高强度方案，初始时练习 3 分钟、休息 3 分钟；随着体能改善，练习时间增加，休息时间减少。

3. ADL 训练，每日 4 次

（1）模拟修饰训练：规划修饰的顺序，使用左手帮助右手完成修饰，10 分钟/次。

（2）模拟穿脱衣服训练：包括穿脱开襟衫、套头衫、裤子，10 分钟/次。

（3）模拟洗澡训练：左手辅助使用改良搓澡巾完成洗澡，拧毛巾等活动，10 分钟/次。

（4）穿脱 AFO 训练：根据患者的步行需求，未获得足够的踝背屈功能前均需佩戴 AFO。

4. 宣教

（1）戒烟戒酒，健康饮食、排便习惯及辅助药物的使用宣教。

（2）让患者参与合理安排锻炼计划，减少痉挛、增进功能、改善体能，学习将锻炼计划融入每周的例行活动中并有效发挥作用。

（3）提高患者的自我管理技能、提升心理适应能力和控制感，最大程度增强其作业表现力。增多左手在日常生活中的运用，包括单独的使用和辅助右手的使用情况等。在病房中的修饰活动，穿脱衣服、AFO 等在安全情况下家属创造条件让患者独立完成，或者是 ADL 活动中的某些步骤；采用个体化的符合人体工程学的辅具并进行姿势训练。

（4）锻炼不应加重患者的疲劳及感觉障碍，学习并监测疲劳状况，监测晨脉及 RPE。

作业治疗师：陈某某/许某某

时间：2004 年 8 月 12 日

三、治疗进展记录

1. 运动功能

（1）患者左手的抓握力量较前改善，可固定牙刷等物件，也能较好地完成砂袋增重或弹力带（Thera-Band 弹力带茶色→黄色）阻力抗阻的磨砂板＋训练。

（2）平衡功能及平衡耐力获改善，双下肢承重获得改善，两足之间的差值＜10%。

（3）患者体能较前有明显进步，能完成上下午各 1 小时的治疗（Borg 11～12/20 稍累）。

2. ADL

（1）患者可左手持塑料杯喝水或饮食小包装牛奶。

（2）患者需要监护，但有时仅需少量的帮助下即可完成多数的修饰活动。

（3）穿脱开襟衫、套头衫、裤子较前改善，但花费时间仍较长；AFO 佩戴仍需帮助，但脱下已可独立完成。

3. 治疗目标　出院前患者可实现预定的锻炼目标，并基本掌握家庭锻炼计划。

4. 干预计划　治疗同前，进一步提高平衡功能及平衡耐力，跌倒风险降为较低水平。

作业治疗师：陈某某/许某某

时间：2004 年 8 月 19 日

四、出院记录

患者明日出院，今日进行出院前评定。

（一）O（客观资料）

1. 认知评定　简易智能精神状态检查（MMSE）27/30 分。

2. 肢体功能

（1）姿势控制及平衡：坐位平衡 3 级；站立平衡 2 级；Tinetti 平衡和步态评定：14＋9＝23，中等程度的跌倒风险。

（2）徒手肌力评定：右侧正常；左侧肢体 3＋～

4级，左手抓握力较前改善。

(3) 肌张力评定(MAS)：左侧肢体肌张力稍增高，较前改善。

(4) 协调性：右侧指鼻试验、轮替试验、跟膝胫试验阴性；左侧共济检查阳性，检查过程中未发现震颤。四肢联动节律短时间内可从60次/min→110次/min(阻力为4)。

(5) 疲劳(6～20分制Borg量表)：9～12/20(轻微→稍累)。

(6) 临床扩展致残量表评分(EDSS)：4.0。

3. ADL评定

(1) 改良Barthel指数总得分86/100分(轻度功能缺陷，生活基本自理)。

(2) 能够用左手配合右手，在监护下完成修饰、穿衣、洗澡等自我照顾项目，但有时需要极少量的辅助；左手的各项抓握及抓握的力量获得改善。

(3) 跌倒风险仍为中度，但平地行走安全获改善；上下楼梯需少量帮助。

（二）A(评定与分析)

1. 仍存在的问题

(1) 洗澡仍有少量部位需辅助，穿脱裤袜及AFO费时较长，有时需少量帮助完成。

(2) 虽然Tinetti平衡和步态评定提示中等程度的跌倒风险，但事实上患者已可完成医院内的独立步行，仅上下楼梯需少量帮助。

(3) 患者原为司机，由于条件限制未行相关评定(患者原为家族公司长兄的专职司机)。

2. 家庭训练目标　3个月内，ADL及IADL自理，做好回归工作前准备。

（三）P(干预计划)

患者明日出院回家，进行居家康复，计划如下。

1. 家属监督下进行ADL训练，包括修饰、洗澡、穿衣、穿脱鞋袜和AFO等。

2. 适当进行家务或相关训练，如抹擦桌子，清洁门窗或汽车等。

3. 考虑患者的实际家庭情况和生活周边环境，建议患者根据自己的资源更换职业。

4. 定期随访。

作业治疗师：陈某某/许某某

时间：2004年8月28日

五、后记

患者随访情况可，2006年1月10日因头痛10天住院2天，检查功能维持同前，未见明显减退。父亲已故，死于脑梗死，对患者打击较大；母亲健在；2兄3姐基本健康。2009年5月21日，2011年2月15日，2012年11月26日患者曾出现左侧肢体麻木，每次发作症状类似，均于外院或我院住院治疗，予“激素冲击及倍泰龙”等治疗，具体情况不详，病情稳定后出院。数次复发，患者言语及认知功能进一步下降，肢体运动需一人辅助，其妻子已辞去工作全职照顾患者，在家自行康复。2018年2月21日患者再次发病，出现左侧肢体无力，但能在一人搀扶下下床行走，尿便控制差；临床诊断为多发性硬化(复发-缓解型)，高血压病，2型糖尿病，混合性阿尔茨海默病，抑郁状态；住院2天后患者尿便控制尚可，无肢体无力加重，带药出院回家。

（芦海涛　朱　琳*　许志生）

参考文献

[1] 吴江，贾建平. 神经病学[M]. 3版. 北京：人民卫生出版社，2015.

[2] 中华医学会神经病学分会神经免疫学组，中国免疫学会神经免疫分会. 多发性硬化诊断和治疗中国专家共识[J]. 中华神经科杂志，2015，48(5)：362-367.

[3] AMATVA B, KHAN F, GALEA M. Rehabilitation for people with multiple. sclerosis: an overview of Cochrane Reviews [J]. Cochrane Database Systematic Review, 2019, 1(1): CD012732.

[4] HABER A, LAROCCA N G. Minimal Record of Disability for multiple. sclerosis [M]. New York: National Multiple Sclerosis Society, 1985.

[5] STEULTIENS E M, DEKKER J, BOUTER L M, et al. Occupational therapy for. multiple sclerosis [J]. Cochrane Database Systematic Review, 2014, 1(3): CD003608.

[6] FINLAYSON M, SHEVIL E, CHO C C. Perceptions of cognitive symptoms among people aging

with multiple sclerosis and their caregivers [J]. American Journal of Occupational Therapy, 2009, 63(2): 151-159.

[7] RIETBERG M B, BROOKS D, UITDEHAAG B M, et al. Exercise therapy for multiple sclerosis [J]. Cochrane Database Systematic Review, 2005 (1): CD003980.

[8] FREDERICK S. Spinal Cord Medicine [M]. 3rd Edition. Philadelphia: Wolters Kluwer Health/ Lippincott Williams & Wilkins, 2003.

[9] PENDLETON H M, SCHULTZ-KROHN M. Pedretti's Occupational Therapy-Practice Skills for Physical Dysfunction [M]. 8th Edition. Amsterdam: Elsevier, 2018.

[10] DIRETTE D P, GUTMAN S A. Occupational Therapy for Physical Dysfunction [M]. 8th Edition. Philadelphia: Wolters Kluwer, 2021.

[11] GHAHARI S, FORWELL S J, SUTO M J, et al. Multiple sclerosis self-management model: Personal and contextual requirements for successful self-management [J]. Patient Education and Counseling, 2019, 102(5): 1013-1020.

[12] KIDD T, CAREY N, MOLD F, et al. A systematic review of the effectiveness of self- management interventions in people with multiple sclerosis at improving depression, anxiety and quality of life [J]. PLoS One, 2017, 12(10): e0185931.

[13] HAWES F, BILLUPS C, FORWELL S. Interventions for Upper-Limb Intention Tremor in Multiple Sclerosis [J]. International Journal of MS Care, 2010, 12(3): 122-131.

[14] MCCREARY J K, ROGERS J A, FORWELL S J. Upper Limb Intention Tremor in Multiple Sclerosis: An Evidence-Based Review of Assessment and Treatment [J]. International Journal of MS Care, 2017, 20(5): 211-224.

[15] KURTZKE J. Rating neurologic impairment in multiple sclerosis: an expanded disability status scale (EDSS) [J]. Neurology, 1983, 33(11): 1444-1452.

[16] BARBARA S, MARJORIE S, GLEN G. Willard and Spackman's Occupational Therapy [M]. 12th Edition. Philadelphia: Lippincott Williams & Wilkins, 2015.

[17] TUR C. Fatigue Management in Multiple Sclerosis [J]. Current Treatment Options in Neurology, 2016, 18(6): 1-12.

[18] MILLER P, SOUNDY A. The pharmacological and non-pharmacological interventions for the management of fatigue related multiple sclerosis [J]. Journal of Neurological Sciences, 2017, 381: 41-54.

[19] O'SULLIVAN S B, SCHMITZ T J, FULK G D. Physical Rehabilitation [M]. 7th Edition. Philadelphia: F. A. Davis, 2013.

[20] CIFU D. Braddom's Physical Medicine and Rehabilitation [M]. 6th Edition. Amsterdam: Elsevier, 2020.

[21] HOLLAND N J, HALPER J. Multiple Sclerosis-A Self Care Guide to Wellness [M]. 2nd Edition. New York: Demos, 2005.

[22] FRONTERA W R. DeLisa's Physical Medicine and Rehabilitation—Principles and Practice [M]. 6th Edition. Philadelphia: Wolters Kluwer, 2019.

[23] RIEBE D. ACSM's Guidelines for Exercise Testing and Prescription [M]. 10th Edition. Philadelphia: Wolters Kluwer, 2018.

[24] SCHELL B, GILLEN G. Willard and Spackman's Occupational Therapy [M]. 13th Edition. Philadelphia: Wolters Kluwer, 2019.

[25] 朱镛连. 神经病学:第 21 卷. 神经康复学[M]. 北京:人民军医出版社,2001.

[26] ROPPER A H, SAMUELS M A, KLEIN J P, et al. Adams & Victor's Principles of Neurology [M]. 11th Edition. New York: McGraw-Hill Education, 2019.

第八章 周围神经系统疾病

第一节 概述

周围神经指中枢神经系统以外的神经结构，即颅神经核发出的神经纤维和软脊髓以外的全部神经结构，包括除嗅、视神经以外的脑神经和脊神经。周围神经病即原发于周围神经系统的神经结构或功能损害的疾病，发病率高，但易漏诊。周围神经疾病有多种分类方法，按累及神经分布形式可分为单神经病（单根神经分布区）、多发性单神经病（多根单神经分布区）、多发性神经病及多发性神经根病。周围神经损害产生的症状表现为运动、感觉、自主神经以及反射的异常。运动障碍即迟缓性瘫痪，特点为肌肉萎缩，肌张力降低，腱反射减弱或消失，无病理反射。感觉障碍，包括末梢型感觉障碍、神经干型感觉障碍，疼痛、麻木感、感觉过度、感觉异常，查体可见感觉减退或消失，共济失调、神经干压痛。自主神经功能障碍，主要表现为血管运动机能异常致四肢皮肤颜色和温度异常及营养障碍，无汗或多汗，可有血压、心律等异常。

一、吉兰-巴雷综合征

吉兰-巴雷综合征（Guillain-Barre syndrome，GBS），即急性炎症性脱髓鞘性多发神经根神经病，是免疫介导的急性炎症性周围神经病。常急性起病，四肢对称性迟缓性瘫痪，多发神经根及周围神经损害。包括急性炎性脱髓鞘性多发性神经根神经病（AIDP）、急性运动轴索性神经病（AMAN）、急性运动感觉轴索性神经病（AMSAN）、Miler-Fisher综合征、急性泛自主神经病和急性感觉神经病等亚型。其中AIDP是GBS中最常见的类型，也称经典型GBS。

（一）病因及发病机制

病因尚不明确。但目前的观点认为GBS是一种自身免疫性疾病，致病因子与机体有相似的抗原决定簇，刺激产生抗体后发生错误识别而造成免疫损伤。病理变化为周围神经组织中小血管周围淋巴细胞浸润与巨噬细胞浸润及神经纤维的节段性脱髓鞘改变及轴突变性。

（二）临床表现

发病率为0.6～2.4/10万，男性略多，各年龄组均可发病，呈双峰分布，无明显季节性及地域性。发病前1～3周常有腹泻和上呼吸道感染等前驱事件，包括空肠弯曲菌、巨细胞病毒、肺炎支原体或其他病原菌感染，疫苗接种，手术，器官移植等。急性起病，病情多在2周左右达高峰。弛缓性瘫痪是AIDP的核心症状。多数患者肌无力从双下肢向上肢发展，数日内逐渐加重，少数患者病初呈非对称性；肌张力可正常或降低，腱反射减低或消失，部分患者可有不同程度的颅神经运动功能障碍，以面部或延髓部肌肉无力常见，表现为面瘫、声音嘶哑、吞咽困难，且可能作为首发症状就诊；极少数患者有张口困难，伸舌不充分和力弱以及眼外肌麻痹。严重者可出现呼吸肌无力，导致呼吸困难。部分患者有四肢远端感觉障碍，下肢疼痛或酸痛，神经干压痛和牵拉痛。部分患者有自主神经功能障碍，出汗、皮肤潮红、手足肿胀、营养障碍、心动过速。偶可出现括约肌功能障碍、血压降低。

（三）辅助检查

1. 脑脊液检查　病程2～4周时出现蛋白-细

胞分离，即蛋白升高而细胞数正常，部分患者可检测出寡克隆区带及抗神经节苷脂抗体阳性。

2. 电生理检查　改变程度与疾病严重程度相关，不同类型结果不同。肌电图早期可有 F 波/H 反射延迟或消失，神经传导速度减慢，远端潜伏期延长，动作电位波幅可下降。

（四）诊断及鉴别诊断

1. 诊断　根据前驱感染史，急性起病，进行性加重，多在 2 周左右达高峰；对称性肢体和延髓支配肌肉、面部肌肉无力，重症者可有呼吸肌无力，四肢腱反射减低或消失；可伴轻度感觉异常和自主神经功能障碍；脑脊液出现蛋白-细胞分离现象；典型电生理改变可确诊。

2. 鉴别诊断　应与急性脊髓炎、周期性瘫痪、脊髓灰质炎及重症肌无力等鉴别。

（五）治疗

1. 对症支持治疗　有呼吸困难和延髓支配肌肉麻痹的患者应保持呼吸道通畅，若有明显呼吸困难，应尽早进行气管插管或气管切开，机械辅助通气。

2. 免疫治疗　尽早应用静脉注射免疫球蛋白或血浆置换。

3. 神经营养　应用维生素 B。

4. 康复治疗　病情稳定后，早期进行正规的神经功能康复锻炼，患肢处于功能位，早期康复以预防失用性肌萎缩和关节挛缩。

（六）预后

多数患者神经功能在数周至数月内基本恢复，少数遗留持久的神经功能障碍。GBS 病死率约 3%，主要死于呼吸衰竭、感染、低血压、严重心律失常等并发症。

二、臂丛神经损伤

臂丛神经损伤是周围神经损伤的常见类型。臂丛由第 5～8 颈神经前支和第 1 胸神经前支大部分组成，分为腋神经、肌皮神经、桡神经、正中神经、尺神经 5 大分支，分别支配上肢和胸壁肌肉的运动和感觉。外伤、肿瘤压迫、感染性疾病及医源性损伤包括产伤是造成臂丛神经损伤的主要原因。

（一）临床表现

因损伤的部位不同而有区别。

1. 腋神经损伤　三角肌萎缩，肩关节外展受限。

2. 肌皮神经损伤　肱二头肌萎缩，肘关节屈曲受限。

3. 桡神经损伤　肱三头肌、肱桡肌及腕伸、拇伸、指伸肌肉萎缩及功能受限。

4. 正中神经损伤　屈腕肌、屈指肌及大鱼际肌萎缩，拇指及其他手指屈曲及拇指对掌功能受限，第 1～3 指感觉障碍。

5. 尺神经损伤　尺侧腕屈肌萎缩，小鱼际肌、骨间肌、蚓状肌、拇内收肌萎缩，手指内收、外展受限，指间关节伸直及手精细功能受限，第 4～5 指感觉障碍。

（二）治疗

臂丛神经损伤的治疗方法包括手术治疗和保守治疗。保守治疗以药物治疗缓解疼痛、营养神经、促进神经再生，并配合康复治疗促进运动、感觉功能的恢复。

（芦海涛）

第二节　周围神经系统疾病功能障碍特点

一、运动功能障碍

1. 运动功能障碍的表现　束颤、痉挛、痛性痉挛为主的刺激性症状；肌力下降、肌萎缩为主的麻痹症状。

2. 运动功能障碍的特点　肌肉萎缩是运动神经元或运动轴索损伤的一个显著特点。神经轴索受损相对较轻，而以髓鞘脱失为主的功能障碍特点是瘫痪严重而肌肉萎缩不明显，且与瘫痪程度不一致。慢性轴索性周围神经病时，肌肉萎缩程度与无力症状通常相一致。

3. 肌萎缩性侧索硬化　肌萎缩性侧索硬化是一种进行性发展疾病，它开始的表现是双手无力，而双足却不常发生。肌无力可以进展得很快，身体的同侧比对侧更明显，并且，一般将发展到上臂和腿。痉挛也是常见的，并且可以在肌无力之前出现，但感觉保留完整。除了进行性发展的肌无力外，也出现强直，肌肉变得紧张，痉挛随之而来，并且可以出现震颤。说话和吞咽肌肉乏力，将导致说话困难（构音障碍）和吞咽困难。最后，疾病可以使膈肌无力，导致呼吸障碍；某些人需要呼吸机帮助呼吸。

肌萎缩侧索硬化总是进行性发展的，虽然进展速度可以有变化。大约有50%患有这种病的人将在出现首发症状的3年内死亡。10%的患者可活到10年或更长时间。进行性肌萎缩与肌萎缩性侧索硬化相似，但它进展更缓慢，不发生痉挛，并且肌无力也不严重，肌肉不随意收缩或肌纤维震颤可以是最早的症状。很多患有这种病的人可活25年或更久。在进行性延髓性麻痹中，支配嚼肌、吞咽肌和说话的肌肉的神经受影响，以至于这些功能变得困难。患有进行性延髓性麻痹的人也可以发生奇怪的情绪反应，常常无原因地从高兴的表情很快转变成悲伤的神情，经常有不正常的情绪发泄。吞咽困难常导致食物或唾液被吸入肺内，通常在起病后1～3年内死亡，常常的死因是肺炎。

原发性侧索硬化和进行性假性延髓性麻痹是少见的，它们是缓慢进展改变的肌萎缩侧索硬化。原发性侧索硬化首先影响双侧上臂和大腿，而进行性假性延髓性麻痹却首先影响面部、颊部和咽喉部肌肉。在这两种疾病中，严重肌强直伴随肌无力。肌束震颤和萎缩不出现，劳动力逐渐丧失，发展的时间可超过几年。

二、感觉功能障碍

1. *刺激性症状*　麻木或感觉异常，如灼烧感、麻刺感、蚁行感、触电感或痛觉过敏等，这些症状在手、足部特别明显。疼痛通常是糖尿病、酒精-营养障碍和淀粉样变神经病的表现。主要累及足部，手部受累较少见。

2. *麻痹性症状*　可表现为痛温觉、触觉、振动觉、位置觉等丧失。但根据大、小纤维受累的程度，感觉障碍的程度可能不一样。

三、感觉性共济失调和震颤

1. *感觉性共济失调*　当本体感受器传入受累而运动功能相对完好时，可出现步态和肢体运动共济失调，这主要与周围神经中的脊髓后索纤维受累有关。感觉性共济失调通常不伴有肢体无力，可见于糖尿病周围神经病（假性脊髓痨）和某些感觉性周围神经病。

2. *震颤*　多发性周围神经病也可出现快速的动作性震颤。在某些累及粗纤维的神经病中，如自身免疫性周围神经病，患者可出现频率较慢的震颤，同时伴有动作笨拙，有时这种震颤类似于小脑病变引起的意向性震颤。

四、腱反射改变

1. *与病理改变有关*　腱反射在脱髓鞘病变时常消失，而在轴索损害时，除非出现肌无力，腱反射可保留。

2. *与病变神经的种类有关*　在某些小纤维病变、麻风性神经病变、多发性单神经病变时，腱反射常保留，甚至在痛温觉和自主神经功能显著丧失时腱反射仍保留。累及到大的有髓纤维的周围神经病则早期即发生腱反射减退，与肌肉无力不成比例。

五、自主神经功能障碍

在某些多发性神经病中，可发生手足疼痛、出汗减少甚至无汗以及直立性低血压等症状，其他如无泪、无唾液、阳痿、膀胱和直肠括约肌功能障碍等。常见疾病包括淀粉样变所致周围神经病，某些类型的遗传性多发性小纤维神经病，糖尿病周围神经病，全身性自主神经功能障碍。

六、认知功能障碍

多系统萎缩是一组累及基底节、下橄榄核、小脑和自主神经系统等多部位的神经系统变性病。既往研究中，研究者大多只关注其运动障碍和自主神经受损症状，并不将认知功能障碍作为多系统萎缩的临床特点。但近年来多系统萎缩并发认知功能障碍的相关报道越来越多，并且有报道多系统萎缩患者的认知功能障碍先于运动障碍出现。

国外相关研究表明，大约20%～40%的多系统萎缩合并认知功能障碍。国内报道多系统萎缩合并认知功能障碍者约32.7%。通过对蒙特利尔认知评定量表(Montreal cognitive assessment, MoCA)各项评分结果分析发现，多系统萎缩的患者在视空间、执行能力、注意力、语言、抽象思维和延迟记忆等项目上存在异常，而在阿尔茨海默病评定量表-认知分量表(Alzheimer's disease scale-cognitive subscale, ADAS-cog)各项目评分提示，多系统萎缩的患者认知损害较为广泛。国外有研究表明，多系统萎缩认知障碍表现多样，可以是多种认知领域受累甚至严重痴呆。神经影像学研究发现，合并认知功能障碍的多系统萎缩患者脑内存在广泛皮质萎缩。而神经病理学研究证实，其脑内存在广泛的皮质下萎缩，主要累及黑质纹状体系统，并继发纹状体-丘脑环路受损。

七、畸形和营养障碍及其他

1. *畸形* 儿童期起病的慢性多发性神经病常可引起手、足和脊柱的畸形。遗传性周围神经病中，30%患者可发生足部畸形，20%患者可发生脊柱畸形。

2. *营养障碍* 运动神经纤维的中断而导致其所支配的肌肉出现失神经支配性萎缩。病变肢体的皮肤变紧、变薄、皮下组织变厚、指(趾)甲弯曲、起皱，毛发减少。

（朱 琳*）

第三节 周围神经系统疾病作业治疗评定

一、吉兰-巴雷综合征功能评定

吉兰-巴雷综合征的临床特征因人而异，因此作业治疗评定重点在于了解患者的特殊需求，评定将根据患者周围的环境以及他们在病理过程中的现状而有所不同。

本节将使用PEOP模式进行讨论，该模式侧重于患者以及对日常作业表现的相关内在和外在影响。该模型将日常作业视为受患者和患者背景的影响。它以患者为中心，重视并需要患者的积极参与来确定干预目标。

根据此模式，作业治疗评定应该确保至少包含以下几点。

（一）收集信息

1. *作业史* 作业治疗师需要在与患者或者患者家属的访谈过程中，了解患者既往的角色、兴趣、所承担的责任。在获取信息的过程中，作业治疗师了解特定患者以前做过的事情以及文化如何影响他的日常生活。作业史还应该包括对休闲兴趣和社交活动的描述，并且清楚地了解患者对工作和自我和家庭管理任务的责任。

2. *患者对现状的看法* 作业治疗师根据患者的特殊性，通过访谈了解患者认为发生了什么，如何看待现在的状况，患者对吉兰-巴雷综合征的认识以及患者知道的干预过程。估计当前情况对患者的生活经历的影响也很重要。

3. *目标* 了解患者期望的长期目标非常重要，作业治疗师可以根据患者的长期目标，规划阶段性目标并帮助患者计划相关步骤。

如果治疗师完成了相关作业史的评定，则更容易建立目标。通过了解患者的兴趣、技能、价值观、角色、传统、习惯等，有助于治疗师制定既能实现又有意义的目标。收集信息部分主要通过访谈的形式完成评定。访谈是作业治疗评定过程中最重要的部分，只有患者可以告知他们的感受、他们的经历、他们的情绪以及他们想要在治疗后想要达到的目标。

（二）评定影响作业表现的内在(人)和外在(环境)因素

1. *内在因素*

(1) 关节活动度。

(2) 肌力：使用6级徒手肌力评价方法评价躯干、上肢的肌肉力量。徒手肌肉测试(MMT)通常用于评定肌肉力量(如可耐受)。如果患者无法独立移动一个确定的身体部位以抵抗重力(等级3/5)，则可以使用重力消除的位置。如果患者至少达到3/5等级，治疗师可以应用手动阻力来确定更高等级。考虑分别通过测力计或夹钳测量评定夹钳和挤压强度，或者通过功能测试。

(3) 肌耐力：即为抗疲劳程度，可评定患者不同姿势下进行特定所需作业活动时出现疲劳的时间。患者不应该被检测为衰竭，因为从疲劳恢复可能需要一些时间并且将延迟患者康复的过程。注意患者开始在评定过程中出现疲劳的早期征象，并根据情况调整或停止活动。

(4) 平衡能力：可采取三级平衡法，进行坐位、站位的平衡能力评定，三级平衡法包括一级为静态平衡、二级为自动态平衡、三级为他动态平衡；针对年老患者可以采用计时起立-行走测试(TUG)，结果提示，社区居住老年人测试用时＞14 s 具有高跌倒风险；髋部骨折术后患者，测试用时＞24 s 预测髋部骨折后 6 个月内有高跌倒风险；虚弱的老年人，测试用时＞30 s 预测需要辅助装置进行移动并在日常生活中依赖于辅助装置。TUG 测试：需要设备包括扶手椅，卷尺，胶带，秒表。开始正确测试前，被测试者应坐在扶手椅子上，臀部靠在座椅后部。椅子保证稳定并且固定位置，使其不得在测试期间移动。在坐姿和站立姿势下，被测试者允许使用扶手。在距离椅子 3 米远的地板上贴放标记物品，容易使被测试者看到。向被测试者清晰说明："当我说'走'时，您就要站起来，走到对面地板上的标记物处，然后转身走回椅子坐下。按照您平时的步伐行走即可。"可以允许在测试前，在不计时的情况下先进行一次步行，以便被测试者清楚测试过程。测试开始，测试者说出"走"时开始计时，并在被测试者再次正确坐在椅子上，背部靠在椅背上时停止计时。被测试者穿常规鞋，可以使用惯用的任何助行器，测试过程中其他人不能突然出现在预定路线，防止对被测试者造成影响。测试没有时间限制，如果需要，被测试者可以停下来休息(不可坐下)。正常的健康老人通常在 10 秒或更短时间内完成任务。行动不便的、非常虚弱或衰弱的老年人可能需要 2 分钟或更长时间。结果与步态速度、平衡、功能水平、外出能力相关，并可随时间变化。

(5) 协调性。

(6) 感觉。

(7) 疼痛：了解疼痛的部位、性质、强度、持续时间以及症状缓解或加重的因素等是判定疼痛的发生原因、进行障碍诊断的必要步骤。疼痛评定通常采用目测类比法(VAS)、简化 McGill 疼痛问卷和压力测痛法等评定方法。

(8) 上肢功能及手功能：可使用成套量表如 STEF，握力测试，捏力测试等。

(9) 睡眠：有无入睡困难、睡后易醒、常做噩梦。

(10) 身体感觉，本体觉和触觉，以及运动控制，运动规划和姿势控制。

(11) 心理和情绪：情绪状态，自我概念，自尊和身份感，自我效能等。可采用流行病学研究中心抑郁量表(center for epidemiologic studies depression scale，CES-D)，抑郁自评量表(SDS)，焦虑自评量表(SAS)，以上量表评价的范围均为近一周。

2. 外在因素

(1) 社会支持包括主观支持、客观支持以及对支持的利用度。其中客观支持包括家庭亲属、单位社会团体的支持等。

(2) 家庭安全自我评定工具(home safety self-assessment tool，HSSAT)，使用 HSSAT 进行 OT 评定、教育以及每月的电话提醒，可有效地减少家庭内跌倒次数和 3 个月内跌倒的恐惧程度。

(三) 作业活动评定

基础性日常生活活动能力可使用巴氏指数(BI)、改良巴氏指数(MBI)、功能独立性量表(FIM)等进行评定。工具性日常生活活动能力评定可使用 Nottinghan 扩展日常生活活动量表、Lawton IADL 量表等进行评定。

二、臂丛神经损伤作业治疗评定

为全面了解周围神经损伤对患者作业表现的影响，面对患者作业治疗评定至少包括以下几方面。

(一) 病史资料的收集

可选择通过对患者及其照顾者的访谈或者查询病历资料的方式进行。

1. 现病史　损伤的时间、原因、疼痛的部位、性质、强度和频率，有无异常感觉，症状是否因运动和姿势改变而加重？是否影响睡眠，是否影响日常生活、工作和娱乐？曾接受过什么治疗，如果曾经进行手术治疗，明确神经修复手术的类型，神经损伤的类型，矫正的位置，肢体需要并已经持续固定的时间。对于神经损伤，通常需要 3 周的固定。

2. 既往史　之前得过什么病，是否出现过类似症状，病程持续了多久，是如何进行治疗的？

3. 作业史　生活、工作中是否需要高强度的肢体劳动，生活方式是否改变，有何习惯爱好？

4. 家族史　家族中是否有其他成员出现类似的问题，是否有遗传病？

（二）临床检查

1. 观察　观察双侧肢体是否对称、是否肿胀或萎缩、皮肤的颜色、营养状况、有无伤口、瘢痕或变薄等，水肿、汗毛、脱皮、指甲成长、鸡皮疙瘩等情况。观察是否有垂腕、爪形手、猿手等畸形。50%的受伤患者会有交感神经损伤表现。

2. 触诊　触诊局部温度、湿度、肌肉弹性、瘢痕的硬度等，是否有囊肿、结节、条索状改变，对表浅的神经和容易出现卡压的部位进行叩诊检查。

3. 特殊检查

（1）Tinel 征：由远到近沿神经走行敲击直到出现神经支配区放射状针刺感，最远点为神经轴突生长区或神经受卡压处。

（2）Phalen 征：有两种检查方法：①双侧屈腕 1 分钟引起正中神经支配区麻木疼痛为阳性，提示腕管综合征；②患者握拳伸腕，检查者压住腕管 1 分钟引起正中神经支配区感觉异常为阳性。

4. 快速筛查

（1）尺神经损伤：失去小指远端的疼痛感。

（2）正中神经损伤：失去示指尖端的疼痛感。

（3）桡神经损伤：无法竖起大拇指。

（三）定量评定

1. 肌肉功能

（1）肌肉体积：可以采用皮尺测量法或者是排水法进行测量。测量时注意采用自体双侧进行对比，有伤口时可以考虑佩戴乳胶手套。

（2）肌力：可以采用徒手肌力检查法，手部力量可以采用握力计、捏力计等方式测量。

2. 关节活动度　关节活动度测量使用关节量角器，方法参见《作业治疗评定》。对于手指多关节问题，可采用总主动活动度（total active motion，TAM）和总被动活动度（total passive motion，TPM）进行评定，总活动度＝屈曲度之和（远端指间关节＋近端指间关节＋掌指关节）＋伸展度之和（远端指间关节＋近端指间关节＋掌指关节）。伸展受限时，伸展度之和为负数。双侧对比测量，正常为 270°；优＞健侧 90%；良＞健侧 75%；可＞健侧 50%；差＜健侧 50%。TAM＝屈曲角度（MP＋PIP＋DIP）-伸直受限角度（MP＋ PIP＋DIP）。指关节总体被动活动测量法（TPM）：TPM 的计算方法与 TAM 相同，但仅评定被动活动。

3. 感觉功能　感觉功能评定包括痛觉、触觉、温度觉、两点辨别觉和振动觉等检查，方法参见《作业治疗评定》。

（1）轻触-深压觉检查：轻触-深压觉检查是一种精细的触觉检查，可客观地将触觉障碍分为 5 级，以评定触觉的障碍程度和在康复中的变化。检查时采用 Semmes-Weinstein 单丝法，简称 SW 法。单丝为粗细不同的一组笔直的尼龙丝，一端游离，另一端装在手持塑料棒的一端上，丝与棒成直角，丝的规格有多种。测量时应选择安静环境，为避免受测手移动，可让患者将手背放在预先置于桌子上的毛巾（或油腻子）上。用隔帘或其他物品遮住患者双目，检查者持数值最小的单丝开始试验，使丝垂直作用在患者手指掌面皮肤上，不能打滑。预先与患者约定，当患者有触感时即应告知检查者说“是”或“触摸”。测试时从远端到近端、从小到大的单丝进行。没有必要测试皮肤的每个区域，可以在由不同神经支配的区域进行检查。用 1.65～4.08 号丝时，每号进行 3 次，将单丝以 90°角按压皮肤上 1～1.5 秒，直至其弯曲并提起 1～1.5 秒为一次。当丝已弯而患者仍无感觉时，换较大的一号再试，直到连续两次丝刚弯曲患者即有感觉时为止，使用与单丝手柄上的颜色相对应的彩色铅笔在手图上记录，并记下该号码，然后查表觅结果。用 4.17～6.65 号丝时，仅需做一次。

（2）两点辨别觉：神经修复术后常采用的方法。正常人手指末节掌测皮肤的两点区分试验距离为 2～3 mm，中节为 4～5 mm，近节为 5～

6 mm。两点辨别试验的距离越小，越接近正常值范围，说明该神经的感觉恢复越好。评定应该在视觉遮挡的安静区域进行，掌心向上，牢牢支撑患者的手背，以避免手指不必要的移动。最初向患者展示正常神经支配的皮肤区域。使用小工具两点之间的 5 mm 距离开始，从远处到近端逐步进行，沿着每个指骨随机放置平行于手指长轴的 1 或 2 个点，直至皮肤变白。询问患者是否感觉到，每个区域重复 10 次。

如果 7/10 响应被正确识别，则距离得分。如果反应不准确，则根据怀疑的功能障碍程度，两个终点之间的距离会增加 1 mm、2 mm 或 5 mm。规定在掌侧面测：2PD≤6 mm 为正常，7～15 mm 为部分丧失，＞15 mm 为完全丧失。

(3) Moberg 拾起测试：Moberg 测试可用于评定功能性感觉，而非感觉阈值。它的执行速度较快，只有在指尖感觉恢复时才可以使用，Moberg 测试为患者和治疗师提供功能测试，用品需要精确握持的 12 个小金属物体，包括：蝶形螺母、螺钉、钥匙、大螺母、大硬币、小硬币、安全别针、回形针、方形螺母、六角螺母和垫圈。评定要求：首先，物品应放置在被测试侧盆的旁边。要求患者从桌面上一次拿一个物体(不允许在桌面上拖动物体)，并尽快将其放入盆中。记录总共的时间和拿起的方式。如果测试到 5 分钟时，请被测试者停止操作，测试者记录正确放置物体的个数。其次，用另一只手重复测试。每手重复该顺序 3 次。最后，在患者双眼蒙上的情况下，每只手重复同样的任务 3 次。如果感觉缺陷太严重，则不需要进行蒙眼测试部分。

患者还可以计时进行物体识别。随机选择每个物体让患者进行三指捏并要求识别物体。重复此操作两次，直到识别完所有对象，但每个对象的识别的时间不超过 30 秒。

评定结果：通过两侧的结果进行比较，以百分比的形式呈现，并作为基准，对比之后评定的变化。例如：健侧手为基准，记 100%，患侧手较健侧慢，则患侧手记录将大于 100%。T＝测试侧(患侧手)、S＝标准(健侧手)、T/S×100＝标准时间%。

(4) 形状/纹理识别测试：该测试是用于评定触觉性精神症的定量测试。该测试按照标准化程序执行，并基于主动触摸。该测试由四个独立的光盘组成，每个光盘包含三种不同直径(15 mm、8 mm 或 5 mm)的形状(立方体，圆柱体和六边形)。该测试还以 1、2 或 3 组的方式呈现凸起点，每个盘上的间隔不同。

患者坐于桌边，并在其前面放置形状和纹理的样本。首先让患者用健康手指识别出现的形状和纹理，最初使用最大的形状，并通过旋转光盘随机选择 3 种形状。再次测试使用中等大小形状，最后使用小型形状，且每种形状只提供一次。然后，应该用正中神经损伤的示指和尺神经损伤的小指重复操作。之后，使用凸点间距最大的光盘，并随机提供点数以便与未受伤的手进行识别，重复使用每种纹理的凸起点的中间和最小间距，然后重复测试受伤的手指。结果：如果光盘上的所有 3 种形状和纹理都被正确识别，则患者每个手上的潜在范围从 0 到 6 得分。基于对 60 个对象的测试的统计研究(Rosen 和 Lundborg，1998)，正常分数是 6。分数的提高反映了神经恢复。

4. 手操作功能评定　手操作功能包括粗大和精细动作，可以通过观察患者执行任务过程中，使用电脑、书写、扣纽扣、拉拉链、系鞋带、从桌面上拿起硬币、用钥匙开门等动作的执行情况。或者可以采用某些量表进行评定，常用的有 Jebsen 手功能试验(Jebson hand function test)、普渡钉板试验(Purdue pegboard test)、明尼苏达操作等级试验(Minnesota rate of manipulation test，MRMT)，Bennett 手工具试验(Bennett hand tool test)，9 孔插板试验和 Carroll 手功能评定法等。详细参见《作业治疗评定》。

(韩　端)

第四节 周围神经系统疾病作业治疗

一、吉兰-巴雷综合征的作业治疗

吉兰-巴雷综合征破坏髓鞘，髓鞘包裹着神经轴突，致使传导阻滞，引起肌无力，疼痛或者是全身瘫痪。感染总是出现在发病初期，治疗措施为血浆交换，静脉免疫球蛋白输入以缓解症状。大约有50%的吉兰-巴雷综合征患者在一年后恢复正常健康水平，但是有三分之一的患者仍然有肌无力的情况甚至三年之后。因此，作业治疗常常将功能恢复的目标定在一年之内。

根据 *Guillain-barre Syndrome, CIDP and Variants Guidelines for Physical and occupational Therapy*、《格林-巴利综合征及变异体康复治疗指南》，康复治疗的基本目标为：帮助患者达到最佳的肌肉使用在一个可忍受的疼痛水平，神经供应返回；使用支持性的设备和其他功能性的适应，帮助残障患者恢复一个尽可能接近他们以前生活方式的活动水平。

指南指出：治疗无法促使神经修复；然而，随着神经的愈合和神经支配的改善，治疗确实有助于恢复患者学习肌肉的最佳利用。患有吉兰-巴雷综合征的患者对他（或她）的病情表现以及药物和康复干预有不同的反应。因此，重要的是要记住，身体只会做它能做的事情，不管患者或治疗人员的期望。用“安全第一”的方法教导患者只做他或她能做的安全活动。

对于急性期和恢复期的吉兰-巴雷综合征作业治疗重点有所不同。

（一）急性期

在吉兰-巴雷综合征的急性期或者是吉兰-巴雷综合征的恶化阶段，患者可能无法忍受或者是无法参与主动运动。虽然病情正在恶化，患者处于失能的最严重阶段，治疗更倾向于内科治疗，但是作业治疗依旧很重要。最初，作业治疗更具有咨询性，患者参与的直接治疗大多是被动的。此阶段作业治疗介入的重点包括以下几个方面。

1. 教导患者及家属吉兰-巴雷综合征的相关知识，减轻患者及家属的焦虑情绪。

2. 每日提供被动的关节活动训练或使用辅具，以防止关节的挛缩，保护肌肉，尤其是手内在肌群。

3. 鼓励患者进行静态的娱乐活动以维持良好的心理情绪。

4. 发展沟通的方法，如手势或用图案沟通板。

5. 教导使用控制按钮或环境控制系统，如呼叫铃、电视、收音机或灯光等。

6. 改良电话，帮助患者更容易接听电话。

7. 提供床上卧位或坐位的摆位，以增进舒适度，防止挛缩。

（二）恢复期

在恢复期，患者呈现中度失能状况，此阶段作业治疗的介入重点在于以下几个方面。

1. 关注患者进行日常活动的能力，如将勺子放到嘴里并没有溢漏，床上移动，转移，行走和轮椅的移动，拿东西时的坐位站位平衡，穿衣服，如厕，洗澡，写字，打字，上课或者是再一次融入工作环境中。

2. 提供辅具或治疗性活动，以维持手部关节活动度。

3. 避免患者疲劳，以免伤害神经。

4. 利用活动增强肌力、协调及感觉，同时注意保护关节、肌力不平衡、疼痛等问题。

5. 教导患者及照顾者重要的概念，如避免肌肉疲劳，避免过度牵拉关节，安全转移及移动的方法，节省体能的原则，关节保护原则，疲劳处理技巧。

6. 改良沟通方法。

7. 根据患者肌力恢复的程度，参与适当的日常生活常规活动。

8. 帮助患者从事家庭活动、休闲及工作时改良用具或调整行为。

9. 鼓励患者回归社区。

10. 适当的时候进行家居环境评定和改造，以利于患者出院回归家庭。

二、臂丛神经损伤的作业治疗

针对周围神经损伤的特点，现将周围神经损伤恢复过程分为三个阶段，作业治疗在各阶段的重点干预措施概括如下：第一阶段，需要固定时的早期愈合；第二阶段，强化再活动，感觉再教育和主动运动控制的神经再支配时期；第三阶段，强化和功能表现。

（一）第一阶段

第一阶段神经损伤不久，组织处于修复早期，或出现肿胀、疼痛、低肌张力、麻木等异常感觉等症状，此时期作业治疗主要围绕着临床治疗，需要提供措施保护损伤的组织，使相关肢体得到休息，避免过度使用的结构压迫或牵引神经；对患者进行宣教，以保护敏感度降低或缺失的区域；进行无痛关节被动活动训练；鼓励主动关节活动；针对水肿的治疗；作业治疗师根据患者病情及实际使用的情况，设计低温热塑矫形器固定肢体。

1. 宣教

(1) 养成关注受累侧肢体的习惯，用视觉代偿失去的感觉。

(2) 避免将受累区域暴露于热、冷和锐利的物体。

(3) 小心越小的把柄，压力在抓握表面分布越大。可将小把柄加粗，或在可能的情况下用不同的工具。

(4) 在工作中频繁地改变工具以使受压组织休息。

(5) 如有水疱、破溃，或其他创伤发生，要及时治疗，以免皮肤进一步损伤和发生感染。

(6) 注意皮肤的清洁、干燥，适当地涂抹润肤油。

2. 水肿

(1) 抬高患肢高于心脏位置，利于血液回流。

(2) 尚有功能的肌肉进行主动运动，被动固定的肢体进行每日多次的肌肉静力性收缩运动。

(3) 可通过入手对患肢进行向心性按摩，可以使用电子仪器帮助肢体的血液回流。

(4) 冷热水交替作用于肢体，有利于血管的舒缩促进血液回流。

(5) 使用弹力绷带或压力衣。

(6) 肌肉效布贴，增大皮下间隙，增加毛细淋巴管的释放，促进肿胀的吸收。

3. 低温板材矫形器　对于神经修补术后的患者，应避免活动时缝合处张力增高，造成神经的再断裂。制动时肢体的确切位置取决于被缝合神经的有效长度和手术时所采取的缝合方式，通常需要制动 3～5 周。此时低温板材的保护，将神经缝合处低张力的保护状态下的关节位置渐渐调整至关节中立位。关节变化的角度每周不超过 10°，被动的牵伸行关节活动需延迟至术后 8 周。

矫形器的主要作用，包括固定保护损伤的神经处于低张力姿势；建立受损与未受损肌肉之间的肌力平衡；保护支持瘫痪肌肉；提供部分功能代替；增强患者手功能。矫形器的角度此时可依照医师打石膏的角度进行设计。

正中神经损伤，使用保持拇指对掌位的矫形器，保持虎口撑开。若正中神经损伤是由腕管综合征引起，保持腕关节背伸 20°～25°减低腕管内压力，解除对正中神经的压迫，如高位正中神经损伤。尺神经损伤，使用防止掌指关节过伸的矫形器，促进掌指关节屈曲，指间关节伸展的动力性装置，帮助手腕完成抓握和松开功能。桡神经损伤，使用腕背伸矫形器，制动于背伸 20°～30°的位置(图 8-4-1)，防止腕关节过度屈曲牵拉损伤的桡神经。

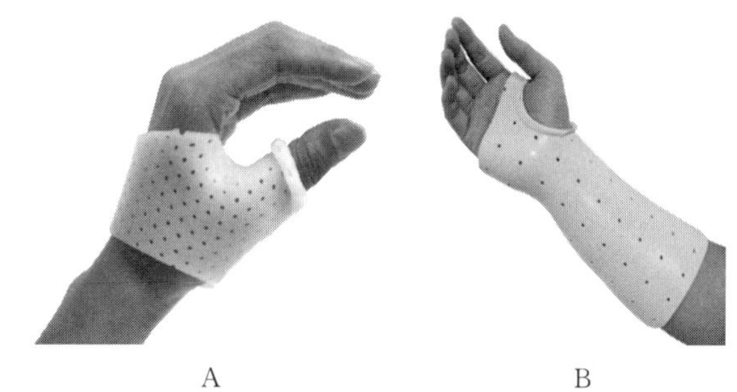

A　　B

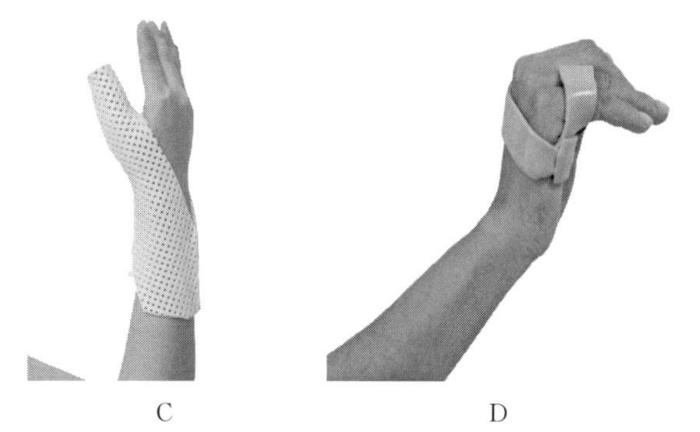

C　　D

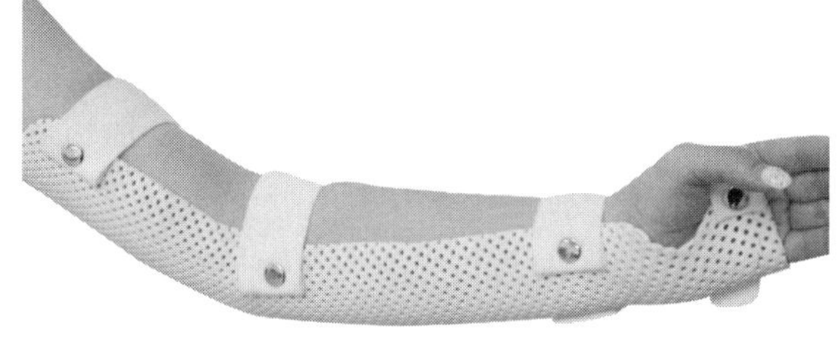

E

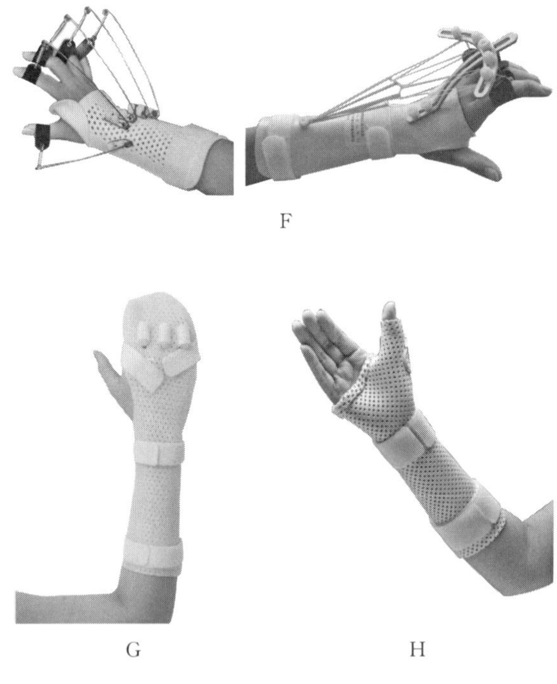

F

G H

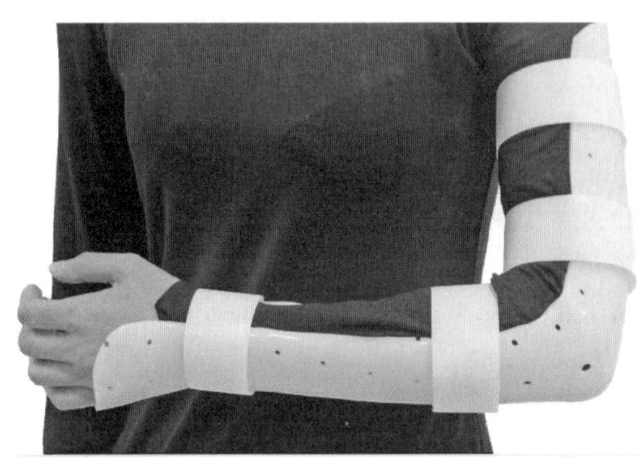

I

图 8-4-1 腕背伸矫形器

（二）第二阶段

此阶段主要是强化运动，控制神经再支配。主要治疗任务为主动关节活动练习；肌肉再控制训练，防止肌肉萎缩；感觉再训练；练习抓握和复杂的操控任务，以增强感觉运动控制；佩戴和不佩戴矫形器时练习抓握和进行日常生活训练，以增强功能；教导患者进行被动关节活动训练。

1. 肌肉再控制　指导患者进行主动肌肉收缩，患者需集中注意力，用健侧手触摸肌肉，体会随意性肌肉活动。训练的过程中避免使用受损的肌肉。功能性电刺激和肌肉生物反馈可以增强对随意性肌肉活动的意识。对于未有恢复迹象的肌肉，进行运动想象疗法或镜像疗法。等长收缩运动可维持未受累的肌肉力量，改善肢体的循环和营养也非常重要。

2. 感觉再训练　训练设备与用具包括：棉花球、海绵、棉布、日常生活用品、带橡皮头的铅笔、颗粒粗细不一砂纸、装有碎粒、黄砂、米粒、圆珠等物的系列桶等。训练方法为先让患者闭眼尝试做某一活动，再让患者睁眼检查所完成的活动是否正确，如不正确，让患者睁眼重复相同的活动，以实现视觉与感觉经验的统合，并进行记忆储存，再次让患者闭眼，重复做相同的活动，以强化睁眼时所获得的经验。

（1）刺激的定位训练：由于感觉恢复的次序是先钝觉，后敏锐觉，所以，起初应采用靠深压觉来传递的钝性刺激。随着功能的改善，刺激变得越来越轻细，但永远不要采用尖锐的刺激。可以借助手指，或铅笔的橡皮头等物作为刺激源。

（2）刺激的识别训练：让患者用手抓取不同形状、大小与质地的物件，要求其仔细体会抓取动作所带来的感觉。可指导患者将手插入砂或冰中进行训练。

（3）质地觉的训练：起初让患者触摸质地差别较大，品种、数量较少的一组刺激物。随着功能进展，逐渐缩小质地的差别，扩大刺激物的品种和数量。刺激物可以选用颗粒粗细不一的砂纸和质地、柔软度不一的纺织品。

（4）实体觉的训练：让患者通过触摸，识别物体的形状与名称。可以选择日常生活中经常使用的物件。起初宜选择体积大、形状不相似的物件，然后，逐步升级至体积越来越小、形状越来越相似的物件，并要求患者在限定的时间内完成。也可将一些小物件藏匿于砂堆中或装于一只不透明的口袋内，让患者用手摸出指定的物件。

（5）功能性感觉能力的训练：随着感觉功能的进行性恢复，可让患者双手操纵硬果、螺栓、钱币、钥匙及其他生活用品。鼓励患者完成扣纽扣和系鞋带等日常生活活动，甚至试着让患者使用工作中常用的工具，如果受伤的是优势手，尽早鼓励患者用手写字、用餐具吃饭。一定注意避免意外损伤的发生。

(三) 第三阶段

此阶段的训练重点以增强肌力、肌耐力及提高协调性为主。进行复杂的 ADL 任务以及工作仿真模拟训练,以重返损伤前的功能水平状态。如患者损伤严重,功能难以恢复,应尽早教会患者使用代偿或补偿的方式,在日常生活活动方面自理。

1. 增强肌力　按照早期非抗阻主动运动到轻微抗阻主动运动,到中度抗阻主动运动的顺序设计合理的治疗方案。阻力有徒手施加,或借助橡皮筋、弹簧、滑轮、弹力带等方式施加。运动方式从等长运动到等张和等速运动过渡。常使用弹力泥、弹力带、橡皮圈、变形球、不同阻力的夹子等工具。或者使用运动器械,如拉力器、握力计、捏力计工作模拟器、电子生物反馈仪等进行训练。增加耐力,训练以小负荷重复的有氧练习为主。

2. 协调性训练　协调性训练包括粗大运动协调、精细运动协调、双手协调、手眼协调为主。主要通过游戏、手工艺制作、乐器的敲击、日常生活中的使用进行训练。如套圈、抛接物品、叠衣服、擦拭镜面、洗水果、钉钉子、使用镊子夹东西、打绳结、点钞、手摇鼓等方法进行训练。

(韩　端)

第五节 周围神经系统疾病并发症的管理

一、坠积性肺炎的管理

(一) 保持呼吸道通畅

1. 翻身拍背　由于患者长期卧床,久病体弱,咳嗽无力,应定期翻身拍背,翻身 1 次/1～2 小时。

2. 吸痰　患者咳嗽无力,呼吸道分泌物易潴留,吸痰是关键,先吸气管内的痰,然后再吸口腔或鼻腔内的分泌物,顺序不可颠倒。

3. 湿化气道　痰液黏稠不易咯出的患者,采用生理盐水中加入适量抗生素、化痰及抗支气管痉挛药,以起到抗菌、消炎、解栓、湿化气道黏膜、减轻呼吸道黏膜水肿、稀化痰液、促进排痰的作用。

4. 指导患者主动咳嗽　取半卧位或坐位,鼓励患者做深呼吸 3 次,在第 3 次深吸气后屏气数秒钟,然后张开嘴做短暂有力咳嗽 2～3 次,将呼吸道深部的痰液咳出,咳嗽后做平静而缓慢的放松呼吸。

(二) 清洁空气

患者长期卧床及大小便失禁,是病房空气污染的重要原因。一般自然通风 2～3 次/天。每日用 1∶200 的 84 消毒液擦地两次并擦拭桌子。

(三) 保暖

给卧床患者更换尿布、翻身、拍背,治疗时尽量少暴露患者。因为寒冷可使患者气管血管收缩,黏膜上皮抵抗力下降,细菌容易侵入呼吸器官。因此,病房的温度保持在 20～24 ℃。

(四) 口咽部护理

口咽部是消化道与呼吸道的共同入口处,口咽部的细菌极易移行至呼吸道而导致肺部感染,因此对有吞咽功能障碍者,应及时指导患者作吞咽功能训练,防止误吸误咽,如有食物滞留口内,鼓励患者用舌头的运动将食物后送以利吞咽。

二、压力性损伤的管理

(一) 压力性损伤前期的管理

一般压力性损伤病发前期会出现红肿的现象,这个时候对其治疗要以护理为主,不要让其继续受压,对患处周围轻微按摩。

(二) 压力性损伤初期的治疗

1. 水疱的治疗　首先要根据其病情情况。如果创面出现水泡,先用无菌注射器对其液体进行抽离干净,然后用干棉签蘸干净里面的液体,再用碘伏消毒。

2. 没有水疱的创面的处理　对于没有水疱的创面,早晨起床后用生理盐水对创面进行清洗,然后用碘伏消毒,每日 3 次,对渗出液及时清理。

(三) 压力性损伤的护理

每日两小时翻身一次,经常按摩受压处促进血液循环。骨隆突处垫薄枕。保持被褥干燥,被单平整、清洁。保持充足的营养。

三、下肢深部静脉血栓、肺栓塞的管理

1. 病情观察　密切观察患肢的疼痛、动脉搏

动、皮温、湿度、颜色及肿胀程度。每日定人员、定时间、定部位测量患肢周径，一般测量大腿中部和小腿中部，并与健侧肢体相比较。若周径不断增加，说明静脉回流受阻；若患侧肢体颜色红润，肿胀消退说明缺血症状得到改善；若患侧肢体皮肤青紫苍白，足背动脉搏动消失，应及时通知医师，给予处理。

2. *患肢的护理* 患者早期应抬高制动，高出心脏水平 20～30 cm，以利于静脉血液回流，膝关节微屈，避免膝下垫枕，防止压迫(腘)静脉而影响回流。注意患肢的保暖，室温保持在 25 ℃左右，防止室温过低导致血管痉挛。患肢可行踝运动和足背伸屈运动，禁止按摩、热敷患肢，以防止栓子脱落造成肺栓塞。

3. *保护静脉* 切记禁止在患肢进行静脉穿刺和静脉滴注。应尽量选择上肢静脉穿刺和静脉滴注，避免反复穿刺受损血管。使用刺激性药物时更应注意保护静脉，严防药物外渗。如有炎症反应出现，在穿刺部位，应立即采取措施，防止静脉炎的发生。

4. *基础护理* 患者制动后，翻身活动不适。长时间固定于一个体位，部分血管持续受压，而影响血液回流。为了防止发生压力性损伤，应必要时使用气垫床，协助患者定时翻身。翻身动作应迅速，避免引起患者的不适。应教会患者臀部皮肤护理方法。加强晨晚间护理，保持室内适当通风，为患者顺利康复创造一个舒适的良好的休息环境。

5. *饮食护理* 应给予患者高蛋白、富含纤维素、低盐、低脂的清淡饮食，嘱其多食新鲜的蔬菜和水果，有利于肠蠕动，促进排便，引水量>1 500 mL/d，减少食盐的摄入，有利于稀释血液黏度，禁忌饮酒、吸烟，以防尼古丁等刺激血管，引起静脉收缩。禁食油腻、辛辣食物，同时为保证抗凝药物的作用，不要使用维生素含量高的食物。

6. *并发症的观察* 肺栓塞是下肢深静脉血栓最严重的并发症，发生率为 10%，也有报道发生率高达 51%。治疗期间积极预防呼吸道疾病，预防剧烈咳嗽，保持大便通畅。发现患者突然出现胸闷、胸痛、呼吸困难、咳嗽、咯血、口唇发绀等肺栓塞症状时，予以高浓度吸氧，取平卧位，避免下床或翻动，严密观察生命体征、心电图、中心静脉压及血气分析变化等。

四、肢体挛缩、畸形的管理

（一）温热疗法

包括热敷、红外线照射、微波热疗及温水浴疗等。这些措施可利用热效应抑制痉挛，降低肌张力和减轻疼痛引起的反射性肌紧张。

（二）运动疗法

1. *牵张治疗*

(1) 空手牵张：用手将患肢牵拉 30 s 至数分钟后松开。

(2) 支撑体重牵张：扶患者站立 20 min 左右再卧下，主要锻炼大小腿肌肉。

(3) 夹板牵张：用特制夹板固定患肢或关节，持续数小时后撤除。

(4) 关节功能牵引：在适当姿势下固定关节一端，另一端以适当重量间断牵拉。

这些治疗均可通过抑制紧张状态达到治疗目的。

2. *四肢末端摇摆运动* 将肢体置于松弛位，反复摆动四肢末端，缓解手足部痉挛。

3. *姿势反射* 体位变化引起的姿势反射可作为抑制痉挛状态的手段。从仰卧到俯卧可抑制伸肌痉挛，相反则抑制屈肌痉挛。

4. *肌振动及推拿、按摩治疗* 给痉挛的拮抗肌以振动增加拮抗肌兴奋性，反过来则抑制了痉挛。

（三）肌电反馈电刺激疗法

1. 应用肌电生物反馈电刺激仪或电针使肌肉强烈收缩，撤出刺激后肌肉痉挛可得到数小时缓解。

2. 经皮高频抑制脊髓运动前根适用于胸髓以下范围的挛缩。

（四）药物疗法

1. *抗痉挛及镇痛药物* 地西泮(安定)、苯妥英、卡马西平、维库溴铵(妙纳)等。

2. *封闭* 2%苯酚加 0.25 NaCl 封闭神经干和运动点。此法疗效好，但可引起肌无力及增加疼痛等不良反应。

3. 穴位注射　10%当归或川芎注射液每穴1～2 mL。

（五）手术疗法

使用矫形器或夹板，预防及矫正肢体挛缩和关节畸形。

五、吞咽麻痹的管理

急性期应给予足量维生素B，维生素C和高热量易消化饮食，密切观察呼吸，保持呼吸道通畅，建议采用间歇经口至食管管饲胃肠营养法（intermittentoro-esophageal feeding，IOE），减少误吸的发生，降低呼吸系统感染的风险。当患者呼吸功能稳定后可采用综合康复改善吞咽障碍功能。

1. 常规吞咽功能训练　主要侧重咽喉肌和喉上抬肌群的训练，如反复练习空吞咽和用力吞咽动作，冰刺激诱发吞咽反射，口腔肌肉力量练习。

2. 饮食训练　要求定期评定吞咽功能，经口进食未达到安全时建议采用IOE，经口安全进食后，可用辅助吞咽饮品，对食物的性状、黏稠度进行改善，由糊状向稀质和固体过度。

六、疼痛的管理

（一）药物治疗

遵循个体化治疗原则，疗效存在个体差异，疼痛一般不能完全缓解。一般在有效治疗原发病且疼痛症状得到控制后，每6个月对患者疼痛基线进行评价，酌情减量或停药。

1. 单药治疗　从最低剂量开始，每3～7天逐渐增加1个剂量单位，逐渐增至疗效满意。治疗有效的指标为疼痛症状显著缓解（缓解率>50%）；可以耐受药物不良反应；患者日常生活活动能力和社会功能改善。

2. 联合用药　联合用药的治疗原则为单药控制欠佳；增大剂量后出现无法耐受的药物不良反应；达到“中毒”血药浓度。选择不同机制的药物，在换药或联合用药前至少应达4～6周的足量治疗时间。

（二）其他治疗

物理治疗，包括水疗、光疗等。介入治疗包括神经阻滞和微创治疗，后者包括针刀疗法、射频疗法、脊髓电刺激术和硬膜外腔镜等。心理治疗包括生物反馈和认知行为疗法。中医中药和针灸治疗。

（朱　琳*）

第六节 周围神经系统疾病作业治疗的循证实践

康复医学科中常见的周围神经损伤有臂丛神经损伤、尺神经损伤、桡神经损伤、正中神经损伤等。由于上肢主要承担复杂、精细、灵巧的动作，尤其是手的功能精细且复杂，在日常生活中起着重要作用，这使得周围神经损伤的上肢康复评估和治疗更为复杂。上肢功能的恢复对于日常生活活动能力的恢复起着决定性作用，需要作业治疗的循证实践来指导和帮助功能恢复。

一、作业治疗的目的与作用

作业治疗的目的与作用是预防受伤肢体的失用包括肌肉萎缩和关节挛缩畸形等。防治并发症如肢体水肿、继发性外伤、错误地使用肢体、心理障碍等。通过各种训练和治疗，促进受损神经的再生以及运动和感觉功能的恢复。提供夹板和辅助用具，最大程度地恢复患者的日常生活活动能力及一定的工作能力，使其早日回归社会，重返工作岗位。

二、作业治疗的评定内容

1. 感觉功能　感觉测试包括浅感觉（触觉、痛觉、温度觉）、深感觉（压觉、本体觉、振动觉）、复合觉（两点辨别觉、质地觉、实体觉）和功能性感觉能力（如拾物试验等）。感觉功能的测试应在相同的要求下测试两只手，以比较测试结果或以正常手的测试结果作为训练的参照目标。感觉再评定应每4～6周重复一次。

2. 肌力　肌力评定除包括受损神经所支配的肌肉外，还应包括一些功能性测试，即让患者尝试做某一具体动作，以了解患者日常生活活动能力。同时，还应考虑耐力因素，因为部分失神经支配的肌肉可以表现出接近正常的肌力，但极易疲劳。手部的肌力测定主要包括：握力、捏力(侧捏力、三指捏力、指尖捏力)。

3. 关节活动度　包括受影响关节的主动和被动关节活动度。

4. 交感神经功能　包括血管舒缩、排汗、毛发运动和皮肤营养等方面。

5. 手功能　包括粗大的抓握、精细的抓捏、操纵物件能力、灵活性和协调性。

6. 日常生活活动能力　工作能力、娱乐技巧和兴趣评定。

三、作业治疗手段

作业治疗所采用的所有手段均应围绕着作业治疗的目的而确立，作业治疗的目的则又应针对患者所存在的问题而设立。根据周围神经损伤后常发生的几种功能障碍，作业治疗的手段主要包括以下几项。

(一) 感觉再训练

感觉再训练必须在安静的环境中进行，以使患者能最大限度地集中注意力。训练的具体内容取决于治疗师对患者目前感觉机能的评定结果，所选择的训练活动主要考虑完成某一活动需要具备什么样特别的运动机能，患者目前是否已具备完成这一活动所需要的运动机能。训练活动的设计尽量考虑能让患者独立完成。

1. 训练的基本方法　周围神经损伤所致的感觉障碍大体上可以表现为感觉过敏和感觉减退或缺失。不论患者存在的是哪一种感觉障碍，训练任务主要包括刺激的定位与识别。并且所有患者的训练方法基本相同。共分 4 个步骤进行：第一步让患者闭眼尝试做某一活动。第二步让患者睁眼检查所完成的活动是否正确。第三步如果不正确，让患者睁眼重复相同的活动，以实现视觉与感觉经验的统合，并行记忆储存。第四步再次让患者闭眼，重复做相同的活动，以强化睁眼时所获得的经验。

(1) 刺激的定位：因为在感觉恢复过程中，先恢复钝觉，后恢复敏锐觉，所以，在进行刺激的定位能力训练时，起初应采用靠深压觉来传递的钝性刺激。随着功能的改善，渐将刺激变得依靠轻压觉传递得越来越轻细的刺激。但是，永远不要采用尖锐的刺激。治疗师可以借助患者的另一只手的手指，或铅笔的橡皮头等物作为刺激源。

(2) 刺激的识别：让患者用手抓取不同形状、大小与质地的物件，要求其仔细体会抓取动作所带来的感觉。可以指导患者将手插入沙或冰中进行该训练。

(3) 质地觉：起初让患者触摸质地差别较大，品种、数量较少的一组刺激物。随着功能进展，逐渐缩小质地的差别，扩大刺激物的品种和数量。刺激物可以选用质地粗细不一的砂纸和质地、柔软度不一的纺织品。

(4) 实体觉：让患者通过触摸，识别物体及物体的形状与质地。可以选择日常生活中经常使用的物件，如水龙头开关、纽扣、钥匙、钱币、螺丝(母)、衣夹、别针等物。起初宜选择体积大、形状不相似的物件，然后，逐步升级至体积越来越小、形状越来越相似的物件，并要求患者在限定的时间内完成。也可以将一些小物件藏匿于沙堆中或装于一只不透明的口袋内，让患者用手摸出指定的物件。

(5) 功能性感觉能力的训练：随着感觉功能的进行性恢复，可以让患者双手操纵硬果、螺栓、钱币、钥匙及其他生活用品，鼓励患者完成扣纽扣和系鞋带等日常生活活动，甚至试着让患者使用工作中常用的工具，但应避免意外损伤的发生。如果受伤的是优势手，应尽早鼓励患者用优势手写字和用餐具吃饭。

(6) 感觉脱敏训练：对于有感觉过敏的患者需进行感觉脱敏训练。刚开始时，采用患者能耐受的轻柔的触觉刺激，待患者适应后，渐增加刺激的强度，直至能耐受较强的触觉刺激而不产生疼痛。可以先用棉花摩擦敏感区，然后改用棉布或质地较粗糙的毛巾摩擦敏感区。再发展到将肢体反复插入装有碎粒、黄砂、米粒、圆珠等物的桶中。此外，振动、按摩、叩打敏感区也有助于降低感觉的敏感度。

2. 感觉再训练的注意事项

(1) 有研究表明，功能性感觉能力可以通过感觉再训练得以改善；感觉再训练开始得越早效果越好。因此，感觉再训练应在损伤后尽早开始，并在功能性活动中进行。

(2) 如果伤肢伴有疼痛，或仍然有开放性伤口、肿胀等情况，应先查明原因，待情况得到很好的控制后再行感觉训练。

(3) 当患者尚未能分辨 30 cps(cps 代表每秒钟震动次数) 震动觉之前，即可进行刺激定位、质地觉等方面的感觉训练，但是，刺激的识别和实体觉方面的感觉训练应在患者能分辨 30 cps 震动觉和 256 cps 的震动觉之后开始。

(4) 随着感觉恢复，应指导患者在日常生活活动中应用该感觉，以提供充分使用现有神经元的机会，增加对感觉的意识。

(5) 有研究表明，正常手也做相同的活动，有利于提高感觉再训练的效果。因此，在感觉再训练过程中，提倡双手同时进行。

(6) 感觉训练时间不宜过长、过多，一般 3 次/d，10～15 min/次。具体的时间以不引起患者疲劳和挫败感为限。所使用的物件必须是安全的，对感觉障碍区无伤害。

(7) 指导患者如何保护感觉缺失区域的肢体，教授其必要的安全防护技术以免遭受意外的伤害。

（二）运动功能的训练

1. *肌肉再训练*　传统的肌肉再训练的方法是包括两个上升级别：即从被动、放松的关节活动上升到主动加助力的关节活动，再上升到牵伸状态下的主动关节活动。在进行该活动时，患者必须集中注意力，用另一只手触摸肌肉，体会随意性的肌肉活动。电刺激和肌电生物反馈可以增强对随意性肌肉活动的意识。在训练过程中，治疗师必须意识到和努力避免错误地使用受损的肌肉。

2. *防止肌肉萎缩*　在完全性周围损伤尚未出现临床恢复迹象时，指导患者反复地通过主观努力，试图引起瘫痪肌肉的主动收缩活动。通过该活动可以使相应大脑皮质运动区及脊髓前角细胞的兴奋发放离心冲动，沿神经轴索传递至神经再生部位，从而有利于活跃神经的营养再生机制，促进周围神经的再生，防止或减缓瘫痪肌肉的萎缩。这种训练方法常被称为“中枢冲动传递训练”。等长收缩运动对于维持肢体未受累的肌肉力量，改善肢体的循环与营养是非常重要的。

3. *主动和/或被动的关节活动*　目的在于维持或恢复关节主动和被动活动度，防止肌肉萎缩和肌腱的挛缩。无论是行主动，还是行被动关节活动，都要求患者最大程度主动参与相关肌肉的收缩活动。但是，对于行神经修补术的患者，术后要求制动 3～5 周，以避免活动时缝合处张力增高，造成神经的再断裂。制动时肢体的确切位置取决于被缝合神经的有效长度和手术时所采用的缝合方式，通常可以在夹板的保护下，将保持神经缝合处低张力的保护状态下的关节位置渐渐调整至关节中立位。由于神经受张力的影响，过度的牵拉可使神经纤维超过其弹性限制，引发神经纤维化，因此，建议关节变化的角度每周不超过 10°。被动的、牵伸性关节活动需延迟至术后 8 周。

4. *夹板或矫形器的应用*　其作用主要包括建立受损与未受损肌肉之间的肌力平衡；提供部分功能替代，以增强患者的手功能；保护瘫痪肌肉，避免其被过度牵拉；纠正畸形。

(1) 正中神经损伤：常采用的夹板作用为支持拇指处于对掌位，并保持虎口撑开，以帮助拇指完成对掌抓捏动作，防止或纠正虎口挛缩。如果是腕管综合征所致的正中神经损伤，可以采用通过保持腕关节背伸的夹板，以开放腕管，减低腕管压力，减少对正中神经的压迫，从而有利于受损神经功能的恢复。

(2) 尺神经损伤：常采用的夹板作用为通过保护环、中指的背部，预防或纠正因其掌指关节过伸而形成的爪形手；通过促进掌指关节屈曲、指间关节伸展的动力性装置，帮助手完成抓握和松开物件的功能。

(3) 桡神经损伤：常采用的夹板作用为通过将腕关节制动于背伸 20°～30°的位置，预防腕屈曲挛缩和腕屈曲状态对瘫痪伸腕肌的过度牵拉；戴在受累手指中节指骨带有橡皮筋的指套可以使掌指关节处于中立位，同时通过提供稳定的伸腕状态，增加手的抓握力。

5. *功能性的作业活动*　有研究表明，单纯性肌肉力量训练的效果不如在功能性活动中所产生的效果好。其理由是在功能性活动中，常需要多组肌肉参与活动，这种活动方式利于将神经冲动由强肌群泛化至弱肌群，从而带动弱肌群的收缩。此外,功能性的活动内容易于被发展成家庭训练方案,利于巩固训练效果。

(1) 增加前臂和腕部肌力的作业活动:鼓励采用需双侧上肢参与的活动,以激发机体交叉刺激的神经恢复机制。如双手抓举重物、双手持一横棍用力屈伸手腕、双手腕用力划圈、双手推卷黏土等。

(2) 增加手部肌力与捏力的作业活动:采用的活动要求能够提供各种精细抓捏模式的训练机会。如捡拾不同重量、形状与大小的物件、盖图章、用笔打点、系带子、抽取卡片、捏黏土或橡皮泥等。

(3) 增加手的灵活性和协调性的作业活动:如装配螺丝、双手串珠、拆卸零部件、绕线团、插钉板等。

(三) 日常生活活动能力的训练

针对患者日常生活活动的障碍所在,教授其完成某些日常生活活动的改良方法。如损伤严重,功能恢复无望或需要相当长的时间,应尽早教会患者采用单手操作技术独立完成日常生活活动。向患者提供必要的辅助用具,并训练其在日常生活中正确使用。

(朱　琳*)

第七节 个案分析

一、吉兰-巴雷综合征案例

患者的主要问题是活动受限和因不清楚疾病原因及治疗方法而导致的抑郁。整体的作业治疗策略是帮助患者稳定情绪,创造安全的居家环境,改善交流的方法,提高活动能力,提高社会参与度,预防跌倒,防止并发症。结果概述包括发病 9 个月,她达到最高 75%社会参与度;发病 13 月,她几乎达到正常的日常生活活动能力,并可以最快的时间完成 TUG 评价;发病第 2 年,她达到 100%的工具性日常生活活动能力。对于患有吉兰-巴雷的患者重新融入社区生活,一个综合自我管理方法应被运用到长期的恢复过程中。

(一) 临床资料收集

Winnie,72 岁,单身退休的女性,高中学历,独自住在郊区,有一只狗。

2011 年 8 月,开始疼痛,四肢末端肿胀。之后疼痛加重,吃了止疼药后依然行走困难。在医院住院 18 天并被诊断周围神经性疾病。接受临床治疗后,疼痛和肿胀加重。之后转院,并接受一个月的物理治疗与作业治疗,一天两次,一星期七天。她学会了如何完成基础性日常生活活动和工具性日常生活活动,例如安全地从轮椅转移到沐浴椅或者轮椅转移到汽车。她提高耐力和练习爬楼梯。她开始移动她的下肢末端,但腿和脚感觉障碍。住院期间,她被告知以后的生活都会依靠轮椅,所以她卖掉房子和车,把狗放到收容所,搬进了一个无障碍高级公寓。2011 年 11 月,在神经专科医院,Winnie 被诊断为吉兰-巴雷,被告知她有 6 到 18 个月的恢复时间。2012 年 1 月,发病 19 个月后,转入康复专科医院。

(二) 制定目标

针对 Winnie 个案,我们使用了 PEOP 模式帮她制定目标。

P:我们渴望在她的需求,角色和能力之间找到一个平衡点。

O:选择有目的的活动。

E:作业发生的背景环境。

长期目标:完全重新融入社区生活中。

(三) 评定方法

为了完成目标,主要使用咨询模式。根据模式,作业治疗师在患者和社区资源之间利用专业知识提供训练和教育,明确资源。Winnie 住在两居室,位于一个高档社区的一楼。社区提供公共活动室,集体供应午饭及团体的活动。初评项目如下。

1. 作业概况,包括长期和短期的目标。

2. 情绪状态,利用流行病学研究中心抑郁量表(center for epidemiologic studies depression scale, CES-D)。

3. 功能水平,包括工具性日常生活活动能力,利用 OARS(older americans resources and services)量表;日常生活活动能力,利用 FIM 量表;功能移动，利用 TUG（Podsiadlo & Richardson，1991）。

4. 家中障碍可能会导致跌倒，使用 HSSAT 量表（home safety self-assessment tool）。

5. 交流技能的使用。

6. 重新融入社区活动，使用 CIQ 量表（social integration subscale of the community integration questionnaire）。

（四）评定结果

1. 情绪状态　Winnie 的 CES-D 得分为 18(60)表明轻度到中度抑郁。

2. 日常生活活动　FIM 量表得分 112(126)表明辅具的使用或者是日常生活活动速度较慢，包括使用把手，转移到马桶和浴缸的板子，行动中使用助行器，穿戴两侧的踝足矫形器，上楼梯时使用辅助器；OARS-IADL 得分 12(14)，提示家务劳动和交通需要辅助；TUG 用时 17.9 s，提示走路时有跌倒风险，这也是她主要担心的问题。

3. 我们在她家中发现了 11 处跌倒风险，包括卧室内的盆栽，堆在厨房橱柜上的罐子和平底锅，住房最前面的门关闭得太快，四点拐杖的支撑面太小不足以提供稳定的支持。

4. 我们也通过在日常生活中她与姐姐的交流，对她的交流技能进行了评定。她的家庭网络带宽较小，不足以提供稳定的通信支持，她在 CIQ 量表中社会重新融合所得的分数是 3(12)，表明社会融入水平太低。

她的长期目标：完全社区重新融入，包括自己去购物，参与到课程活动中，拜访或者邀请朋友亲属，参与社团活动，做志愿者活动。我们优先设定了五个目标。

(1) 通过改善社会交流能力，改善稳定情绪。

(2) 通过对患者宣教，创建一个安全的家庭环境，以提高活动能力和防止跌倒。

(3) 通过使用辅助技术，提高交流能力。

(4) 通过鼓励她进行安全的康复训练，提高活动能力和功能。

(5) 通过鼓励她寻找机会参与活动，提高社会参与度。

（五）作业治疗干预

作业治疗干预历时 19 个月包括两个部分。第一阶段，历时 4 个月，共进行了 5 次评定，我们在这期间观察她是否可以提高或者保持她的状态。第二阶段，在医疗机构进行了 10 个月治疗，为了降低跌倒风险，其间做了超过 3 次的评定。

1. 第 2 次评定　针对目标(1)，她的 CES-D 得分提高到 8 分，无抑郁状态。针对目标(2)，家中的障碍物也被清理，厨房的货架分类放到橱子，变得更加方便。针对目标(3)，她提速的网络服务，并且在电脑上安装了通话软件。针对行动能力，她使用了助行器和矫形器。作业治疗师给她提供一台计步器，她一月份每日走 850 步，在第一次跟进时她每日行走 1 644 步。她开始在室内使用新的四点拐杖，在户外的时候使用助行器。她的 TUG 评价时间比初评时提高了两秒。她目前的 CIQ 量表社会重新融入的分数为 5(12)。在下一个月，为了达到目标(4)和(5)，她打算提高每日的步行和参与，由公寓设施提供团体活动。

2. 第 3 次评定　Winnie 已经在公共活动室参与了 20 分钟的团体训练课程。她骄傲地给我们展示她的成员 T 恤。TUG 测试时间是 13 s，她步行的步数是前一个月的两倍。她在公共活动室里，开始在跑步机上进行慢速的步行。FIM 量表结果提高 4 分，她已经要求她的朋友给她一个骑行的任务。她的社会重新融入得分为 6(12)。

3. 第 4 次评定　在三月底，她伤到了脚趾，细菌感染可能会妨碍她的进步，需要抗生素的治疗。然而，她左脚背开始有了感觉。TUG 时间是 10.7 秒，显示 Winnie 将来没有跌倒风险。她的功能进一步提高，她可以在一小时三十分钟内用吸尘器清理房间，每日自己倾倒垃圾。她和朋友一起去看电影。

4. 第 5 次评定　她的双脚都恢复了感觉，她不再需要矫形器来辅助行走。她在家中及室外使用四足拐杖。她因为可以在 45 分钟内完成房间的打扫而感到高兴。在 4 个月内，她的工具性日常生活活动得分 13(14)，FIM 量表的得分提高 7 分。她每日的步行数提高到 3 844 步，她正在计划和朋友一起去观看音乐会，他在社会参与方面一直在进步。她的社会参与得分到了 9(12)。在吉兰-巴雷综合征发病9个月后，她的短期目标完成。如果她要达成长期目标，则需要她继续在提高功能、移动能力、社会参与能力方面坚持锻炼并付出努力，我们相信她的决心。

5. 第6次评定　在第一阶段完成后的四个月，她的IADL，FIM，社会参与能力得分保持不变。Winnie需要辅助工具完成交通工具的乘坐，需要辅助工具完成日常生活活动，但是她没有一直使用移动器具。她的TUG时间是8.3秒。她平衡能力尚可，使用ABC量表测量得出的结果是76.6%，说明她害怕跌倒。下肢肌肉无力仍然是一个需要考虑的因素，所以建议Winnie参与了线上指导的家庭小组治疗项目。项目需要在家中跟着电视屏幕，进行递增抗阻训练和平衡训练，其间有调查小组监督她的训练以保证其安全，每次治疗30～40分钟，一周3次治疗，历时6个月。训练每周根据改变进行活动难度的调整，例如弹力带的强度由弱到强，由在手杖的辅助下走一条直线进阶成没有手杖辅助下进行一系列的活动。

6. 第7次评定　Winnie参加了70次课程，此时IADL得分仍然为13，但FIM得分提高到123(126)。她平衡得分提高到91.9%，显示其不再害怕跌倒。对于不同的肌群，她的肌力提高从10%到148%，几乎达到100%的耐力。她自觉不再有肌肉无力或者是平衡的问题。她的社会重新融入分数是10(12)。

7. 第8次评定　三个月之后，IADL分数达到了14，FIM量表得分数保持在123，为了Winnie的安全她依然使用拐杖，TUG测试时间是8.8秒，平衡ABC得分是91.3%。她的社会重新融入的分数是10(12)。她的长期目标完全完成。

二、臂丛神经损伤案例

为了更好地理解周围神经损伤患者作业治疗的整体思维，本节内容通过一个真实个案，以SOAP格式治疗记录的方式，向大家展示桡神经的作业治疗评定与分析方法。

（一）患者基本情况

姓名：丁丁

性别：女

年龄：7岁

发病时间：2017年7月5日

接诊时间：2017年10月8日

临床诊断：桡神经损伤。

（二）初次评定记录

1. S(主观资料)

(1) 主诉：左手腕下垂，左手指不能伸展，拇指不能外展。

(2) 治疗史：2017年7月5日从上下铺儿童床爬梯上摔下，儿童疼痛哭闹不止，急送往医院被诊断为左侧肱骨外上髁骨折，行钢板内固定。三月后拆除钢板，发现手腕无法抬起，手指不能伸展，拇指不能外展，发病至今未行康复治疗。

(3) 既往史：无。

(4) 社会生活史：上学，爱好画画，养猫。小学一年级，家属指出患者受伤之后患手几乎无主动使用，故需双手操作活动欠灵活。与父母一起住，使用儿童上下床。

(5) 治疗目标：左手腕功能恢复，双手共同操作。

(6) 情感或态度：积极配合。

(7) 家属配合度：积极配合。

(8) 感觉：目前自述无异常感觉。

2. O(客观资料)

(1) 左前臂肌肉萎缩，肤色正常，无肿胀，背侧皮肤干燥，左侧肘关节外侧有一长5 cm的纵型瘢痕，瘢痕色红，稍硬。

(2) 垂腕垂指畸形，无法竖起大拇指，前臂无法旋后。

(3) 前臂后部、手背桡侧半、桡侧两个半指、虎口处感觉障碍。以健手感觉为10分计，患侧感觉分别为5分、3分、2分、2分。

(4) 肌肉功能：采用徒手肌力检查法，肘关节周围肌肉力量正常，腕关节背伸（左/右 0级/5级）、掌屈（左/右 5级/5级），前臂旋前（左/右 5级/5级）、旋后（左/右 0级/5级），拇指外展（左/右 0级/5级），拇指伸展（左/右 0级/5级）。

(5) 关节活动度：肘关节、腕关节及各手指关节活动度均正常。

3. A(评定与分析)

(1) 作业治疗诊断：左手功能障碍导致日常生

活双手操作欠灵活。

(2) 主要问题：前臂后部、手背桡侧半、桡侧两个半指、虎口处感觉减退。左腕关节无法背屈，左手指不能伸展。左手拇指不能竖起。双手操作灵活性欠佳。

(3) 个人/环境因素的优势：游戏对小患者的吸引力高。患者学习能力较好。患者和家属态度积极，依从性好。

(4) 长期目标：一个月内，患者前臂后部、手背桡侧半、桡侧两个半指、虎口处感觉增强，手腕可完成背伸，肌群肌力达到 3 级，双手操作灵活。

(5) 短期目标：一周内，维持腕关节各关节在功能位，防止下垂畸形，防止神经牵拉。生活中注意用手安全。两周内，学习使用双手配合活动，感觉功能增强，腕背伸肌群功能改善。

4. P(干预计划)

(1) 利用低温板材，设计并制作桡神经损伤矫形器。

(2) 感觉再训练：辅助下，在杂粮高桶内取物训练，5 分钟/天。软毛刷双侧睁眼刷擦患处，30 分钟/天。

(3) 手功能训练：辅具支持下，强制单独使用患手，如手指在沙层上划圈，患手指推叠叠高，手指推棋子等，3～5 分钟/天，每隔几天需要换不同的游戏。各关节被动活动，1～2 次/周。

(4) 双手配合活动(部分辅具支持下，强制使用患手)：折纸训练，10 分钟/天。拍手游戏训练，10 分钟/天。给布娃娃穿衣服训练，1～2 次/周。双手系鞋带、扣扣子等日常生活训练，1～2 次/周。

(5) 宣教：跟患者及家属宣教，使其保持手腕的背屈状态。养成关注受伤手的习惯，避免暴露于热、冷和锐利的物体；防止磨损出现沌水疱、破溃；注意皮肤的清洁、干燥，适当地涂抹润肤油。增多手在日常生活中的运用，防止废用。

(韩　端)

参考文献

[1] 吴江，贾建平. 神经病学. 3 版. 北京：人民卫生出版社，2015.

[2] 励建安，黄晓琳. 康复医学. 北京：人民卫生出版社，2016.

[3] 崔丽英，蒲传强. 中国吉兰-巴雷综合征诊治指南. 中华神经科杂志，2010，(43)8:583-586.

[4] 陈康宁，崔丽英. 神经病理性疼痛诊治专家共识. 中华内科杂志，2009，(48) 6:526-528.

[5] 孔新卫. 臂丛神经损伤规范化康复治疗的临床研究[J]. 中西医结合心血管病电子杂志，2018，6(7)：89，91.

[6] 白翠翠. 恩经复注射配合康复疗法治疗上千型小儿臂丛神经损伤效果及护理体会[J]. 海峡学，2018，30(3)：186-187.

[7] BHANDARI P S，BHATOE H S，MUKHERJEE M K，et al. Management strategy in post traumatic brachial plexus injuries [J]. Indian J Neurotr，2012，9(1)：1929.

[8] 郭立民，舒钧，劳汉昌，等. 改良 Steindler 术在屈肘重建中的临床疗效[J]. 中华手外科杂志，2018，34(3)：234-235.

[9] GASPAROTTI R，LODOLI G，MCODED A，et al. Feasibility of diffusion tensor tractography of brachial plexus injuries at 1.5T [J]. Invest Radiol，2013，48(2)：104-112.

[10] 丁川，王龙胜，郑穗生，等 . 3.0T MRI 在臂丛神经损伤中的诊断价值[J]. 安徽医学，2018，39(1)：31-33.

[11] SILBERMANN-HOFFMAN O，TEBOUL F. Post-traumatic brachial plexus MRI in practice [J]. Diagnostic and Interventional Imaging，2013，94，(10)：925-943.

[12] 郭丽娜，马炜林，徐涵斌，等. 针刺配合推拿治疗外伤性臂丛神经损 1 例[J]. 中国民间疗法，2018，26(3)：45-46.

第九章 运动障碍性疾病

第一节 概述

运动障碍性疾病旧称锥体外系疾病，是一组以随意运动迟缓、不自主运动、肌张力异常、姿势步态障碍等运动症状为主要表现的神经系统疾病，大多与基底节病变有关，基底节包括尾状核、壳核、苍白球、丘脑底核和黑质。基底节病变导致大脑皮质-基底节-丘脑-大脑皮质环路异常，此环路控制和调节运动功能，其破坏导致两组临床症状：一组症候群是肌张力增高、运动减少，以帕金森病为代表疾病(已在第五章描述)，另一组是肌张力降低、运动过多，以舞蹈症为代表。共济失调亦属锥体外系障碍，但其主要病灶位于脊髓、小脑及脑干相关核团及联系纤维，主要临床症状为共济运动障碍和辨距不良。在很多神经系统疾病，如脑血管病、脑外伤等病灶累及到锥体外系中某一/些部位会出现相应的症状，为能较好地从作业治疗角度认识相应症状及疾病，此章将简略讲述小舞蹈症、亨廷顿病、遗传性共济失调及肌张力障碍。

一、小舞蹈症

小舞蹈症是风湿热在神经系统的常见表现，是由A组β溶血链球菌感染后引起自身免疫反应所致，病理改变主要在基底节核团、小脑齿状核及大脑皮质炎性细胞浸润及神经细胞弥漫性变性为主。

此病多见于5～15岁，男/女为1/3，病前有A组β溶血链球菌感染史，大部分亚急性起病，少见急性起病。主要临床症状为舞蹈样动作，全身或一侧较重，主要累及面部和肢体远端。表现为挤眉弄眼、吐舌、扮鬼脸，上肢各关节交替伸屈、内收，精神紧张时加重，睡眠时消失。舞蹈样动作干扰随意运动，导致步态笨拙、持物不稳、爆发性语言。常在发病2～4周内加重，3～6个月内自发缓解，少数患者可复发。可有明显的肌张力低下和肌无力。有时伴有精神症状，如抑郁、焦虑、情绪不稳、易激惹、注意力缺陷及偏执-强迫行为等。

辅助检查脑电图可见轻度弥漫性慢波活动，头MRI可见尾状核、壳核、苍白球增大，长T2信号。血清学检查可见抗链O滴度增加，血沉增快等，咽拭子可见A族溶血链球菌。

诊断根据有风湿热或链球菌感染史，亚急性或急性起病，舞蹈样症状伴肌无力或肌张力低下，精神症状应考虑本病。

治疗上可选用多巴胺受体拮抗剂和多巴胺耗竭剂，可加用丙戊酸钠和苯二氮䓬类以控制舞蹈症，针对抗链球菌治疗。

二、亨廷顿病

又称遗传性舞蹈症，是一种常染色体显性遗传的基底节和大脑皮质性疾病。隐匿起病，缓慢进展、精神异常和痴呆为主要临床特点。病理变化主要在纹状体、大脑皮质、黑质、齿状核等神经元变性、丢失。生化改变为γ-氨基丁酸、乙酰胆碱减少。

临床上绝大多数有阳性家族史，多见于30～50岁人群，有遗传早现现象，隐匿起病，缓慢进展。

辅助检查：致病基因IT15检测三核苷酸重复序列拷贝＞40具有诊断价值。脑电图成弥漫性异常，头部影像学显示大脑皮质、尾状核萎缩，脑室扩大，壳核长T2信号。

根据慢性进行性舞蹈样动作、精神症状和痴

呆，结合阳性家族史可诊断，基因检测可确诊。

日前此病尚无有效治疗，使用多巴胺受体阻滞剂及耗竭剂改善症状。本病病程10～25年，最后因并发症衰竭而死亡。康复治疗及护理可改善生活质量。

三、遗传性共济失调

遗传性共济失调是一组由遗传因素所致的以共济障碍、辨距不良为主要临床表现的中枢神经系统变性疾病。

1. Friedreich共济失调　也称少年脊髓型共济失调，常染色体隐性遗传，患病率2/10万。此病由位于9号染色体长臂FRDA基因缺陷所致，影响脊髓、小脑和心脏等部位的细胞分化、增殖而发病。病理主要在脊髓后索、脊髓小脑束和皮质脊髓束髓鞘和轴索断裂，胶质增生，胸段为主；脑干及小脑也受累；周围神经脱髓鞘，后根神经节及其有髓纤维受损最重；心肌肥厚。

此病通常8～15岁隐袭起病，进行性加重，首发症状常为双下肢共济失调，步态不稳，易于跌倒，继而发展到双上肢共济失调，动作笨拙、意向性震颤；言语不清或爆发性语言；心悸、心衰；视听力障碍、反应迟钝。可见眼震，水平居多，锥体束损伤致肌无力，萎缩，早期出现下肢深感觉减退。75%患者上胸段脊柱畸形，50%有弓形足、马蹄内翻足，25%视神经萎缩。

辅助检查：X线可见骨骼畸形，CT/MRI脊髓变细、萎缩，小脑和脑干受累较少；肌电图感觉传导速度减慢、视觉诱发电位波幅下降；血糖可升高，血丙酮酸升高；基因检测FRDA基因GAA重复＞66次。

根据儿童/少年期起病，由下向上进展性共济失调、构音障碍、深感觉消失、膝踝反射消失及病理征阳性；影像学检查脊髓萎缩可临床诊断；另有心脏损害、脊柱侧凸、弓形足、糖尿病及基因检查可确定诊断。

临床应与其他原因导致的共济失调为主要临床表现的疾病相鉴别，如VE缺乏导致共济失调、共济失调性毛细血管扩张症、棘状细胞病及腓骨肌萎缩症等。

目前尚无特效药物治疗，可使用胞磷胆碱、艾地苯醌及维生素改善症状，各种对症支持治疗；在疾病早期康复治疗可以延缓病情、改善症状、提高生活质量。通常病后约15年不能行走，多在40～50岁死于感染或心脏病。

2. 脊髓小脑共济失调　中年起病、常染色体显性遗传为主的遗传性共济失调疾病，具有高度遗传异质性，各亚型症状相似交叉重叠。患病率8/10～12/10万。病理改变主要为小脑、脑桥、下橄榄核细胞脱失伴胶质增生，小脑细胞减少、变性，尚累及基底核、颅神经核、脊髓Clarke柱、前角和后角细胞，小脑白质及脊髓传导束变性。

一般30～40岁隐袭起病，缓慢进展。有遗传早现现象，症状逐代加重。首发症状多为下肢共济失调、走路摇晃，发音困难，继而出现双手笨拙、意向性震颤、眼震、痴呆和远端肌萎缩，深感觉减退、肌张力障碍、腱反射亢进和病理征阳性。不同致病基因有不同表现。

辅助检查：影像学示小脑和脑干萎缩，脑桥和小脑中脚明显；肌电图示周围神经损伤；基因检测可确诊及分型。

根据典型临床表现及影像学检查，排除其他病变即可确诊，应进行基因诊断以准确分型。

目前尚无有效治疗，可用左旋多巴、金刚烷胺、胞磷胆碱等药物缓解相关症状。在疾病早期康复治疗可以延缓病情、改善症状、提高生活质量。

本病起病后10～20年丧失行走能力。

四、肌张力障碍

肌张力障碍是一种不自主、持续性肌肉收缩引起的扭曲、重复运动或姿势异常的综合征。特发性肌张力障碍（idiopathic dystonia，ID）病因不明，可能与遗传有关。很多疾病可能在临床上导致继发性肌张力障碍，如新生儿脑损伤、黄疸、窒息、脑炎、脑血管病、中毒性脑病等。

（一）肌张力障碍的分类

1. 根据发病年龄分型　①儿童期起病0～12岁；②青春期起病12～20岁；③成人期起病＞20岁。

2. *根据病变累及部位分型* ①局灶型肌张力障碍:单一部位肌群受累,如眼睑痉挛、书写痉挛、痉挛性构音障碍、痉挛性斜颈等;②节段型肌张力障碍:肌张力障碍不自主运动仅影响肢体某一个部分及其邻近几个部位;③多灶型肌张力障碍:累及身体2个以上非相邻部位肌群;④全身型肌张力障碍:肌张力障碍不自主运动累及3个或3个以上的肢体、躯干、延髓支配的肌肉群;⑤偏身型肌张力障碍:肌张力障碍不自主运动累及一侧整个上下肢及躯干。

3. *根据病因分型* 可分为原发性或特发性、肌张力障碍叠加、遗传变性病、发作性肌张力障碍、继发性或症状性肌张力障碍。

(二)临床表现

1. *初发症状* 不自主运动从肢体某一部位出现,一般从一侧下肢开始,行走时一侧足的不自主跖屈、内翻,或大腿扭曲动作引起步行障碍,称为动作性肌张力障碍。行走、情绪激动时,偶尔出现肢体的扭曲运动,称为肌张力障碍发作。

2. *中期症状* 随病情发展逐渐延及同侧肢体,引起同侧上肢、颈部的扭曲。最后扩展至对侧肢体,即使安静状态时扭曲状态也持续存在,仅在睡眠后才可消失,称肌张力障碍状态。肌张力障碍状态通常下肢表现为踝关节跖屈、向内侧面旋转,膝关节伸展或屈曲;髋关节轻度屈曲;上肢表现为拇指旋外屈曲,其他四指卷曲;腕关节屈曲旋前;肘关节伸展,旋前旋内;躯干表现为脊柱前弯,骨盆及脊柱扭转。受累肌肉的肌张力显著僵直性增高。

3. *晚期症状* 由于持续的不自主肌肉强烈收缩,使身体显著屈曲、过度伸展和扭转痉挛,引致肌腱挛缩及肌肉纤维化,引起挛缩畸形、关节固定,造成肢体不能自主活动及构音障碍,称为扭转痉挛,睡眠状态仍持续存在;少数患者还可引起吞咽困难。

(*芦海涛*)

第二节 运动障碍性疾病功能障碍特点

一、亨廷顿病

亨廷顿病(HD)又名大舞蹈病、遗传性舞蹈病。此病在1872年由美国内科医师Huntington对临床症状首先进行了描述。此病患病率为0.5/10万~7.8/10万。欧美国家发病率高,非洲和亚洲国家发病率低。多数患者发病年龄在25~40岁,5%~10%发病年龄在10~20岁,1%发病年龄在儿童期,个别患者的发病年龄在80岁以后。功能障碍特点如下。

1. *运动障碍* 典型表现为舞蹈样不自主运动,表现为四肢、面部、躯干的突然、快速地跳动或抽动。发病初多表现为短暂的不能控制地扮鬼脸、点头和手指屈伸运动,类似无痛性的抽搐,但较慢且非刻板式。随病情发展,不随意的运动进行性加重,出现典型的抬眉毛和头屈曲,当注视物体时头部跟着转动,患者行走时出现不稳,腾越步态,加上不断变换手的姿势,全身动作像舞蹈。在疾病后期患者因全身不自主运动而不能站立和行走,卧床后躯干和肢体仍不停地扭动。至疾病晚期随意运动减慢,呈现出四肢不能活动的木僵状态。

2. *认知障碍* 进行性痴呆是亨廷顿病患者的突出特征,在发病早期即可出现。开始表现为日常生活和工作中的记忆和计算能力下降、回忆缺陷。随着口语流利性、视空间功能及对社会和人际关系的判断能力下降,患者可出现人格改变。患者缺乏启动解决问题的行为,在需要计划和连续安排信息的作业上感到特别困难。视空间能力下降,对结构的判断有困难。

3. *语言障碍* 由于舞蹈样运动障碍常累及舌和唇,破坏发音的韵律和敏捷性,妨碍言语的量、速度、节律和短语的长度,使患者的口语呈现一种暴发性质。构音和韵律障碍为本病患者的突出特征。疾病早期,患者仍保留词的识别记忆及对物品的命名能力,能与人交流,随病情发展,患者表现出找词困难,集中力和判断力进行性受损,交流困难加重。

4. *精神障碍* 人格行为改变包括焦虑、紧张、兴奋易怒、或闷闷不乐、不修边幅,兴趣减退,可出现反社会行为、精神分裂症、偏执狂和幻觉。情感障碍是最多见的精神症状,且多出现在运动障碍发生之前。抑郁症的发生率也很高,可有自杀倾向。患者神经和精神障碍进行性衰退,最后患者处于呆傻、缄默状态。

二、肌张力障碍

由于主动肌与拮抗肌收缩不协调或过度收缩引起肌张力异常、动作和姿势异常为特征的运动障碍,其特征是重复的、固有的或持续的肌肉收缩导致的扭转动作或姿势异常,故国内又称之为扭转痉挛。儿童型约占70%,多有家族遗传史。青少年-成人型约占30%。通常有家族遗传史。以下主要介绍青少年-成人型肌张力障碍功能障碍特点如下。

大多数表现为局部型或节段型;少数呈全身型。多先累及上肢、颈部及眼-面部,如写字时发生手的过度屈曲的不自主运动,颇似书写痉挛;或眼睑、面肌痉挛及口、下颌颈肌痉挛者;颈部不自主扭转则酷似痉挛性斜颈等。表现为局部型肌张力障碍的早期患者,可能是全身型的初期阶段,也可能属轻度痉挛性斜颈、骨盆扭转、书写痉挛、Meige综合征等肌张力障碍的不全型。

三、共济失调

根据病变部位和临床表现共济失调可分为:小脑性共济失调、大脑性共济失调、感觉性共济失调、前庭迷路性共济失调。

1. *姿势和步态改变*　蚓部病变引起躯干共济失调,站立不稳,步态蹒跚,行走时两脚远离分开,摇晃不定,严重者甚至难以坐稳,上蚓部受损向前倾倒,下蚓部受损向后倾倒,上肢共济失调不明显。小脑半球病变行走时向患侧偏斜或倾倒。

2. *随意运动协调障碍*　小脑半球损害导致同侧肢体的共济失调。表现辨距不良和意向性震颤,上肢较重,动作愈接近目标时震颤愈明显。眼球向病灶侧注视可见粗大的眼震。上肢和手共济失调最重,不能完成协调精细动作,表现协同不能,快复及轮替运动异常。字迹愈写愈大(大写症)。

3. *言语障碍*　由于发音器官唇、舌、喉等发音肌共济失调,使说话缓慢,含糊不清,声音呈断续、顿挫或爆发式,表现吟诗样或暴发性语言。

4. *眼运动障碍*　眼球运动肌共济失调出现粗大的共济失调性眼震,尤其与前庭联系受累时出现双眼来回摆动,偶可见下跳性眼震、反弹性眼震等。

5. *肌张力减低*　可见钟摆样腱反射,见于急性小脑病变。患者前臂抵抗阻力收缩时,如突然撤去外力不能立即停止收缩,可能打击自己的胸前(回弹现象)。

(郭丽云)

第三节 运动障碍性疾病作业治疗评定

在进行作业治疗评定之前,应先根据患者的一般资料、特殊资料及患者的诉求选择满足患者情况的评定量表及评定工具。

本章节基于PEO模式中的“人”“活动”“环境”这三个方面来进行作业治疗评定。

一、基于“人”的作业治疗评定

(一)手部操作能力的评定

1. *方法*

(1)直接观察法:通过患者十三种手功能形式完成情况的直接观察评定患者的手部功能情况。

(2)专用评定表:常用来评价手部功能的量表有普渡钉板试验(Purdue)、明尼苏达手部操作等级试验(MRMT)、Jebsen手功能试验、简易上肢功能评价(STEF)等。

2. *常用量表*

(1)普渡钉板试验(Purdue):主要用于评定患者手部精细运动的能力、手眼协调性及手的灵活性。测试内容包括五个分测试。以在规定时间内插入的铁棍或者组件个数计算结果。

(2)明尼苏达手部操作等级试验(MRMT):通过一系列的操作,评定手部及上肢粗大活动的协调与灵活性的评定方法。测试内容包括五个项目。测试结果以操作的速度和放置物品的准确性表示。

(3)手功能试验:用于评定手日常生活活动能力,由7个分测验组成。结果以时间评价测试结果(测出结果后,根据患者性别、年龄、利手和非利手参考值,判断是否正常)。

(4)简易上肢功能评价(STEF):用于评定患者上肢和手对于特定动作的执行速度和协调性,共

10个测试项目，由简到难，左右手分别完成，先健侧后患侧的原则，满分100分。结果以时间评价测试结果（测出结果后，根据患者性别、年龄、利手和非利手参考值，判断是否正常）。

（二）肌张力障碍的评定

1. 目的　运动障碍性疾病的患者例如肌张力障碍、舞蹈症者，若出现肌张力异常、随意运动困难或者异常的非自主运动可用肌张力障碍评定相关量表进行测量。根据评定结果确定病变部位、预测康复疗效。根据肌张力的表现特点制订治疗计划。及时治疗、避免并发症的发生。

2. 适应证　对于疾病所引起的肌张力障碍的患者均可以进行肌张力的评定。可见于脑外伤、脑血管意外、运动障碍性疾病，如：帕金森病、舞蹈症、共济失调等病症引起的肌张力障碍。由于遗传因素导致的原发性、特发性肌张力障碍。其他如张力性肌肉变形或痉挛性斜颈。

3. 注意事项　选择适当的评定时间和环境，争取患者的密切配合，采取正确的检查方法和体位，全面分析检查结果。

4. 方法　肌张力评定是检查肌肉功能的重要内容之一，对指导康复临床实践具有重要意义。临床肌张力评定可结合视诊、触诊、临床分级、反射检查、被动运动和主动运动的检查、功能评定等方面了解肌张力情况，尤其应从功能评定的角度来判断肌张力异常对日常生活活动能力的影响。

（1）采集病史：病史在一定程度上可反映肌张力异常。需要了解的问题包括痉挛发生的频度、受累的肌肉及数目、痉挛的利弊情况、引发痉挛的原因、痉挛发作或严重程度。

（2）视诊检查：评定者应特别注意患者肢体或躯干异常的姿态。刻板样动作模式常提示存在肌张力异常；不自主的波动化运动变化表明肌张力障碍。

（3）触诊检查：在患者相关肢体完全静止、放松的情况下，可通过触摸受检肌群或观察肢体的运动状况来判断肌张力的情况。肌张力降低时，检查者拉伸患者肌群时几乎感觉不到阻力；肌张力增高时，肌腹丰满，硬度增加；检查者以不同的速度被动活动关节时，感觉明显有阻力，甚至无法进行被动活动。

（4）量表测评：①临床痉挛指数CSI，包括腱反射、小腿三头肌的肌张力、踝阵挛。结果判断0～6分：无痉挛；7～9分：轻度痉挛；10～12分：中度痉挛；13～16分：重度痉挛。②自发性肌痉挛发作频度分级（表9-3-1）。③踝阵挛分级（表9-3-2）。③改良Ashworth分级法（表9-3-3）。

表9-3-1　自发性肌痉挛发作频度分级

级别	评定标准
0级	无痉挛
1级	刺激肢体时，诱发轻中度痉挛
2级	痉挛偶有发作，<1次/小时
3级	痉挛经常发作，>1次/小时
4级	痉挛频繁发作，>10次/小时

表9-3-2　踝阵挛分级

级别	评定标准
0级	无踝痉挛
1级	踝阵挛持续1～4秒
2级	踝阵挛持续5～9秒
3级	踝阵挛持续10～14秒
4级	踝阵挛持续≥15秒

表9-3-3　改良Ashworth分级法

级别	评定标准
0级	无肌张力增加
1级	肌张力略微增加，受累部分被动屈伸时，在关节活动之末时出现突然卡住然后呈现最小的阻力或释放
1^+级	肌张力轻度增加，表现为被动屈伸时，在ROM后50%范围内出现突然卡住，然后均呈现最小的阻力
2级	肌张力较明显增加，通过关节活动范围的大部分时肌张力均较明显的增加，但受累部分仍能较容易地被移动
3级	肌张力严重增高，被动活动困难
4级	僵直，受累部分被动屈伸时呈现僵直状态，不能活动

（三）平衡功能的评定

1. 目的　确定是否存在平衡功能障碍。确定平衡功能障碍严重程度，并分析其原因。为制订和实施平衡训练方法提供依据。评定平衡训练结果，预测发生跌倒的危险。

2. 适应证　对于疾病所引起的平衡功能障碍

的患者均可以进行平衡功能的评定。

3. 注意事项　评定顺序由易到难，注意安全保护、避免跌倒。

4. 方法　平衡功能评定方法很多，可简单分为量表类和仪器类两大类。量表类评定方法，更简单更直接。仪器类准确度信度更高，因其要求严格，需要专门培训，故本章节只讨论量表类评定。常用的量表类评定有三级平衡评定法、Berg 平衡量表、Fugl-meyer 平衡反应测试、Lindmark 平衡反应测试、MAS 平衡功能测试等。

(1) 三级平衡评定法：①一级平衡，即具备静态平衡能力；②二级平衡，即具备自动态平衡能力；③三级平衡，即具备他动态平衡能力。

(2) Berg 平衡量表：由 Katherine Berg 于 1989 年首先发表，最初用来评定老年人跌倒风险。测试包括从坐到站、独立站立、独立走、从站到坐等共 14 项，每个项目最低 0 分，最高分为 4 分，总分为 56 分。评分标准为 ：0～20 分：平衡能力差，只能坐轮椅。21～40 分：平衡能力可，能辅助步行。41～56 分：平衡能力好，能独立步行。

(3) Fugl-meyer 平衡反应测试：检查包括从坐位到站立位的 7 项检查，评分标准分为 0 分、1 分、2 分共 3 个分值，总分为 14 分。

(4) Lindmark 平衡反应测试：由瑞典学者 Birgitta Lindmark 于 1988 年在 Fugl-Meyer 方法基础上修订而成，评定内容分为 5 项，每项 3 分，总分 15 分。

(5) MAS 平衡功能测试：由澳大利亚的治疗师提出的，关于单独的坐位平衡的评定，分为 7 个等级。

(6) 平衡仪测试：平衡仪通常由一块内置的高精度压力传感器的压力平板和一台计算机构成。测试包括静态平衡功能测试和动态平衡功能测试。

（四）步态分析的评定

1. 目的　步态分析的目的主要是为制订作业治疗计划和评定作业治疗疗效提供客观依据。具体体现在以下几个方面：通过步态分析可以鉴别、评定肢体伤残程度，明确作业治疗障碍，为制定作业治疗计划提供客观依据。根据步态分析提供的信息，对步行能力做深入分析，从而提供有针对性的作业治疗方案。评价步态训练效果。评定辅具和矫形器的可行性。

2. 适应证和禁忌证　适应于中枢神经系统损伤、骨关节疾病及外伤、下肢肌力和生活自理能力有影响者。严重心肺疾患、下肢骨折未愈合、检查不配合者不适合做步态分析的评定。

3. 注意事项　评定之前要向患者讲解评定要求，以期患者及家属的配合。评定时注意严谨性、注意安全，以防摔倒。

4. 方法

(1) RLA 八分法：观察顺序是由远端到近端，即由足趾到躯干的顺序进行观察。观察内容包括 47 种常见的异常步态的临床表现，对照表中的内容逐一分析，以研究步行中出现问题的时相。

(2) 行走能力的评定：①功能性行走能力评定(表 9-3-4)；②Hoffer 步行能力评定(表 9-3-5)；③Nelson 步行功能分析，通过对患者静态负重能力、动态重量转移和基本的步行效率三个方面进行分析，判断患者的步行能力，是一种半定量性质的评定方法，适用于轻度和中度的步行功能障碍的患者；④功能独立性评定(functional independence measurement，FIM)以评判患者行走独立的程度，对辅具的需求及他人给予帮助的量为依据，根据步行的距离和辅助量两个方面按照 7 分制的原则进行评分。

(3) 步态的定量分析：步态的定量分析是通过器械或专门的设备获得的客观数据对步态进行分析的方法。可以应用足印分析法、吸水纸法、鞋跟绑缚标记笔法、三维步态分析系统、足底压力系统、动态肌电图、超声定位步态分析法、电子测角器等。

表 9-3-4　功能性行走能力评定

项目	具体要求
安全	独立行走时稳定，没有跌倒的忧虑，不需要他人的帮助
质量	行走姿势基本正常，站立时双手能游离做其他活动，不用助行器
心血管功能	心脏有足够的能力，表现为步行效率＞30%
速度和耐力	有一定的速度和耐力，即能连续走 5 分钟，并走过 575 米左右

表 9-3-5 Hoffer 步行能力评定

项目	具体要求
Ⅰ不能步行	完全不能步行
Ⅱ非功能性步行	借助于膝-踝-足矫形器、杖等能在室内行走，又称治疗性步行
Ⅲ家庭性步行	借助于膝-踝-足矫形器、杖等可在室内行走自如，但在室外不能长时间行走
Ⅳ社区性步行	借助于膝-踝-足矫形器、杖等能在室外和社区内行走、散步、去公园、诊所、购物等活动，但时间不能够持久，如需要离开社区长时间步行时仍需要轮椅

（五）协调性的评定

1. 目的　协调性评定的目的在于判断是否存在协调障碍及其严重程度和范围的影响，分析造成协调障碍可能的原因，评定功能障碍对运动与ADL的影响，为其制订训练方案与评定疗效提供依据。

2. 适应证　对于疾病所引起的协调功能障碍的患者均可以进行平衡功能的评定。

3. 注意事项　评定顺序由易到难，注意安全保护、避免跌倒。

4. 方法

(1) 非平衡性协调运动试验：①目的在于反映肢体的协调运动和手的精细运动水平；②内容包括指鼻试验、指-他人指试验、指指试验、指鼻和指-他人指试验、对指试验、抓握试验、前臂旋转实验、反跳试验、轻叩手、轻扣足、指示准确试验、交替跟-膝试验、趾-指试验、跟-膝-胫试验、绘圆或横“8”字试验、肢体保持试验共 16 项；③评定内容分为 16 项，每项分为 1 分、2 分、3 分、4 分、5 分共 5 个分值，满分为 80 分。

(2) 平衡性协调运动试验：①目的在于评定身体在直立时的姿势、平衡及静和动的成分，是粗大协调运动的常见检查项目，反映与平衡控制有关的肌肉协调运动功能；②内容包括双足并拢站立、一足在另一足前方站立、上肢交替放在身旁、在保护下出其不意地让受试者失去平衡、弯腰并返回直立位、站立位睁眼和闭眼、变换速度走、环形走和变换方向走等 16 项内容。③评定内容分为 16 项，每项分为 1 分、2 分、3 分、4 分共 4 个分值，满分为 64 分。

(3) 姿势变换的协调运动检查：①目的在于评定各种体位和姿势启动下和停止动作是否准确、姿势和体位变化时运动是否平滑、顺畅，以及在各种体位和姿势下的姿势控制和平衡能力，是粗大协调运动的必查项目；②内容包括从仰卧位到俯卧位、从仰卧位到坐位、坐位保持和坐位平衡协调、从俯卧位到站立位、从端坐位到站立位、立位保持与立位平衡协调、步行与上下阶梯平衡协调的检查、步行轨迹测验共 8 个项目。

(4) 精细运动的协调评定：包括上肢准确性评定、Jebsen-Taylor 手功能检查、Purdue 钉板测试、Crawford 灵巧性检查、手灵巧度检查、手灵巧度测定等。

(5) 其他协调运动试验：包括上田氏协调试验、依据运动缺陷的协调运动评价等。

（六）焦虑和抑郁的评定

舞蹈症患者因兴奋性增高，情绪不稳定，极易激动。同时不自主运动又会影响患者休息、进食等日常生活，增加了患者急躁、焦虑等紧张心理。

1. 汉密尔顿焦虑量表（Hamilton anxiety scale，HAMA）　由 Hamilton 于 1959 年编制，适用于有焦虑症的成年人。HAMA 共 14 项，采取 0 分、1 分、2 分、3 分、4 分共 5 个分值，总分为 56 分。＜7 分：无焦虑症状。＞7 分：有可能有焦虑。＞14 分：肯定有焦虑。＞21 分：肯定有明显焦虑。＞29 分：可能为严重焦虑。

2. Zung 焦虑自评量表（SAS）　由 Zung 于 1971 年编制，包含 20 个项目，均为患者对于焦虑有关症状的主观感受。

3. 汉密尔顿抑郁量表（Hamilton depression scale，HAMD）　由 Hamilton 于 1960 年编写，是临床应用最为普遍的抑郁量表。HAMD 共有 17 项、21 项、24 项共三个版本。较为常用的为 24 项的评定量表，采取 0 分、1 分、2 分、3 分、4 分共 5 个分值，总分为 56 分。＜8 分：无抑郁症状；8～20 分：轻度抑郁；20～25 分：肯定有抑郁；＞35 分：严重抑郁。分界值为 20 分。

4. Zung 抑郁自评量表（SDS）　于 1965 年编写，包含 20 个项目，由患者自行填写。

（七）言语功能的评定

请参照言语功能检查及评定等相关章节。

（八）知觉的评定

包括浅感觉（痛觉、触觉、温度觉）的检查、深感觉（运动觉、位置觉、震动觉）检查和复合感觉（皮肤定位觉、两点辨别觉、实体感觉、体表图形觉）检查。

（九）心理与认知的评定

智力测验（韦克斯勒智力量表）、人格测验（艾森克人格问卷、明尼苏达多相人格问卷）、情绪测验（焦虑、抑郁）、残疾的心理反应特征、认知功能障碍筛查（蒙特利尔认知评定、简易精神状态检查）、全面认知评定、记忆测验（临床记忆量表）。

二、基于“活动”的评定

（一）ADL 的评定

1. *基础性日常生活活动（BADL）* 又称身体性日常生活活动（PADL）。Barthel 指数、PULEES、Katz 指数、修订的 Kenny 自理评定和功能独立性评定（FIM）等。

2. *工具性日常生活活动（IADL）* 功能活动问卷、快速残疾评定表等。

（二）作业活动行为的评定

作业活动行为评定通常采用由加拿大作业治疗学会推广实施的加拿大作业表现测量表（Canada occupational performance measure，COPM）。

1. *目的* 加拿大作业表现测量表（COPM）：强调以患者为中心并将患者的意愿作为主要治疗目标。

2. *适应证* 对于康复范畴内大部分病症均可以进行 COPM 的评定。

3. *注意事项* 应向患者详细讲述评定的目的和方法，争取患者的密切配合，全面分析检查结果。

4. *方法* COPM 评定的项目涉及日常生活活动、工作与生产和休闲活动，如个人自理、功能性行走、社区生活、工作、社交活动、体育活动等。以这些具体活动项目为基础，询问患者存在问题的作业活动，并嘱患者对这些问题进行评分，根据评分结果选择 5 项活动，并对五项活动的表现和满意度分别打分，得出评分结果，并以此作为作业治疗的目标活动。

（三）职业评定

1. *目的* 是考察患者的作业水平和适应职业的潜在能力。

2. *内容* 包括功能性能力评定，工作分析，工作模拟评定。其中功能性能力评定又包括体能评定、智能评定、社会心理评定和工作行为评定。

（四）生活质量评定

1. *目的* 生存质量评定助于了解患者生存质量的主要因素，有利于综合评价和比较各种康复干预措施的疗效。

2. *内容* 主要围绕主、客观因素来选取特定的目标进行的，具体内容包括以下四个方面：身体功能、生活能力的评定，精神心理功能的评定，社会功能评定，疾病特征与治疗。

3. *方法* 健康状况调查表（SF-36）、世界卫生组织生活质量量表（WHOQOL-100）或（WHOQOL-BREF）、EuroQOL、生活满意度指数 A（LSIA）、生活质量指数（QLI）等。

三、关于“环境”的作业治疗评定

1. *目的* 由于运动障碍性疾病的患者会出现很多不自主运动，极大地影响患者的平衡、协调及运动功能，在康复及日常生活中容易发生跌倒、撞伤等意外情况，对环境要求较高，所以需要对舞蹈症患者的生活环境、行动环境、交流环境、居家环境、公共环境做出详尽评定，为环境改造提供依据。

2. *方法* 环境评定可通过问卷调查或实地考察完成。

（1）问卷调查：主要通过与患者和家属进行交谈来了解患者将要回归的生活和工作环境的各方面情况，以及从事各种日常活动已经或者可能遇到的情况，了解哪些环境障碍已经或者可能对患者活动构成障碍。问卷调查法主要针对尚未出院的患者，便于实施。

（2）实地考察：是指评定者亲自走访患者的居住环境，实地收集患者所处环境的信息，观察患者在实际环境中进行各种活动的表现。实地考察可以避免患者及家属的主观判断的影响，结果较真实可靠，有助于治疗师作出判断并制订出更加具有针对性的训练计划。

3. 环境改造流程　对环境和患者的功能状况进行详细的评定、分析环境因素为活动带来的影响、出具环境改造方案、实施环境改造、再评定、随访。

（杨可钦）

第四节 运动障碍性疾病作业治疗

经过详细的有针对性的作业治疗评定后，了解了患者的作业目标和现存的功能状态，为下一步的作业治疗打下坚实基础。因为运动障碍性疾病的特殊性，本章节按照轻、中、重度三个方面来阐述运动障碍性疾病的作业治疗。

一、轻症患者的作业治疗

（一）击打训练

1. 目的　主要目的在于通过患者参与作业活动，改善和维持身体、心理两大方面的功能，缓解当前肌张力障碍的状态，预防并发症，使患者最大可能地恢复家庭和社会功能。

2. 特点　在击打的过程中，让患者学会自主控制肌张力障碍的方法，且趣味性强、节奏感强，易于操作。

3. 常用的工具及材料　无须特殊材料，较结实的鼓类即可。

4. 操作方法　单手击打：患侧手持续敲击鼓面，可配合节奏感强的音乐或数拍器。双手击打：双手交替敲击鼓面，要求速度一致，有节奏。

5. 作业活动分析　选择鼓面的大小要适合患者需求，声音要柔和一些，以免引起焦虑心情；可根据情况选择坐位或者站立位上进行训练；动作和节奏可以由慢到快，鼓面的位置可以从高到低，逐渐在速度、节奏、时间上增强。

6. 注意事项　要注意作业活动分级的难度，选择适合患者的训练项目；可从单手到双手的过渡训练；若训练中出现异常肌张力持续增高，及时停止训练进行手法牵张练习。

（二）篮球训练

1. 目的　平衡能力训练除了进行平衡器械训练外还可以进行一些容易操作、趣味性强的体育训练方式。

2. 特点　具有趣味性强、易学易练、运动量适中等特点，适合各种人士训练，甚至在轮椅上都可以进行。

3. 常用的工具及材料　无须特殊材料，只需篮球和篮筐就可以开展训练。

4. 操作方法　传球是平衡训练中重要的训练方式。包括胸前传球、上手传球、侧身勾手传球、反弹传球、单手传球等；投篮是上肢协调能力和身体平衡能力训练的常用方法。包括坐位投篮、原地站立投篮、行进中投篮等。

5. 作业活动分析　如患者存在功能水平和场地的限制，可采用降低高度的特制篮筐；可在坐位、站立位等体位上进行训练；根据患者情况，可选择一个或者多个项目进行训练，也可以进行一对多的小组赛，提高趣味性。

6. 注意事项　注意安全，尤其是比赛时的安全。训练和比赛时不可以携带过多物品，以防造成伤害；此训练是训练患者的平衡功能，训练时保护患者安全。

（三）乒乓球训练

1. 特点　乒乓球是中国的国球，在体育运动中较易开展。适合具备一定平衡和转移能力的患者。

2. 常用的工具及材料　材料要求简单，只要求乒乓球、球拍和简单的乒乓球桌。

3. 操作方法　基本技术与普通练习和比赛一样，包括发球、接发球、步法等。

4. 作业活动分析　手抓握能力欠佳者可选择用加粗手柄工具。根据治疗目的可选择座位或者站立位，训练患者的坐位平衡或者站立位平衡能力。

5. 注意事项　场地符合要求，训练时注意监护和保护。

（四）步行能力训练

1. 特点　实用性极强，操作简单，就地取材。

2. 常用的工具及材料　无须特殊材料，只需走廊的楼梯或者平衡杠内的两边扶手的楼梯台阶即可。

3. 操作方法　双侧腿交替步行训练，可在治疗师的提醒下，双手扶扶手过渡到单手扶手过渡到独立完成，步行时可根据患者情况佩戴 AFO 或者手杖；耐力和灵活性训练，可增加步行训练时间以训练步行耐力、提高日常生活自理能力；快速上下楼梯训练以增强灵活性，进而增强生活实用性。

4. 作业活动分析　选择安装防滑垫的楼梯，避免步行面不稳引起危险；站立位上进行训练，可在速度、距离、时间上逐渐增强；根据患者情况，可选择一个或者多个步骤进行训练。

5. 注意事项　要注意作业活动分级的难度，选择适合患者的训练难度；治疗师要在旁侧注意保护，以免发生危险；步行能力差的患者可选择适合患者的辅具和自助具。

（五）飞镖训练

1. 特点　飞镖训练集趣味性、竞技性于一体，且操作简单易学。在投掷的过程中通过手眼的配合，手部的握拳和开拳的变化，以此训练患者的协调性。

2. 常用的工具及材料　简易的飞镖器材，只要有镖盘和飞镖即可进行训练和比赛。

3. 操作方法　投掷过程中，肩部保持不动，肘关节做屈伸动作，在手臂前挥飞镖加速的某一点，肘部顺势上扬。腕关节保持不动或者通过腕关节摆动来增加速度。

4. 作业活动分析　为保证安全和避免损坏治疗场所，可使用吸盘式飞镖进行训练，也可以选用粘贴式飞镖；可选择站立位、坐位和轮椅坐位进行训练。

5. 注意事项　注意安全，有攻击行为者不适于参加本活动；使用适当的防护措施，避免飞镖损伤到周围人和患者自身。

（六）剪纸训练

1. 特点　剪纸是利用剪刀、刻刀将纸剪成镂空部分，形成文字、图案和图画的过程。对于患者来讲简单易学，上手容易，趣味性强，具有很强的直观性和可操作性，因制作工序简单、作品丰富多彩、耗时少等特点，容易在作业治疗区开展。

2. 常用的工具及材料　①常用工具：剪刀、订书机、铅笔、橡皮、尺子、胶水、彩笔等；②常用材料：纸张若干(包括剪纸用的彩纸和装裱用的刻纸)。

3. 操作方法　将彩纸对折，压平，再进行折叠，折好后用订书机订好，在折好的纸面上画好图稿并用剪刀剪出需要的图案，打开折叠部分，一件精美的剪纸作品就完成了。

4. 作业活动分析　手抓握能力欠佳者可选择用加粗手柄工具；手指不能伸展者可使用带弹簧的自动弹开的剪刀；不能很好固定纸者可用镇尺协助固定；为增强肌力可选择较硬和较厚的彩纸；根据治疗目的可选择坐位或者站立位；为增强手部灵活性可选择折叠剪纸，手灵活性不佳者可选择保护性刻刀进行刻纸训练，脾气急躁的患者也可以选择撕纸。

5. 注意事项　防护剪刀，避免损伤；剪纸之前要做反复地指导；操作空间要简单、安全。

（七）焦虑或抑郁心理的训练

1. 训练内容　焦虑性心理的患者，可引导患者制定焦虑等级，进行抗焦虑的脱敏治疗方法，也可使用古琴、古典音乐方法缓解患者焦虑，时长可视患者情况而定。抑郁性心理的患者，可采取“一对多”方式或“奖励式”方式提高患者积极性，可选择缠线、拆毛衣、皮革雕刻、扫除、小组竞猜等活动。

2. 注意事项　随时密切观察患者的情绪变化；作业活动难度适中，使患者有喜悦感；注意激励反馈的应用。

二、中等症状患者的作业治疗

（一）穿衣训练

1. 动作要求　穿上衣时采取先穿患侧后穿健侧的方法，脱上衣时采取先脱健侧后脱患侧的方法。

2. 注意事项　要鼓励患者自己进行穿衣、拉拉链等日常活动。治疗中要指导患者选择安全、省力、舒适的体位和技巧完成穿脱衣物的训练。应选择易穿脱、重量轻、保暖舒适的衣服。选择穿脱方便(如松紧鞋)、舒适、支撑力好、鞋底有弹性且摩擦力大的鞋子，以增加步行的稳定性。

（二）修饰训练

1. 动作要求　活动一般包括梳头、洗脸、刷牙、剃须等。可以双手配合，也可以单手完成，鼓励双手，若无法应用，可以用健侧手带着患侧手一起训练。

2. 注意事项　可根据患者平衡情况选择站立位或者坐位训练。修饰所需要的全部工具都要放在患者能够到的位置。毛巾的大小要一只手拿住最好，如果毛巾拿不住，可以用洁面的海绵代替。为了安全考虑，男士应使用电动剃须刀，并注意插座的位置。女士梳头的梳子如果无法拿稳，可以选择梳子柄较粗的或者进行改装。牙膏的盖子尽量不要用拧的，可以考虑用简单的开关，牙刷可以考虑用电动牙刷。

（三）转移训练

转移训练是指整个身体从一个地方到另一个地方的位置变化，大体分为床、椅、厕所、浴室的转移。

1. 动作要求

(1) 床椅转移时两者之间高度尽量一致，将椅子扶手去掉。

(2) 若应用轮椅进行转移时，两者之间呈 45°角放置。

(3) 基于安全考虑，转移时要从健侧进行转移。

(4) 根据患者功能情况，可以选择坐便椅或者淋浴椅。

(5) 床上翻身转移时可采取患侧转移和健侧转移两种方式，功能较差者还可以抬高床头或在床上方系一条绳子方便患者牵拉，以提高患者的床上转移能力。

(6) 洗手间的设施应满足无障碍设施要求，若无法适应患者，需进行环境改造。

2. 注意事项

(1) 熟悉环境，诸如床、椅、浴室、厕所的位置及高度。

(2) 对患者的功能能力应有了解。

(3) 训练之前筛查患者有无视野缺损问题、注意力问题、认知问题，以免在训练时出现危险。

(4) 转移时速度缓慢，要考虑到地面的防滑程度。

（四）进食训练

1. 动作要求

(1) 进水时选择带手柄的不易摔碎的杯子，水温要适宜。

(2) 进食时桌子的高度要适合患者，椅子的位置尽量靠近餐桌。

(3) 根据患者情况应用筷子、防滑筷子、勺子、加粗柄勺子。

(4) 进水和进食时所有器皿应考虑防滑操作。

2. 注意事项

(1) 如果患者出现呛咳等吞咽功能问题，应配合吞咽功能检查。

(2) 如果患者坐位平衡差，可考虑床上进食训练。

(3) 在轻松愉悦的氛围下进行训练，如果患者过于紧张，可考虑音乐配合。

（五）工作训练

1. 工作环境要求

(1) 根据个体情况对于步行交通工具的要求。

(2) 因行动缓慢对于上下班时间的要求。

(3) 工作内容的要求。

(4) 工作强度的要求。

(5) 工作场所的工作属性和进餐、如厕等生活属性的要求。

(6) 工作环境的人际关系的要求。

2. 注意事项

(1) 注意交通方式和时间，以保证患者有充足的时间，安全的上下班。

(2) 联系工作单位调整工作内容和工作强度，以适应患者功能状态和心理状态。

(3) 根据工作场所情况，选择如厕、进食或与工作内容相关的辅具。

（六）休闲

1. 休闲环境要求

(1) 根据个体情况对于步行交通工具的要求。

(2) 因行动缓慢对于约会时间的要求。

(3) 休闲活动的内容和强度的要求。

(4) 休闲环境的人际关系的要求。

2. 注意事项

(1) 注意交通方式和时间，以保证患者有充足的时间，安全的到达。

(2) 了解休闲娱乐活动内容和强度，以适应患者功能状态和心理状态。

(3) 根据休闲活动场所情况，选择如厕、进食或与休闲娱乐内容相关的辅具。

（七）辅具的应用

辅助技术是用来帮助残疾人、老年人进行功能代偿以促进其独立生活并充分发挥他们功能的技术。本节只简单论述运动障碍性疾病患者的辅具应用。

1. 常用的辅具

(1) 穿衣钩、系扣器、穿袜器等辅具，用于手功能欠佳、肌张力障碍患者、肢体协调功能障碍者。

(2) 鞋拔，用于穿鞋困难者，尤其适合穿戴踝足矫形器或者足部矫形器者。

(3) 改装过的筷子、加粗的或者带弧度的勺子、带“C”形夹的工具、防洒碗等。

(4) 坐便器、扶手和厕纸夹等物品帮助如厕。

(5) 洗澡椅、长柄刷、带套环的洗澡巾、洗澡手套等辅具帮助患者洗浴。

(6) 握笔器、翻书器、电脑输入辅具等帮助患者进行职业能力训练。

2. 注意事项

(1) 选择合适的辅具前要进行评定。

(2) 适配后要进行适配训练。

(3) 根据功能障碍的进展随时更换辅具。

（八）环境改造

环境改造的目的是创造机会使患者适应环境的要求，以提升患者的作业表现。在进行环境评定后，要根据患者的能力和治疗的目标对环境进行改造。

请参照环境改造等相关章节。

三、重症患者的作业治疗

重症患者的治疗以防止压力性损伤等其他并发症、预防危险为主。请参照相关章节。

（杨可钦）

第五节 运动障碍性疾病并发症的管理

运动障碍性疾病存在诸多并发症，严重影响着患者的生活、工作和休闲。为了增加生活质量，并发症的管理相当重要。

一、跌倒

患者由于运动缓慢表现出重心转移困难，由于丧失调整反应而出现姿势不稳；由于平衡反应障碍对直立、行走、转身的稳定性的影响，加之躯干、肢体肌肉强直导致的姿势异常及姿势反射调节受损等，导致姿势不稳，容易跌倒。

（一）原因

运动障碍性疾病的患者的步行姿势异常，常常体现为走路缓慢，步伐碎小，脚几乎不能离地；或行走时双上肢外展以保持身体平衡，两足间距加宽，高抬腿，足落地沉重；不能走直线，因重心不容易控制，故步行摇晃不稳；走时因姿势反射障碍，缺乏上肢应有的保护动作，所以患者容易摔倒，要多加注意。

（二）预防及管理

1. 日常生活活动能力的训练　治疗师对患者进行穿衣、进食、行走、转移的训练，可以有效地减少无效动作，提高患者的生活能力和生活效率。

2. 辅具的评定和使用　对于患者功能进行评定，选择合适的辅具。如选择防洒碗、拾物器、穿鞋器等以提高坐位平衡预防跌到；选择合适的步行器如手杖、踝足矫形器等。

3. 环境的评定和改造　对患者的家居环境和社区环境进行评定，改造。如床边轮椅转移要求1.5 m×1.5 m的空间；门的宽度和洗手间防滑垫的设置等。

二、肌肉强直

（一）原因

运动障碍性疾病的患者引起全身肌肉紧张度增高。表现为四肢肌张力增高，面肌张力增高呈面具脸、眼肌强直、眼球转动缓慢，注视运动时可出现黏滞现象，吞咽肌肉及构音肌肉的强直致吞咽障碍、流涎以及语音低沉单调。

（二）预防及管理

1. 重心转移训练　作业治疗师应协助患者做

前后、左右的重心转移训练，打破患者的平衡面，再患者自己恢复平衡。以后逐渐增加复杂性和难度，增加重心转移的范围，如站立位从桌面上或从地上拾起物品训练、抛接球训练、掷物训练等。

2. *音乐改善步行训练*　根据音乐节奏或双手拍击启动步行和控制步行速度；可在步行前方设置障碍物，让患者行走跨越；增强上肢摆动节奏训练，转弯训练等。

3. *床椅转移训练*　增加臀部前后移动训练、站-坐训练、床-椅转移训练等。

4. *康复工程*　对患者的家居环境进行评定的基础上可以进行公共场所和家居改造内容。如雨雪路面的问题，浴室的洗手间防滑问题、灯光的问题，对于动作迟钝、步履不稳的舞蹈症患者和协调功能障碍的患者要格外小心，避免摔倒。

三、肢体静止性震颤

（一）症状

震颤是由于肢体的主动肌和拮抗肌的收缩不协调导致，极大地影响患者的平衡功能。随病情的进展，震颤逐渐波及同侧下肢，通常上肢重于下肢，下颌、口唇、舌和头部的震颤多在病程后期出现。震颤大多在静止时出现，情绪紧张时加重，随意活动时减轻，入睡后消失。

（二）预防及管理

1. *节律性训练*　治疗师可以在患者训练下肢交替动作的时候，嘱双手拍掌，即双侧腿完成一个屈伸动作，双手击掌一次；或在治疗师的拍掌下完成规定动作。

2. *娱乐性训练*　治疗师和患者训练拍手联系如“你拍一，我拍一……”可以随着节奏感强的音乐节拍做训练。

3. *生活自理训练*　运动障碍性疾病患者进食一般会缓慢，但只要能完成应鼓励其自己进食，进食困难者，应选择易咀嚼、吞咽的食物，少量多次。应教会患者减少震颤影响的适应性技术，如在上肢不靠身体的情况下使用双手端茶杯。以肘部为活动轴，完成将勺子从盘子放入口中的动作。餐具要适当调整，配合必要的辅具。

四、动作迟缓

（一）症状

表现为随意运动起始困难、动作缓慢和活动减少。患者翻身、起立、行走、转弯都显得笨拙缓慢；穿衣、梳头、刷牙等动作难以完成；写字时笔迹颤动或越写越小称为“书写过小征”。

（二）预防及管理

1. *日常生活活动能力训练*　将日常生活需要用的物品放在患者容易拿到的位置，并使用操作步骤简单的日常物品，治疗师在训练时可以用秒表计时。

2. *启动困难训练*　对于动作的启动和动作的速度方面的训练，可以用音乐和默念节拍的方式进行动作启动和提速训练。

3. *书写训练*　大字的临摹训练，可以在书写训练时要求患者在特制的大的田字格当中书写训练。

五、心理障碍

（一）原因

由于运动功能障碍患者生活参与能力逐渐减弱，尤其是舞蹈症患者会出现退行性的运动功能障碍，患者大多数出现情绪不稳、抑郁性心理问题多见；表现为肢体震颤、僵直、动作笨拙以及缺乏面部表情而呈现的面具脸，兼之说话含混不清，语调单一，音量降低，流口水等，不愿参加社会活动，不去公共场所，疏于人际交往，使患者感到有失大雅，心理上常有自卑感，继而出现各种心理障碍。

（二）预防及管理

1. *呼吸训练*　通过呼吸训练缓解患者的各种心理问题。方法为患者取仰卧位，上身轻微抬高，下肢伸展，一手置于胸前，一手鼓腹做平静呼吸，以调节胸腹部运动，收腹时将吸入的气全部呼出，再做胸扩展深吸气，收胸时做呼气运动。最后同时进行扩胸和鼓腹深吸气运动，收胸和收腹时将气全部呼出，反复做 10 次。

2. *支持性心理治疗*　对于焦虑、易怒、恐惧、郁闷和悲观状态的患者进行支持性心理治疗。治疗师倾听患者陈述，协助分析患者出现心理问题的主客观因素。采用指导、劝解、鼓励、安慰和疏导的方法以支持、协助患者处理问题。要求治疗师真正做到不批评、不包办代替和中立态度对待患者。

3. *系统脱敏疗法* 对于抑郁阶段，并伴有严重焦虑、恐惧的患者可以进行行为疗法的治疗。方法为系统脱敏法。即想象一个能引起微弱焦虑的刺激再次暴露在全身处于松弛状态下的患者面前，会引起焦虑的作用。反复重复后患者的紧张度会有逐步减轻或者消失，当患者在现实生活中可以随意放松，达到收缩自如的程度，系统脱敏法才算成功。

4. *认知疗法* 对于错误认知导致的异常情绪反应（如抑郁、焦虑等）可采取认知疗法进行治疗。方法为通过挖掘、发现错误的认知，并加以分析、批判，代之以合理的、现实的认知的治疗。

六、挛缩

（一）原因

挛缩是运功障碍性疾病的并发症之一，尤以舞蹈症和肌张力障碍为主。由于损伤、疼痛、失神经支配或痉挛等因素，而使患者长时间制动或长时间卧床、坐轮椅，均可造成明显的肢体障碍，是作业治疗的常见问题。

（二）预防及管理

1. *被动活动训练* 可应用上下肢的 CPM 机，防止挛缩，使用时注意由慢到快，角度逐渐增加。

2. *低温或者高温支具的应用* 可分别适配休息位和活动位的支具。

3. *温热疗法* 温热疗法的作用是促进血液循环，缓解痉挛和疼痛，减轻肿胀及软化纤维组织。温热疗法常常在作业疗法之前进行，包括辐射热、蜡疗等。

4. *手术治疗* 严重的挛缩可考虑做挛缩松解术、肌腱延长术及关节成形术。

七、肺部感染

（一）原因

运功障碍性疾病患者由于呼吸功能低下或长时间卧床，会导致肺部功能降低，进而容易诱发肺部感染。感染是对运动障碍性疾病构成威胁的并发症。一般的呼吸道感染、发热都会使本病症状加重。患者由于免疫功能低下，感冒经常发生，也容易罹患支气管炎、肺炎、胃肠炎等，坠积性肺炎、吸入性肺炎、心功能衰竭等是晚期患者常见的并发症，处置不当可致死亡。

（二）预防及管理

1. *对症治疗和支持治疗* 可根据病情选择吸氧、止咳化痰、退热、输液、抗生素等治疗。

2. *物理治疗* 电疗法如超短波治疗、分米波治疗、直流电离子导入治疗。光疗法如紫外线治疗。运动疗法如增强全身体能训练。

八、压力性损伤

（一）原因

由于长期卧床和长时间依赖轮椅，造成局部组织长时间受压，血液循环障碍，局部持续缺血、缺氧、营养不良而致的软组织溃烂和坏死。好发于骨性突出处，坐骨结节、内外踝、髂骨等处。

（二）预防及管理

1. *预防* 早期进行翻身训练、良肢位摆放训练预防压力性损伤出现；轮椅的适配；轮椅的压力转移训练。

2. *管理*

（1）若已经出现压力性损伤，训练时应选择合适的、不刺激压力性损伤部位的体位进行训练。

（2）可应用超短波、蓝紫光、紫外线、超声波等物理因子方法进行治疗并联系护理组进行压力性损伤护理。

（3）若患者依赖轮椅，应考虑到轮椅的高度、椅垫的材质、椅背的角度等，并且进行轮椅上的重心转移训练。

九、骨质疏松

（一）原因

骨质疏松是指单位体积内骨基质和矿物质减少的一种骨代谢疾病。是由于长时间的活动能力减弱、制动甚至长时间卧床造成的。其形态学特点是骨小梁变细、皮质变薄、髓腔增宽，骨的化学成分正常，骨组织总量减少导致骨的脆性增加。极易产生骨折。

（二）预防及管理

1. *药物治疗* 包括抗骨质吸收药物、促骨质形成药物两大类。前者有钙剂、雌激素、降钙素、二磷酸盐类、维生素 D 类等；后者有氟化钠、睾酮、同化激素类、甲状腺激素类药物、维生素 D 代谢产物等。

2. *饮食治疗* 根据生理发育不同阶段钙的需求，通过食物（如牛奶、奶制品等）补充钙量和维生素 D。绝经妇女每日应补充 1 500 mg 元素钙，维生素 D 400～800 IU。

3. *物理治疗* 增强肌力训练、改善症状和增强体能训练。

4. *防止跌倒* 可应用辅具如穿鞋器和拾物器等，严重时可佩戴保护性支具。如踝关节骨质疏松可佩带 AFO 踝足支具。

十、疼痛

（一）原因

疼痛是一种与实际（或潜在的）组织损伤有关的不愉快感觉和情感体验，是一种迄今为止尚未被完全理解的外周和中枢神经系统相互影响的复杂过程。从生理学上来讲，包括感觉成分和反应成分。从心理学上来讲，它又常常带有情绪和经验之分。因此，疼痛也就成为运动障碍性疾病的较为常见的并发症。

（二）预防及管理

1. *物理治疗* 电疗法如经皮神经电刺激疗法、超声波疗法、冷疗、热疗、光疗等；运动疗法如增强关节活动度训练、牵张训练、增强肌肉力量训练等。

2. *药物治疗* 针对病情给予阿片类、非阿片类、镇痛药物治疗。

3. *心理治疗* 疼痛时的心理问题或为伴发，如急性疼痛时的焦虑症状。或为疼痛的主要因素，如慢性疼痛时的抑郁问题。疼痛的心理疗法主要有行为疗法及其他心理学处理手段。

（杨可钦）

第六节 运动障碍性疾病作业治疗的循证实践

一、亨廷顿病

HD治疗方法包括对症治疗或对因治疗。对症治疗的目的是缓解病症。对因治疗则包括直接基因疗法和其他间接的分子疗法。前者把变异基因和它的转录产物作为唯一的病因，直接进行治疗；后者的目的是更正导致疾病的复杂分子和神经相关通路。治疗包括以下内容。

1. *多学科合作* 在发病前和疾病第一阶段，多学科团队包括神经专科医师、精神科医师和遗传咨询师，随着患者病情的变化，则需要理疗师、语言和作业治疗师、护理人员及其他专业医疗人员的加入。而临终关怀和末期处理也越来越受到重视。治疗的主要目的仍然是改善患者的生活质量。目前有关的治疗数据仍十分有限。

2. *药物治疗* 丁苯喹嗪是美国食品药品局（FDA）批准治疗 HD 舞蹈动作的药物之一。丁苯喹嗪的主要机制是抑制单胺囊泡转运。其用药量达到 100 mg/d 时，可以显著减轻舞蹈症状，但如果停止用药，舞蹈症状会加重。使用此类药物须注意其不良反应，包括运动迟缓伴震颤、抑郁症。

巴氯芬和苯二氮䓬类可对疾病末期的运动障碍治疗有效。而化学神经阻滞剂如肉毒杆菌毒素注入高度兴奋的肌肉中则可治疗局灶痉挛，如磨牙症或局灶性痉挛反射亢进。

3. *物理治疗* 近期研究显示，重点训练姿势和步态对 HD 患者有很大帮助。认知治疗可有助于患者及其家属制订相应活动计划和管理可利用资源。而环境策略对于重症病例可能有一定价值。

4. *精神心理治疗* 对 HD 特有精神症状的治疗方法仍然有限，大多数指南依赖专家意见以及其他精神症状表型为主的疾病研究。对于强迫和易激惹症状，可以建议采取阶梯性治疗方法。在轻度认知障碍的患者中，可先采用五羟色胺再摄取抑制剂，并可同时结合行为治疗。如果同时出现抑郁，焦虑和强迫症行为，五羟色胺再摄取抑制剂也可为一线用药。对上述两组患者来说，也建议采用行为治疗。

5. *吞咽困难治疗* 吞咽困难一般出现在疾病的后期，是由于面部非自主运动障碍，运动控制能力下降，快速度进食倾向以及药物不良反应，包括由抗胆碱能引起的口干而造成的。目前暂无研究可以指导HD患者的吞咽困难治疗，但是已有指南对吞咽食物(应在认知障碍影响到学习能力前开始指导)，正确的准备食物以及在监控环境下提供食物给出指引。应尽早与患者讨论胃管辅助进食，以便了解患者的选择，以及潜在并发症如窒息、呼吸道肺炎的风险。体重减轻在HD病症中很常见，这是由于吞咽困难、舞蹈症动作及新陈代谢失调所造成，所以用适当方法增加患者能量摄入非常重要。

二、肌张力障碍

肌张力障碍的治疗包括：一般支持治疗、理疗、口服药物治疗、肉毒毒素注射治疗和手术治疗等，目的是实现运动功能的最大改善。

(一) 一般支持治疗

首先要进行心理治疗，与患者及家属沟通，理解疾病的性质，建立对疗效的合理预期。加强心理疏导，避免焦虑、紧张、情绪波动，提高自我控制能力。多种感觉训练方法对局灶性肌张力障碍患者有益。生物反馈治疗、脊髓刺激治疗有助于减轻症状，改善功能。特殊生活技能训练，佩戴墨镜、眼镜支架或颈托，使用矫形器等可能有助于某些患者的症状缓解，并减轻致残程度。也选择或结合应用传统医学、理疗、体疗、按摩及太极拳、气功等方法。

(二) 病因治疗

对一些症状性肌张力障碍采用特异性治疗。可用D-青霉胺或硫酸锌促进铜盐排泄，多巴反应性肌张力障碍(DRD)可用左旋多巴替代治疗，药物诱发的患者可及时停药并应用拮抗剂治疗，由精神抑制剂引起的急性肌张力障碍主要使用抗胆碱能制剂。

(三) 药物治疗

1. *口服药物* 总的药物疗效比较、评价较为困难。一般药物临床研究的样本量较小，随机、双盲或安慰剂对照的研究甚少。到目前为止，多数口服药物作用轻微或短暂，加大剂量时运动症状可有改善，但出现患者不能耐受的全身毒副作用，如嗜睡、反应迟钝、口干、胃肠道不适、情绪异常等。口服药物包括：抗胆碱能药物，包括苯海索、普罗吩胺、苯扎托品等；抗癫痫药，包括苯二氮䓬类、卡马西平、苯妥英钠等；抗多巴胺能药物；多巴胺能药物：左旋多巴及多巴胺受体激动剂；肌松剂如巴氯芬。上述药物大多尚缺乏足够的循证医学证据予以评价。

2. *肉毒毒素治疗* A型肉毒毒素注射可引起局部的化学性去神经支配作用，可迅速消除或缓解肌肉痉挛，重建主动肌与拮抗肌之间的力量平衡，改善肌肉异常或过度收缩相关的疼痛、震颤、姿势异常、运动障碍等表现，明显提高患者的生活质量，故成为治疗肌张力障碍的有效手段。多项研究报道，A型肉毒毒素应用于书写痉挛、眼睑痉挛、内收型痉挛性构音障碍、下颌闭合型口-下颌肌张力障碍和痉挛性斜颈的治疗，有一定疗效。

3. *鞘内注射巴氯芬* 可应用于严重的全身型肌张力障碍，特别是伴有严重痉挛状态的患者可能从中受益。手术本身风险不大，但需要更换给药泵和随访，存在药物相关的不良反应、可能的感染和长期使用装置故障等问题。目前应用这种方法治疗原发性肌张力障碍证据尚不足。对于继发性肌张力障碍合并痉挛状态的患者可以试用。

4. *神经外科治疗*

(1) 脑深部电刺激术(DBS)：对苍白球内侧部或丘脑持续电刺激已应用于各种肌张力障碍的治疗，主要是药物治疗无效的患者。需要考虑手术相关的并发症、刺激导致的不良反应和硬件相关的安全问题。原发(家族性或散发性)全身型或节段性肌张力障碍和难治的痉挛性斜颈是苍白球DBs的最佳适应证。近来以丘脑底核(sTN)为靶点治疗肌张力障碍的报道有所增加。但关于治疗肌张力障碍的最佳靶点目前没有结论和推荐。总之，对于药物和肉毒毒素治疗不能充分改善症状的全身型肌张力障碍，DBS方法被认为是有效的二线治疗。

(2) 选择性外周神经和肌肉切除：适用于药物治疗或反复肉毒毒素注射没有反应的痉挛性斜颈患者，必要时可以附加肌肉切除术。合并显著的肌张力障碍性动作(迅速、肌阵挛样特征)或合并头部震颤者不适合这种治疗。

(3) 射频毁损：单侧或双侧丘脑或苍白球立体定向射频消融一直是严重和难治性肌张力障碍首选的外科治疗方法，但只有少量数据可用来比较丘脑毁损术和苍白球毁损术的疗效。

三、遗传性共济失调

遗传性共济失调是由基因变异导致的脊髓和小脑细胞变性，目前国内外对该病的治疗总体效果不甚满意。现阶段有关遗传性共济失调的临床表现、基因分型及治疗的报道日渐增多，尤其是新近开展的干细胞移植研究或许能为遗传性共济失调的治疗带来希望。

1. *抗氧化剂治疗*　多项研究表明，辅酶 Q_{10} 和维生素 E 治疗共济失调有效。艾地苯醌：艾地苯醌结构类似辅酶 Q_{10}，具有良好的抗氧化活性，能有效治疗因氧化应激在脑组织匀浆、线粒体及神经细胞中发生的脂质过氧化反应。近年国外多位学者对艾地苯醌治疗 Edrich 型共济失调进行了研究，认为艾地苯醌治疗有效。

2. *调节脑内递质治疗*　加巴喷丁治疗小脑皮质萎缩效果显著。核磁共振分析显示加巴喷丁能增加人脑内 GABA 的合成；拉莫三嗪应用后患者在单腿站立和踵趾步态指数方面有明显改善；丁螺环酮：是 5-羟色胺 1A 受体激动剂，丁螺环酮短期内可改善患者小脑性共济失调症状；百忧解可有效治疗小脑性共济失调。

3. *改善代谢治疗*　包括吡拉西坦、左旋肉碱、铁螯合剂、盐酸多奈哌齐等。盐酸多奈哌齐又名安理申，是美国食品和药品管理局(FDA)批准用于治疗老年性痴呆的药物。说明盐酸多奈哌齐治疗遗传性共济失调效果较好。

4. *其他药物*　包括人促红细胞生成素、钾通道阻滞剂、环丝氨酸等。

(郭丽云)

第七节 个案分析

为了更好地理解运动障碍性疾病患者作业治疗的整体思维，本节内容通过一个真实个案，以 SOAP 格式治疗记录的方式，向大家展示运动障碍性疾病患者的作业治疗评定与分析方法。

一、基本情况

姓名：刘某　　性别：女　　年龄：43 岁

出生地：黑龙江哈尔滨

家庭住址：黑龙江哈尔滨

发病时间：2017 年 10 月 14 日　接诊时间：2017 年 11 月 24 日

临床诊断：亨廷顿病。

辅助检查：MR/CT 检查示左侧基底节萎缩，其中以尾状核最为明显。

二、初次评定记录

(一)"S"(主观资料)

1. *主诉*　四肢不可控似"跳舞"，面部抽动，不自主点头，步态不稳 40 天。

2. *治疗史*　2017 年 10 月 14 日由于步行不稳摔倒致踝关节扭伤，到附近医院行冰疗和外敷后回家休息，后逐渐出现四肢不可控、点头、步态不稳等情况，入当地三级甲等单位神经内科治疗后，诊断为"亨廷顿病"，情况稳定后，因需要继续康复治疗于 2017 年 11 月 24 日转入本院。

3. *既往史和遗传病史*　否认高血压、糖尿病等病史，发病前 BADL 和 IADL 独立，认知功能正常，母亲有出现过疑似状态，但过世很久。

4. *社会生活史*

(1) 生活方式：职业为教师，性格开朗，爱好是画画，对自己要求严格，平常很注意个人形象。

(2) 个人状况：博士研究生文化水平，已婚育有一子，薪资水平较高，医疗费用类型为黑龙江省医保，老公需要上班，生病后自己独立在家，孩子 17 岁，高中二年级，早餐和晚餐需要在家吃。

(3) 居住情况：与丈夫和孩子一起住，家住电梯楼，有独立化妆台，独立绘画的房间，家中厕所为坐便、无扶手，浴室为淋浴。

5. 治疗目标　能做简单家务打扫，给孩子准备餐点，能画画。

6. 情感或态度　积极配合。

7. 家属配合度　积极配合。

8. 疼痛　目前无述有疼痛症状。

（二）“O”（客观资料）

1. 加拿大自评量表评定

①家务打扫 10 分；②做饭 10 分；③能画画 9 分；④能化妆 7 分。

2. 临床痉挛指数　CSI 评分 9 分，轻度痉挛。

3. Berg 平衡功能　24/56 分，平衡能力尚可，能辅助步行。

4. Hoffer 步行能力评定　在室内扶墙独立步行，自行走路出现晃动，但勉强能走，属于Ⅱ级非功能性步行。

5. 协调运动试验　非平衡性协调运动试验 65/80，平衡性协调运动试验 30/64。

6. 汉密尔顿焦虑量表　评分 18/56 分，肯定存在焦虑。

7. 环境改造评定　厨房操作台物品陈列较多，易掉落。洗手间地面太滑，且无保护性扶手。

8. 世界卫生组织生活质量简表（WHOQOL-BREF）　共 26 个项目，总得分 50/130 分，生存质量较差。

9. ADL 评定　改良 Barthel 指数总得分 60/100 分，日常自理功能中度障碍。

10. 简易上肢功能评价（STEF）　左手：82/100 分；右手：45/100 分。

11. 其他　四肢 PROM 正常，肌力正常，时间定向力、理解能力正常，认知功能正常，语言功能正常，浅感觉、深感觉和复合感觉正常。

（三）“A”（评定与分析）

1. 作业治疗诊断　亨廷顿病导致的运动功能障碍、作业器具和环境改造不完善导致刘女士无法独立完成家务打扫、给孩子做饭和画画。

2. 主要问题

（1）肌张力障碍的问题对运动障碍的影响。

（2）站立位平衡能力低下对家务打扫和做饭的影响。

（3）步行能力差对家务活动和照顾孩子的影响。

（4）协调功能障碍对家务活动的影响。

（5）焦虑性心理问题对照顾孩子的影响。

（6）环境改造和辅具应用的问题。

（7）日常生活自理能力部分依赖对做家务的影响。

（8）手部精细能力低下对画画的影响。

（9）业余生活和爱好得不到满足的问题。

3. 个人/环境因素的优势

（1）教师，博士研究生文化水平，性格开朗，对自己要求严格，情感或态度积极配合，家属配合度积极配合，对作业治疗方案的执行能力强。

（2）薪资水平较高，医疗费用类型为黑龙江省医保，对环境改造和辅具的应用方面医从性较强。

（3）四肢 PROM 正常，肌力正常，时间定向力、理解能力正常，认知功能正常，语言功能正常，浅感觉、深感觉和复合感觉正常，对治疗目标的达成具备一定能力。

4. 短期目标

（1）两周内，刘女士能在改造过的厨房给孩子准备早餐。

（2）两周内，刘女士能够应用辅具进行居住环境的家务打扫。

（3）两周后，刘女士能够在应用辅具情况下用彩铅画一幅风景画。

5. 长期目标　2 月内，刘女士在应用电动轮椅的情况下，独自去两公里外的美术馆欣赏油画展。

（四）“P”（干预计划）

1. 控制肌张力障碍训练

（1）击打训练：手掌击打鼓面训练，进行单手和双手交替的节律性击打。击打的物品可选择声音较小且悦耳的鼓面，以免引起患者焦虑感增加。10 分钟/天，计数次数，逐渐加快加大难度。

（2）肌内效布贴技术：可在痉挛肌群处应用贴布，用以降低肌痉挛同时能增强皮肤的感觉输入，1 次/天。

2. 平衡能力训练

（1）坐位或站立位抛接球训练：在保护患者安

全的基础上，坐位抛接球训练，10 分钟/天。

（2）平衡训练仪：应用具有情景模式训练系统的平衡训练仪进行厨房模拟烹饪的训练，20 分钟/天。

3. 步行能力训练

（1）可在地面上画方格，进行步距的训练。在结合节律性训练或节奏性的音乐情况下训练，20 分钟/天。

（2）跑步机训练：10 分钟/天。

4. 协调能力训练

（1）上肢机器人训练：右上肢的上肢机器人训练，例如绘画、摘苹果等，20 分钟/天。

（2）双手交替串珠训练，拍手训练等，20 分钟/天。

5. 缓解焦虑训练

（1）使用古琴、古典音乐方法缓解患者焦虑，时长可视患者情况而定。

（2）森林浴治疗方式缓解焦虑状态，时长可视患者情况而定。

（3）为患者制订焦虑等级，进行抗焦虑的脱敏治疗，20 分钟/天。

6. 环境改造和辅具的应用

（1）家居环境改造：浴室马桶和洗漱台安装扶手、安装防滑地垫、整理厨房操作台、购买扫地机器人。

（2）辅具制作和应用：购买洗浴椅、电动牙刷、加粗柄的梳子、防洒碗、较轻的厨具、拾物器、多角度调节画板、较粗的彩铅笔等。

7. ADL 训练

（1）教会患者反复进行拾物器、扫地机器人等器具的使用，20 分钟/天。

（2）模拟制作早餐训练：煎蛋机和面包机的模拟应用，15 分钟/天。

（3）穿衣训练：包括穿脱开襟衫、套头衫、裤子，1～2 次/周。

8. 手部精细能力训练

（1）手指智能机器人系统：训练手指对指的力量控制能力，20 分钟/天。

（2）捡豆子训练：根据患者情况选择适合手指功能的豆类，20 分钟/天。

9. 娱乐生活的介入

（1）豆贴画训练：选择两指捏能够控制的豆类做豆贴画，可以在桌面上训练，避免上肢悬垂无法控制，时间视患者情况而定。

（2）彩铅风景画的训练：用加粗的彩铅画笔绘画，可以在桌面上训练，避免上肢悬垂无法控制，时间视患者情况而定。

10. 宣教

（1）病房中的家务活动、ADL 等训练要在安全情况下完成。

（2）家居生活类的房间布置尽量简洁，避免患者受伤。

（3）治疗时应保持愉悦心情，训练时长视患者情况而定，避免诱发患者焦虑加重。

作业治疗师：杨某某

时间：2017 年 11 月 26 日

三、作业治疗进展记录

（一）进展记录一

1. 评定及治疗

（1）CSI 指数：7 分，轻度痉挛，但肌张力障碍情况有缓解。

（2）Berg 平衡功能：36/64 分，平衡能力改善较大，能辅助步行。

（3）步行能力：借助于膝-踝-足矫形器、杖等可在室内行走自如，属于Ⅲ级家庭性步行。

（4）协调运动试验：非平衡性协调运动试验 70/80；平衡性协调运动试验 46/64 分。

（5）汉密尔顿焦虑量表 ：评分 8 分，可能存在焦虑，焦虑情况减轻。

（6）环境改造评定：厨房操作台的环境改造和辅具的应用，刘女士可以给孩子制作面包、煎蛋、牛奶的早餐；家居扫地机器人、拾物器的应用，刘女士可以进行地面的简单清扫和整理。

（7）世界卫生组织生活质量简表（WHOQOL-BREF）：总得分 73/130 分，生存质量有改善。

（8）ADL 评定改良 Barthel 指数：总得分 85/100 分，刘女士生活自理能力有改善。

（9）简易上肢功能评价（STEF）：左手：90/100 分；右手：50/100 分。上肢速度和协调性有改善。

（10）刘女士学会应用加粗的绘画彩铅笔和可调式画板但仍旧无法制作彩铅风景画。

2. 短期目标

（1）两周内，刘女士能够在环境改造后的厨房制作米饭和半成品的四个菜的晚餐。

（2）两周后，刘女士能够在应用辅具情况下用彩铅画一幅风景画。

3. 干预计划　治疗同前，增加厨房的环境改造和厨具的辅具的应用，增强双上肢的协调控制训练、手指精细能力的训练、加强平衡能力训练、室内步行能力训练。

作业治疗师：杨某某

时间：2017 年 12 月 12 日

（二）进展记录二

1. 评定及治疗

（1）CSI 指数：7 分，轻度痉挛，但运动过程中肌张力障碍影响情况缓解。

（2）Berg 平衡功能：40/64 分，平衡能力改善较大，能辅助步行。

（3）步行能力：借助于膝-踝-足矫形器、杖等可在室内行走自如，属于Ⅲ级家庭性步行。

（4）协调运动试验：非平衡性协调运动试验 72/80；平衡性协调运动试验 50/64 分。

（5）汉密尔顿焦虑量表：评分 7 分，可能存在焦虑，但已学会自我控制。

（6）环境改造评定：厨房操作台和洗手间环境改造，辅助性厨具的应用，刘女士可以进行简单的半成品菜品的制作，但菜品单调。

（7）世界卫生组织生活质量简表（WHOQOL-BREF）：总得分 90/130 分，生存质量有较大改善。

（8）ADL 评定改良 Barthel 指数：总得分 90/100 分，刘女士生活自理能力有改善，但无法独立上下楼梯和独立洗浴。

（9）简易上肢功能评价（STEF）：左手：90/100 分；右手：60/100 分。上肢速度和协调性有改善。

（10）刘女士学会应用加粗的绘画彩铅笔制作简单的彩铅风景画。

2. 短期目标

（1）两周内，刘女士能够在家人的照看下上下 2 层楼梯。

（2）两周后，刘女士在应用洗浴椅的情况下在改装后的浴室独立洗澡。

3. 治疗干预

因两周后孩子放寒假，刘女士可能出院，干预计划治疗同前，增加上下楼梯训练、安全教育尤其是跌倒的预防和处理。

作业治疗师：杨某某

时间：2017 年 12 月 30 日

（三）患者明日出院，今日进行出院前评定

1. “S”（主观资料）

（1）主诉行走较之前稳健，步行能力进步较大，身体可控了一些。

（2）心情较之前好，不心烦了，也敢约会朋友了。

2. “O”（客观资料）

（1）CSI 指数：评分从 9 分到 7 分，运动过程中肌张力障碍影响情况缓解。

（2）Berg 平衡功能：由 24/64 分到 40/64 分，平衡能力改善较大，能辅助步行。

（3）步行能力：由Ⅱ非功能性步行进步到Ⅳ社区性步行，步行能力改善较大但仍不能长时间社区行走。

（4）协调运动试验：非平衡性协调运动试验 75/80；平衡性协调运动试验 54/64 分，协调能力改善较大。

（5）汉密尔顿焦虑量表：评分 5 分，不存在焦虑。

（6）环境改造评定：洗手间和浴室的环境改造，刘女士可以独立洗澡，但速度较慢。

（7）世界卫生组织生活质量简表（WHOQOL-BREF）：总得分 90/130 分，生存质量有较大改善。

（8）ADL 评定改良 Barthel 指数：总得分 95/100 分，但仍无法独立上下楼梯。

（9）简易上肢功能评价（STEF）：左手：90/100 分；右手：65/100 分。上肢速度和协调性有改善。

（10）刘女士应用加粗的绘画彩铅笔可以较为熟练地制作超过 10 种色彩的彩铅风景画。

3. “A”（评定与分析）

（1）仍存在的问题：①上下楼梯仍需中等量帮助下完成；②由于亨廷顿病的病情特殊性，运动功能恐怕会逐渐加重。

（2）家庭训练目标：两个月内，刘女士在应用电动轮椅和辅具的情况下独自去两千米外的美术馆欣赏油画展。

4. “P”(干预计划)

患者明日出院回家，进行居家康复，计划如下。

(1) 家属监督下进行 ADL 训练，包括独立洗浴、化妆等。

(2) 维持半成品的一日三餐的家务训练。

(3) 维持应用改装后彩铅笔进行绘画练习。

(4) 跌倒的预防和处理。

(5) 每月定期随访。

作业治疗师:杨某某

时间:2018 年 1 月 15 日

(杨可钦)

参考文献

[1] 胡军. 作业治疗学[M]. 北京：中国中医药出版社，2017.

[2] 窦祖林. 作业治疗学[M]. 2 版. 北京：人民卫生出版社，2013.

[3] 张泓. 康复评定学[M]. 北京：中国中医药出版社，2017.

[4] 陈小梅. 临床作业治疗学[M]. 2 版. 北京：华夏出版社，2013.

第十章 缺氧缺血性脑病

第一节 概述

缺氧缺血性脑病尚无完整定义，目前认为是由于低氧、贫血、循环障碍、中毒及耗氧过度等原因引起的部分或完全缺氧，脑血流量减少，导致脑部损害引起的一系列精神神经异常表现的综合征，严重者可造成永久性神经功能损害。由于缺氧缺血程度不同，HIE 神经功能障碍及程度各异。

一、病因及发病机制

（一）病因

1. *低氧性缺氧*　如呼吸道梗阻、各种原因呼吸衰竭、窒息等。

2. *贫血性缺氧*　见于各种原因导致失血。

3. *循环障碍性缺氧*　如休克、心脏骤停等。

4. *组织中毒性缺氧*　一氧化碳中毒等使细胞氧化过程遭到破坏。

（二）发病机制

1. 缺氧缺血直接导致分解代谢增加，致神经细胞坏死。

2. 分解代谢产物（乳酸为主）蓄积在间质内损伤脑实质。

3. 兴奋性神经递质，尤其是谷氨酰胺导致神经元的快速破坏。

4. 大量钙涌入细胞内导致细胞损伤。缺氧发生时首先损伤皮质神经元，继之深部神经核团及小脑广泛损伤，继发大面积脑肿胀、静脉淤血性出血、毛细血管微血栓形成等改变。

迟发性缺氧后脑病：在病情稳定在某一程度后的一段时间（多见 1～4 周）症状出现反复，部分患者会遗留严重运动和认知功能障碍；部分患者进行性加重直至昏迷、死亡；另一部分患者呈慢性、逐渐恶化过程。多表现为认知障碍、精神症状、震颤、肌张力障碍及二便失禁。其发生机制有微栓子学说、自身免疫学说和自由基学说。

二、辅助检查

1. *影像学检查*　疾病初期头颅 CT 表现为广泛的脑回水肿、灰质白质界线模糊，随后出现皮质下白质密度降低，后期出现脑萎缩；部分可合并有脑梗死、脑出血等。MRI 累及新脑皮质、基底节核团、侧脑室旁白质等。MRI 受累部位弥散者提示预后不良。

2. *电生理*　脑电图多显示对称性低/高幅慢波。

三、治疗

发病时纠正缺氧状态，处理酸中毒及电解质紊乱；急性期可药物防治脑水肿，适当给予脑细胞赋活剂；一旦遗留功能障碍则对症药物治疗，康复训练可以防治并发症，提高生活质量和减少陪护量。另外高压氧是唯一有效治疗一氧化碳中毒的方法。

四、预后评定

严重程度及预后转归与多方面因素相关，尤其与缺氧时间最为相关。

下列因素提示心肺复苏后 HI 预后不良。

1. 发病 24 小时内肌阵挛。

2. 72 小时内无瞳孔对光反射和角膜反射以及无伸肌运动反应。

3. 体感诱发电位正中神经 N20 成分缺失。

4. 神经元特异性烯醇化酶(NSE)>33 μg/L。

目前大部分心搏骤停者的结局仍很差。国外统计发现，院外心搏骤停后心肺复苏成功率<10%。即使院内复苏的患者，出院率也低于 20%。严重的缺氧缺血性脑病会使患者处于昏迷状态，此类患者在 ICU 的存活率约 30%，大部分处于植物状态或留有认知功能障碍、痫性发作和运动障碍，只有 1/3 有良好的神经功能。

第二节 缺氧缺血性脑病功能障碍特点

一、临床症状的功能障碍特点

缺氧缺血性脑病可能会导致不同程度的运动功能障碍、感觉功能障碍、认知功能障碍、言语功能障碍、社会交往及情感和行为等方面障碍。由于受伤部位、伤情轻重、就诊时机等因素影响，缺氧缺血性脑病临床表现差异较大但有其自身特点。轻者仅在急性期表现为注意力及计算力障碍，而严重者则可出现去皮质(脑)状态、昏迷甚或脑死亡。存活者在恢复期可遗留各种神经症状，症状程度也不同，现将发生频率较高的障碍总结如下。

（一）意识障碍

随着昏迷的持续患者死亡率也会逐渐增高。昏迷 1 个月以上的存活者在后期可转变成植物状态或无觉醒综合征，部分患者可以转为微意识状态，最后可能清醒，而 20%的清醒转归的患者也会遗留严重功能障碍。部分患者合并存在去皮质强直和去大脑强直状态，存活患者会遗留明显关节活动受限或肌肉萎缩等障碍。缺氧缺血性脑病患者伤后常伴有不同程度意识障碍，根据其严重程度分为嗜睡、昏睡、浅昏迷和深昏迷。意识障碍程度分级如下。

1. 嗜睡　嗜睡是最轻的意识障碍。轻刺激或呼唤患者，可被唤醒，醒后能回答简单问题或做一些简单活动，但反应迟钝。刺激停止后又迅速入睡。各种生理反射和生命体征正常。

2. 昏睡　患者对周围刺激反应性进一步减退，几乎不省人事，不易唤醒。在较响的言语刺激下可被唤醒，但不能回答问题或答非所问，语无伦次，且旋即又进入昏睡。生理反射存在，生命体征无明显改变。

3. 浅昏迷　患者意识大部分丧失，失去对言语刺激反应能力，但在疼痛刺激有痛苦表情及躲避反应。浅反射消失，深反射减退或消失，生命体征轻度改变。

4. 深昏迷　意识全部丧失，对外界一切刺激失去反应能力，深浅反射消失，瞳孔对光反射迟钝或消失，四肢肌张力极低或呈强直状态，生命体征出现紊乱，患者病情危重，预后不良。

（二）继发癫痫及肌阵挛

低血流、不同程度缺血以及再灌注损伤均可对大脑产生损害，是引起癫痫发生的原因，而癫痫其发作又会加重脑部缺氧缺血，严重影响患者的预后。心肺复苏后大概有 1/5 的患者出现肌阵挛，急性肌阵挛主要在心肺复苏后几小时内发生，表现为短暂而快速的面部、肢体和/或躯干抽动；慢性又称 Lance-Adams 综合征(LAS)，表现为意识恢复后数天或数月仍出现的动作性和/或意向性肌阵挛，不伴意识障碍或其他神经系统定位体征，症状多可缓解。其中 LAS 综合征患者的病情随时间推移，其临床症状如频率、持续时间等更加局限。非惊厥性癫痫持续状态表现为没有明显肢体抽动或肌阵挛的癫痫发作，包括周期性、短暂性、局限性的低幅肌肉抽搐、眼球震颤、瞬目等动作或失神状态。

二、常见的功能障碍特点

（一）运动功能障碍

缺氧缺血性脑病患者存在运动功能障碍，包括关节活动度障碍、肌力减弱、耐力下降、肌张力障碍、姿势不良、异常运动模式、运动控制障碍、平衡功能及协调功能障碍等。

（二）感觉功能障碍

缺氧缺血性脑病患者身体感觉障碍评定主要包括浅感觉、深感觉和复合感觉等。

（三）认知功能障碍

认知功能是大脑皮质高级活动范畴。缺氧缺

血性脑病患者由于损伤部位、严重程度不同而不同，常见认知功能障碍包括注意障碍、记忆障碍、定向力障碍、言语及心理障碍等，其中以注意力障碍和觉醒为最常见。认知障碍导致患者反应迟钝、执行功能困难、抽象思维能力障碍，严重影响患者日常生活活动与社会交往。

1. *注意障碍* 主要包括注意力分散、思维缓慢以及注意力难以集中，是轻度缺氧缺血性脑病患者的显著特点。绝大多数患者脑损伤后注意力障碍在一年左右会有明显改善。某些行为如紧张、抑郁症、焦虑及药物效应可能加重注意力障碍。

2. *记忆障碍*(memory dysfunction) 记忆是人脑基本认知功能之一。记忆是人脑对经验果事物的识记、保持、再现或再认，是进行思维、想象等高级心理活动的基础。记忆过程主要由大脑对输入信息编码、储存和提取三部分组成。由于缺氧缺血性脑病损伤部位及严重程度不一样导致不同程度记忆障碍。其主要评定包括瞬时记忆、短时记忆、长时记忆评定等。

3. *执行功能障碍* 认知过程负责规划、抽象思维、决策、判断和注意力调控，需协调多个认知过程以组织信息，包括社会认知和动机过程。缺氧缺血性脑病患者因在需要分散或改变注意力任务方面存在困难，故无法识别他人对行为的反应，情感淡漠、情绪不稳定、缺乏动力、社会参与能力减退。

(四) 知觉功能障碍

知觉功能障碍的种类与病变部位有关，主要包括失认症及失用症。

1. *失认症* 指在无感官功能障碍、智力减退、意识不清及注意力不集中的情况下，不能通过器官认识身体部位和熟悉物体的临床症状。包括视觉失认、触觉失认、听觉失认和身体部位失认。

(1) 视觉失认：指在无言语、智力及视觉障碍等情况下，却不能通过视觉认识原本熟悉物体的质地、形状和名称。视觉失认主要包括物体失认、面容失认、同时失认及颜色失认。视觉失认与视觉障碍、视知觉障碍不同。

(2) 触觉失认：指触觉、温度觉、本体感觉以及注意力均正常，却不能通过触摸识别原本熟悉的物品，不能说出其名称亦不能演示和说明物品功能及用途等。

(3) 听觉失认：指在非听力下降或丧失的情况下，可判断声音存在，但不能识别和肯定原本熟悉声音的意义。

(4) 身体部位失认：指识别自己和他人身体部位能力障碍，如身体左右分辨障碍、手指失认及其他部位认识障碍。

(5) 单侧视空间失认：单纯的单侧空间注意力缺损表现为感觉和运动系统未受损，但患者不能回应一侧的刺激，可能会否认其有疾病，或无法表达对其损伤任何情绪反应，其常伴有视野缩减、瘫痪和受累侧触觉和实体觉减退。未受损半球对受累侧半球的缺陷保持忽略，其主要临床表现：活动定向主要朝向健侧空间，眼睛活动只在健侧空间(尽管眼外肌运动正常)，吃饭时只吃盘子健侧一半，阅读时只读健侧一半，患者走路时容易撞到患侧；直线行走时，容易偏向健侧空间。颅脑损伤患者持续3个月单侧空间缺陷预示其功能预后差。

2. *失用症* 指在无肌力、肌张力及运动协调性障碍、视觉障碍、言语理解障碍或不配合情况下，不能正确地运用后天习得的运动技能进行有目的技巧动作，主要包括意念性失用、意念运动性失用、结构性失用和穿衣失用等。

(1) 意念性失用：意念性失用是由于意念中枢受损导致的动作意念或概念形成障碍，以致动作逻辑顺序紊乱。表现为可模仿各种动作，但不能按照指令做动作；不能自动或按照指令完成有目的、协调动作或动作顺序混乱；不能描述复杂活动步骤等。

(2) 意念运动性失用：患者不能按照指令完成动作，但在某些时间或地点可下意识地完成原本熟悉动作；不能模仿使用工具但可准确使用工具进行实践操作。

(3) 结构性失用：不能将各个部件按照空间结构关系组合，也不能将物体各个部件连贯成一个整体。表现为临摹、绘制和构造二维或三维图形或模型困难。

(4) 穿衣失用：患者具有良好运动控制和感觉功能，但不能按照正确顺序穿衣。原因是患者不了解衣服各个部分与身体各部位关系，在穿脱衣服顺序及方式上错误，如顺序颠倒、穿错部位、扣错扣子及内外反转穿等。

（五）视空间感知功能障碍

指颅脑损伤后由视觉原因造成物体在空间内的各种特性的认知障碍。主要包括图形背景分辨困难、空间定位障碍、空间关系障碍、地形定向障碍及物体恒常性识别障碍。

1. 图形背景分辨困难（difficulty in figure-ground identification） 指不能从背景中区分出不同形状，不能从视觉上将图形和背景分开。

2. 空间定位障碍（disorder of position space） 不了解和不能解释物体在空间的位置。表现为不能理解含有方位词的指令及不能处理物体之间方位关系。

3. 空间关系障碍（disturbance of spatial relation） 指不能感知物体之间以及物体与自身之间的位置关系。表现为不能正确摆放物品、不能判断钟表上时间、穿衣困难等。

4. 地形定向障碍（topographical disorientation） 不能理解和记住两地之间关系。表现为不能从治疗室回到病房，找不到回家的路，不能描述熟悉路线或环境特征等。

5. 物体恒常性识别障碍（difficulty in form constancy） 指不能观察或注意到物体或形状上的细微差异，不能辨别形状相似物体或不能辨别非常规放置物体。

（六）言语功能障碍

缺氧缺血性脑病最常见言语功能障碍是构音障碍和失语。运动性（表达性）失语症：患者语言障碍，听理解能力通常不受损，但是书写能力严重受损，不同程度阅读缺陷，重复力受损；感受性（感觉性）失语症：患者听理解能力受损，语言流利，有正常韵律，良好语法，但是口语错误，偶尔连续讲话，强制性言语，患者不知道自己的缺陷。

（七）吞咽功能障碍

颅脑损伤后导致食物从口腔运送到食管内过程中发生进食障碍的一种临床症状。吞咽过程是人类最协调、最准确的一组功能运动，是最复杂的身体反射之一。吞咽功能障碍主要发生在准备期、口腔期、咽期和食管期，通过饮水试验、造影检查来评定期障碍程度。

（八）情绪、行为障碍

缺氧缺血性脑病患者由于受突发性损伤而导致否认、抑郁、易怒、攻击性强及躁动不安，严重者出现人格改变、行为失控及类神经质反应等。情绪不稳定是激动行为的一种类型，又称为情感不稳、病理性情绪化、假性情感或情绪失控是情感障碍表现，与个人实际情绪不一致，发生率约为5%，主要表现为没有幸福或悲伤感觉的情况下过度的笑或哭，发作时不能自主控制程度或时间，伴有智力障碍。

（九）躁动和不安行为

急性期较为常见，通常与创伤后遗忘有关。对于中度和重度缺氧缺血性脑病的恢复阶段，其行为水平范围从冲动控制不佳、烦躁到直接攻击行为。对于轻度颅脑损伤，表现为轻微对挫折承受力差，人际交往能力降低、烦躁。患者可能会看到自己或其他人直接口头和行为攻击，日常行为受到干扰。

第三节 缺氧缺血性脑病作业治疗评定

成人缺氧缺血性脑病是由供氧能力障碍和葡萄糖在大脑中的代谢不足引起的。心肺停止和血流动力学休克是最常见原因。该病是由整个大脑低灌注或氧合缺乏引起的，而非由特定血管。该病造成脑组织损伤取决于缺氧缺血现象持续的时间和严重的程度，以及不同脑区对缺氧的敏感程度。

缺氧缺血性脑病常常导致缺氧后神经系统综合征，患者会出现昏迷或持续性植物状态、锥体外系综合征伴认知功能缺陷（CO中毒）、小脑共济失调、认知感知功能障碍、情感障碍、日常生活活动能力不同程度的受损、社会能力退化等现象。

一、作业表现层次

作业治疗师常常是通过面谈或访问的形式完成对患者或患者家属的相关作业史评定。包括患者过往的角色、兴趣、责任、患者对现状的看法、目标期望等。

1. 加拿大作业表现测量表(COPM)　通过患者对自我作业表现的满意度来判断患者的真实作业需求。

2. 日常生活活动能力评定　作业治疗师通过直接观察法或间接量表法(见之前章节)评定患者的日常生活实际表现能力。

3. 人际互动的能力　作业治疗师利用观察法和访谈法评定患者是否具有以下能力:①启动及终止互动能力;②进行互动能力;③肢体言语能力;④互动内容能力;⑤互动流程管理能力;⑥语言能力(合适声调语气言词、澄清确定信息正确、鼓励对方继续说话、表示明白对方感受);⑦解决互动困难能力。

二、作业技能层次

根据缺氧缺血性脑病的临床特点,该病可能会出现脑全球、部分大脑、小脑的损伤,根据患者具体情况进行专项评定,请参考前面章节。以下仅示范部分常见功能障碍的评定。

1. 昏迷评定　格拉斯昏迷评分量表(Glasgow coma scale, GCS)。

2. 认知感知功能评定　因该病可产生多方面的言语、认知功能障碍,导致客观评价无法完成,作业治疗师可更多地通过直接观察、间接询问的方式完成评定。标准化评定常用的筛选量表有蒙特利尔认知评定量表(MoCA)、简易智能精神状态量表(MMSE)、洛文斯顿作业疗法认知评定量表(LOTCA)(中文版);特定评定有 RBMT、日常注意力测试(test of everyday attention, TEA)、注意网格测试(attention network test, ANT)、韦氏记忆量表(Wechsler memory scale, WMS)、Rivermead 行为记忆测试、逻辑能力、执行能力、失认症、失用症、单侧忽略症的评定等。

3. 肌张力评定　针对异常肌张力,尤其是肌张力增高常采用改良的 Ashworth 量表(modified Ashworth scale, MAS)测评。

4. 共济失调评定　针对小脑共济失调可采用国际协作共济失调评定量表(International cooperative ataxia assessment scale, ICARS)。

5. 情绪与精神评定　访谈为该评定最常用的方法,如有可能,作业治疗师需要将结果向患者的家属、朋友或同事进行核实。作业治疗师需要同时评定患者的外在表现,如面部表情、肢体动作及言语速度、语气等,以及患者的呼吸频率、心率、血压、食欲及睡眠状态的变化等。判断患者有无自伤或自杀倾向和行为。标准化评定工具,常用到 ZUNG 焦虑自评量表(SAS)、ZUNG 抑郁自评量表(SDS)可以评定最近两周内患者的焦虑抑郁倾向。缺氧缺血性脑病患者除可出现焦虑、抑郁等状态外,还可出现其他问题。尤其是晚期缺氧性脑病,这是一种相对罕见的现象,最初完全的改善,1～4 周之间出现一个可变的复发时期,表现为冷漠,混乱,易怒,偶尔出现激动或躁狂。预后,有些人可患有严重的精神和运动障碍。

6. 职业能力评定　通过评定对患者所从事职业的要求与患者自身的能力进行匹配,从而最终得出患者的职业归处,即重返原单位原岗位、原单位不同岗位、还是再培训再就业。

三、作业情境层次

1. 社会支持　社会支持是指一个人从自己的社会关系(家人、朋友、同事等)中获得的客观支持及个人对这种支持的主观感受。社会支持不仅是指物质上的条件和资源也包括在情感上的支持。作业治疗师可采用社会支持评定量表(SSRS)进行评定。

2. 文化　尊重患者独特的文化需求。

3. 建筑环境　针对患者惯常的生活环境进行建筑物的评定,有条件的进行现场评定,也可以进行图片或家属描述评定。

第四节 缺氧缺血性脑病作业治疗

缺氧缺血性脑病的患者在生理能力或认知能力方面存在局限性,这可能会影响他们日常生活活动能力,如自我清洁、进食、打扮、穿衣和出行等。作业治疗师寻求帮助患者恢复或学习与日常生活相关的技能，侧重于精细运动技能、视觉感知技能、认知和感觉加工缺陷，学习和发展社会所需的技能。

缺氧缺血性脑病的预后与损伤时血液中氧浓度降低的程度和持续时间相关。这里用轻中重度区分便于理解此病，轻度损伤患者缺氧缺血时间短、程度轻，急性期常表现为无意识，抽搐，瞳孔缩小，瞳孔反射消失，并救治及时，预后良好，不留后遗症；重度损伤患者缺氧缺血时间长，程度重，大脑皮质、脑干和脊髓遭受不可逆转的损伤，预后不良；中度损伤患者介于两者之间。

一、促醒治疗

发病初期，甚至在ICU中，作业治疗师即可在充分掌握疾病发展规律，确保临床救治，获得在场医师赞同的前提下，参与到缺氧缺血性脑病的治疗中，作业治疗师可提供多种感官感觉刺激、肢体良肢位摆放、肢体被动活动刺激、记忆唤醒、采用部分BADL治疗动作等治疗，方法同脑外伤的作业治疗中。

二、日常生活活动能力训练

1. 基础性日常生活活动能力训练　基础性日常生活活动能力训练可以贯穿缺氧缺血性脑病全部治疗过程。作业治疗师需要根据预判患者的预后，调整治疗性训练和代偿性训练的比例。训练内容根据评定的结果制订，训练方法同其他中枢神经系统疾病。

2. 工具性日常生活活动能力训练　工具性日常生活活动能力训练需要结合患者的社会环境进行。

三、高级脑功能训练

缺氧缺血性脑病患者常常表现出不同程度的认知感知功能障碍，如注意力障碍、记忆力障碍、执行能力障碍、失认、失用等问题，严重时影响患者执行日常生活的表现，轻症患者可随时间推移慢慢改善，中度损伤患者可逐项进行桌面强化训练，亦可设计日常生生活活动进行综合训练，重度损伤或多项交叉损伤患者建议利用患者实际生活或使用的环境进行代偿性训练，注意调整作业活动，由简到繁、由易到难。

四、人际互动能力训练

中度、重度缺氧缺血性脑病的患者常常因高级脑功能障碍等功能障碍和长期治疗脱离社会而产生的心理障碍，进而影响人际互动能力。作业治疗师需要创造机会让患者与信任的人之间进行对话沟通，帮助患者接触与启动、总结与结束不同的话题。给予患者充分的时间预想其要表达的核心内容，组织语言，多鼓励患者练习言语表达、言语流畅度，配合镜子或录像练习姿势表达。作业治疗师创造布局物理环境，例如桌椅的摆放来帮助患者面向对象、望着对象、保持合适身体距离、合适身体接触，并及时提醒患者约束不合适行为。利用小组训练，鼓励患者适时提问、适时回答、适当方式披露适量信息意见、适当方式表达情绪、适当方式表达不同意见、适当语言方式表达谢意、转变话题、适当发言时间长度、轮流表达。每次互动结束后与患者总结，看是否按预定目标方式完成互动、是否需要调整互动方式方法。

五、肌张力纠正治疗

作业治疗需要重视的是影响日常生活的肌张力的纠正，多采用活动调整、抗痉挛体位应用、指导患者主动运动和牵伸的方式缓解肌张力。

六、情绪情感支持

作业治疗师需要在平时的训练中留心观察患者的情绪情感变化，保护患者敏感的自尊心，及时终止活动，给患者提供安静舒适的空间供患者表达疏泄情绪，组建病友互助小组，为患者寻求帮助提供信息。缺氧缺血性脑病的家庭对患者影响很大，患者往往更多的时间与他们生活在一起，所以家属的诸多认识会影响到患者。作业治疗师需要注意家属对该病的认识，他们经常受到媒体的启发，难以接受不利的预后。作业治疗师可以针对家属开展疾病宣教治疗小组等，鼓励家属参与到治疗中。

七、职业训练

根据职业属性和患者能力的匹配结果进行特定的身体能力训练，人际交互能力强化，职前训练，工厂探访，再就业培训等职业训练内容。

第五节 缺氧缺血性脑病并发症的管理

一、常见的并发症

1. 下肢深静脉血栓形成　下肢深静脉血栓形成是一种下肢静脉内血凝块阻塞性疾病。导致缺氧缺血性脑病患者下肢静脉血栓形成的因素可能包括长期卧床和缺乏运动。深静脉血栓形成可能导致下肢肿胀、疼痛和浅静脉曲张等，严重影响患者接受康复治疗，特别是与下肢功能控制相关的康复方案要非常慎重，血栓脱落带来的肺、心和脑栓塞的风险一直威胁着患者的生命。

2. 睡眠障碍　缺氧缺血性脑病患者常有睡眠障碍的症状伴随，随着疾病的进展，患者快动眼睡眠、睡眠效率等将发生明显的改变，睡眠障碍会严重影响患者的学习能力，导致患者的注意力以及记忆力的下降，并进一步加快认知障碍的进程。

3. 肺部感染　缺氧缺血性脑病患者由于认知功能障碍等不能及时地处理日常生活事宜，对冷热交替不敏感，气温发生改变时不能及时添、减衣服，因而很容易受凉而造成呼吸道感染，加上自身机体抵抗力低下，很容易引起肺炎。肺部感染严重危及患者生命，是导致缺氧缺血性脑病患者死亡的一大重要因素。

4. 压力性损伤　压力性损伤也是缺氧缺血性脑病患者常见的并发症之一。由于生理功能衰退，皮肤营养和弹性降低，一旦身体局部长时间受压，会造成局部血液循环障碍，很容易发生压力性损伤。一旦出现压力性损伤，则不易治愈，甚至危及生命，给患者带来极大痛苦。

5. 营养不良　缺氧缺血性脑病患者营养不良的比例较高，约有61%的患者存在营养风险。患者由于认知功能障碍及身体功能的衰退，吞咽障碍并发症的发生率也比较多见，由于摄食-吞咽障碍和需要他人喂食，常常因误吸、误咽、呛咳引起呼吸道感染，加剧机体营养的消耗和脑氧的消耗，使营养状况不断恶化。

6. 走失　缺氧缺血性脑病患者尤其是中晚期患者由于认知功能改变，表现为反应迟钝、无目的地闲逛、烦躁性游走、幻听或幻视等，极易发生走失、夜游现象。走失的发生给患者的生命安全带来很大风险

7. 其他　缺氧缺血性脑病患者除并发上述常见并发症以外，还常常伴有其他如泌尿系统感染、吞咽障碍、骨折等并发症，也严重危及患者安全。

二、并发症的处理

1. 下肢深静脉血栓并发症的处理　根据静态血栓形成的可能因素，早期为了抢救患者生命，止血和脱水药物的使用无法避免，但长期缺乏运动可以进行康复干预。预防性干预对缺氧缺血性脑病患者的价值特别高。缺氧缺血性脑病早期在病情稳定的前提下进行肢体的被动活动、助力运动和主动活动可以较好地预防血栓形成。而一旦血栓已经形成，特别是血栓并未附着稳固时，在发病部位进行强烈的主动运动和被动按压都有较高的血栓脱落风险。当血栓表面已经机化，较稳固地附着于血管壁时，才可进行患病部位的主动活动。

2. 家居环境调适　作业治疗师需要针对患者的家居环境，作出有益于患者日常生活活动的环境调适，如保持室内整洁、安全、舒适，移除开水壶、电板等可能引起患者烫伤、电击伤等危险物体，移除容易引起患者跌倒的障碍物，增加卫生间及浴室的防滑垫、扶手、防撞条等无障碍设施。

3. 辅具制作　作业治疗师可以根据患者情况制作有利于患者日常生活活动的各种辅助设施，如安全小卡片，卡片上要标注好患者的姓名、家庭住址、家人的联系电话，安全手环，穿鞋袜辅具，进食辅具等。

第六节 缺氧缺血性脑病作业治疗的循证实践

一、评定的循证实践

目前临床上认知障碍诊断最常用的是神经心理学量表，但量表检查具有一定的主观性，因此将量表与客观性较强的影像学检查结合起来更准确、客观。

（一）神经心理学检查

1. *洛文斯顿作业疗法认知评定量表*（Loewenstein occupational therapy cognitive assessment，LOTCA） LOTCA是洛文斯顿康复中心和以色列希伯来大学的康复专家们于1989年公布的一种认知功能评定方法，该量表最先被用于缺氧缺血性脑病患者的认知功能评定。LOTCA是目前众多神经心理学量表中较为系统全面的一种评定方法。与其他量表相比，LOTCA具有内容全面、操作简单等优点，因其拥有良好的信度与效度，在西方国家已得到广泛应用，并被用于缺氧缺血性脑病患者以及健康人群的认知功能评定。燕铁斌等将LOCTA的第2版翻译成中文，并认为中文版LOTCA用于缺氧缺血性脑病的评定具有良好的信度、效度和敏感度。LOTCA总分115分，分值越低说明认知功能损害程度越大。LOTCA内容全面，能比较准确、全面地反映大脑的认知功能。Zwecker等运用简易精神状态检查（mini-mental state examination，MMSE）及LOTCA等量表对66名缺氧缺血性脑病后认知功能受损的患者进行评定，发现几种评定方法均可反映患者的认知功能障碍，但LOTCA更准确。国内外研究表明，LOCTA有良好的信度和效度，郁可等应用第2版LOTCA对一些缺氧缺血性脑病认知障碍患者进行评定后，认为此量表能准确、全面地反映患者认知障碍的受损程度，可以在我国医院中推广和使用。燕铁斌等研究认为，LOTCA较MMSE能更全面、准确地评定和诊断认知障碍，其不仅包括MMSE量表评定的所有内容，还加入了一些MMSE未涉及的思维操作和视运动组织等方面的内容；但测试过程耗时较长，所需的时间大约是MMSE的10倍，因此其不适用于认知障碍的初步筛选，但可作为深入研究认知功能的工具量表。目前，LOTCA在国内一些医院的康复科或神经内科已经得到了广泛的应用，但其也存在一些欠缺，如对语言能力的评定等，且耗时相对较长，容易使患者疲劳。有研究报道称其对失语症（特别是感觉性失语、完全性失语等）、视力很差或盲人、聋哑人、双上肢瘫痪、注意力集中的时间少于5 min的患者评定较困难。

2. MMSE 该量表是目前世界上应用最广泛的认知筛查量表。内容包括时间定向、地点定向、注意力及计算力、即刻记忆、短时记忆、视空间能力、语言等30项内容，满分30分，总分标准：文盲（未受教育）≥17分，小学文化程度（受教育年限≤6年）≥20分，中学文化程度以上（受教育年限>6年）≥24分，在标准分数以下者考虑存在认知功能障碍。段晓宇等认为，在对认知障碍进行初步筛查时，MMSE拥有较好的敏感性和特异性，MMSE低分以及其分值的变化程度也可作为认知障碍预后的预测因素。由于其在认知筛查方面的优点，目前仍被神经内科和康复科普遍使用。

3. *神经行为认知状况测试*（neurobehavioral cognitive status examination，NCSE） 该量表由Kiernan等编于1983年，因其采用甄别和定量等级测试的形式，因此被称为第2代认知功能检查法。NCSE的信度和效度得到了Schmitt等的证实。我国一些学者也对NCSE的中文译本进行了分析，认为其信度和效度均较高，可以广泛应用于临床，是第2代认知功能筛查量表中值得大力推广的一种量表。NCSE评定的范围较MMSE广泛，可对患者与认知功能相关的区域或受损的范围及程度进行比较全面的评定，能较好地呈现认知功能的动态特征，但缺乏对视空间能力以及执行力的准确测评。Oehlert等报道NCSE部分项目还存在假阴性的可能，因此在运用此量表时需意识到此问题以降低漏诊率。

（二）影像学检查

功能磁共振成像（fMRI）：fMRI是通过一定的刺激使大脑皮质各功能区产生相应的活动，并在磁共振设备上成像的方法，可以反映大脑神经活动的水平和程度，并可对大脑的神经活动进行比较准确的功能检测。fMRI 结合了影像、功能和解剖三方面因素，能将活体器官如脑各功能区进行定位，具有无创性、较高的时间分辨率和空间分辨率、无放射性、可多次重复操作等优点。

随着经济的发展及人们生活质量的提高，缺氧缺血性脑病认知障碍的康复越来越受到重视，目前对认知障碍的评定以神经心理学量表为主，但这些量表检查受多种因素的影响，如患者的配合程度、文化水平等，这使得量表检查具有一定的主观性，因此至今认知功能障碍的评定仍没有一个系统、公认的标准。而引入神经影像学这一客观的指标，可使认知障碍的诊断主客观相结合，能提高对认知障碍的诊断水平。早期发现认知障碍并阻止其进展、积极治疗是目前急需完成的任务。可以肯定，随着科学水平的不断进步，缺氧缺血性脑病认知障碍的诊断和评定水平将不断提高，LOTCA 等神经心理学量表以及 fMRI 等影像学检查必将在认知障碍的诊断和治疗中发挥越来越重要的作用。

二、作业治疗的循证实践

（一）作业治疗宣教

宣教贯穿于缺氧缺血性脑病治疗全程，是作业治疗干预的重要形式，对象包括患者、患者家属和主要照顾者。宣教可以让各方更好地理解康复过程，理解患者功能表现背后的原因，积极配合，在日常生活活动中适当地进行康复嵌入。Lee 等人执笔的临床实践指南推荐，宣教在康复过程至关重要。对患者进行宣教，以提高患者对自身情况的意识以及提高自我管理的能力。宣教可以是一对一的，也可以是以小组的形式进行。宣教内容包括，大脑的基本结构和功能，缺氧缺血性脑病对大脑的影响，康复治疗的干预手段，社会支持服务，缺氧缺血性脑病的预后，短期和长期可能的恢复情况，正式的多学科交叉及患者和家属共同参与病例讨论会。

（二）认知功能

认知功能障碍是大部分缺氧缺血性脑病患者面临的主要功能障碍，包括感知力、注意力、记忆力、定向力、计算力、执行力等。Lee 等人执笔的临床指南推荐运用以目标为导向的多学科团队合作的模式，使用综合的神经心理评定方法对缺氧缺血性脑病患者进行评定。另外，较强的证据支持使用代偿、内部/外部策略以及学习技巧以促进记忆功能表现；对计划能力和解决问题能力进行训练可促进患者执行功能的恢复；通过反馈的方式干预患者的自我意识呈中等证据水平；使用团队治疗的疗效证据级别偏低。

Fetta 等人回顾了 2011 年至 2016 年缺氧缺血性脑病患者认知功能相关研究，发现对于轻度缺氧缺血性脑病患者，基于电脑的认知训练可能有利于工作记忆和认知功能的恢复，但由于各研究的异质性大、样本量小等原因，证据级别较低，未来还需要更多的研究来证实基于电脑的认知训练对于轻度缺氧缺血性脑病患者的疗效，及疗效转移至日常生活活动的效率问题。

对于视空间功能失认的患者来说，扫描策略是证据级别较高的治疗方法，而认知代偿策略的证据等级较低。辅助技术如使用手机、备忘录等来补偿认知功能的障碍是一种有效的手段。

虚拟现实技术常应用于缺氧缺血性脑病患者的认知治疗中。Manivannan 等人对 1947 年至 2017 年的研究进行了系统性回顾，发现虚拟现实的干预手段多样，包括基于任务导向、基于游戏和基于日常生活活动等，许多传统方法无法做的干预方式可以通过虚拟技术的加入而变成现实，在医疗机构进行工具性日常生活活动练习，如：银行理财、购物、搭乘公共交通工具、烹饪活动等。虚拟现实技术根据其显示途径，可分为沉浸式和非沉浸式，其中沉浸式指应用头戴式虚拟现实显示装置，使患者实现完全沉浸于虚拟场景进行人机交互，而非沉浸式指虚拟场景主要通过普通显示器进行展示，患者在人机交互过程中需要始终注视前方显示器。两种不同的方式在技术上有巨大的差别，形成的虚拟现实认知训练系统有较大差别。有些研究还结合了其他传感设备，如触感反馈、手势识别、动作捕捉、气味模拟等；有些研究还进行了虚实结合的方式，形成混合现实技术，如模拟驾驶系统训练。

Man 等人应用虚拟现实技术对缺氧缺血性脑

病患者进行工作技能的训练进行了前瞻性研究，结果发现相较于传统形式的康复治疗（治疗师引导下的康复），接受了虚拟现实技术的患者其执行力有明显的提高。另外，Jacoby 等人对 12 名受试者进行了随机对照试验，接受虚拟现实技术的治疗组，通过在模拟的大型超市中进行各种训练任务，对照组接受传统作业治疗，包括作业治疗师对患者的计划能力、任务表现能力、时间管理能力、自我监督表现能力、应用多种认知策略等能力进行训练，研究结果发现虚拟现实引导下的作业治疗在执行功能方面更具优势，尤其在执行较复杂的日常生活活动情况下。

（三）日常生活活动能力

日常生活活动能力是作业治疗的核心目标，包括基本日常生活活动和工具性日常生活活动。缺氧缺血性脑病后的患者因为其基础功能存在不同程度的障碍，导致患者完成日常生活活动存在不一样的挑战，如：执行功能障碍可能影响患者独立完成烹饪活动，移动功能障碍可能影响患者独立完成沐浴活动。传统的康复方法经常单独进行某一基础功能的训练，如：上肢功能训练、记忆力训练、注意力训练、日常生活活动模拟训练等，而这些独立模块的干预是否能有效地转化至相关的日常生活活动，甚至迁移到相关性程度较低、更为广泛的其他日常生活活动、工作学习活动或者休闲娱乐活动，目前缺乏相关研究，如：烹饪活动练习获得的功能进步是否能迁移至独立完成购物活动或者家居整理活动等。

第七节 个案分析

于某，男，30 岁，2016 年游泳期间溺水，现场被救起后昏迷，30 分钟内送到当地医院进行治疗，临床诊断为缺氧缺血性脑病。临床治疗不详，出院后返回本地，两年内断续接受高压氧治疗和中医治疗。现因生活不能自理转介作业治疗。

一、作业治疗评定

（一）作业表现层次

1. 作业史　生活中患者具有儿子、父亲和丈夫的角色，既往健康。患者为独生子女，父母均为大学教师，家庭条件优越。患者已婚，育有一子。患者病后与父母同住，主要由母亲陪伴。患病前于某喜欢电脑游戏，喜欢听歌，病后喜欢看电视。患者父母希望儿子通过作业治疗重新获得独立日常生活活动能力，短期目标希望患者可独立完成如厕，自我修饰和穿脱衣物。

2. 日常生活活动能力　采用巴氏指数评定量表评分为 45 分，绝大部分生活依赖。其中，大小便控制、修饰、如厕、穿衣和洗澡均为 0 分，床椅转移、活动和上下楼梯均为满分，吃饭时唇闭合不良，用时长，得分 5 分。属于严重功能障碍。

3. 人际互动能力　患者言语表达不能，面部表情丰富，与人互动时不能主动面向并望着对方，会突然把脸凑近对方或出现双手搂抱等不恰当行为并不能及时终止，患者感受压力时表现为突然尖叫并逃离。

（二）作业技能层次

1. 认知感知功能

（1）注意力：患者持续注意时间为 10 秒以内，集中注意力和选择注意力尚可。

（2）分散注意力、交互注意力较差。

（3）定向力：时间定向障碍。

（4）记忆力：创伤后遗忘综合征（顺行记忆障碍）。

（5）执行能力：障碍。

（6）逻辑能力：障碍。

（7）运动型失用。

（8）穿衣失用。

（9）Gerstmann 综合征。

2. 情绪与情感　患者有自杀倾向无自杀行为。母亲轻度焦虑状态，父亲耐心不足，父母对缺氧缺血性脑病的预后清楚，同时抱有希望。积极配合作业治疗。

3. 职业能力　丧失。

（三）作业情境层次

1. 社会支持　患者家庭关系和谐，家庭支持度极高。社会组织及集体对患者及家庭支持度良好，患者的妈妈对支持度利用较好。

2. 物理环境

(1) 家居环境：患者家庭环境基本保持他大学期间的样子，书桌放了很多大学时期的回忆。家庭环境未作改造。

(2) 社区环境：居住社区为大学家属宿舍，社区住户素质较高，相熟度高，交通生活便利。

(3) 社会环境：瞬时接触群众不会发现异常，但一般性接触，因公众对这种疾病认识不足，常常投来异样好奇的眼光，这会给患者带来不小的压力。

二、作业治疗

根据患者的评定结果结合患者母亲的意愿，制订患者门诊治疗计划，前三个月每日一次，每周四次，每周一次家访治疗，目标为与患者建立信任关系同时提高日常生活活动能力，在穿脱衣物和自我修饰方面达到部分自理。

训练方式：母亲作为训练辅助员参与到治疗中来，在环境中利用分解动作和图片展示法手把手教导穿脱开襟外衣，穿脱鞋袜，进行刷牙洗脸。指导母亲合理安排儿子规律的日常生活活动。每周一次作业治疗师家访治疗，重新设计观察指导(母亲)和患者在真实家庭环境中的生活表现，调整家庭环境，分类衣物，在衣柜贴上明确标识，各方间功能位置贴明确功能图示。

3 个月后患者可以独立穿脱日常乐福鞋(无须系带)，可独立脱下上衣，穿上衣，穿脱裤子时需要少量帮助，可在帮助固定下系解扣子和使用拉链。治疗师与患者建立了较为牢固的信任关系。

4~6 个月，训练每日一次，每周 3 次。治疗目标调整为继续提高日常生活活动能力，人际互动能力改善。

训练方式：继续上一周期训练，根据治疗情况调整患者每日日常生活行程安排。增加小组训练，2~3 人一组，帮助患者准备，鼓励患者参与，引导患者总结。从开始的在一旁观看，到最后的部分参与。本周结束后患者可初步具备使用适当的方法启动和终止互动的能力，陪同外出时可以给陌生人指路。

6 个月，患者每日时间安排充实。

早上起床：母亲指导患者穿衣、洗漱、上厕所、吃饭。

上午：母亲陪伴进行部分桌面认知训练，看妻子照顾年幼的儿子，在带领下爬附近的小山。

中午：吃饭、午休。

下午：到社区进行康复训练，有条件的独处时间，看电视娱乐。

晚上：吃饭，母亲会在睡前进行部分训练。

经过与母亲交流后，转接社区康复。随访 3 个月，前 1 个月每两周一次随访，后两个月每个月随访一次，9 个月后正式结案。

(芦海涛　朱　琳*　韩　端)

参考文献

[1] 陆剑平. 成人心肺复苏后缺氧缺血性脑病继发癫痫的临床分析及脑电图特点[J]. 中国实用医药，2015，10：39-40.

[2] BOUSSI-GROSS R，GOLAN H，FISHLEV G，et al. Hyperbaric oxygen therapy can improve post concussion syndrome years after mild traumatic brain injury randomized prospective trial [J]. PLoS One，2013，8：e79995.

[3] 李玉芳，张绍仁，牛锋，等. 高压氧对创伤性脑损伤后认知功能障碍的保护作用[J]. 中国老年学杂志，2016，36(4)：923-925.

[4] 恽晓平. 认知康复的发展方向与趋势[J]. 中国康复理论实践，2016，22：497-498.

[5] 中华医学会神经病学分会神经康复学组，中华医学会神经病学分会脑血管病学组，卫生部脑卒中筛查与防治工程委员会办公室，等. 中国脑卒中康复治疗指南(2011 完全版)[J]. 中国康复理论与实践，2012，18：301-318.

[6] 张淑云，张通. 缺氧缺血性脑病恢复期临床特征及 ADL 康复疗效[J]. 中国康复理论与实践，2003，9：431-432.

[7] 林哲聪. 成人缺氧缺血性脑病预后的相关因素研究[D]. 广州：广州医学院，2012.

第十一章

重症肌无力

第一节
概述

重症肌无力(myasthenia gravi, MG)是一种神经肌肉传递障碍疾病,轴突末梢向突触间隙释放乙酰胆碱(ACh)正常,但突触后肌膜或运动终板的反应性较弱;主要症状表现为骨骼肌疲劳和波动性无力。发病率约为 1.7～30/1.0×10^6(百万分之一点七至百万分之三十),患病率约为 77.7/1.0×10^6(百万分之七十七点七),其中的 10%～15%为儿科患者。儿童型重症肌无力包括一过性新生儿肌无力(transient neonatal myasthenia, TNM)、先天性肌无力综合征(congenital myasthenic syndromes, CMS)和青少年型重症肌无力(juvenile myasthenia gravis, JMG)三种类型。JMG 是一种自身免疫性疾病,主要受累眼外肌,亦可影响骨骼肌导致全身无力和疲劳症状。呼吸肌受累时可导致呼吸衰竭,需要呼吸机支持。以"JMG"为主题的荟萃分析认为,JMG 的发病率约为 1～5/1.0×10^6(百万分之一至五)。在亚洲人群中,JMG 的患病率高于白人人群,其中 JMG 大约占所有重症肌无力病例的 50%。近期的国内重症肌无力调查研究显示,50.3%的重症肌无力在 3 岁前发病,56.3%为女性患儿,50.9%出现肌无力反复发作,同时病程头两年的复发率较高。诊断性测试包括血清乙酰胆碱受体抗体试验,重复神经刺激试验以及肌电图检查。青少年重症肌无力的治疗方法包括乙酰胆碱酯酶抑制剂或者免疫抑制药物的使用,血浆置换术,免疫球蛋白静脉注射,胸腺切除术等。需要眼科医师定期监测上睑下垂或斜视的进展。

一、一过性新生儿肌无力

一过性新生儿肌无力(transient neonatal myasthenia, TNM)是一种抗体介导的疾病,由于母亲为重症肌无力患者,抗乙酰胆碱受体抗体通过胎盘传递给胎儿致病,病程是一过性的,有别于先天性肌无力综合征和青少年型重症肌无力。重症肌无力母亲所生的小孩患 TNM 的概率为 5%～30%,患儿可表现为全身性低张力、哭声微弱、呼吸窘迫、吸吮无力和眼外肌无力,临床症状通常是一过性的,但早期可能需要呼吸机支持。母亲为重症肌无力患者,患儿自身抗体检测阳性,即可诊断 TNM,该疾病是一过性疾病,当患儿体内的自身抗体代谢后,临床症状就会消失。治疗方法包括新斯的明治疗和血浆交换治疗,一旦自身抗体消失,就不需要继续治疗。

二、先天性肌无力综合征

先天性肌无力综合征(congenital myasthenic syndromes, CMS)不是自身免疫性疾病,而是由于神经肌肉接头中蛋白质的结构或功能改变引起的一组功能紊乱综合征,必须注意与肌病或其他神经系统疾病区别。CMS 的致病原因可能是乙酰胆碱的生成、运输、释放障碍,或者是烟碱型乙酰胆碱受体异常,或者是乙酰胆碱受体降解障碍,或者是终板的生长发育蛋白异常,或者是蛋白质糖基化异常等。而 CMS 最常见的致病原因是乙酰胆碱受体本身结构、生成发生改变,即运动终板上乙酰胆碱酯酶缺乏(AChE)。通过遗传分析明确导致 CMS 的病因对治疗很重要,因为特异于某一变异的治疗方法可能对另一变异是有害的。CMS 患儿通常有家族史，需要仔细询问亲戚间是否有类似症状表现；同时，CMS 常常在早期发病，甚至在婴儿期即出现疲乏无力，可能仅是单纯的疲劳性上睑下垂，也可能所有骨骼肌受累出现全身无力。CMS 自身抗体检测为阴性，此为鉴别一过性新生儿肌无力与青少年型重症肌无力的方法，但难以鉴别诊断部分自身抗体检测亦为阴性的青少年型重症肌无力。

三、青少年型重症肌无力

青少年型重症肌无力(juvenile myasthenia gravis, JMG)是一种在 19 岁以前发病，以身体无力为主要表现的自身免疫性疾病。不同于神经肌肉接头结构异常致病的 CMS，或者病程为自限性的 TNM。JMG 是累及神经肌肉接头处突触后膜的乙酰胆碱受体的，以乙酰胆碱受体抗体或者细胞免疫依赖性补体介导的自身免疫性疾病。近期研究显示，脂蛋白受体相关膜蛋白 4(LRP-4)为 JMG 自身抗体的另一靶点，自身抗体检测阴性的 JMG 患儿可检测出抗 LRP-4 抗体。由于 JMG 是 B 细胞介导疾病，有研究提出 B 细胞活化因子可能在 JMG 发病机制中发挥重要作用，因此可作为 JMG 发病的标志物。

第二节 重症肌无力功能障碍特点

波动性骨骼肌无力是重症肌无力的特征性功能障碍，眼外肌最容易受累，仅眼外肌受累的称为眼肌型重症肌无力；如果任何其他骨骼肌受累则诊断为全身型重症肌无力。眼外肌受累出现在绝大多数的重症肌无力病例中，可全病程受到影响，也可仅在病程的某一时刻受累。

一、根据受累肌群分型

重症肌无力可分为眼肌型和全身型重症肌无力，具体障碍特点如下。

1. 眼肌型重症肌无力(ocular myasthenia gravis)　10%～35%的 JMG 为眼肌型重症肌无力，眼肌型重症肌无力是亚洲人群中较常见的 JMG 形式。受累肌肉包括上下直肌、内外直肌、上斜肌和上斜肌、眼轮匝肌、上睑提肌。患儿最早表现可能是上睑下垂、斜视或复视。有研究显示，JMG 是 0.81%儿童上睑下垂的根本原因。常在早晨醒来时出现上睑下垂，进展时出现晚上下垂加重。需要注意的是，瞳孔与重症肌无力的临床检测无关，瞳孔出现异常应警惕引起斜视的其他神经疾病。从眼肌型重症肌无力进展到全身型重症肌无力的概率为 8%～49%，其中进展为 JMG 的概率为 8%～33%。与青春期后发病比较，青春期前发病的眼肌型重症肌无力患儿不容易发展成全身型重症肌无力类型。

2. 全身型重症肌无力(generalized myasthenia gravis)　因为呼吸肌受累，全身型 JMG 可能会发生呼吸衰竭危及生命，需要呼吸机支持。临床表现包括眼球运动异常和上睑下垂，以及肢体和面部肌肉无力，呼吸困难，吞咽困难或呛咳，语音特性改变等。可使用美国重症肌无力分级系统判断疾病的严重程度。

二、根据病程进展

使用改良 Osserman 分型(modified Osserman method)方法可把重症肌无力分为 5 型：分别是Ⅰ型，眼肌型重症肌无力(ocular type MG)，仅眼外肌肉受累，包括Ⅰa 型(上睑下垂)和Ⅰb 型(上睑下垂和视线固定)；Ⅲ型，全身型重症肌无力(general type MG)，包括Ⅱa 型(眼肌和手臂肌无力)和Ⅱb 型(咀嚼和吞咽障碍以及构音障碍)；Ⅲ型，爆发型(fulminationg type)，突然肌力减弱和肌无力危象；Ⅳ型，迟缓型(flaccid type)，从Ⅰ型、Ⅱ型进展而成，在 2～3 年达到发病高峰；Ⅴ型，肌萎缩型(amyotrophic type)。近期的国内重症肌无力调查研究显示，85.2%为Ⅰ型，其中仅 4.2%进展为全身型重症肌无力；13.4%为Ⅱ型；1.5%为Ⅲ型；反复发作率为 46.1%。

还可以使用分型更细的 Osserman & Genkins 重症肌无力分型重症肌无力协会(myasthenia gravis foundation association, MGFA)修订版(表 11-2-1)。

表 11-2-1　Osserman & Genkins 重症肌无力分型 MGFA 修订版

分型	临床类型	症状
Ⅰ*/MGFA Ⅰ	眼肌型(ocular)	上睑下垂与复视
Ⅱa*/MGFA Ⅱ	轻度全身型(mild generalized)	轻度全身无力
Ⅱb*/MGFA Ⅱb	面咽型(faciopharyngeal)	轻度全身无力并出现延髓性麻痹症状
Ⅲ*	重度急性全身型(severe acute generalized)	急性重度全身无力并出现延髓症状和呼吸障碍
MGFA Ⅲ	中度全身型(medium severity generalized)	中度全身无力
MGFA Ⅲa		肢体/躯干肌群无力程度重于面咽肌群
MGFA Ⅲb		面咽肌群、呼吸肌无力程度重于肢体/躯干肌群
Ⅳ*	重度慢性全身型(severe chronic generalized)	重度、进行性全身无力
MGFA Ⅳ	重度全身型(severe generalized)	
MGFA Ⅳa		肢体/躯干肌群无力程度重于面咽肌群
MGFA Ⅳb		面咽肌群、呼吸肌无力程度重于肢体/躯干肌群
Ⅴ*	MG 伴严重后遗症(myasthenia with severe residual)	重度慢性肌萎缩
MGFA Ⅴ	依赖呼吸机支持的重度重症肌无力(severe MG requiring intubation)	

MGFA：Myasthenia Gravis Foundation Association，重症肌无力协会。
* Osserman & Genkins 重症肌无力分型。

第三节 重症肌无力作业治疗评定

重症肌无力的作业治疗主要评价肢体无力对功能、活动的影响。

一、肌无力评分量表

肌无力评分量表(myasthenic muscle score，MMS)包括 9 个测试项目，分别测试眼部、颈部、躯干、肢体肌群的肌力与耐力，总分 100 分，总分越高提示病情越轻，该量表分数提高 20 分即提示达到有限治疗(表 11-3-1)。

表 11-3-1　肌无力评分量表

检查项目	最低 0 分，最高 15 分			
上肢侧平举	每 10 秒 1 分			
仰卧抬腿	每 5 秒 1 分			
检查项目	计分			
	0 分	5 分	7 分	10 分
仰卧抬头	做不到	没有阻力		抵抗
仰卧坐起	做不到	没有手帮助		
眼外肌	复视	下垂症		正常
闭目	不完全闭合，角膜不覆盖	角膜覆盖不全	轻度闭合不全	正常
咀嚼	做不到	弱		正常
吞咽	有吸入，受损	无吸入；受损		正常
言语	含糊不清	鼻音		正常
总分	100 分			

二、重症肌无力徒手肌力检查法

重症肌无力徒手肌力检查法(manual muscle test for MG，MG-MMT)测试肌群或者动作，包括：上眼睑下垂；复视；闭目；脸颊鼓起；舌头突出；下颌关闭；颈部屈曲；颈部伸展；肩外展(三角肌)；肘屈曲(肱二头肌)；肘伸展(肱三头肌)；腕背伸；握力；髋关节屈曲(髂腰肌)；伸膝(股四头肌)；屈膝(腘绳肌)；踝背伸(胫前肌)；踝跖屈(小腿三头肌)。评分标准为正常＝0 分，75%肌力/轻度损伤＝1 分，50%肌力/中度受损＝2 分，25%肌力/严重损伤＝3 分，瘫痪/无法做到＝4 分，并记录导致无力的除外重症肌无力的其他原因。该量表分数改善 2 分即提示达到有限治疗。

三、重症肌无力综合评定量表

重症肌无力综合评定量表(MG composite scale，MGC)是一个相对较新的量表(表 11-3-2)，通过 10 个功能区测试来分析重症肌无力对患儿在功能方面的影响，设计简单，可以在 5 分钟内完成检查，有研究提示，3 分值左右的改善提示有效治疗。

表 11-3-2　重症肌无力综合评定量表

检查项目	计　分			
上睑下垂：向上凝视（出现下垂时间，体查）	0 分：>45 秒	1 分：11～45 秒	2 分：1～10 秒	3 分：立即
复视：左、右外侧凝视（出现复视时间，体查）	0 分：>45 秒	1 分：11～45 秒	2 分：1～10 秒	3 分：立即
闭目（体查）	0 分：正常	0 分：轻度无力 医师用力可打开眼睑	1 分：中度无力 医师可轻松打开眼睑	2 分：严重无力 眼睑无法闭合
言语交流（病史）	0 分：正常	2 分：断续不清或鼻音	4 分：持续不清或鼻音，但可以理解	6 分：讲话难以理解
咀嚼（病史）	0 分：正常	2 分：咀嚼固体食物疲劳	4 分：咀嚼软质食物疲劳	6 分：胃管
吞咽（病史）	0 分：正常	2 分：极少出现呛咳或吞咽困难	5 分：频繁吞咽功能并需要改变饮食习惯	6 分：胃管
呼吸（由 MG 引起）	0 分：正常	2 分：劳累后呼吸短促	4 分：静息时呼吸短促	9 分：呼吸机
颈部屈曲或伸直（最弱）（体查）	0 分：正常	1 分：轻度无力	3 分：中度无力（50%→15%肌力）	4 分：重度无力
肩关节外展（体查）	0 分：正常	2 分：轻度无力	4 分：中度无力（50%→15%肌力）	5 分：重度无力
髋关节屈曲（体查）	0 分：正常	2 分：轻度无力	4 分：中度无力（50%→15%肌力）	5 分：重度无力
总分	0 分			

四、重症肌无力日常生活、活动能力评定

重症肌无力日常生活、活动能力评定（myasthenia gravis activities of daily living profile，MG-ADL）测试重症肌无力患儿的日常活动能力，能够敏感检测患儿的症状变化程度（表 11-3-3）。

表 11-3-3　重症肌无力日常生活活动能力评定

检查项目	0 分	1 分	2 分	3 分
言语	正常	间歇含糊不清或有鼻音	含糊不清或有鼻音持续出现，但语句可以理解	难以听懂
咀嚼	正常	进食固体食物时疲劳	进食液体食物时疲劳	胃管
吞咽	正常	较少出现呛咳	经常呛咳，并需要调整食物性状	胃管
呼吸	正常	呼吸短促，费力	静息时就出现呼吸短促	依赖呼吸机
刷牙和梳头能力受损	没有	费力，但整个过程不需要休息	需要休息	任何一项都不能做
从椅子上坐起能力受损	没有	轻度受损，有时候需要手臂帮助	中度受损，总需要手臂帮助	严重受损，需要他人帮助
复视	没有	偶尔发生，不是每日发生	每日，但不会持续复视	持续复视
上眼睑下垂	没有	偶尔发生，不是每日发生	每日，但不会持续下垂	持续下垂
总分	0 分			

另外，由于重症肌无力的特征性表现为肌无力，患儿往往会自觉容易疲劳而影响日常活动，因此临床上也需要对疲劳程度或者易疲劳性进行评定。首先，需要明确导致疲劳的原因，对于重症肌无力患儿，肌力下降、能量耗尽是主要因素；而疾病疲劳会与低落情绪相关，疲劳影响心理过程，导致

持续注意力的下降，从而进一步影响活动。其次，某些新陈代谢也会导致肌肉疲劳，包括肌糖原和磷酸肌酸的下降、乳酸的增加、低 pH 值等，在疾病过程需要监控这些指标的变化。最后，在评定疲劳时，需要指出患儿是在什么活动中易出现疲劳，比如持续收缩，重复动作等，目的是分析疲劳的表现，如学习记忆、注意力持续性、言语流畅性等，从而有效的指导治疗性活动，如技巧性的安排活动顺序以降低疲劳感等。虽然有一些有因果关系的因素（比如激励）会影响多个功能的表现，但许多方面都是有功能特定性的。比如，运动和认知活动能明显地分别减少易疲劳性于不同的百分比和引起不同的心理反应。疲劳程度的评定方法包括疲劳严重程度量表（fatigue severity scale），明确划分疲劳程度；改良疲劳指数（modified fatigue impact scale），敏感检测临床干预后疲劳程度随时间变化而改变的程度；以及评定患儿对活动的恐惧、自觉用力度以及测试活动的强度等。易疲劳性：即是否易疲劳，通常被量化成运动后峰值肌力、时间、速度、精确性的下降程度。

第四节 重症肌无力作业治疗

近期的国内重症肌无力调查研究显示，绝大多数重症肌无力患儿对类固醇治疗敏感。重症肌无力的发病率和死亡率较低，并发胸腺瘤的概率亦低，只有少数患儿遗留神经系统后遗症。因此，重症肌无力的作业治疗以对症治疗，提高生活质量为主。

1. *吞咽功能训练*　一过性新生儿肌无力早期出现吞咽障碍影响进食，需要在每次进食前进行吞咽功能训练，但注意控制训练强度避免疲劳。

2. *呼吸肌训练*　可以改善肌力从而改善呼吸功能，同样需要注意少量多次进行治疗避免疲劳。

3. *力量锻炼*　治疗对象为轻型重症肌无力患儿，可以改善肌力。

4. *治疗疲劳症状*　药物可选择免疫调节剂或者胆碱类药物，降低机体对疲劳的知觉；非药物治疗包括运动、冥想训练、能量管理策略等，但循证医学证据水平未明确。

5. *其他*　建议适当限制日常活动、控制体重、注射季节性流感疫苗等均有益于病情的控制；同时需要注意休息、保暖，避免劳累、受凉、感冒、情绪波动等。因此在作业治疗过程要注意控制训练量，监控患儿对训练的反应。

同时，还需要注意其他医疗手段对重症肌无力患儿的影响，包括禁用肥皂水灌肠以及慎用药物：部分激素类药物，部分抗感染药物（如氨基糖苷类抗生素、喹诺酮类等以及两性霉素等抗真菌药物），部分心血管药物（如利多卡因、奎尼丁、β 受体阻滞剂、维拉帕米等），部分抗癫痫药物（如苯妥英钠、乙琥胺等），部分抗精神病药物（如氯丙嗪、碳酸锂、地西泮、氯硝西泮等），部分麻醉药物（如吗啡、哌替啶等），部分抗风湿药物（如青霉胺、氯喹等）。

第五节 重症肌无力并发症的管理

一、妊娠期重症肌无力

重症肌无力患者怀孕后对症状有何影响目前尚无明确定论。多数重症肌无力患者的病情不会加重，也不会影响分娩的时间和方式。怀孕期间使用胆碱酯酶抑制剂和糖皮质激素相对安全，其他免疫抑制药物有可能影响胚胎的正常发育，应在怀孕前停用。如欲计划近期怀孕，就应避免使用甲氨蝶呤和霉酚酸酯等有致畸性的药物，否则就需明确指出其风险性并做好有效的避孕。

二、其他

重症肌无力患者还可合并 Graves 病、多发性肌炎、多发性硬化、干燥综合征、周期性瘫痪、Hashimoto 病、类风湿关节炎、系统性红斑狼疮、格林-巴利综合征、再生障碍性贫血等疾病；部分患者还可能累及心肌，表现为心电图异常、心律失常等。因此，在积极治疗重症肌无力的同时，还要兼顾可能合并的其他疾病。

第六节
个案分析

一、基本情况

姓名:林某　　性别:女　　年龄:16 岁

出生地:广东兴宁

家庭住址:广东兴宁

发病时间:2018 年 2 月 26 日

接诊时间:2018 年 2 月 28 日

临床诊断:青少年型重症肌无力,MGFA Ⅲ型。

辅助检查:血清乙酰胆碱受体抗体试验阳性,重复神经刺激试验阳性以及单纤维肌电图测试中的抖动增大。

二、初次评定记录

(一) S(主观资料)

1. 主诉　四肢乏力 2 天。

2. 治疗史　2018 年 2 月 26 日发病后就诊于当地医院,2018 年 2 月 27 日转院至广州市某三甲儿童医院神经康复科,发病至今未曾接受任何康复治疗。

3. 既往史　否认高血压、糖尿病等病史;发病前:ADL 和 IADL 独立,认知功能正常。

4. 社会生活史　①生活方式:学生,爱好打游戏;②个人状况:初中文化水平,医疗费用类型为梅州医保;③居住情况:与父母一起住,家住电梯楼,家中厕所为蹲厕、无扶手,浴室为淋浴。

5. 治疗目标　重返学校,继续接受教育。

6. 情感或态度　积极配合。

7. 家属配合度　积极配合。

8. 疼痛　目前自述无疼痛症状。

(二) O(客观资料)

1. 认知评定　患儿处于清醒状态、可完成三步指令,语言切题且流畅,定向力正常,日常生活观察中无认知障碍的表现,故没有进行认知量表筛查。

2. 肢体功能　①坐位平衡:自动态平衡;②站立平衡:静态平衡;③跌倒风险:低;④利手:右手;⑤肌无力评分(MMS):60/100 分(表 11-6-1);⑥四肢 PROM:正常;⑦协调性:可以完成,检查过程中未发现震颤;⑧感觉:触觉、痛觉、本体觉均正常。

3. ADL 评定　重症肌无力日常活动能力评定(MG-ADL)5/0 分(表 11-6-2)。

(三) A(评定与分析)

1. 作业治疗诊断　重症肌无力导致患儿 ADL 部分依赖,活动能力轻度受限,情绪低落。

2. 主要问题　①修饰、上下楼梯需少量、等量帮助下完成;②床—椅转移转移、行走需少量帮助下完成;③手指抓握能力较差,书写困难;④容易疲乏导致体育活动受限,患儿情绪不佳。

3. 个人/环境因素的优势　①患儿学习能力较好,动作学习快;②患儿及其家属态度积极,依从性好;③患者目前肌力恢复至 3 级,能短暂行走。

4. 长期目标　一个月内,患者右手写字能够用恢复至发病前状态;日常生活活动能力不受限;能够适度参加部分体育活动。

5. 短期目标　①一周内,患儿能够使用筷子进食;②两周内,患儿能够独立完成转移、行走。

(四) P(干预计划)

1. 手及上肢功能训练　训练过程中注意控制训练量,避免过度疲劳:①上肢机器人训练:右上肢屈-伸肘、前臂旋前-旋后训练,10 min/天;②脑电反馈训练:手指伸展训练,10 min/天;③转移木插板训练:着重右手,必要时辅助,10 min/天;④手指抓握训练:抓握。

2. ADL 训练　①写字训练:右手使用握笔器写字训练 10 min/天;②进食训练:每次进食时使用右手勺筷子进食训练,10 min/天;③穿衣训练:包括解、扣衣扣,穿脱开襟衫、裤子,1～2 次/周。④转移训练:床—椅转移训练,1 次/天。

3. 心理治疗　①心理疗法:充分了解患儿性格、心理和病理情况,针对性给予心理疏导,主动倾听患儿诉说,给予情感支持和安慰性话语,减轻患儿烦躁感。主动关心患儿,做好健康教育工作,增加患儿对医护人员的信任感,提升其康复信心;

②认知疗法:纠正患儿及其家属错误认知,可用集体讲解、一对一交流、咨询、图文、多媒体等方式宣传重症肌无力的发病知识,增加患儿及其家属的认知度,以消除恐惧等不良心理,正确对待自身疾病;③转移疗法:针对个体差异实施个体化疏导,如通过开展音乐疗法、阅读书报、放松疗法等转移患儿注意力;④社会支持:加强和患儿及其家属的沟通,争取家属的信任和配合,鼓励患儿家属多关心和探视患儿,面对患儿时应表现出轻松愉快的心情。

4. 家居环境调整　增加坐便器,减少患儿如厕、洗澡时的能量消耗。

5. 宣教　①病房中的修饰活动、穿衣等活动,在安全情况下建议家属创造条件让患儿自己完成,给予时间等待,增加言语实物鼓励;②适当的日常活动,避免过多卧床。

三、治疗进展记录

1. 运动功能　①患儿肌无力评分(MMS):80/100分(表11-6-1);②可短时间步行。

表11-6-1　肌无力评分记录

检查项目	2月28日	3月13日	3月16日
上肢侧平举	5	10	10
仰卧抬腿	5	10	10
仰卧抬头	0	5	5
仰卧坐起	0	5	5
眼外肌	10	10	10
闭目	10	10	10
咀嚼	10	10	10
吞咽	10	10	10
言语	10	10	10
总分	60	80	80

2. ADL　①患儿主诉可用勺进食;②可用坐位下独立漱口;③床—椅转移缓慢,但不需要帮助。

3. 治疗目标　一周内,双手可以在少等量帮助下使用筷子完成进食动作。

4. 干预计划　治疗同前。

四、出院记录

患儿明日出院,今日进行出院前评定。

(一) O(客观资料)

1. 肢体功能　肌无力评分(MMS)由60/100分进展至80/100分(表11-6-1)。

2. ADL评定　重症肌无力日常活动能力评定(MG-ADL)由5/0分进展至0/0分(表11-6-2),其中修饰由少量帮助下完成进展至独立完成,穿衣由大量帮助下完成进展至少量帮助下完成。

表11-6-2　重症肌无力日常活动能力评定(MG-ADL)记录

检查项目	2月28日	3月13日	3月16日
言语	0	0	0
咀嚼	0	0	0
吞咽	0	0	0
呼吸	0	0	0
刷牙和梳头能力受损	2	1	0
从椅子上坐起能力受损	3	2	0
复视	0	0	0
上眼睑下垂	0	0	0
总分	5	3	0

(二) A(评定与分析)

1. 仍存在的问题　①穿脱裤、穿脱袜需少量帮助下完成;②洗澡需中等量帮助下完成;③上下楼梯需少量帮助下完成;④右手书写仍不能恢复至发病前状态。

2. 家庭训练目标　三个月内,BADL及IADL自理,做好回归学校前准备。

(三) P(干预计划)

患儿明日出院回家,进行居家康复,计划如下:①家属监督下进行ADL训练,包括洗澡、穿脱裤、穿脱袜等;②适当进行家务训练;③使用中性笔进行书写练习;④进行回归学校前评定;⑤每月定期随访。

(何　璐)

参考文献

[1] 中华医学会神经病学分会神经免疫学组,中国免疫学会神经免疫学分会.中国重症肌无力诊断和治疗指南2015.中华神经科杂志,2015,48(11):934-940.

[2] HOFF J M, DALTVEIT A K, GILHUS N E. Myasthenia gravis: consequences for pregnancy, delivery, and the newborn. Neurology, 2003, 61 (10): 1362-1366.

[3] BARNETT C, BRIL V, KAPRAL M, et al. Development and validation of the Myasthenia Gravis Impairment Index. Neurology, 2016, 87 (9): 879-886.

[4] BURNS T M. History of outcome measures for myasthenia gravis. Muscle Nerve, 2010, 42(1): 5-13.

[5] DELLA MARINA A, KÖLBEL H, MÜLLERS M, et al. Outcome after robotic-assisted thymectomy in children and adolescents with acetylcholine receptor antibody positive juvenile myasthenia gravis. Neuropediatrics, 2017, 48(4): 315-322.

[6] EVOLI A. Acquired myasthenia gravis in childhood. Curr Opin Neurol, 2010, 23(5): 536-540.

[7] GOLD R, HOHLFELD R, TOYKA K V. Progress in the treatment of myasthenia gravis. Ther Adv Neurol Disord, 2008, 1(2): 36-51.

[8] KIM J H, HWANG J M, HWANG Y S, et al. Childhood ocular myasthenia gravis. Ophthalmology, 2003: 1458-1462.

[9] KINALI M, BEESON D, PITT M C, et al. Congenital myasthenic syndromes in childhood: diagnostic and management challenges. J Neuroimmunol, 2008, 201-202.

[10] KLUGER B M, KRUPP L B, ENOKA R M. Fatigue and fatigability in neurologic illnesses: proposal for a unified taxonomy. Neurology, 2013, 80(4): 409-416.

[11] MURAI H, UTSUGISAWA K, NAGANE Y, et al. Rationale for the clinical guidelines for myasthenia gravis in Japan. Ann N Y Acad Sci, 2018, 1413(1): 35-40.

[12] MURRAY M J, DEBLOCK H F, ERSTAD B L, et al. Clinical practice guidelines for sustained neuromuscular blockade in the adult critically ill patient: 2016 update executive summary. Am J Health Syst Pharm, 2017, 74(2): 76-78.

[13] NOSADINI M, MOHAMMAD S S, SUPPIEJ A, et al. IVIG in Neurology Study Group. Intravenous immunoglobulin in paediatric neurology: safety, adherence to guidelines, and long-term outcome. Dev Med Child Neurol, 2016, 58(11): 1180-1192.

[14] PATWA H S, CHAUDHRY V, KATZBERG H, et al. Evidence-based guideline: Intravenous immunoglobulin in the treatment of neuromuscular disorders. Neurology, 2012, 78(13): 1009-1015.

[15] PERAGALLO J H. Pediatric Myasthenia Gravis. Semin Pediatr Neurol, 2017, 24(2): 116-121.

[16] PITT M C, JABRE J F. Determining jitter values in the very young by use of the e-norms methodology. Muscle Nerve, 2017, 55(1): 51-54.

[17] VANDERPLUYM J, VAJSAR J, JACOB F D, et al. Clinical characteristics of pediatric myasthenia: a surveillance study. Pediatrics, 2013, 132 (4): e939-e944.

[18] VASCONCELOS M M, VASCONCELOS L G A, BRITO A R. Assessment of acute motor deficit in the pediatric emergency room. J Pediatr (Rio J), 2017, 93 Suppl 1: 26-35.

[19] VERMA S, LIN J. Stimulated jitter analysis for the evaluation of neuromuscular junction disorders in children. Muscle Nerve, 2016, 53(3): 471-472.

[20] YANG Z X, XU K L, XIONG H. Clinical characteristics and therapeutic eva-Luation of childhood myasthenia gravis. Exp Ther Med, 2015, 9(4): 1363-1368.

附　录　常用康复评定量表

表 1　Fugl-Meyer 评定-上肢部分

A. 上肢

Ⅰ　反射活动　坐位	不能引出	能够引出
肱二头肌反射	0	2
肱三头肌反射	0	2
小计Ⅰ(最高 4 分)		

Ⅱ　共同运动　坐位			无	部分	完全
a 屈肌共同运动 以完全伸肌共同运动(肩内收、内旋,肘伸直,前臂旋前)为起始位 手从对侧膝部触摸同侧耳朵	肩	后缩	0	1	2
		上提	0	1	2
		外展(至少 90°)	0	1	2
		外旋	0	1	2
	肘	屈曲	0	1	2
	前臂	旋后	0	1	2
b 伸肌共同运动 以完全屈肌共同运动(肩上提、后缩、外展至少 90°、外旋,肘屈曲,前臂旋后)为起始位 手从同侧耳朵触摸对侧膝部	肩	内收/内旋	0	1	2
	肘	伸展	0	1	2
	前臂	旋前	0	1	2
小计Ⅱ(最高 18 分)					

Ⅲ　伴有共同运动的活动	坐位	无	部分	完全
a 手触腰椎 以手置于大腿上为起始位 让患者用手背去触摸后腰部	没有明显活动或虽有活动但手在髂前上棘前	0		
	手在髂前上棘后(无代偿)		1	
	手能触到腰椎(无代偿)			2
b 肩屈曲 90° 以肩 0°,肘 0°,前臂中立位为起始位	肩屈曲一开始即出现肩外展或肘屈曲	0		
	肩屈曲过程后期出现肩外展或肘屈曲		1	
	能准确充分完成			2
c 前臂旋前旋后 以肩 0°,肘屈曲 90°为起始位	不能将肩肘关节维持于起始位置;前臂不能旋前旋后	0		
	能将肩肘关节维持于正确位置,并能部分完成前臂旋前、旋后		1	
	充分完成前臂旋前、旋后			2
小计Ⅲ(最高 6 分)				

Ⅳ　分离运动	坐位	无	部分	完全
a 肩外展 90°以手臂置于体侧,肘 0°,前臂旋前为起始位	肩外展一开始即出现肘屈曲或前臂旋后	0		
	肩关节只能部分外展或在肩外展过程后期出现肘屈曲或前臂旋后		1	
	能准确充分完成肩外展 90°,并保持肘伸直、前臂旋前			2

（续表）

Ⅳ 分离运动	坐位	无	部分	完全
b 肩屈曲 90°～180°以手臂置于体侧，肘 0°，前臂中立位为起始位	肩屈曲一开始即出现肩外展或肘屈曲	0		
	肩屈曲过程后期出现肩外展或肘屈曲		1	
	能准确充分完全肩屈曲，并保持肘 0°位			2
c 前臂旋前旋后以肩屈曲 30°～90°，肘 0°位为起始位	不能将肩肘关节维持于起始位置；前臂不能旋前旋后	0		
	能将肩肘关节维持于起始位置，并能部分完成前臂旋前旋后		1	
	充分完成前臂旋前旋后，并保持肘伸直			2
小计Ⅳ（最高 6 分）				
Ⅴ 正常反射活动	**只有第Ⅳ部分得 6 分时，才进行该部分检查**			
肱二头肌反射 肱三头肌反射 指屈肌反射	第Ⅳ部分<6 分或 2 个反射明显亢进	0		
	1 个反射明显亢进或至少 2 个反射活跃		1	
	最多 1 个反射活跃，无反射亢进			2
小计Ⅴ（最高 2 分）				
A 部分总积分（最高积分 36 分）				

B. 腕

坐位 若受试者不能保持起始位，检查者可在肘部提供支持，但腕部不予支持		无	部分	完全
a 腕背伸以肩 0°，肘屈 90°，前臂旋前为起始位	主动背伸少于 15°	0		
	能背伸 15°，但不能抗阻		1	
	能抗（轻微）阻力维持背伸 15°			2
b 腕关节交替屈伸以肩 0°，肘屈 90°，前臂旋前为起始位	不能随意运动	0		
	只能部分完成全关节范围内主动腕屈伸运动		1	
	流畅充分完成全关节范围内主动腕屈伸运动			2
c 肩关节前屈 30°，腕背伸以肩前屈 30°，肘 0°，前臂旋前为起始位	主动背伸少于 15°	0		
	能背伸 15°，但不能抗阻		1	
	能抗（轻微）阻力维持背伸 15°			2
d 肩关节前屈 30°，腕关节交替屈伸以肩前屈 30°，肘 0°，前臂旋前为起始位	不能随意腕屈伸运动	0		
	只能部分完成全关节范围内主动屈腕伸运动		1	
	流畅充分完成全关节范围内主动腕屈伸运动（平滑、不停顿地）			2
e 腕关节环形运动肢体位置无特殊要求	不能随意运动	0		
	活动费力或环形运动不完全		1	
	流畅的完全的环形运动（平滑、不停顿的）			2
B 部分总积分（最高积分 10 分）				

C. 手

坐位 必要时可在受试者肘部提供支持以维持屈肘 90°，腕部不予支持		无	部分	完全
a 集团屈曲以肘屈 90°，手指主动或被动完全伸展为起始位	无主动屈曲	0		
	能主动屈曲但不充分		1	
	与健侧相比，能主动充分屈曲			2
b 集团伸展以肘屈 90°，手指主动或被动完全伸展为起始位	无主动伸展	0		
	能主动伸展但不充分；或能放松主动屈曲的手指		1	
	与健侧相比，能主动充分伸展			2

（续表）

坐位　必要时可在受试者肘部提供支持以维持屈肘 90°，腕部不予支持		无	部分	完全
c 钩状抓握以肘屈 90°，第 2 至 5 指的指间关节及掌指关节 0°为起始位 2～5 指指间关节屈曲，掌指关节伸展	不能保持要求的动作位置	0		
	能保持钩状抓握，但握力微弱		1	
	能抗较大阻力保持钩状抓握			2
d 侧捏(拇指内收) 以肘屈 90°，腕掌关节、掌指关节及指间关节 0°，拇指外展，纸张置于拇指掌侧与示指掌指关节之间为起始位	不能进行侧捏动作	0		
	能夹住一张纸，但不能抵抗拉力		1	
	能抵抗较大拉力而夹住纸张			2
e 对捏 以肘屈 90°，拇指与示指指腹相对为起始位捏持一支铅笔，抵抗向上的拉力	不能进行对捏动作	0		
	能捏持一支铅笔，但不能抵抗拉力		1	
	能抵抗拉力而捏持铅笔			2
f 柱状抓握以肘屈 90°，拇指与示指相对为起始位握住一个圆柱状物体(直径 3 cm)，抵抗向上的拉力	不能进行圆柱状抓握动作	0		
	能握住圆柱状物体，但不能抵抗拉力		1	
	能抵抗拉力而握住圆柱状物体			2
g 球状抓握以肘屈 90°，手指外展、屈曲，拇指与其余四指相对为起始位抓握球状物体，如网球，抵抗向下的拉力	不能进行球状抓握动作	0		
	能抓握球状物体，但不能抵抗拉力		1	
	能抵抗拉力而抓握球状物体			2
C 部分总分(最高 14 分)				

D. 协调/速度

坐位　以肩外展 90°，肘 0°为起始位 先让患者用示指触碰鼻尖，左右各试一次后，闭眼，再用示指触碰鼻尖，尽可能快地连续重复 5 次，分别记录健侧和患侧完成五个完整动作所用的时间，观察活动过程中是否有震颤或辨距不良的表现		明显	轻度	无
a 震颤	明显震颤	0		
	轻度震颤		1	
	无震颤			2
b 辨距不良	明显的或不规则辨距不良	0		
	轻微且规律的辨距不良		1	
	无辨距不良			2
		>5 秒	2～5 秒	<2 秒
c 速度	较健侧慢 5 秒以上	0		
	较健侧慢 2～5 秒		1	
	两侧差别少于 2 秒			2
D 部分总分(最高 6 分)				
A～D 部分总分(最高 66 分)				

H. 感觉

闭眼，与健侧上肢对比		麻木/感觉缺失	感觉减退/感觉过敏	正常
轻触觉	上臂、前臂掌侧	0	1	2
	手掌	0	1	2
		感觉缺失或少于 3/4 正确	3/4 正确，两侧仍有相当的差别	100%正确，两侧无差别
位置觉	肩	0	1	2
	肘	0	1	2
	腕	0	1	2
	拇指(指间关节)	0	1	2
H 部分总分(最高 12 分)				

J. 被动关节活动度

J. 被动关节活动度				J. 关节疼痛，在上肢被动活动中		
坐位，与健侧上肢对比	只有几度活动度（肩部<10°）	减小	正常	活动范围内或终末有显著持续性疼痛	有些疼痛	无疼痛
肩						
屈曲（0°～180°）	0	1	2	0	1	2
外展（0°～90°）	0	1	2	0	1	2
外旋	0	1	2	0	1	2
内旋	0	1	2	0	1	2
肘						
屈曲	0	1	2	0	1	2
伸展	0	1	2	0	1	2
前臂						
旋前	0	1	2	0	1	2
旋后	0	1	2	0	1	2
腕						
背伸	0	1	2	0	1	2
掌屈	0	1	2	0	1	2
指						
屈曲	0	1	2	0	1	2
伸展	0	1	2	0	1	2
总分（最高 24 分）				总分（最高 24 分）		

表 2　Fugl-Meyer 评定-下肢部分

E. 下肢

Ⅰ 反射活动，仰卧位	不能引出	能够引出
屈肌：膝部屈肌腱反射	0	2
伸肌：膝腱反射，跟腱反射	0	2
小计Ⅰ（最高 4 分）		

Ⅱ 共同运动，仰卧位			无	部分	完全
a 屈肌共同运动 髋最大屈曲（外展/外旋），膝最大屈曲，踝最大跖屈（触摸远端肌腱以确保主动屈膝）	髋	屈曲	0	1	2
	膝	屈曲	0	1	2
	踝	背屈	0	1	2
b 伸肌共同运动 起始位置为屈肌共同运动，完成髋伸展/内收，膝伸展，踝跖屈。施加阻力以确保主动运动，评定运动和力量	髋	伸展	0	1	2
		内收	0	1	2
	膝	伸展	0	1	2
	踝	跖屈	0	1	2
小计Ⅱ（最高 14 分）					

Ⅲ 伴有共同运动的随意活动，坐位，膝距离床沿/椅沿 10 cm		无	部分	完全
a 膝屈曲 起始位置为主动或被动膝伸展	无主动运动	0		
	屈曲不超过 90°，触摸腘绳肌肌腱		1	
	屈曲超过 90°，触摸腘绳肌肌腱			2

（续表）

Ⅲ 伴有共同运动的随意活动，坐位，膝距离床沿/椅沿 10 cm		无	部分	完全
b 踝背屈 与健侧对比	无主动运动	0		
	部分背屈		1	
	完全背屈			2
小计Ⅲ（最高 4 分）				
Ⅳ 脱离共同运动的随意活动，站立位，髋 0°位		**无**	**部分**	**完全**
a 膝屈曲 90° 髋 0°位，可辅助维持平衡	无主动活动或同时立即出现髋屈曲	0		
	膝屈曲＜90°或屈膝过程中出现髋屈曲		1	
	膝屈曲≥90°且没有出现屈髋			2
b 踝背屈 与健侧对比	无主动活动	0		
	部分背屈		1	
	完全背屈			2
子测试Ⅳ（最高积分 4 分）				
Ⅴ 正常反射活动，仰卧位，只有第Ⅳ部分得 4 分时，才进行该部分检查，与健侧对比				
膝部屈肌腱反射，膝腱反射，跟腱反射	第Ⅳ部分＜4 分或 2 个反射明显亢进	0		
	1 个反射明显亢进或至少 2 个反射活跃		1	
	最多 1 个反射活跃，无反射亢进			2
小计Ⅴ（最高 2 分）				
E 部分总分（最高 28 分）				

F. 协调/速度

仰卧位，让患者两侧各试一次后进行，闭眼，跟膝试验（足跟碰对侧膝盖），尽可能快速重复 5 次		明显	轻度	无
a 震颤		0	1	2
b 辨距不良	明显的或不规则辨距不良	0		
	轻微且规律的辨距不良		1	
	无辨距不良			2
		＞5 秒	2～5 秒	＜2 秒
c 时间	较健侧慢 5 秒以上	0		
	较健侧慢 2～5 秒		1	
	两侧差别少于 2 秒			2
F 部分总分（最高 6 分）				

H. 感觉

闭眼，与健侧下肢对比		麻木/感觉缺失	感觉减退/感觉过敏	正常
轻触觉	腿部	0	1	2
	足底	0	1	2
		感觉缺失或少于 3/4 正确	3/4 正确，两侧仍有相当的差别	100%正确，两侧无差别
位置觉	髋	0	1	2
	膝	0	1	2
	踝	0	1	2
	大踇趾（指间关节）	0	1	2
H 部分总分（最高 12 分）				

J. 被动关节活动度

J. 被动关节活动度				J. 关节疼痛，在下肢被动活动中		
与健侧下肢对比	只有几度活动度	减小	正常	活动范围内或终末有显著持续性疼痛	有些疼痛	无疼痛
髋						
屈曲	0	1	2	0	1	2
外展	0	1	2	0	1	2
外旋	0	1	2	0	1	2
内旋	0	1	2	0	1	2
膝						
屈曲	0	1	2	0	1	2
伸展	0	1	2	0	1	2
踝						
背屈	0	1	2	0	1	2
跖屈	0	1	2	0	1	2
足						
外翻	0	1	2	0	1	2
内翻	0	1	2	0	1	2
总分(最高 20 分)				总分(最高 20 分)		

表 3　偏瘫上肢功能七阶段测试(中国香港版)

等级	任务	评定时间及结果					
1	无						
2	A. 联合反应	+	−	+	−	+	−
	B. 患手放在大腿上	+	−	+	−	+	−
3	C. 健手将衣服塞入裤子里，提患侧手臂	+	−	+	−	+	−
	D. 提起袋子(维持 15 秒)	+	−	+	−	+	−
4	E. 患手稳定瓶子，用健手打开瓶盖	+	−	+	−	+	−
	F. 将湿毛巾拧干	+	−	+	−	+	−
5	G. 拿起并搬移小木块	+	−	+	−	+	−
	H. 用勺子进食	+	−	+	−	+	−
6	I. 提举盒子	+	−	+	−	+	−
	J. 用塑料杯子喝水	+	−	+	−	+	−
7	K. 用钥匙开锁头	+	−	+	−	+	−
	L1. 控制筷子(利手)	+	−	+	−	+	−
	L2. 控制夹子(非利手)	+	−	+	−	+	−
偏瘫上肢功能等级							

表 4　手臂动作调查测试表(ARAT)

检查部分	检查序号	检查内容
抓	1	抓一边长 10 cm 的正方体木块
	2	抓一边长 2.5 cm 的正方体木块
	3	抓一边长 5 cm 的正方体木块

（续表）

检查部分	检查序号	检查内容
抓	4	抓一边长 7.5 cm 的正方体木块
	5	抓一直径 7.5 cm 的球
	6	抓一直径 10 cm×2.5 cm×1 cm 的石头
握	1	把一玻璃杯的水倒入另一玻璃杯里
	2	2.25 cm 的管子
	3	1 cm×16 cm 的管子
	4	把直径 3.5 cm 的螺帽放在螺钉上
捏	1	用环指和拇指相对捏起直径 6 mm 的小球
	2	用示指和拇指捏起直径 1.5 cm 的弹珠
	3	用中指和拇指相对捏起直径 6 mm 的小球
	4	用示指和拇指相对捏起直径 6 mm 的小球
	5	用中指和拇指捏起直径 1.5 cm 的弹珠
	6	用环指和拇指捏起直径 1.5 cm 的弹珠
粗大运动	1	把手置于脑后
	2	把手放在头上
	3	手碰嘴

表 5　运动评定量表（MAS）

1. 从仰卧位到健侧卧位
(1) 自己牵拉侧卧
(2) 下肢主动横移且下半身随之移动
(3) 用健侧上肢将患侧上肢提过身体，下肢主动移动且身体随其移动
(4) 患侧上肢主动移动到对侧，身体其他部位随之运动
(5) 移动上下肢并翻身至侧位，但平衡差
(6) 在 3 s 内翻身侧卧
2. 从仰卧位到床边坐
(1) 侧卧，头侧抬起，但不坐起
(2) 从侧卧到床边坐
(3) 从侧卧到床边坐
(4) 从侧卧到床边坐
(5) 仰卧到床边坐
(6) 在 10 s 内从仰卧到床边坐
3. 坐位平衡
(1) 必须有支持才能坐帮助患者坐起
(2) 无支持能坐 10 s
(3) 无支持能坐，体重能很好地前移，且分配均匀
(4) 无支持能坐并能转动头和躯干向后看
(5) 无支持能坐且向前触地面并返回原位
(6) 无支持能坐在凳子上，触摸侧方地面并返回原位
4. 从坐到站
(1) 需要别人帮助站起
(2) 可在别人准备随时帮助下站起
(3) 可以站起
(4) 可以站起，并伸直髋和膝维持 5 s
(5) 坐—站—坐不需别人准备随时帮助
(6) 坐—站—坐不需别人准备随时帮助，并在 10 s 内重复 3 次
5. 步行
(1) 能用患腿站，另一腿向前迈步
(2) 在一个人准备随进给以帮助下能行走
(3) 不需帮助能独立行走（或借助任何辅具）3 m
(4) 不用辅具 15 s 内能独立步行 5 m
(5) 不用辅具 25 s 内能独立步行 10 m，然后转身，拾起地上一个小沙袋，可以用任一只手，并且走回原地
(6) 35 s 内上下四级台阶 3 次
6. 上肢功能
(1) 卧位，上举上肢以伸展肩关节
(2) 卧位，保持上举伸直的上肢 2 s
(3) 上肢体位同 2，屈伸肘部使手掌及时离开前额
(4) 坐位，使上肢伸直前屈 90°保持 2 s
(5) 坐位，患者举臂同 4，前屈 90°，并维持 10 s 然后还原
(6) 站立，手抵墙，当身体转向墙时要维持上肢的位置
7. 手的运动
(1) 坐位，伸腕
(2) 坐位，腕部桡侧偏移
(3) 坐位，肘置于身旁，旋前和旋后
(4) 手前伸，用双手捡起一直径 14 cm 的大球，并把它放下
(5) 从桌上拿起一个塑料杯，并把它放在身体另一侧的桌上
(6) 连续用拇指和每一个手指对指，10 s 内做 14 次以上
8. 手的精细动作
(1) 捡起一个钢笔帽，再放下
(2) 从杯子里捡出一颗糖豆，然后放在另一个杯子里
(3) 画几条水平线止于垂直线上，20 s 画上 10 次
(4) 用一支铅笔在纸上连续迅速地点点
(5) 把一匙液体放入口中
(6) 用梳子梳头后部的头发
9. 全身肌张力（不计入总分，只作参考）
(1) 迟缓无力，移动身体部分时无阻力
(2) 移动身体部分时可感觉到一些反应
(3) 变化不定，有时迟缓无力，有时肌张力正常，有时张力高
(4) 持续正常状态
(5) 50%时间肌张力高
(6) 肌张力持续性增高

结果判定：>33 分者轻度运动障碍；17～32 分者为中度运动障碍；0～16 分者为重度运动障碍

表 6 Wolf 运动功能测试评定

评定项目	
项目号	项目内容
1	前臂放到桌子上(侧面)
2	前臂由桌子放到 25.4 cm 高的盒子上(侧面)
3	前臂放在桌边,伸展肘关节,使拇指越过离桌边 28 cm 的线(侧面)
4	前臂放在桌边,伸展肘关节,手背推动 0.45 kg 的沙袋越过离桌边 28 cm 的线(侧面)
5	手放到桌子上(正面)
6	手由桌子放到 25.4 cm 高的盒子上(正面)
7	在桌面屈肘拉回离桌边 28 cm 线上重 0.45 kg 的沙袋(正面)
8	拿起易拉罐并放到嘴边做喝的动作(正面)
9	从桌面上拿起铅笔(正面)
10	从桌面上拿起曲别针(正面)
11	叠放三个棋子(正面)
12	翻转三张纸牌(必须有翻腕动作)(正面)
13	在锁中转动钥匙(正转 180°,逆转 180°)(正面)
14	叠毛巾(先两手对折,再用患侧翻折)(正面)
15	站起,将 1.35 kg 的篮子从桌子上提放到 25.4 cm 高的盒子上(篮子必须越过身体中线)(正面)
评分标准	
等级	标准
0 分	所测试的上肢未尝试参与测试,未产生任何动作
1 分	所测试的上肢试图参与测试但没有产生功能性的参与;在单侧动作的测试中,未被测试的上肢有可能帮助测试上肢或患者在 2 min 内不能完成作业,则停止作业活动,功能评分计 1 分,作业活动时间计 120 s
2 分	所测试的上肢参与测试并完成任务,但需要小的调整或变换位置,或需要 2 次尝试才能完成任务;在双侧任务中,被测试上肢功能损害非常严重,只能作为辅助
3 分	所测试的上肢参与测试并完成任务,但动作收到协同运动的影响,或动作完成较慢、费力
4 分	所测试的上肢参与测试并完成任务,动作接近正常。但是完成速度较健侧轻度变慢,或缺乏精确度、良好的协调性和流畅性
5 分	所测试的上肢参与测试并完成任务,与健侧比较,动作正常

表 7 偏瘫手功能分级的评定

序号	检查动作
1	患手固定桌上的纸,由健手剪
2	患手持钱包悬空,让健手从中取硬币
3	患手悬空持张开的伞,持续 10 s 以上
4	患手持指甲剪给健手剪指甲
5	患手给健手扣袖扣
评定标准	
Ⅰ废用手	不能做 5 个级别中的任何动作
Ⅱ辅助手 C	只能做 5 个级别中的一个动作
Ⅲ辅助手 B	只能做 5 个级别中的两个动作
Ⅳ辅助手 A	能做 5 个级别中的三个动作
Ⅴ实用手 B	能做 5 个级别中的四个动作
Ⅵ实用手 A	能做 5 个级别中的所有动作

（续表）

功能级与评定级的对应关系		
功能级	评定级	完成动作
实用手	实用手 A	完全
辅助手	实用手 B	4/5
不完全残废手	辅助手 A/B/C	(1～3)/5
完全残废手	废用手	0

表 8　Berg 平衡量表（Berg balance scale，BBS）

检查序号	检查内容	评分标准	
1	从坐位站起	4 分	不用支撑站起来，且保持稳定
		3 分	能用手支撑站起来，且保持稳定
		2 分	尝试几次后，能用手支撑站起来
		1 分	站起来或稳定需要少量帮助
		0 分	站起来需要中等或大量帮助
2	无支持站立	4 分	能安全独立站立 2 分钟
		3 分	在监护下能站立 2 分钟
		2 分	能独立站立 30 秒
		1 分	尝试几次才能独立站立 30 秒
		0 分	不能独立站立 30 秒
3	无支持坐位	4 分	能安全无协助地坐 2 分钟
		3 分	在监护下能坐 2 分钟
		2 分	能独立坐 30 秒
		1 分	能独立坐 10 秒
		0 分	需支撑才能坐 10 秒
4	从站立位坐下	4 分	需要很少帮助就能安全坐下
		3 分	需要用手控制才能慢慢坐下
		2 分	腿的背面需靠着椅子来控制坐下
		1 分	能独立坐下但下降过程无控制
		0 分	需要帮助才能坐下
5	转移	4 分	能安全转移很少用手
		3 分	能安全转移需手支撑
		2 分	口头提示/监督下能转移
		1 分	需一个人帮助转移
		0 分	需两个人帮助转移/监督
6	无支持闭目站立	4 分	能安全地闭眼站立 10 秒
		3 分	监督下闭眼站立 10 秒
		2 分	闭眼站立 3 秒
		1 分	不能闭眼 3 秒但能安全的站立
		0 分	需帮助防止摔倒
7	双脚并拢无支持站立	4 分	能双足并拢并安全的站 1 分钟
		3 分	监督下双足并拢并安全站 1 分钟
		2 分	能双足并拢但不能保持 30 秒

（续表）

检查序号	检查内容	评分标准	
7	双脚并拢无支持站立	1分	需帮助并拢双足能保持15秒
		0分	需帮助并拢双足不能保持15秒
8	站立时上肢向前伸展并向前移动	4分	能安全地向前伸25 cm
		3分	能向前伸12 cm
		2分	能向前伸5 cm
		1分	监督下能向前伸
		0分	需外部支撑/向前伸时失去平衡
9	站立时从地面拾起物品	4分	能安全容易地捡起拖鞋
		3分	监督下能捡起拖鞋
		2分	不能捡起拖鞋但距离物品2～5 cm能独立保持平衡
		1分	不能捡起，尝试时需监督
		0分	不能尝试/需帮助防止失去平衡或摔倒
10	站立位转身向后看	4分	能从左右两边向后看，重心转移较好
		3分	能从一边向后看，另一边重心转移较少
		2分	只能从一边向后看，但平衡较好
		1分	转身时需监督
		0分	需帮助防止重心不稳或摔倒
11	转身360°	4分	安全转身一周用时≤4秒
		3分	只能一个方向转身一周用时≤4秒
		2分	能安全地转身一周但较缓慢
		1分	需要密切监督或口头提示
		0分	需要帮助
12	无支持站立时将一只脚放在台阶或凳子上	4分	能安全独立的交替踏4次，用时≤20秒
		3分	能独立的交替踏4次，用时＞20秒
		2分	监督下（不需帮助）双足交替踏2次
		1分	需少量帮助能双足交替踏＞1次
		0分	需帮助尝试/防止摔倒
13	两脚一前一后站立	4分	能独立向前向后一步并保持30秒
		3分	能独立向前一步并保持30秒
		2分	能迈一小步保持30秒以上
		1分	迈步时需帮助但能保持15秒
		0分	在迈步或站立时失去平衡
14	单腿站立	4分	单腿独立站立＞10秒
		3分	单腿独立站立5～10秒
		2分	单腿独立站立≥3秒
		1分	能抬起脚独立站立但不能保持3秒
		0分	不能尝试/需帮助防止摔倒

结果判定：＜40分，有摔倒的危险；0～20分，限制轮椅；21～40分，辅助下步行；41～56分，完全独立。

表 9　Fugl-Meyer 平衡量表

项　目	评分标准
1. 无支撑坐位	0 分:不能保持坐位 1 分:能坐,但少于 5 min 2 分:能坚持坐 5 min 以上
2. 健侧伸展防护反应	0 分:肩部无外展或肘关节无伸展 1 分:反应减弱 2 分:反应正常
3. 患侧伸展防护反应	0 分:肩部无外展或肘关节无伸展 1 分:反应减弱 2 分:反应正常
4. 支撑站立	0 分:不能站立 1 分:在他人的最大支撑下可以站立 2 分:由他人稍给
5. 无支撑站立	0 分:不能站立 1 分:不能站立 1 min 或身体摇晃 2 分:能平衡站立 1 min 以上
6. 健侧单足站立	0 分:不能维持 1～2 s 1 分:平衡站稳达 4～9 s 2 分:平衡站稳超过 10 s
7. 患侧单足站立	0 分:不能维持 1～2 s 1 分:平衡站稳达 4～9 s 2 分:平衡站稳超过 10 s

表 10　改良 Barthel 指数(MBI)

项　目	级别及评分				
	完全依赖 1 级	最大帮助 2 级	中等帮助 3 级	最小帮助 4 级	完全独立 5 级
1. 进食	0	2	5	8	10
2. 个人卫生	0	1	3	4	5
3. 穿衣	0	2	5	8	10
4. 洗澡	0	1	3	4	5
5. 如厕	0	2	5	8	10
6. 大便控制	0	2	5	8	10
7. 小便控制	0	2	5	8	10
8. 床椅转移	0	3	8	12	15
9. 行走	0	3	8	12	15
9A. 轮椅操作 *	0	1	3	4	5
10. 上下楼梯	0	2	5	8	10

评分标准

1 级	完全依赖别人完成整项活动
2 级	某种程度上能参与,但在整个活动过程需要别人提供协助才能完成 注:"整个活动过程"是指有超过一半的活动过程
3 级	能参与大部分的活动,但在某些过程中仍需要别人提供协助才能完成整项活动 注:"某些过程"是指一半或以下的工作
4 级	除了在准备或收拾时需要协助,患者可以独立完成整项活动;或进行活动时需要别人从旁监督或提示,以策安全 注:"准备或收拾"是指一些可在测试前后去处理的非紧急活动过程
5 级	可以独立完成整项活动而无须别人在旁监督、提示或协助

结果判定:总分 60 分以上提示生活基本可以自理;60～40 分提示生活需要帮助;40～20 分生活需要很大帮助;20 分以下表明生活完全依赖

注:* 表示仅在不能行走时才评定此项。可以通过询问或直接观察来进行打分。

表 11　作业活动分析

活　动	步　骤
1. 床上移动	1.1 左肩从仰卧位转 90° 1.2 左髋从仰卧位转 90° 1.3 从左侧卧位转回仰卧位 1.4 仰卧位屈髋屈膝足置于床面上 1.5 臀部抬高床面 5 秒，即拱桥动作 1.6 右肩从仰卧位转 90° 1.7 右髋从仰卧位转 90° 1.8 从右侧卧位转回仰卧位
2. 卧—坐转移	2.1 从仰卧位转向两侧 2.2 将下肢移开床沿 2.3 上身推向半坐位 2.4 抬起躯干至坐直位 2.5 维持坐位平衡 2.6 自我控制地躺下 2.7 将下肢放回床上 2.8 调整身体在床上位置
3. 床—椅转移	3.1 两足沿床移动 3.2 臀部抬离床面 3.3 移动臀部到椅子上 3.4 调整坐姿 3.5 抬起臀部离开椅面 3.6 移动臀部到床上 3.7 调整身体到开始位置
4. 坐—站转移	4.1 双足放在地面上 4.2 身体向前倾斜 4.3 臀部抬离椅面 4.4 站起而不用支撑 4.5 从左侧拾起小物品并直接移到右侧 4.6 可控制地坐下
5. 平地行走	5.1 移动重心向前迈步 5.2 行走 1～3 米 5.3 行走 4～6 米 5.4 行走 7～9 米 5.5 转身 180°
6. 从地面捡物品	6.1 站立平衡而不用支撑 6.2 站立时轻触小腿而不用支撑 6.3 轻触地面而不用支撑 6.4 从坐或站的位置捡起地面上的物体 6.5 捡起物品后恢复坐或站的位置
7. 进食	7.1 从热水瓶倒水入杯中 7.2 用杯子喝水 7.3 从煲里拿出饭菜 7.4 从碗或碟里拿食物 7.5 把食物放进口中 7.6 吞咽
8. 修饰和洗脸	8.1 拿起梳子 8.2 用梳子整理前部头发 8.3 用梳子整理后部头发 8.4 开关水龙头 8.5 漂洗毛巾 8.6 拧干毛巾 8.7 擦面
9. 漱口	9.1 倒一杯水 9.2 拿起牙刷 9.3 将牙膏挤到牙刷上 9.4 刷两侧牙 9.5 漱洗口腔

（续表）

活　动	步　骤
10. 穿上衣	10.1 将一手放入正确的袖中并穿过袖口 10.2 将袖子拉到肩的位置 10.3 另一手穿进袖中并穿出袖口 10.4 扣好纽扣 10.5 解开纽扣 10.6 将上衣肩部反后 10.7 将一臂抽离衣袖 10.8 将另一臂抽离衣袖
11. 穿裤子	11.1 将两足放入裤管中 11.2 将裤子拉高至大腿 11.3 站立并保持裤子在大腿上 11.4 将裤子拉高至腰部 11.5 将裤子脱到大腿 11.6 将裤子从大腿脱至足部 11.7 将双足从裤管中退出
12. 穿鞋	12.1 将一腿放在另一腿的大腿上 12.2 摸到足 12.3 将足放入正确的鞋内 12.4 穿上鞋 12.5 脱鞋
13. 厕所转移	13.1 从坐位站立起并行走 5 米 13.2 开关厕所门 13.3 站在坐式马桶前面并转身 13.4 坐在马桶上 13.5 抬起臀部离开马桶 13.6 站起
14. 如厕后清洁	14.1 将裤子脱到大腿中部 14.2 拿起厕纸 14.3 擦净肛门 14.4 拉裤子至腰部 14.5 冲洗厕所
15. 洗澡-准备水	15.1 将水壶运到浴室 15.2 将水倒入浴盆中 15.3 开关水龙头 15.4 身体前倾接触浴盆中的水 15.5 用水瓢将水舀出
16. 洗澡-洗擦身体	16.1 拧干毛巾 16.2 用手摸颈和头 16.3 用手摸上肢 16.4 用手摸身体前及后部 16.5 用手摸足或足部互擦 16.6 拿起一块湿肥皂
等级标准	
I	Independence，完全独立
S	Supervision，指导，语言帮助
A	Assist，体力/人身帮助
D	Dependence，完全依赖他人
评分标准	
0 分	所有动作都是 A，不能进行任一活动
1 分	1～2 个动作是 A/S，其他是 D，可独立完成少于 25%的活动
2 分	其他组合，可独立完成 25%～75%的活动
3 分	1～2 个动作是 A/S，其他是 I，可独立完成多于 75%的活动
4 分	所有动作都是 I 时，可独立完成全部活动

表 12 Frenchay 活动量表(FAI)

项 目	评分标准	得 分
近 3 个月您参与以下活动的频率如何		
1. 准备正餐(并非只是简餐) 需要参与计划、准备与烹饪主餐的大部分活动,不仅仅是做简餐或加热已准备好的食物	0= 从来没有 1= <1 次/周 2= 1～2 次/周 3= 大部分的日子都有	
2. 清洗餐具 必须清洗全部的餐具并完成必要的步骤,如洗、擦和放置,而非偶尔冲洗一件		
3. 洗衣服 计划洗衣和干衣,用机洗、手洗或洗衣店洗。完成必要的步骤,如:放入、取出、晾挂、折叠		
4. 轻体力家务活 除尘、擦拭、熨烫、整理小物件或床单。其他较重家务属于第五级		
5. 重体力家务活 所有重体力家务活,包括整理床铺,清洁地板、炉灶和窗户,吸尘,移动椅子等		
6. 就近购物 无论购物数量多少,应在计划与购买日常用品中扮演重要角色。必须到商店去,而不仅是推购物车。可包括去银行或去邮局	0= 从来没有 1= 1～2 次/3 个月内 2= 3～12 次/3 个月内 3= ≥1 次/周	
7. 参与社交活动 外出去公园、寺庙/教堂、电影院、剧院、茶馆/酒吧、与朋友聚餐等。可以由他人接送,一旦到目的地后,患者必须主动参与。包括由患者发起的在家中的社交活动,例如被邀请的家人或朋友		
8. 户外步行超过 15 分钟 持续步行至少 15 分钟(期间允许为调整呼吸而短暂停顿),约 1.5 千米。如果步行距离足够,也可包括步行去购物		
9. 参与嗜好的活动或兴趣 需要一定程度地主动参与和思考,如在家栽花种草、针织、画画、游戏、运动等(不仅是看电视中的运动节目)。可以是脑力活动,例如:阅读专业杂志、进行股票交易或逛街		
10. 驾车/骑车或乘坐公交汽车 需要驾车/骑车(而不只是乘客),或独立搭乘公交汽车/长途汽车并乘车外出		
近 6 个月来,您参与以下活动的频率如何		
11. 外出旅游或开车兜风 乘长途汽车、火车,或驾车/骑车去某地游玩。不是常规的社交性外出(如:购物或拜访当地朋友)。患者必须参与计划与决策。不包括由机构组织的旅游,除非患者可以自主决定是否参加。旅游的重点是为了快乐	0= 从来没有 1= 1～2 次/6 个月内 2= 3～12 次/6 个月内 3= ≥1 次/周	
12. 园艺或庭院的劳动 a. 轻度-偶尔除草或清扫路径 b. 中度-经常除草,拔草,修剪等 c. 重度-粉刷/装饰,所有必需的保养	0= 从来没有 1= 轻度的 2= 中度的 3= 重度的	
13. 家居维护或汽车/自行车保养 a. 轻度-修理小物件,换灯泡或插头 b. 中度-大扫除,挂画,常规的汽车/自行车保养 c. 重度-粉刷/装饰,所有必需的保养		
14. 读书 是整本书籍,不是期刊、杂志或报纸。可以是有声读物	0= 从来没有 1= 1 次/6 个月 2= <1 次/2 周 3= >1 次/2 周	
15. 有薪工作 患者从事有报酬的工作,而不是志愿性的工作。工作时数以 6 个月为基础的平均数。例如:在过去 6 个月内,只工作了一个月,每周 18 小时,可记为每周最多 10 个小时	0= 从来没有 1= ≤10 小时/周 2= 10～30 小时/周 3= >30 小时/周	

表 13　Lawton IADL 量表

项　目	分值标准
1. 上街购物	3. 独立完成所有购物需求 2. 独立购买日常生活用品 1. 每一次上街购物都需要有人 0. 完全不会上街购物
2. 外出活动	4. 能够自己开车、骑车 3. 能够自己搭乘大众运输工具 2. 能够自己搭乘出租车但不会搭乘大众运输工具 1. 当有人陪同可搭乘出租车或大众运输工具 0. 完全不能出门
3. 食物烹调	3. 能独立计划、烹煮和摆设一顿适当的饭菜 2. 如果准备好一切佐料，会做一顿适当的饭菜 1. 会将已做好的饭菜加热 0. 需要别人把饭菜煮好、摆好
4. 家务维持	4. 能做较繁重的家务或偶尔需协助（如搬动沙发、擦地板、洗窗户） 3. 能做较简单的家务，如洗碗、铺床 2. 能做家务，但不能达到可被接受的整洁程度 1. 所有的家务都需要别人协助 0. 完全不能做家务
5. 洗衣服	2. 自己清洗所有衣物 1. 只清洗小件衣服 0. 完全依赖他人
6. 使用电话	3. 独立使用电话，含查电话簿、拨号等 2. 仅可拨熟悉的电话号码 1. 仅会接电话，不会拨电话 0. 完全不会使用电话
7. 服用药物	3. 能自己负责在正确的时间用正确的药物 2. 需要提醒或少许协助 1. 如果事先准备好服用的药物分量，可自行服用 0. 不能自己服用药物
8. 处理财务	2. 可以独立处理财务 1. 可以处理日常的购买，但需要别人协助 0. 不能处理钱财

表 14　脑卒中影响量表（SIS）

题　目	评　分				
1. 在过去的一周里，您认为您的体力如何	力量很大	力量较大	力量中等	力量较小	完全无力
1.1 您脑卒中后受到影响较大的上肢	5	4	3	2	1
1.2 您脑卒中后受到影响较大的手的抓握力	5	4	3	2	1
1.3 您脑卒中后受到影响较大的下肢	5	4	3	2	1
1.4 您脑卒中后受到影响较大的足/踝	5	4	3	2	1
2. 在过去的一周里，做下列事情您觉得困难的程度是……	毫无困难	有点困难	中等困难	较大困难	非常困难
2.1 记得别人刚刚告诉您的事情	5	4	3	2	1
2.2 记得前一天发生的事情	5	4	3	2	1
2.3 记得要去做的事情	5	4	3	2	1
2.4 记得某天是星期几	5	4	3	2	1
2.5 集中注意力	5	4	3	2	1
2.6 迅速思考	5	4	3	2	1
2.7 解决日常发生的问题	5	4	3	2	1

（续表）

题 目	评 分				
3. 在过去的一周里，您常常会……	从来没有	很少有	有时	大部分时间	全部时间
3.1 感到忧愁	5	4	3	2	1
3.2 觉得没人亲近您	5	4	3	2	1
3.3 觉得您自己是其他人的负担	5	4	3	2	1
3.4 觉得没什么盼头	5	4	3	2	1
3.5 自责做了错事	5	4	3	2	1
3.6 像以前那样享受生活	5	4	3	2	1
3.7 感到精神非常紧张	5	4	3	2	1
3.8 觉得生活有意义	5	4	3	2	1
3.9 每日至少笑一次	5	4	3	2	1
4. 在过去的一周里，您做下列事情觉得困难的程度……	毫无困难	有点困难	中等困难	较大困难	非常困难
4.1 说出您面前的人的名字	5	4	3	2	1
4.2 能够理解交谈中对方对您所说的事情	5	4	3	2	1
4.3 回答问题	5	4	3	2	1
4.4 正确的叫出物体的名称	5	4	3	2	1
4.5 参与一群人在一起的交谈	5	4	3	2	1
4.6 在电话里与人交谈	5	4	3	2	1
4.7 打电话给别人，包括选择正确的电话号码和正确拨号	5	4	3	2	1
5. 最近两周以来，您做下列事情觉得困难的程度……	毫无困难	有点困难	中等困难	较大困难	非常困难
5.1 用刀叉切食物	5	4	3	2	1
5.2 穿上半身的衣物	5	4	3	2	1
5.3 自己独立洗浴	5	4	3	2	1
5.4 自己剪脚趾甲	5	4	3	2	1
5.5 按时上厕所	5	4	3	2	1
5.6 控制小便（没有突然失禁）	5	4	3	2	1
5.7 控制大便（没有突然失禁）	5	4	3	2	1
5.8 做些较轻的家务杂事（如掸灰、收拾床铺、倒垃圾、洗碗等）	5	4	3	2	1
5.9 购物	5	4	3	2	1
5.10 做较重的家务（如使用吸尘器、洗熨衣服或收拾庭院）	5	4	3	2	1
6. 最近两周以来，做下列事情有无困难	毫无困难	有点困难	中等困难	较大困难	非常困难
6.1 保持坐位姿势不会失去平衡	5	4	3	2	1
6.2 保持站位平衡不会失去平衡	5	4	3	2	1
6.3 步行不会失去平衡	5	4	3	2	1
6.4 从床移到椅子上	5	4	3	2	1
6.5 步行一个街区的距离	5	4	3	2	1
6.6 快步走	5	4	3	2	1
6.7 上一层楼楼梯	5	4	3	2	1
6.8 上数层楼梯	5	4	3	2	1
6.9 从小汽车里出入	5	4	3	2	1

（续表）

题　目	评　分				
7. 最近两周以来，使用患侧手做下列事情有无困难	毫无困难	有点困难	中等困难	较大困难	非常困难
7.1 拿重的物体（如：装满的购物袋）	5	4	3	2	1
7.2 扭门把手	5	4	3	2	1
7.3 打开罐头或瓶盖	5	4	3	2	1
7.4 系鞋带	5	4	3	2	1
7.5 拾起硬币	5	4	3	2	1
8. 最近四周以来，您在下列活动中觉得受到限制的有……	从来没有受限制	很少受限制	有时受限制	大部分时间都受限	全部时间都受限
8.1 您的工作（有酬劳的，义务的或其他形式）	5	4	3	2	1
8.2 您的社会生活	5	4	3	2	1
8.3 静态的娱乐活动（手工艺制作、阅读）	5	4	3	2	1
8.4 活动性的娱乐活动（体育运动、散步、旅行）	5	4	3	2	1
8.5 您作为朋友或家庭一员所起的作用	5	4	3	2	1
8.6 您参与精神上或宗教的活动	5	4	3	2	1
8.7 您按自己的意愿控制和管理自己生活的能力	5	4	3	2	1
8.8 您帮助别人的能力	5	4	3	2	1
9. 脑卒中恢复的程度：以一个 0～100 的分类目测表衡量，100 表示完全恢复，0 表示完全没有恢复，您自己认为您恢复了多少？请在相应位置标记出来（图略）					

表 15　脑卒中影响量表代理人版（SIS-Proxy）

题　目	评　分				
以下这些有关脑卒中可能导致的身体方面的问题					
1. 在过去的 1 个星期里，您怎样分等级评价他/她的以下这些部位的力气	很有力气	相当有力	有一些力气	有一点力气	一点力气都没有
1.1 受脑卒中影响最严重的那个胳膊	5	4	3	2	1
1.2 受脑卒中影响最严重的那只手的握力	5	4	3	2	1
1.3 受脑卒中影响最严重的那条腿	5	4	3	2	1
1.4 受脑卒中影响最严重的那只脚	5	4	3	2	1
以下这些问题有关他/她的记忆力和思维					
2. 在过去的 1 个星期里，您怎样评价他/她做以下这些事情的困难程度	一点都不困难	有一点困难	有一定困难	很困难	极度困难
2.1 记住别人刚告诉他/她的事情	5	4	3	2	1
2.2 记住别人前 1 天发生的事情	5	4	3	2	1
2.3 记着去做一些事情（比如按时赴约或吃药）	5	4	3	2	1
2.4 知道是星期几	5	4	3	2	1
2.5 集中注意力	5	4	3	2	1
2.6 思维敏捷	5	4	3	2	1
2.7 解决日常问题	5	4	3	2	1
以下这些问题有关脑卒中发生以来，他/她的感受、情绪变化和控制情绪的能力					
3. 在过去的 1 个星期里，他/她是不是经常	从来没有	很少	有时	大部分时间	所有时间
3.1 觉得伤心	5	4	3	2	1

(续表)

题 目	评 分				
3.2 觉得没有亲近的人	5	4	3	2	1
3.3 觉得他/她是别人的负担	5	4	3	2	1
3.4 觉得没有值得渴望的事	5	4	3	2	1
3.5 对您做错的事反而感到自责	5	4	3	2	1
3.6 像平时一样对事物感兴趣	5	4	3	2	1
3.7 感到十分紧张	5	4	3	2	1
3.8 感到人生有价值	5	4	3	2	1
3.9 每日至少一次微笑和放声大笑	5	4	3	2	1
以下问题有关他/她同别人沟通的能力，以及阅读能力和听懂对话的能力					
4. 在过去的1个星期里，对他/她来说，有多大困难去	一点都不困难	有一点困难	有一定困难	很困难	极度困难
4.1 面对面说出别人的名字	5	4	3	2	1
4.2 理解别人对他/她说的话	5	4	3	2	1
4.3 回答问题	5	4	3	2	1
4.4 准确命名物体	5	4	3	2	1
4.5 参与一群人的谈话	5	4	3	2	1
4.6 在电话里与人交谈	5	4	3	2	1
4.7 打电话给别人，包括选择正确的电话号码和正确拨号	5	4	3	2	1
以下问题有关他/她平时的日常行为能力					
5. 在过去的2个星期里，您认为对他/她来说，有多大困难去	一点都不困难	有一点困难	有一定困难	很困难	极度困难
5.1 用筷子夹菜	5	4	3	2	1
5.2 穿上身的衣服	5	4	3	2	1
5.3 自己洗澡	5	4	3	2	1
5.4 剪脚趾甲	5	4	3	2	1
5.5 定时上厕所	5	4	3	2	1
5.6 控制排尿(不失禁)	5	4	3	2	1
5.7 控制排便(不失禁)	5	4	3	2	1
5.8 做轻体力的家务(擦拭灰尘、铺床、倒垃圾)	5	4	3	2	1
5.9 去商店购物	5	4	3	2	1
5.10 做重体力的家务(吸尘器吸尘、洗衣或庭院劳动)	5	4	3	2	1
下列问题是有关他/她在家或在社区的行动能力的					
6. 在过去的2个星期里，您认为对他/她来说，有多大困难去	一点都不困难	有一点困难	有一定困难	很困难	极度困难
6.1 保持坐姿而不会失去平衡	5	4	3	2	1
6.2 保持站姿而不会失去平衡	5	4	3	2	1
6.3 行走而不会失去平衡	5	4	3	2	1
6.4 从床上转移到椅子上	5	4	3	2	1
6.5 走过一个路口	5	4	3	2	1
6.6 快步走	5	4	3	2	1
6.7 爬一层楼梯	5	4	3	2	1

（续表）

题　目	评　分				
6.8 爬几层楼梯	5	4	3	2	1
6.9 进(出)小轿车	5	4	3	2	1
以下问题有关他/她受脑卒中影响最重的手的活动能力					
7. 在过去的 2 个星期里，您认为对他/她来说，有多大困难使用受脑卒中影响最厉害的那只手去	一点都不困难	有一点困难	有一定困难	很困难	极度困难
7.1 提重物(蔬菜水果袋)	5	4	3	2	1
7.2 旋转门把手	5	4	3	2	1
7.3 开罐头或果酱瓶	5	4	3	2	1
7.4 系鞋带	5	4	3	2	1
7.5 拾起硬币	5	4	3	2	1
以下问题有关脑卒中如何影响了 ________(患者姓名)去参加原本会常去的					
8. 在过去的 4 个星期里，他/她在多少情况在下面这些活动中受到限制	从来没有	很少	有时	大部分时间	所有时间
8.1 他/她的工作(有酬的、义工或其他形式的工作)	5	4	3	2	1
8.2 他/她的社会活动	5	4	3	2	1
8.3 静态的娱乐活动(下棋、看电视)	5	4	3	2	1
8.4 动态的娱乐活动	5	4	3	2	1
8.5 他/她作为家庭成员和/或朋友所起的作用	5	4	3	2	1
8.6 他/她求神或做礼拜	5	4	3	2	1
8.7 他/她按自己的意愿去生活的能力	5	4	3	2	1
8.8 他/她帮助别人的能力	5	4	3	2	1
卒中康复程度：以一个 0～100 的标尺衡量，100 表示完全康复，0 表示完全没有恢复					

表 16　统一帕金森病评定量表(MDS-UPDRS)

Ⅰ. 精神，行为和情绪

1. 智力损害
0＝无
1＝轻微智力损害，持续健忘，能部分回忆过去的事件，无其他困难
2＝中等记忆损害，有定向障碍，解决复杂问题有中等程度的困难，在家中生活功能有轻度但肯定的损害，有时需要鼓励
3＝严重记忆损害伴时间及(经常有)地点定向障碍，解决问题有严重困难
4＝严重记忆损害，仅保留人物定向，不能作出判断或解决问题，生活需要更多的他人帮助

2. 思维障碍(痴呆或药物中毒)
0＝无
1＝生动的梦境
2＝“良性”幻觉，自知力良好
3＝偶然或经常的幻觉或妄想，无自知力，可能影响日常活动
4＝持续的幻觉、妄想或富于色彩的精神病，不能自我照料

3. 抑郁
0＝无
1＝悲观和内疚时间比正常多，持续时间不超过 1 周
2＝持续抑郁(1 周或以上)
3＝持续抑郁伴自主神经症状(失眠、食欲减退、体重下降、兴趣降低)
4＝持续抑郁伴自主神经症状和自杀念头或意愿

4. 动力或始动力
0＝正常
1＝比通常缺少决断力(assertive)，较被动
2＝对选择性(非常规)活动无兴趣或动力
3＝对每日的(常规)活动无兴趣或动力
4＝退缩，完全无动力

（续表）

Ⅱ．日常生活活动（“关”和“开”期）
5. 言语（接受）
0＝正常
1＝轻微受影响，无听懂困难
2＝中度受影响，有时要求重复才听懂
3＝严重受影响，经常要求重复才听懂
4＝经常不能理解
6. 唾液分泌
0＝正常
1＝口腔内唾液分泌轻微但肯定增多，可能有夜间流涎
2＝中等程度的唾液分泌过多，可能有轻微流涎
3＝明显过多的唾液伴流涎
4＝明显流涎，需持续用纸巾或手帕擦拭
7. 吞咽
0＝正常
1＝极少呛咳
2＝偶然呛咳
3＝需进软食
4＝需要鼻饲或胃造瘘进食
8. 书写
0＝正常
1＝轻微缓慢或字变小
2＝中度缓慢或字变小，所有字迹均清楚
3＝严重受影响，不是所有字迹均清楚
4＝大多数字迹不清楚
9. 切割食物和使用餐具
0＝正常
1＝稍慢和笨拙，但不需要帮助
2＝尽管慢和笨拙，但能切割多数食物，需要某种程度的帮助
3＝需要他人帮助切割食物，但能自己缓慢进食
4＝需要喂食
10. 穿衣
0＝正常
1＝略慢，不需帮助
2＝偶尔需要帮助扣纽扣及将手臂放进袖里
3＝需要相当多的帮助，但还能独立做某些事情
4＝完全需要帮助
11. 个人卫生
0＝正常
1＝稍慢，但不需要帮助
2＝需要帮助淋浴或盆浴，或做个人卫生很慢
3＝洗脸、刷牙、梳头及洗澡均需帮助
4＝保留导尿或其他机械帮助
12. 床上翻身和盖被褥
0＝正常
1＝稍慢且笨拙，但无须帮助
2＝能独立翻身或整理床单，但很困难
3＝能起始，但不能完成翻身或整理床单
4＝完全需要帮助
13. 跌倒（与僵住无关）
0＝无
1＝偶有
2＝有时有，少于每日 1 次
3＝平均每日 1 次
4＝多于每日 1 次
14. 行走中被僵住
0＝无
1＝少见，可有启动困难
2＝有时有冻结
3＝经常有，偶有因冻结跌跤
4＝经常因冻结跌跤
15. 步行
0＝正常

（续表）

1=轻微困难，可能上肢不摆动或倾向于拖步
2=中度困难，但稍需或不需帮助
3=严重行走困难，需要帮助
4=即使给予帮助也不能行走
16. 震颤（身体任何部位的震颤）
0=无
1=轻微，不常有
2=中度，感觉烦恼
3=严重，许多活动受影响
4=明显，大多数活动受影响
17. 与帕金森病有关的感觉主诉
0=无
1=偶然有麻木、麻刺感或轻微疼痛
2=经常有麻木、麻刺感或轻微疼痛，不痛苦
3=经常的痛苦感
4=极度的痛苦感
Ⅲ. 运动检查
18. 言语（表达）
0=正常
1=表达、理解和/或音量轻度下降
2=单音调，含糊但可听懂，中度受损
3=明显损害，难以听懂
4=无法听懂
19. 面部表情
0=正常
1=略呆板，可能是正常的"面无表情"
2=轻度但肯定是面部表情差
3=中度表情呆板，有时张口
4=面具脸，几乎完全没有表情，口张开在1/4英寸（0.6 cm）或以上
20. 静止性震颤（面部、嘴唇、下颌、右上肢、左上肢、右下肢及左下肢分别评定）
0=无
1=轻度，有时出现
2=幅度小而持续，或中等幅度间断出现
3=幅度中等，多数时间出现
4=幅度大，多数时间出现
21. 手部动作性或姿势性震颤（右上肢、左上肢分别评定）
0=无
1=轻度，活动时出现
2=幅度中等，活动时出现
3=幅度中等，持物或活动时出现
4=幅度大，影响进食
22. 强直（患者取坐位，放松，以大关节的被动活动来判断，可以忽略"齿轮样感觉"；颈、右上肢、左上肢、右下肢及左下肢分别评定）
0=无
1=轻度，或仅在镜像运动及加强试验时可查出
2=轻到中度
3=明显，但活动范围不受限
4=严重，活动范围受限
23. 手指拍打试验（拇示指尽可能大幅度、快速地做连续对掌动作；右手、左手分别评定）
0=正常（≥15次/5秒）
1=轻度减慢和/或幅度减小（11～14次/5秒）
2=中等障碍，有肯定的早期疲劳现象，运动中可以有偶尔的停顿（7～10次/秒）
3=严重障碍，动作起始困难或运动中有停顿（3～6次/5秒）
4=几乎不能执行动作（0～2次/5秒）
24. 手运动（尽可能大幅度地做快速连续的伸掌握拳动作，两手分别做，分别评定）
0=正常
1=轻度减慢或幅度减小
2=中度障碍，有肯定的早期疲劳现象，运动中可以有偶尔的停顿
3=严重障碍，动作起始时经常犹豫或运动中有停顿
4=几乎不能执行动作
25. 轮替动作（两手垂直或水平做最大幅度的旋前和旋后动作，双手同时动作，分别评定）
0=正常

（续表）

1＝轻度减慢或幅度减小
2＝中度障碍，有肯定的早期疲劳现象，偶在运动中出现停顿
3＝严重障碍，动作起始时经常犹豫或运动中有停顿
4＝几乎不能执行动作
26. 腿部灵活性（连续快速地脚后跟踏地，腿完全抬高，幅度约为3英寸，分别评定）
0＝正常
1＝轻度减慢或幅度减小
2＝中度障碍，有肯定的早期疲劳现象，偶在运动中出现停顿
3＝严重障碍，动作起始时经常犹豫或运动中有停顿
4＝几乎不能执行动作
27. 坐椅起立（双手交叉抱在胸前，从靠背椅中起立）
0＝正常
1＝缓慢，或可能需要试1次以上
2＝需扶扶手站起
3＝向后倒的倾向，必须试几次才能站起，但不需帮助
4＝没有帮助不能站起
28. 姿势
0＝正常直立
1＝不很直，轻度前倾，可能是正常老年人的姿势
2＝中度前倾，肯定是不正常，可能有轻度地向一侧倾斜
3＝严重前倾伴脊柱后突，可能有中度地向一侧倾斜
4＝显著屈曲，姿势极度异常
29. 步态
0＝正常
1＝行走缓慢，可有曳步，步距小，但无慌张步态或前冲步态
2＝行走困难，但还不需要帮助，可有某种程度的慌张步态、小步或前冲
3＝严重异常步态，行走需帮助
4＝即使给予帮助也不能行走
30. 姿势平衡（突然向后拉双肩时所引起姿势反应，患者应睁眼直立，双脚略分开并做好准备）
0＝正常
1＝后倾，无须帮助可自行恢复
2＝无姿势反应，如果不扶可能摔倒
3＝非常不稳，有自发的失去平衡现象
4＝不借助外界帮助不能站立
31. 身体少动（梳头缓慢，手臂摆动减少，幅度减小，整体活动减少）
0＝无
1＝略慢，似乎是故意的，在某些人可能是正常的，幅度可能减小
2＝运动呈轻度缓慢和减少，肯定不正常，或幅度减小
3＝中度缓慢，运动缺乏或幅度小
4＝明显缓慢，运动缺乏或幅度小

Ⅳ. 治疗的并发症（记录过去1周情况）

A. 异动症

32. 持续时间：（异动症存在时间所占1天觉醒状态时间的比例——病史信息）
0＝无
1＝1％～25％
2＝26％～50％
3＝51％～75％
4＝76％～100％
33. 残疾：（异动症所致残疾的程度——病史信息，可经诊室检查修正）
0＝无残疾
1＝轻度残疾
2＝中度残疾
3＝严重残疾
4＝完全残疾
34. 痛性异动症所致疼痛的程度
0＝无痛性异动症
1＝轻微
2＝中度
3＝严重
4＝极度

（续表）

35. 清晨肌张力障碍
0＝无
1＝有
B. 临床波动
36."关"是否能根据服药时间预测
0＝不能
1＝能
37."关"是否不能根据服药时间预测
0＝不是
1＝是
38."关"是否会突然出现（几秒钟内）
0＝不会
1＝会
39."关"平均所占每日觉醒状态时间的比例
0＝无
1＝1%～25%
2＝26%～50%
3＝51%～75%
4＝76%～100%
C. 其他并发症
40. 患者有无食欲减退、恶心或呕吐
0＝无
1＝有
41. 患者是否有睡眠障碍（如失眠或睡眠过多）
0＝无
1＝有
42. 站立时是否有低血压或感觉头晕？
0＝无
1＝有

表 17 世界卫生组织生存质量测定量表简表（WHOQOL—BREF）

性别：	年龄：	床号：
婚姻状况： 未婚 □已婚 □离异 □丧偶	职业： □工人 □农民 □行政工作者 □服务行业 □知识分子	学历：

填表说明：
这份问卷是要了解您对自己的生存质量、健康情况以及日常活动的感觉如何，请您一定回答所有问题。注意所有问题都只是您最近两星期内的情况
请您根据两周来您从他人处获得所需要的支持的程度在最适合的数字处打一个√，如果您多数时候能得到需要的支持，就在数字"4"处打一个√，如果根本得不到所需要的帮助，就在数字"1"处打一个√

1. 您怎样评价您的生存质量	很差	差	不好也不差	好	很好
2. 您对自己的健康状况满意吗	很差	差	不好也不差	好	很好
下面的问题是关于您两周来经历某些事情的感觉					
3. 您觉得疼痛妨碍您去做自己需要做的事情吗	根本不妨碍	很少妨碍	有妨碍（一般）	比较妨碍	极妨碍
4. 您需要依靠医疗的帮助进行日常生活吗	根本不需要	很少需要	需要（一般）	比较需要	极需要
5. 您觉得生活有乐趣吗	根本没乐趣	很少有乐趣	有乐趣（一般）	比较有乐趣	极有乐趣
6. 您觉得自己的生活有意义吗	根本没意义	很少有意义	有意义（一般）	比较有意义	极有意义
7. 您能集中注意力吗	根本不能	很少能	能（一般）	比较能	极能
8. 日常生活中您感觉安全吗	根本不安全	很少安全	安全（一般）	比较安全	极安全
9. 您的生活环境对健康好吗	根本不好	很少好	好（一般）	比较好	极好

（续表）

下面的问题是关于两周来您做某些事情的能力					
10. 您有充沛的精力去应付日常生活吗	根本没精力	很少有精力	有精力(一般)	多数有精力	完全有精力
11. 您认为自己的外形过得去吗	根本过不去	很少过得去	过得去(一般)	多数过得去	完全过得去
12. 您的钱够用吗	根本不够用	很少够用	够用(一般)	多数够用	完全够用
13. 在日常生活中您需要的信息都齐备吗	根本不齐备	很少齐备	齐备(一般)	多数齐备	完全齐备
14. 您有机会进行休闲活动吗	根本没机会	很少有机会	有机会(一般)	多数有机会	完全有机会
下面的问题是关于两周来您对自己日常生活各个方面的满意程度					
15. 您行动的能力如何	很差	差	不好也不差	好	很好
16. 您对自己的睡眠情况满意吗	很不满意	不满意	既非满意也非不满意	满意	很满意
17. 您对自己做日常生活事情的能力满意吗	很不满意	不满意	既非满意也非不满意	满意	很满意
18. 您对自己的工作能力满意吗	很不满意	不满意	既非满意也非不满意	满意	很满意
19. 您对自己满意吗	很不满意	不满意	既非满意也非不满意	满意	很满意
20. 您对自己的人际关系满意吗	很不满意	不满意	既非满意也非不满意	满意	很满意
21. 您对自己的性生活满意吗	很不满意	不满意	既非满意也非不满意	满意	很满意
22. 您对自己从朋友那里得到的支持满意吗	很不满意	不满意	既非满意也非不满意	满意	很满意
23. 您对自己居住地的条件满意吗	很不满意	不满意	既非满意也非不满意	满意	很满意
24. 您对得到卫生保健服务的方便程度满意吗	很不满意	不满意	既非满意也非不满意	满意	很满意
25. 您对自己的交通情况满意吗	很不满意	不满意	既非满意也非不满意	满意	很满意
下面的问题是关于两周来您经历某些事情的频繁程度					
26. 您有消极感受吗(如情绪低落、绝望、焦虑、忧郁)	没有消极感受	偶尔有消极感受	时有时无	经常有消极感受	总是有消极感受
27. 家庭摩擦影响您的生活吗	根本不影响	很少影响	影响(一般)	有比较大影响	有极大影响
28. 您的食欲怎么样	很差	差	不好也不差	好	很好
29. 如果让您综合以上各方面(生理健康、心理健康、社会关系和周围环境等方面)给自己的生存质量打一个总分,您打多少分(满分为 100 分)________分					
30. 您是在别人的帮助下填完这份调查表的吗　　是　　否					
31. 您花了多长时间来填完这份调查表(　　)分钟					
32. 您对本问卷有何建议					

表 18　多发性硬化患者扩展残疾状态量表(EDSS)

● 功能状态评分(functional status score，FSS)

A. 锥体束功能

0. 正常
1. 有异常体征但无功能障碍
2. 轻微残疾
3. 轻度或中度截瘫或偏瘫,或严重的单瘫
4. 较明显的截瘫或偏瘫,中度四肢瘫或单瘫
5. 截瘫,偏瘫或较明显的四肢瘫
6. 四肢瘫

V. 不清楚

（续表）

B. 小脑功能
0. 正常
1. 有异常体征但无功能障碍
2. 轻度共济失调
3. 中度躯干或肢体的共济失调
4. 累及所有肢体的重度共济失调
5. 由于共济失调无法完成协调运动
V. 不清楚
X. 当虚弱无力（锥体束 3 级或 3 级以上）影响测试时，自始至终用于每一个数字之后

C. 脑干功能
0. 正常
1. 仅有体征
2. 中度眼震或其他轻度功能障碍
3. 严重眼震，眼外肌明显力弱，或其他颅神经的中度功能障碍
4. 明显的构音障碍或其他明显的功能障碍
5. 不能吞咽或说话
V. 不清楚

D. 感觉功能（1982 年修订）
0. 正常
1. 只有 1 个或 2 个肢体振动觉或图形觉减退
2. 触觉、痛觉或位置觉轻度下降，或 1 个或 2 个肢体振动觉中度下降，或 3～4 个肢体振动觉下降
3. 触觉、痛觉或位置觉中度下降，或 1 个或 2 个肢体基本失去振动觉，或 3～4 个肢体触觉或痛觉轻度下降和/或所有本体感觉中度下降
4. 1 个或 2 个肢体有单独或联合的触觉或痛觉显著下降或本体感觉消失，或超过 2 个肢体触觉或痛觉中度下降，和/或重度本体感觉下降
5. 1 个或 2 个肢体全部感觉缺失，或头部以下身体大部分触觉或痛觉中度下降，和/或本体感觉丧失
6. 头部以下感觉基本丧失
V. 不清楚

E. 直肠和膀胱功能（1982 年修订）
0. 正常
1. 轻度排尿不尽、尿急或尿潴留
2. 中度排尿或排便困难、急迫、潴留，或轻微尿失禁
3. 经常性尿失禁
4. 需要长期导尿
5. 膀胱功能丧失
6. 直肠和膀胱功能丧失
V. 不清楚

F. 视觉功能
0. 正常
1. 较差眼盲点，矫正视力好于 20/30
2. 较差眼盲点，且最佳矫正视力为 20/30～20/59
3. 较差眼较大盲点，或中度视野缺损，但最佳矫正视力在 20/60～20/99
4. 较差眼严重视野缺损，最佳矫正视力在 20/100～20/200，或 3 分基础上较好眼最佳矫正视力 20/60 或更低
5. 较差眼最佳矫正视力低于 20/200，或 4 分基础上较好眼最佳矫正视力 20/60 或更低
6. 在 5 分的基础上较好眼最佳矫正视力 20/60 或更低
V. 在上述 0～6 分的基础上出现暂时性视盘苍白

G. 大脑（或精神）功能
0. 正常
1. 只有情绪变化，但不影响 EDSS 评分
2. 精神活动轻度下降
3. 精神活动中度下降
4. 精神活动显著下降（中度慢性脑综合征）
5. 痴呆或慢性脑病综合征：重度或丧失功能
V. 不清楚

H. 其他功能
0. 无症状
1. 任何其他归因于 MS（特征性）的神经系统发现
V. 不清楚

● 扩展残疾状态评分（kurtzke expanded disability status score，EDSS）

（续表）

0　正常神经系统检查(所有功能系统得分为 0)；大脑可接受得分 1
1.0　无障碍，一个功能系统有最小的迹象(即得 1 分，但须排除大脑得 1 分的情况)
1.5　无障碍，超过一个功能系统有最小的迹象(即得 1 分，但须排除大脑得 1 分情况)
2.0　一个功能系统有最小的障碍(一个功能系统得 2 分，其他得 0 或 1 分)
2.5　两个功能系统有最小的障碍(两个功能系统得 2 分，其他得 0 或 1 分)
3.0　完全能够步行，一个功能系统有中度障碍(一个得 3 分，其他 0 或 1 分)，或有 3～4 个功能系统轻度障碍(3 或 4 个得 2 分，其他 0 或 1 分)
3.5　完全能够步行，但一个功能系统有中度障碍(一个得 3 分)和一或两个功能系统得 2 分；或两个功能系统得 3 分，或 5 个功能得 2 分(其他得 0 或 1 分)
4.0　一个功能系统有相对严重的障碍(一个功能系统得 4 分，其他得 0 或 1 分)，但一天中有大约 12 个小时起床走动，可在没有帮助的情况下独立步行，能自理；或者功能系统得分虽低，但是多个功能系统的组合得分超过前面几级的上限；能够在没有帮助的情况下持续行走约 500 米
4.5　可在无帮助的情况下完全独立步行，一天中的多数时间起床活动，能够坚持一天的活动，但可能有活动范围或强度的限制或需要很小的帮助；以相对严重的障碍为特点，通常一个功能系统得 4 分(其他得 0 或 1 分)或者功能系统得分虽低，但多个功能系统组合得分超过前面几级的上限；能够在没有帮助的情况下持续行走约 300 米
5.0　独立步行，或大约走 200 米即需要休息；障碍严重到影响了全天的活动。通常功能系统当量是一个功能系统得 5 分，其他得 0 或 1 分，或者功能系统得分虽低，但是多个功能系统的组合得分超过上述第 4 级的上限
5.5　独立步行，或大约走 100 米即需要休息；障碍严重到影响了全天的活动，(通常功能系统当量是一个功能系统得 5 分，其他得 0 或 1 分，或者功能系统得分虽低，但是多个功能系统的组合得分超过上述第 4 级的上限
6.0　断续行进，或在一侧有持续性帮助(手杖、拐杖、吊带/背带)的情况下能走 100 米中途休息或不休息，通常功能系统当量是有多于两个功能系统得分在 3+以上
6.5　在双侧持续性帮助(手杖、拐杖、吊带/背带)的情况下能持续走 20 米中途不休息，通常功能系统当量是有多于两个功能系统得分在 3+以上
7.0　即使有帮助，步行也不能超过 5 米，基本上局限在轮椅上；能自己控制标准轮椅进行独立移动；在轮椅上离床活动每日大约 12 小时，通常功能系统当量是有多于一个功能系统得分在 4+以上；或者只有椎体束得 5 分，但这种情况非常少
7.5　走不了几步；局限于轮椅上；可能在轮椅移动和控制方面需要帮助但不能持续在标准轮椅上待一整天；可能需要电动轮椅，(通常功能系统当量是有多于一个功能系统得分在 4+以上)
8.0　基本上局限于床上或椅子上或在轮椅上活动，但是一天中的多数时间可以自己离床，保留了很多自理能力；一般能有效地使用胳膊。(通常功能系统当量是混合型的，一般来说有好几个系统得分在 4+以上)
8.5　一天中的大多数时间基本上局限于床上；能有效地使用胳膊；保留了一些自理能力(通常功能系统当量是混合型的，一般来说有好几个系统得分在 4+以上)
9.0　卧床患者，能沟通或是进食(通常功能系统当量是混合型的，大多数功能系统得分都在 4+以上)
9.5　完全卧床患者，不能有效沟通、进食或吞咽困难(通常功能系统当量是混合型的，几乎所有的功能系统得分都在 4+以上)
10.0　死于多发性硬化(MS)